U0291151

尿失禁诊断与治疗学

第 2 版

主编 廖利民 付 光 张耀光 王建业

科学出版社

北 京

内 容 简 介

本书共6篇23章，全面介绍了尿失禁基础，尿失禁的定义、分类及流行病学，尿失禁的诊断与评估，尿失禁的治疗，膀胱阴道瘘，间质性膀胱炎/膀胱疼痛综合征。重点阐述了尿失禁的专科诊断，尿流动力学测定和药物治疗、外科手术治疗及非手术治疗等内容。此次修订充实了部分新观点，更新增加了尿失禁临床诊断治疗新成果和科研领域最前沿进展。

本书内容丰富，科学实用，适用于泌尿学科、妇产科与康复学科医师参考阅读。

图书在版编目（CIP）数据

尿失禁诊断与治疗学 / 廖利民等主编 . —2 版 . —北京：科学出版社，2023.7
ISBN 978-7-03-073691-8

Ⅰ.①尿…　Ⅱ.①廖…　Ⅲ.①尿失禁－诊疗　Ⅳ.①R694

中国版本图书馆CIP数据核字（2022）第206358号

责任编辑：郝文娜 / 责任校对：张　娟
责任印制：赵　博 / 封面设计：吴朝洪

科 学 出 版 社 出版
北京东黄城根北街 16 号
邮政编码：100717
http://www.sciencep.com

北京画中画印刷有限公司 印刷
科学出版社发行　各地新华书店经销

*

2023 年 7 月第 一 版　开本：889×1194　1/16
2023 年 7 月第一次印刷　印张：25 1/4
字数：782 000
定价：298.00 元
（如有印装质量问题，我社负责调换）

编著者名单

主　编　廖利民　付　光　张耀光　王建业

编著者（以姓氏笔画为序）

卫中庆　南京医科大学第二附属医院

王　鑫　北京医院

王阳赟　上海市第五人民医院

王祎明　中国康复研究中心北京博爱医院

王建业　北京医院

文　伟　上海市第一人民医院

史本康　山东大学齐鲁医院

付　光　中国康复研究中心北京博爱医院

丛惠玲　中国康复研究中心北京博爱医院

朱　兰　北京协和医院妇产科

任力娟　山西医科大学第一医院

许克新　北京大学人民医院

杜广辉　华中科技大学同济医学院附属同济医院

李　兴　中国康复研究中心北京博爱医院

李　岩　山东大学齐鲁医院

李佳怡　上海交通大学医学院附属仁济医院

杨　洋　北京大学第一医院

宋奇翔　上海交通大学医学院附属仁济医院

吴　芃　南方医科大学南方医院

吴　娟　中国康复研究中心北京博爱医院

吴士良　北京大学第一医院

肖云翔　北京大学第一医院

冷　静　上海交通大学医学院附属仁济医院

沈　宏　四川大学华西医院

张　帆　中国康复研究中心北京博爱医院

张　鹏　首都医科大学附属北京朝阳医院

张秀琳　山东大学第二医院

张志鹏　北京医院

张耀光　北京医院

陈　忠　华中科技大学同济医学院附属同济医院

陈国庆　中国康复研究中心北京博爱医院

罗德毅　四川大学华西医院

胡　洋　金华市中心医院

查丽华　中国康复研究中心北京博爱医院

侯春林　海军军医大学附属上海长征医院

徐智慧　浙江省人民医院

徐瑞生　江南大学附属医院

高　轶　中国康复研究中心北京博爱医院

高丽娟　中国康复研究中心北京博爱医院

黄　海　中山大学孙逸仙纪念医院

谢克基　广州市第一人民医院

靖华芳　中国康复研究中心北京博爱医院

鞠彦合　中国康复研究中心北京博爱医院

廖利民　中国康复研究中心北京博爱医院

潘铁军　中部战区总医院

（按英文字母先后为序）

Becky D Clarkson　美国匹兹堡大学老年医学系

Jane M. Meijlink　国际膀胱疼痛基金会，荷兰

Jean Jacques Wyndaele　比利时安特卫普大学医院泌尿外科

Naoki Yoshimura　美国匹兹堡大学医学中心泌尿外科

Philip E.V. Van Kerrebroeck　荷兰马斯特里赫特大学医院泌尿外科

Stasa D. Tadic　美国匹兹堡大学老年医学系

第 2 版 前言

　　时光荏苒，岁月如梭。转眼间，距离 2012 年编写第 1 版《尿失禁诊断治疗学》（由人民军医出版社出版）已经过去了 10 年，该书自出版后受到了读者的欢迎。在这 10 年间，尿失禁临床与科研领域取得了很多新进展，部分理念也有所更新；且随着经验的积累，第 1 版的内容及临床实用性日益突显其不足与待改进空间，国内一些专注于尿控领域、有着深厚临床造诣的专家对书中存在的问题和疏漏提出了非常中肯的意见和建议。有鉴于此，2020 年在中华医学会泌尿外科学分会尿控学组组长廖利民教授和名誉组长王建业教授的倡议引领下，启动了《尿失禁诊断与治疗学》的再版修订工作。与第 1 版相比较，第 2 版《尿失禁诊断与治疗学》的编委除了保留国际知名教授以外，国内以尿控学组新老委员为主，增加了一些有丰富临床经验的中青年专家，同时从文字和图片两个方面都大幅度增加了新内容，例如尿道源性疾病导致的尿失禁、膀胱阴道瘘、膀胱活动低下症和充溢性尿失禁等均为首次撰写。本版在编写修订过程中，编委会始终秉持"百花齐放、百家争鸣"的原则，务求写细、写实、写透，鼓励各位编委写出自己擅长领域的临床心得体会，不仅要写出成功的临床经验，还要写出并发症的处理等教训。

　　特别致谢卫中庆教授、冷静教授、吴士良教授、沈宏教授四位资深专家，他们在《尿失禁诊断与治疗学》第 2 版修订过程中，不但对写作框架提出了许多宝贵的指导性意见，而且百忙之中还亲自赐稿并加入编写团队，这些资深尿控专家们对事业的专注、细致、勤奋与敬业值得我们学习。感谢所有编委的无私奉献，通过上述努力如果能为我国尿控领域增加一部兼具科学性与实用性的专著，推动我国尿控事业的发展、造福于更多的尿失禁患者，我们将感到不胜荣幸。

　　最后感谢"国家重点研发计划项目：老年尿失禁的干预措施研究"（SQ2018YF200032）对本书出版的大力支持。

廖利民及全体编委

2022 年 6 月

第1版 前言（一）

  什么是尿失禁？这是当今该专业和领域均未很好解决、有待进一步回答的问题，也是本书编辑的初衷。斗转星移，回想 20 世纪 90 年代我踌躇满志，携带 TVT、人工尿道括约肌及骶神经调控等尿失禁最新技术资料从欧洲归来，到目前，国内尿失禁知识的普及程度已经发生了翻天覆地的变化。在这 10 多年期间，国家经济发展日新月异，人民群众对高质量美好生活的向往和追求，先进科学技术逐步推广应用，这一切都促使了越来越多的尿失禁患者到医院就诊。这期间国内泌尿外科与妇产科医师专业队伍中均建立了各自的尿失禁专业组织，长期专门致力于尿失禁的临床、科研及普及教育工作；这期间国内尿失禁领域的国际交流从未间断，并不断升温，最终获得了 2012 年国际尿控协会（ICS）第 42 届年会的主办权，相信会议的成功召开必将成为我国尿失禁领域发展的里程碑，希望本书的编辑出版能够为会议的成功召开献礼。

  本书力图囊括尿失禁领域国际基础研究与临床实践的最新成果，以飨读者。为此，我们有幸邀请到国内外尿失禁领域的顶级专家赐稿。首先，我要感谢世界尿控研究顶尖的美国匹兹堡大学团队，他们为本书提供了尿失禁领域基础研究的最新动向：老年尿控研究室主任 Schaefer 教授为本书作了精辟的序言，泌尿外科实验室的 Yoshimura 教授介绍了下尿路药理学新知识，老年尿控研究室的 Tadic 及 Clarkson 博士介绍了尿失禁与大脑中枢调控的先进成像技术，药理学实验室张秀琳博士介绍了膀胱尿道感觉研究的最新成果；来自中国康复研究中心北京博爱医院泌尿外科的张帆与陈国庆博士作为中美双方友好合作的使者，为本书的组稿与翻译花费了大量心血。其次，我要感谢来自欧洲的顶级教授们，他们为本书提供了尿失禁诊断与治疗的最新知识：比利时 Wyndaele 教授介绍了神经源性尿失禁诊疗的原则与展望，荷兰 Van Kerrebroeck 教授介绍了神经调控的最新进展，国际膀胱疼痛基金会主席 Meijlink 教授对间质性膀胱炎进行了全面综述；当我提出赐稿要求时，我的这些老朋友们无不"慷慨解囊"。再次，我要感谢国内各领域专家对本书的大力支持：尿失禁防治是多学科的协同作战，本书的编辑正是体现了这种团队精神，妇产科朱兰教授，骨科侯春林及徐瑞生教授，泌尿外科许克新、卫中庆和冷静等教授均提供了各自领域的宝贵经验。最后，我要感谢所有参加本书编写的我的学生、同事、朋友们付出的辛勤劳动和努力；感谢人民军医出版社的编辑们为本书的顺利出版所作出的贡献。

  2012 年是中国的龙年，是我职业生涯及人生中重要的一年，这一年里我成为第 42 届 ICS 年会大会主席。在没有事先讨论的情况下，ICS 应用中国剪纸艺术为第 42 届年会设计了红色的龙形会徽，令我十分惊诧、欣喜与赞赏。期望其能够为我们共同尿控事业带来吉祥和好运，造福于更多的尿失禁患者。

廖利民

2012 年写于 ICS 第 42 届年会前夕

第1版　前言（二）

尿失禁是泌尿外科常见病之一，近年来随着人们生活水平的提升，全社会对尿失禁的关注程度也日益提高。我国部分地区的流行病学调查显示，尿失禁发病率为：18 岁以上 5.9%，18 ～ 40 岁 1.1%，40 岁以上 10%，老年妇女的发病率甚至高达 70%。尿失禁不仅给患者带来焦虑、尴尬的情绪，而且严重影响着患者的工作和生活。

中国康复研究中心北京博爱医院泌尿外科自成立以来一直将神经泌尿学、尿流动力学、尿失禁作为学科特色。2002—2012 年，我们在此领域申请了"国家十一五及十二五科技支撑课题" 2 项、"国家公益行业科研基金" 2 项、"国家自然科学基金" 2 项。这期间影像尿流动力学检查资料累计 4000 余例，参与了 3 项国内相关诊疗指南的编写，举办了 5 期国际尿控协会（ICS）中国教育课程学习班。

有鉴于此，我们总结整理了近 5 年的临床资料和手术照片，在参考国内外相关专著的基础上编写了《尿失禁诊断治疗学》一书。编写过程中在文稿风格统一的基础上鼓励各位编委写出自己的临床经验和心得体会，力求做到理论与实践相结合。同时，我们特邀部分国内外知名专家就重点疾病撰写了相关章节，期望体现出不同国家、不同医疗机构的临床风格和特色，其中部分内容稍有重叠，观点也略有差异，出于保留原著者文稿风格的考虑，因此除做了必要的文字润色外，本书并未做大幅度修改。

由于女性尿失禁、男性尿失禁、神经源性尿失禁、小儿尿失禁及老年尿失禁在病因、发病机制、治疗方式的选择上存在着较大差异，因此我们在书中将上述不同类型的尿失禁分别进行阐述，这样的编写体系是否科学合理还有待于广大读者检验。虽然我们竭尽绵力，但由于自身水平有限，书中不恰当之处在所难免，恳请广大读者和同道批评指正，以备今后再版时修正。

全体编委

2012 年 5 月

目　录

◀ 第五篇　膀胱阴道瘘 ▶

◀ 第六篇　膀胱疼痛综合征 / 间质性膀胱炎 ▶

第一篇

尿失禁基础

第 1 章

下尿路解剖

第一节　女性下尿路解剖

下尿路包括膀胱和尿道，其主要功能是储尿和排尿。膀胱和尿道特有的结构和功能是支撑人体储尿和排尿机制的基础。另外，下尿路的正常解剖位置离不开盆底肌的支撑。

一、膀胱

膀胱为中空的肌性器官，具有很大的弹性，能储存尿液并保持储尿期膀胱内的低压状态。它由储存尿液的膀胱腔和膀胱壁构成，其中膀胱壁包括以下几层：膀胱黏膜上皮层、膀胱肌层（逼尿肌）、膀胱外膜。

（一）膀胱黏膜上皮层

膀胱黏膜丰富，排空时呈皱襞状，充盈后黏膜展平，皱襞消失，但正常膀胱三角区的黏膜是光滑的。膀胱黏膜上皮的生理功能不仅仅是尿液和血浆之间的屏障，实验研究发现膀胱黏膜上皮细胞还能主动输送钠离子。膀胱顶层伞状细胞表面覆盖着一层葡萄糖胺聚糖（GAG），起着上皮抗小分子细胞屏障作用（图 1-1）。膀胱炎症动物模型中表面的葡萄糖胺聚糖及伞状细胞的破坏，缺乏屏障保护功能的中间细胞层或基底细胞层进一步损伤，使得尿素等小分子物质渗入上皮内，引起膀胱炎症和感觉过敏等反应。在间质性膀胱炎及放射性膀胱炎中均可见到相似的顶层伞状细胞破坏。另外，长期慢性炎症使得上皮细胞通透性增加，膀胱逼尿肌直接暴露于尿液或药物，从而影响逼尿肌的稳定性和收缩力，这使得膀胱腔内给予奥昔布宁或其他抗胆碱能药物治疗脊髓损伤或脊髓发育不良所致的逼尿肌过度活动成为可能。

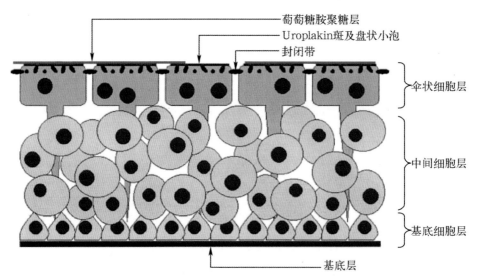

图 1-1　显示膀胱黏膜上皮的示意图。顶部是膀胱黏膜上皮的内腔面和其下方的固有膜。不连续的葡萄糖胺聚糖层具有促进深层结构稳定的作用

（二）膀胱肌层

膀胱肌肉根据其功能、结构及胚胎发育的不同，分为逼尿肌和三角区肌肉两部分。

膀胱逼尿肌通常被描述为 3 层肌肉，但实际上逼尿肌肌束是富含胶原纤维的网状结构，只是在膀胱出口处才不太规则地分为 3 层，其他部位并无明显肌肉层次。膀胱逼尿肌具有复杂的结构，由平滑肌纤维和弹性结缔组织组成，使膀胱具有良好的顺应性和收缩力。因此，膀胱逼尿肌可保持膀胱低压储尿、低压排尿的生理状态。低顺应性膀胱与正常膀胱相比，其逼尿肌结缔组织与平滑肌含量的比例明显增加。

膀胱三角区位于膀胱后壁的基底部，其上界为两侧输尿管开口，下界为膀胱出口，通过膀胱颈口进入尿道。膀胱三角区的肌肉通常分为深、浅两层，浅层又称为 Bell 肌，由输尿管内纵行肌向膀胱延续下来，在输尿管口处分出并不间断向膀胱扇形展开，延续到膀胱基底，形成浅层三角。浅层肌之下是三角区深层肌，起源于输尿管的 Waldeyer 鞘的肌纤维，肌肉在此处变平、肌纤维更加紧密地绞合在一起，呈扇形不间断地连续下行至膀胱底部形成三角深层（图 1-2）。

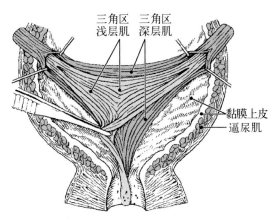

图 1-2　膀胱三角区肌肉通常分为深、浅两层

二、尿道

女性尿道为一纤维肌肉管道，长 3～4cm，起自膀胱颈，止于阴道前庭中位于阴蒂和阴道口之间的尿道外口。在尿生殖膈以上的部分，尿道的前方与耻骨联合之间有阴部静脉丛；尿道后方借疏松结缔组织与阴道前壁紧密接触。尿生殖膈以下部分的前方与两侧阴蒂脚的汇合处相邻。女性尿道由黏膜和肌层组成。

（一）黏膜及黏膜下层

女性尿道黏膜丰富，常形成尿道黏膜皱襞。其固有层由疏松结缔组织组成，深部可见黏膜下层，含有丰富的弹力纤维和静脉丛，并与尿道黏膜皱襞一起在尿道控尿中起着重要作用（图 1-3）。雌激素可以增加尿道的血流，使尿道黏膜下层血管扩张，这可能是雌激素对部分压力性尿失禁有治疗作用的机制之一。有资料显示如果尿道的血供受损将明显降低尿道内压力，但是目前尚无法确定尿道内压力的降低是尿道内血管充盈的降低还是尿道肌肉缺氧收缩无力所致。最近的资料显示以上两者均可能对尿道压力产生一定的影响，尿道压力下降初期为血管充盈减少，而后期尿道平滑肌缺氧则为主要因素。

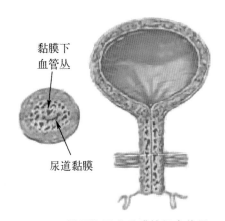

图 1-3　储尿期尿道黏膜的闭合作用

（二）尿道括约肌

在女性控尿机制中起主要作用的两大尿道括约肌分别为平滑肌括约肌和横纹肌括约肌。

1. 平滑肌括约肌　后尿道的平滑肌可分为两层，内层是尿道内层纵行肌，外层为环形肌。尿道内纵行肌由膀胱内纵行肌向尿道延续而成，当膀胱内纵行肌走行至尿道内口时，形成一个平滑肌管，再纵行向下，止于尿生殖膈。尿道外环形肌由膀胱外纵行肌向尿道延续而成。大部分肌纤维呈螺旋状环绕于尿道内纵行肌的外面，形成了尿道外层环形肌。平滑肌括约肌是生理学而非解剖学意义上的括约肌，其受自主神经支配，属于非意识控制，在储尿期保持膀胱颈和近端尿道关闭。在尿道内口没有完整单独的解剖结构作为内括约肌，内括约肌控尿机制并不位于一个部位或一个水平，而是涉及女性尿道全长和男性整个后尿道。

2. 横纹肌括约肌　尿道横纹肌括约肌的肌

纤维起于尿生殖膈上、下筋膜之间的会阴深横肌，在膜部尿道周围呈环状，形成尿道外括约肌（"∩"形括约肌）。部分肌纤维折向尿道近端，在尿道内纵行肌的外面向上，止于近端尿道的中段，与尿道外层环形肌相连，这部分称为尿道壁内的横纹括约肌（图1-4）。

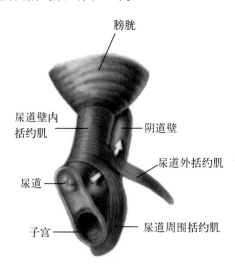

图 1-4　尿道横纹肌括约肌

尿道外括约肌呈马蹄形环绕女性尿道中段1/3。尿道壁内横纹肌向前后延伸至近端和远端尿道的前壁，后壁相对缺乏。这些尿道横纹肌括约肌由慢反应肌纤维组成，可以长时间保持一定的张力而不疲劳。而来自尿道周围的括约肌属于盆底肌的一部分，除了含有许多慢反应肌纤维外，同时也有快反应肌纤维，其中快反应肌纤维受神经支配能够快速收缩关闭尿道，但其不能长时间维持尿道的闭合状态。

三、盆腔肌肉及盆腔筋膜

（一）盆腔肌肉
盆腔肌肉由附着于小骨盆内表面的肛提肌和

尾骨肌组成。尾骨肌为一三角形肌肉，其起于坐骨棘，并呈扇形纤维肌肉垫止于尾骨和第5骶骨的侧面。在人类，尾骨肌已退化，对盆底的活动无多大影响。肛提肌从内向外由两大肌肉即耻尾肌和髂尾肌组成。

肛提肌起于肛提肌腱弓，止于尾骨。肛提肌腱弓是闭孔内肌盆腔面的肌膜逐渐增厚，形成一致密的结缔组织结构，从耻骨支一直延伸到坐骨棘。耻骨尾骨肌位于肛提肌内侧，从耻骨的后面伸至腱弓的前面。耻骨尾骨肌从后面几乎水平地伸到直肠后方，与对侧肌肉相融合而止于尾骨。耻骨尾骨肌内侧缘形成了U形的泌尿生殖裂孔，尿道、阴道和肛门直肠从此穿过。髂尾肌位于肛提肌的外侧，从腱弓一直延伸至坐骨棘，在后方与最后两块尾骨相连。在肛门和尾骨中间的肛尾缝称为提肛板，其由髂尾肌和耻尾肌后部分的肌纤维融合而成（图1-5）。站立位时，提肛板处于水平位，支撑直肠和阴道的上2/3段。肛提肌无力可使肛门直肠吊带松弛，引起提肛板下垂使泌尿生殖孔开放，导致盆腔器官脱垂（图1-6）。

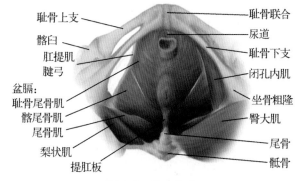

图 1-5　盆底肌肉

一般认为肛提肌起支撑盆底器官的作用。女性肛提肌、阴道与肛门外括约肌相附着，在肛提

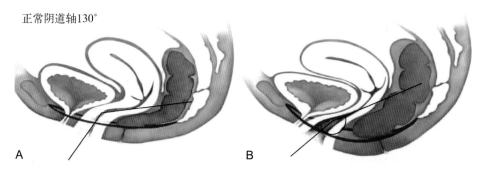

图 1-6　骨盆正中矢状面，盆腔器官通过盆底肌保持正确位置

A.肛提肌张力正常，与肛门直肠间呈锐角，平行肛板处，图示正常阴道轴；B.肛提肌无力会使肛门直肠吊带松弛，阴道轴发生变化，引起提肛板下垂，泌尿生殖孔增宽，角度变大

肌收缩时可将盆腔器官向前移向耻骨联合处，而这种作用因能将尿道挤压于耻骨联合背侧，将起到关闭尿道的作用。组织学分析显示肛提肌的大部分肌纤维是维持张力的慢反应纤维（Ⅰ型），而尿道和肛门的周围快反应纤维（Ⅱ型）分布密度有所增加。这表明，慢反应纤维主要负责维持站立位盆底的张力以支撑盆底器官，而快反应纤维则在腹压突然升高时激活，并强烈收缩以维持盆底的稳定，而且快反应纤维的直径越大，咳嗽时尿道压力上升将越高。

（二）盆腔筋膜

盆腔的筋膜不仅仅由胶原组织构成，还富含有弹性结缔组织和平滑肌组织。盆腔筋膜有 3 个重要的部分组成：①在前方，男性耻骨前列腺韧带附着于耻骨的下 1/5、耻骨联合的外侧及前列腺和外括约肌的结合部。在女性，这一韧带称为耻骨尿道韧带，伸入尿道近端的 1/3 处。②在侧方，盆腔筋膜腱弓（arcus tendineus of the fasciae pelvis，ATFP）从耻骨尿道韧带延伸到坐骨棘，它是由盆内筋膜与脏层筋膜相汇合而形成的一个增厚的白色带（图 1-7）。不能将盆腔筋膜腱弓与肛提肌腱弓（arcus tendineus of the levator ani，ATLA）相混淆，后者位于它的前部上方。在女性，其相应地附着于盆腔侧壁与膀胱前壁之间。治疗压力性尿失禁的阴道旁悬吊的方法即将阴道壁的侧方固定于这一腱弓。背深静脉丛的外

侧分支直接位于 ATFP 的下方，因此，术中打开盆内筋膜时应从这一标志的外侧打开。ATFP 向内侧延伸形成耻骨膀胱韧带、尿道旁韧带、尿道骨盆韧带，为尿道和阴道前壁提供重要的支撑。ATFP 及其附属物的损伤可能会引起尿道膨出、膀胱膨出及压力性尿失禁。③在坐骨棘后方，盆腔筋膜散开至直肠的两侧，附着于盆腔侧壁，形成膀胱侧韧带和膀胱后韧带。在女性，盆腔筋膜还形成主韧带和子宫骶骨韧带，维持子宫正常位置。

四、尿生殖膈

尿生殖膈是位于盆腔前方出口处的一个肌肉筋膜结构，其由会阴深横肌及 3 个邻近的横纹肌（尿道括约肌、尿道膜部括约肌、尿道阴道括约肌）（图 1-4）相连续的上下筋膜组成。尿生殖膈的顶部位于耻骨尿道韧带起始部，并呈弓状向上止于耻骨的下方，其后缘止于耻骨结节连线上。

会阴体也称会阴中心腱，是位于肛门和阴道前庭后端之间的纤维肌性组织，呈锥形，其顶端为直肠阴道膈（图 1-8）。于此处起止的肌肉有肛门外括约肌、球海绵体肌、会阴浅横肌、会阴深横肌、尿道阴道括约肌、肛提肌。由于其上方即为阴道和子宫，因此会阴体具有加固盆底承托盆内脏器的作用，其损伤后可导致直肠脱垂和肠疝。

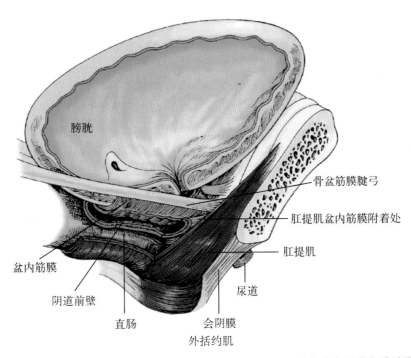

图 1-7　阴道前壁附着在骨盆筋膜腱弓，形成"吊床"，其上方有尿道和膀胱颈

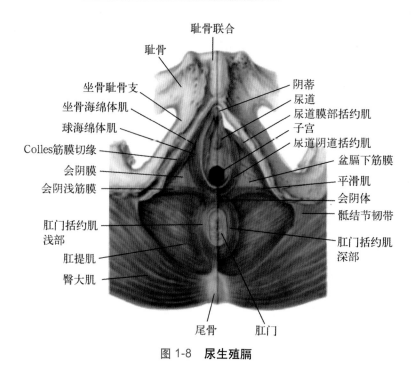

图 1-8　尿生殖膈

（胡　洋　付　光）

第二节　男性下尿路解剖

男性下尿路包括膀胱、前列腺和尿道，男性下尿路和生殖系统有共同的通道，膀胱周围毗邻及尿道部分和女性有所不同，同时，在男性控尿中前列腺部尿道和膜部尿道起着至关重要的作用，所以分别进行阐述。

一、膀胱

膀胱底部紧邻精囊、输精管壶腹部和直肠。腹膜在直肠、膀胱底部之间反折形成直肠膀胱陷凹。膀胱前方与耻骨联合及闭孔内肌之间为膀胱前间隙，该间隙下界为耻骨前列腺韧带。膀胱的两侧有输精管通过，与肛提肌、闭孔内肌相邻。由前列腺静脉丛包裹的前列腺位于膀胱颈下方。膀胱前上方有腹膜覆盖，与回肠袢和乙状结肠毗邻。

男性膀胱的血管分布较女性明确。膀胱上动脉由脐动脉发出，供给膀胱上外侧壁。膀胱下动脉由髂内动脉发出，分布于膀胱底部和下部。直肠下动脉的膀胱支分布于膀胱后面和精囊腺。前列腺和精囊腺的回流静脉相连，构成了膀胱前列腺丛。男性膀胱的淋巴回流和神经支配与女性基本相同。

二、尿道

男性尿道一般长约 18cm，自然状态呈 "S" 形弯曲，通常分为尿道前列腺部、尿道膜部和尿道海绵体部。临床上将尿道前列腺部和尿道膜部称为后尿道，尿道海绵体部称为前尿道。男性尿道有 3 个膨大、3 个狭窄、2 个弯曲。导尿和尿道扩张时须加以注意。3 个膨大即舟状窝、球部和前列腺部。3 个狭窄处为尿道外口、膜部和内口。2 个弯曲即位于耻骨前部的耻骨前弯和位于尿道膜部的耻骨下弯。尿道有两类分泌腺，即精阜处前列腺导管开口、前列腺小囊两侧的射精管开口以及接近尿道外口处的尿道黏膜和黏膜下层的 Littre 腺开口。与排尿密切相关的是前列腺部和膜部尿道，以下分别阐述。

三、前列腺

前列腺位于膀胱的下方，成人前列腺一般重约 18g，长约 3cm，宽 4cm，厚 2cm，包绕前列腺部尿道。前列腺两侧固定于肛提肌的耻骨尾骨部并覆盖盆底筋膜。前列腺尖部与尿道外括约肌相延续。在此处，没有真正的包膜将前列腺和膀胱分开。组织学上，正常的前列腺腺体可以延伸至外括约肌内。前列腺由 70% 的腺体结构和 30% 的纤维肌肉间质组成，间质包绕并深入达到腺体之间。尿道贯穿前列腺全长，与前列腺的前面相距最近。前列腺尿道被覆移行上皮，有的延伸至前列腺腺管中。前列腺尿道被内层的纵行及外层的环形平滑肌层包绕。尿道前列腺部长约 3cm。以其中 1/3 处尿道向前折弯处为标志将尿道前列腺部分为近段和远段，这两者的功能及解剖结构有所不同。在近段内层的环形平滑肌增厚形成内括约肌。尿道周围的小腺体，周围缺乏平滑肌组织，延伸到纵行的平滑肌纤维间，终止于尿道外括约肌。这些腺体是老年人良性前列腺增生的发源部位之一，对前列腺增生起到明显的作用。

通常认为前列腺腺体呈管泡状结构，表面覆以立方或柱状上皮。在腺体细胞之间散在分布着功能不清的神经内分泌细胞。根据腺管在尿道的开口位置不同，人为地将前列腺分为中央带、移行带、外周带和前方纤维肌肉基质。中央带包绕射精管并投射到膀胱基底部，移行带包绕近端尿道到射精管。外周带构成前列腺尖部、后面及侧面，前方纤维肌肉基质由膀胱颈延伸到尿道外括约肌。正常情况下，移行带占前列腺腺体的 5%～10%，在经直肠超声时可以看到一层纤维肌肉层将移行带和其他前列腺组织分开。前列腺增生时由于移行带增大将这层纤维肌肉层挤压成外科包膜。约 20% 的前列腺癌发生于移行带。外周带占前列腺体积的 70%，包绕前列腺的后外侧。此处容易发生前列腺炎，70% 的前列腺癌发生于外周带。

临床上前列腺常被描述为两侧叶（直肠指诊时可被扪及的中央沟分开）及中叶。在老年人中前列腺中叶常突入膀胱。组织学上这些叶在正常的前列腺中并不存在，通常是在前列腺增生时移行带向两侧增生和尿道周围的腺体增生时形成。

前列腺的动脉供应来自髂内动脉，淋巴引流主要是闭孔及髂内淋巴结。前列腺受发自盆神经丛的交感及副交感神经支配，副交感神经终止于腺泡并支配其分泌，交感神经纤维支配前列腺包膜及基质中平滑肌的收缩。

四、膜部尿道

膜部尿道是从前列腺尖部到阴部筋膜之间的尿道，穿过尿生殖膈，长度约 2cm。膜部尿道在会阴深间隙中为尿道外括约肌所包绕，是尿道的固定部。外括约肌呈戒指状，基底部较宽，上部变窄并通过肛提肌的泌尿生殖裂孔和前列腺尖部汇合。在胚胎发育时，这些肌肉形成一个垂直的管道从膜部延伸到膀胱颈部。随着前列腺的发育，后侧及外侧的肌肉萎缩，而前方横向的肌纤维仍然完整，在前列腺尖部环形包绕尿道，尿道后方的肌纤维较薄，在远端，这些肌纤维并不在尿道后方汇合，而形成 Ω 形分布于尿道的两侧，尿道括约肌后部的肌纤维均进入会阴中心腱。外括约肌收缩时，尿道壁被拉向后方的会阴中心腱。外括约肌主要由慢反应纤维组成，富含对酸稳定的肌球蛋白三磷酸腺苷酶，静息时使肌肉保持在张力状态。肌纤维周围有丰富的结缔组织，与邻近的支持组织相连。发自于尿道侧壁及前壁的结缔组织从后方汇入耻骨前列腺韧带及从前方汇入阴茎悬韧带，形成一个纤维组织吊带，将尿道悬吊于耻骨上。

尿道外括约肌所处位置是尿流动力学检查时的最大尿道闭合压所在，是前列腺切除术后主要的控尿区域。产生尿道闭合压的作用机制包括：假覆层柱状上皮收缩形成放射状的皱襞关闭尿道腔；尿道黏膜下含有丰富的血管和柔软的结缔组织有利于管腔的封闭；尿道外括约肌内层部分的纵行和环形尿道平滑肌纤维；尿道外括约肌及肛提肌的耻骨尿道部。

大体解剖和逆轴突示踪技术表明尿道外括约肌由阴部神经支配，同时由骶神经丛发出的纵行于肛提肌表面的神经支配外括约肌。在前列腺癌根治术时损伤这些神经将造成术后尿失禁。支配膜部尿道内层平滑肌的自主神经可能是毗邻的海绵体神经，但其对尿控的意义还需要进一步研究。

（付　光　廖利民）

第2章

下尿路的神经支配与调控

第一节　下尿路的神经支配

下尿路的储尿和排尿活动是在神经系统调控下完成的，中枢神经、外周神经、神经递质及受体均参与调控过程（图2-1）。正常的排尿是靠大脑调控和排尿反射活动来实现的。下尿路的功能可简述为周期性地储存，并在合适的地点和恰当的时间排出尿液。这看似简单，却需要多个部位之间的相互协调，以及复杂的神经系统协同支配。下尿路功能在储尿和排尿之间的转换，是由长通道的周围-脊髓-大脑-脊髓-周围神经系统反射协同完成的。

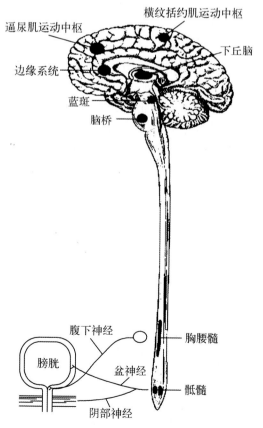

图 2-1　下尿路的神经支配

一、大脑中枢神经系统

人类大脑由约 10^{11} 个神经元组成，包含 10^{15} 个神经突触连接，是目前所知最复杂、最完善的动态信息处理系统。膀胱受复杂的神经网络控制，中枢神经、自主神经及外周神经系统均参与控尿过程。大脑高级中枢控制膀胱保持控尿状态，这种控制是严格的随意控制，根据周围环境情况及个人意愿控制排尿。健康成人几乎 99% 的时间大脑发放抑制排尿信号，当人们处于恰当的时间、适当的地点时，大脑发放排尿信号进行排尿。因此，大脑对膀胱的控制在人类生活中发挥着重要作用。长久以来由于技术限制，对于膀胱控尿问题及大脑控制系统的研究较少。随着影像学技术的发展，相关研究逐渐增多。

Griffiths 等总结了这些影像学研究，推断出来可能参与大脑控尿的功能区域，由出现次数的多少排序如下：脑桥、导水管周围灰质（PAG）、额叶、扣带回、岛叶、小脑、丘脑、豆状核、下丘脑、前运动皮质等。目前的研究假说认为，膀胱、尿道发放传入信号，传入信号通过脊髓传入中脑导水管周围灰质，后经丘脑中继上传至大脑皮质，大脑皮质通过复杂网络系统调节控制，实现控尿和排尿。

通过动物和临床试验，分析提出大脑膀胱控制的简单模式：储尿期，膀胱及尿道的传入信号通过脊髓传导至位于中脑的导水管周围灰质，正常情况下这可能占据至少 99% 的时间。随着膀胱的充盈强度渐增，当传入神经的冲动超出正常阈值，神经纤维将导水管周围灰质信号下传至脑桥排尿中枢，脑桥排尿中枢兴奋刺激运动性传出神

图中标注：横纹括约肌运动中枢、逼尿肌运动中枢、下丘脑、边缘系统、蓝斑、脑桥、腹下神经、膀胱、盆神经、阴部神经、胸腰髓、骶髓

经，导致逼尿肌和尿道括约肌协同作用，进入排尿期。正常情况下排尿反射是被抑制的，传入信号不能直接激活排尿反射，而是要通过前脑中继。当膀胱逐渐充盈产生一系列逐渐增强的感觉最终导致个人自主的排尿，前脑的中继能够确保排尿发生在合适的周围环境及合适的时间。

二、脊髓

（一）脊髓排尿中枢

脊髓排尿中枢位于两个部位，一是胸腰段交感神经元，二是骶髓。

1. 胸腰段交感神经元　分布于 $T_{10} \sim L_1$ 的脊髓侧角（图 2-2）。其传出神经支配逼尿肌及尿道平滑肌。

2. 骶髓　骶髓内有两组神经元调控排尿活动。一组是逼尿肌神经元，位于 $S_2 \sim S_4$ 灰质的中间外侧柱中，脑干的下行通路与之相连（网状脊髓索）。另一组控制阴部神经，即尿道横纹肌神经元，位于 $S_1 \sim S_3$，其传出神经构成阴部神经的运动神经纤维，还接受三部分神经纤维：①脑干网状结构下行神经通路；②逼尿肌感觉纤维；③横纹肌感觉纤维。

（二）脊髓上行及下行神经传导通路

传达膀胱和尿道感觉的上行通路走行于脊髓后束，激发排尿的下行通路走行于脊髓丘脑侧束之中。

1. 脊髓上行通路　来自逼尿肌感受器的传入性冲动经脊神经后根传入骶髓灰质内，再经脊髓背侧以长纤维形式进入脑干的中脑导水管周围灰质，由此投射至脑桥排尿中枢，经丘脑核团进入大脑皮质中枢。而盆底肌肉的感觉冲动则经阴部神经，传至位于骶髓后根神经节（DRG）的初级传入神经元，DRG 神经元的中央袖突再将感觉冲动传至位于脊髓的二级神经元，再发出上行纤维到达小脑，然后经丘脑内侧束与后腹核产生突触联系后到达大脑皮质的相应区域。膀胱和尿道的非本体感觉性冲动如痛觉、温觉、触觉引起的冲动，进入脊髓并在 Lissauer 束内前行经脊髓丘脑束进入丘脑核后发生突触联系，再发出上行支到达大脑皮质。另外，排尿感觉、尿急、痛觉、温度觉、性刺激感觉的传导走行于脊髓中前外侧束的感觉传导通路；膀胱充盈膨胀感、排尿进行感、触压觉等本体感觉走行于脊髓中后束，经脑干的楔束、薄束核换元后，并与丘脑腹外侧核发生突触联系，最后发出神经纤维至大脑皮质（图 2-2）。

2. 脊髓下行通路　传出的运动神经冲动经两种通路，一是网状脊髓束传导路，起于脑干网状

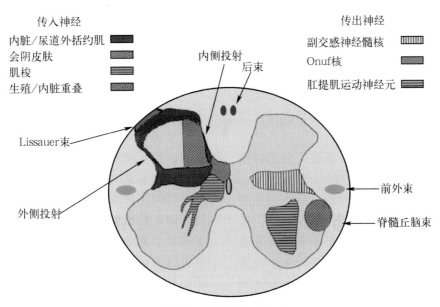

传入神经　　　　　　　　　　　　　　传出神经
内脏/尿道外括约肌　　　　　　　　　　副交感神经髓核
会阴皮肤　　　　　　　　　　　　　　Onuf核
肌梭　　　　　　　　　　　　　　　　肛提肌运动神经元
生殖/内脏重叠

内侧投射
后束
Lissauer束
外侧投射
前外束
脊髓丘脑束

图 2-2　骶脊髓的横断面

储尿和排尿反射的初级传入和传出神经解剖学。为了清晰显示，传入神经只在左侧显示，传出神经仅在右侧显示。两者均是对称分布，存在广泛重叠。内脏传入神经代表了位于骨盆和阴部神经的膀胱、尿道、生殖器的传入神经纤维。会阴皮肤传入神经代表了阴部神经内的支配会阴皮肤的传入神经纤维。肌梭传入神经代表了肛提肌神经内的 I a/b 传入神经纤维，它支配肛提肌肌梭

结构，经侧索至 $T_{10} \sim L_1$ 及 $S_1 \sim S_3$ 脊髓排尿中枢，与逼尿肌核相连接；另一是皮层脊髓束，起于大脑皮质，经脊髓侧索将大脑的运动冲动传至骶髓的阴部神经运动核的邻近灰质，再与之发生突触联系。

三、外周神经

与排尿活动有关的外周神经有自主神经、盆神经节及躯干神经（图2-1）。支配膀胱、后尿道的自主神经包括交感神经和副交感神经；支配尿道外括约肌、尿道壁内括约肌的躯干神经为阴部神经。

下尿路接受来自脊髓胸腰段和骶段的双侧传出神经支配。传出轴突分为3组：骶副交感神经（盆神经）、胸腰段交感神经（腹下神经和交感链）和骶体神经（主要是阴部神经）。节前轴突携带信息从脊髓到膀胱和尿道与自主神经节细胞的突触，广泛分布于周围神经系统：①盆丛；②椎前交感神经节；③椎旁交感链神经节；④浆膜表面和器官壁上的神经节。一侧的神经节由许多纤维束相互连接，大部分来自脊髓的输入信号发生在同侧。尿道外括约肌的横纹肌直接受脊髓运动神经元轴突的支配。

（一）自主神经

1. 副交感神经　分布于膀胱及尿道的副交感神经节前神经元位于骶髓的中间柱的骶副交感神经核。副交感神经节前神经元发出的轴突经前根到达周围神经节并释放兴奋性神经递质乙酰胆碱。在人类，副交感神经压力感受器位于壁内神经节和盆神经丛。副交感神经分布上较为分散且广泛，副交感神经传出和传入神经还可以在壁内神经节水平相互联系。

2. 交感神经　分布于膀胱及尿道的交感神经含有传入及传出纤维，其脊髓中枢位于 $T_{10} \sim L_1$。其神经纤维先通过交感神经干神经节到达肠系膜下神经节，然后通过腹下神经到达盆神经节，最后分布于盆腔脏器（图2-3）。分布于膀胱及尿道的交感神经纤维不如副交感神经那样均匀，在膀胱颈及底部分布较多，而其他部位的分布却比较稀疏。

（二）盆神经节

盆神经节存在于盆腔结缔组织内及膀胱壁内，有的呈神经节，有的为分散的神经元。这些神经节及神经元沿着神经干分布。盆神经节内胆碱能

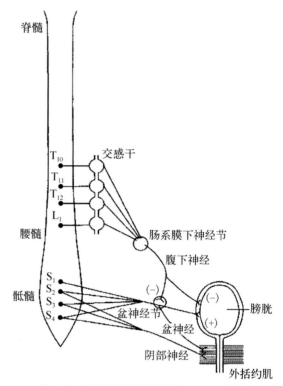

图 2-3　排尿相关的脊髓中枢及周围神经

细胞、肾上腺素能细胞及中间型细胞与交感神经与副交感神经相互连接，接受副交感节前纤维兴奋性冲动和交感纤维抑制性冲动，起到调节逼尿肌的作用。排尿阈值以下的副交感传出冲动到达盆神经节时被阻滞，冲动不能继续往下传导。当排尿阈值的冲动到达时，被增强放大后再下传，使膀胱达到完全收缩，所以盆神经节有"过滤器"的作用。

（三）躯体神经

参与排尿活动的躯体神经为阴部神经，其运动神经元位于 $S_1 \sim S_3$ 节段的脊髓前角，其神经纤维分布于尿道外括约肌及盆底肌中，其功能是控制这些肌肉的舒缩，受意识支配。

有学者认为尿道括约肌除了受躯体神经支配外，同时还接受自主神经的支配。近端尿道的感觉传导走行于盆神经，中段尿道的感觉走行于腹下神经，其余部位尿道的感觉走行于阴部神经，当然尿道感觉传入的界线并不十分绝对，而是大部分尿道感觉传导时存在重叠现象。

四、神经递质

协调排尿活动主要有4种递质，分别是谷氨酸、5-羟色胺、去甲肾上腺素（NA）、乙酰胆碱（ACh）。其分别作用于与排尿相关的中枢神经中

的相应受体。此外，NA 和 ACh 同时也通过外周神经中的相关受体作用于下尿路。

（一）外周作用

比较神经递质在排尿过程的外周作用发现，ACh 是重要的外周神经递质，而 NA 的重要性次之。在副交感神经和阴部神经中，节后神经元所释放的主要神经递质是 ACh，而只有交感节后神经元释放的主要神经递质是 NA（图 2-4）。

储尿期时，腹下神经释放 NA，通过作用于膀胱壁 β_3 肾上腺素能受体松弛膀胱体部逼尿肌，通过作用于 α_1 肾上腺素能受体使膀胱颈和尿道平滑肌收缩，膀胱流出道关闭，同时作用于副交感神经末梢，抑制其释放递质，避免膀胱收缩。阴部神经释放 ACh，通过兴奋 N 受体，使尿道横纹肌收缩，保持尿道关闭（图 2-4）。

排尿期时，副交感神经释放 ACh，通过作用于 M_3 型毒蕈碱样受体，使逼尿肌收缩（图 2-4）。

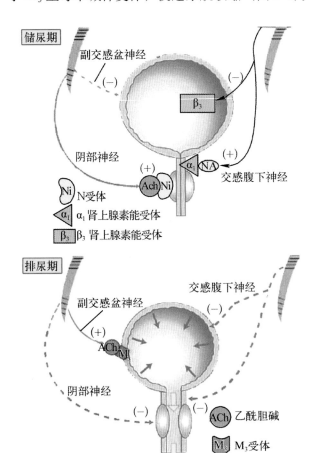

图 2-4　下尿路的神经递质和受体

（二）中枢作用

排尿活动需要骶髓及骶髓以上中枢的协调和控制。这其中包括位于大脑、脑干和脊髓的不同

的中枢神经结构，以及连接这些结构的神经通路。其中这些中枢神经传导通路主要通过以下 5 种神经递质来协调排尿活动：谷氨酸（Glu）、5- 羟色胺（5-HT）、NA、GABA、ACh。

储尿期时，Glu 作为主要的脊髓下行神经纤维的递质，通过作用于 Onuf 核，兴奋阴部神经，使其释放 ACh 来刺激横纹括约肌上的烟碱型胆碱能受体，尿道括约肌收缩，这个作用可通过 5-HT 胺和 NA 强化。同时，脊髓下行神经纤维通过作用于脊髓中间抑制性神经元，释放抑制性神经递质 GABA 来抑制骶髓副交感神经元，从而抑制副交感神经，膀胱逼尿肌松弛。排尿期时，神经递质作用次序恰好相反，脊髓下行神经递质 Glu 通过直接兴奋骶髓副交感神经元、间接抑制 Onuf 核，从而使逼尿肌收缩、尿道括约肌松弛，启动排尿（图 2-5）。

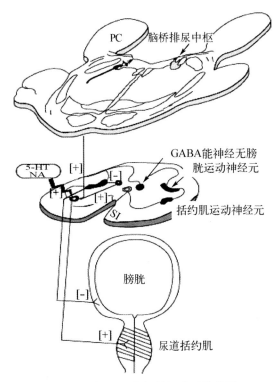

图 2-5　储尿期中枢神经递质的作用

五、神经受体

（一）胆碱能受体

乙酰胆碱（ACh）是交感和副交感神经节、副交感神经 - 效应器接头的神经递质。胆碱能受体分为毒蕈碱型受体（M 受体）和烟碱型受体（N 受体）（表 2-1）。无论哪种受体，乙酰胆碱作用都是使其收缩。

1. M 受体　根据药理学的不同作用，人类毒蕈样受体分为 5 种（$M_1 \sim M_5$）。这些受体存在于不同的组织器官，它们兴奋可以导致不同的作用，具体作用见表 2-1。其中，M_2 和 M_3 受体主要位于膀胱逼尿肌。其实所有 5 种 M 受体亚型都可在人类膀胱中找到，但是以 M_2（80%）和 M_3（20%）受体最多。尽管 M_2 受体在膀胱逼尿肌中的分布数量上占优势，但 M_3 受体才主要介导胆碱能的收缩作用。大多数人认为在人类中 M_3 受体是最重要的，可使逼尿肌收缩，然而 M_2 受体的作用至今仍未研究清楚。通常在正常情况下，膀胱壁 M_2 受体的作用几乎不重要，但在一些病理情况下其作用可以变得重要。在许多泌尿系统疾病中 M 受体的功能和含量可以发生变化，例如膀胱出口梗阻、神经源性膀胱、膀胱过度活动和糖尿病。

表 2-1　M 受体的不同作用

	器官	作用
M_1	大脑、唾液腺、交感神经节	认识功能
M_2	心脏、后脑、平滑肌	降低心率
M_3	平滑肌、唾液腺、眼睛	收缩平滑肌、分泌唾液
M_4	大脑	未知
M_5	大脑、眼睛	未知

乙酰胆碱激活 M_3 受体可导致肌醇三磷酸（IP_3）的水解，内质网释放 Ca^{2+}，同时激活尼非地平敏感的 L 型 Ca^{2+} 通道的开放，使细胞外 Ca^{2+} 内流，平滑肌细胞膜去极化，膀胱逼尿肌收缩（图 2-6）。

临床上 M 受体阻滞剂最常见的副作用是口干。M_3 受体不仅存在于膀胱平滑肌，也存在于唾液腺，故从临床治疗角度看，组织选择性比受体亚型选择性更为重要，因为大多数患者因不能耐受口干而拒绝服用 M 受体阻滞剂。最近的研究发现，索利那新具有相对唾液腺较高的膀胱选择性，其 M_3 受体选择性是 M_2 受体的 10 倍。

2. N 受体　N 受体存在于胆碱能神经节及尿道括约肌中，节前胆碱能纤维通过释放 ACh，激活盆丛或膀胱壁内神经节细胞。N 受体阻滞剂能

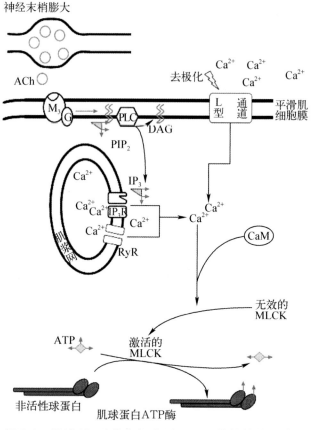

图 2-6　通过 M_3 受体参与激活逼尿肌收缩的信号传导途径

PLC. 磷脂酶 C；DAG. 甘油二酯；MLCK. 肌动蛋白轻链；IP_3. 肌醇三磷酸

各物种间不同收缩激活路径起的作用不同

消除电刺激盆神经或骶神经根引起的膀胱收缩。由于 N 受体阻滞剂阻断自主神经冲动是非特异性的，因而 N 受体阻滞剂不能被应用于治疗逼尿肌过度活动。阴部神经通过释放 ACh 作用于尿道括约肌 N 受体，使尿道收缩关闭。

（二）肾上腺素能受体

1. α 受体　α 受体主要分布于膀胱底、膀胱颈、三角区及近段尿道，前列腺包膜及前列腺组织中也十分丰富。α 受体可分为 α_1 和 α_2 两型。α_1 受体密度较高，是分布在尿道平滑肌的主要受体；α_2 受体密度较低，主要作用是突触前反馈抑制肾上腺素的释放。α_1 受体又被进一步分为 α_{1A}、α_{1B}、α_{1D} 和 α_{1L}。在膀胱出口梗阻合并膀胱过度活动的动物模型中发现，α_{1D} 肾上腺素能受体上调，可使去甲肾上腺素诱导的膀胱反应从松弛转为收缩，而且坦索罗辛抑制 α_{1D} 和 α_{1A} 受体的效应可以降低排尿频率，但 α_{1A} 肾上腺素能抑制剂 5- 甲基乌拉

地尔未证实有此效果。

2.β受体　β受体主要分布于膀胱体、膀胱颈，近段尿道也有分布。分布于膀胱的β受体主要是β_3受体，因为选择性β_3肾上腺素受体阻滞剂可阻断β肾上腺素能受体介导的人类逼尿肌松弛，因此肾上腺素能神经刺激介导的人类逼尿肌平滑肌松弛主要是β_3受体的激活（图 2-7）。

（三）嘌呤能受体

ATP 在两种嘌呤能受体家族中发挥作用，包括离子通道家族（P2X）和 G 蛋白偶联的受体家族（P2Y）。其中在已经确定的 7 个 P2X 亚型中，人类膀胱中主要表达 P2X1 受体。另外，在膀胱和尿道黏膜下的传入神经丛中也发现 P2X3。目前研究发现在膀胱出口梗阻性疾病中，P2X1 受体的数量增加，提示因膀胱出口梗阻导致过度活动的膀胱中存在嘌呤能受体的上调。

此外，速激肽、神经多肽 Y、血管活性肠肽（VIP）、前列腺素、性激素等神经递质及相关受体都通过直接或间接作用调控下尿路功能。

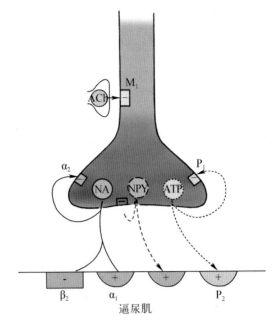

图 2-7　支配膀胱尿道的肾上腺素神经末端可能的神经递质

去甲肾上腺素（NA）释放可以激活α_1肾上腺素能受体产生逼尿肌收缩（+）或β肾上腺素能受体引起逼尿肌松弛（-）。也有通过α_2肾上腺素能反馈抑制去甲肾上腺素的释放。神经肽 Y（NPY）可使平滑肌收缩（+）或者抑制 ACh 的释放（没有显示），或者反馈性抑制去甲肾上腺素的释放。三磷酸腺苷（ATP）可以激活逼尿肌 P_2 受体，这可以引起收缩（+）或者通过 P_1 突触前受体抑制（-）进一步的 ATP 的释放。突触联合末端释放的 ACh 通过激活位于肾上腺素能末端膨大处的 M_1 受体来抑制肾上腺素能轴突的神经冲动的传导

（高　轶　廖利民）

第二节　排尿周期神经反射

正常排尿周期（储尿期和排尿期）需要膀胱逼尿肌、尿道平滑肌括约肌、尿道横纹括约肌和盆底肌等器官组织，在中枢及外周神经系统多种神经反射通路的协调下共同完成储尿和排尿功能。其中神经反射通路对下尿路的调节作用可简单视为开 - 关转换环路，对膀胱和尿道之间保持着对立统一的调节关系。排尿周期的主要神经反射通路见表 2-2 和图 2-8。单个神经反射通路可能以连续的方式连接在一起形成复杂的神经反射调节机制。如膀胱 - 尿道外括约肌的保护性反射可触发括约肌在膀胱充盈时收缩，从而顺序地激活括约肌传入神经，抑制膀胱副交感神经通路的激活。因此，了解膀胱 - 括约肌 - 膀胱反射在理论上有助于理解储尿期膀胱活动的抑制。这些初级反射通路的异常可能导致神经源性膀胱功能障碍。

一、储尿期神经反射

正常人膀胱容量在达到排尿阈值以前，其膀胱内压保持在低的恒定范围内，除了膀胱壁的弹性外，神经反射起了重要作用，主要有交感神经的抑制性反射、阴部神经的兴奋性传出增强和大脑对副交感神经传出至膀胱的抑制作用。

储尿期的交感神经兴奋产生排尿抑制机制如下：膀胱膨胀兴奋冲动沿盆神经纤维传入，并经中间神经元上行至胸腰段的交感节前神经元。兴奋后的交感神经传出冲动经腹下神经至：①膀胱壁，兴奋β_3受体，松弛膀胱，使膀胱保持低压；②膀胱颈和后尿道，兴奋α_1受体，增强膀胱出口阻力以控制尿液外溢；③盆神经节，抑制盆神经节对副交感传出的传导，使排尿阈值以下副交感

表 2-2 下尿路神经反射

传入纤维	传出纤维及作用		反射中枢
储尿期			
低级膀胱传入冲动（盆神经）	阴部神经（尿道外括约肌收缩）		脊髓反射
	交感神经（尿道内括约肌收缩）		
	交感神经（抑制逼尿肌收缩）		
	交感神经（抑制盆神经节）		
	骶髓副交感传出通路失活		
排尿期			
强烈膀胱传入冲动（盆神经）	阴部神经（尿道外括约肌松弛）		脊 - 球 - 脊反射
	抑制交感神经传出		
	激活膀胱的副交感传出通路		
	激活尿道的副交感传出通路		

兴奋性传出被阻滞。由于这一神经反射通路中枢位于腰骶髓，因此在胸髓横断后这一通路仍存在，但是如果双侧腹膜后淋巴结被切除，交感链被破坏，此神经反射通路不完整，使得膀胱失去储尿功能。

在膀胱储尿期，括约肌肌电图的活动同样增强（图 2-9），这表明阴部传出神经的活动增加了膀胱出口的阻力有助于控尿。阴部神经兴奋使尿道外括约肌收缩的机制是：①膀胱膨胀的兴奋性冲动经后根传至骶髓后角，经中间神经元兴奋阴

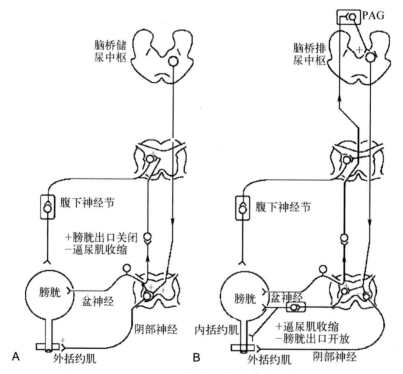

图 2-8 储尿和排尿反射

A. 储尿反射：储尿期，膀胱膨胀产生低级的膀胱传入神经冲动，进而刺激支配膀胱出口的交感神经传出支和阴部神经中支配尿道外括约肌的传出神经。这些通过脊髓反射通路产生表现为"保护性反射"，促进控尿。交感神经兴奋也可抑制逼尿肌并将冲动传至盆神经节。B. 排尿反射：排尿期，强烈的膀胱传入神经冲动激活了脑干的排尿中枢，抑制脊髓的保护性反射。脑桥排尿中枢也可以刺激副交感神经兴奋而传导至膀胱和内括约肌平滑肌。持续的排尿反射是通过脊髓中上升的传入神经，它可以通过导水管周围灰质最终传至脑桥的排尿中枢

部神经核（Onuf 核）；②通过尿道、盆底的本体感受传入神经纤维使阴部神经核兴奋，经 α 运动神经元使肌梭外肌收缩；③在无排尿指令或需要延迟排尿时，大脑皮质阴部神经感觉动力区的下行性纤维可进一步加强阴部神经核的兴奋性，产生随意性尿道外括约肌收缩。

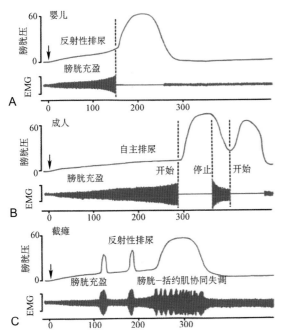

图 2-9　**婴儿的反射性排尿模式，截瘫患者经常存在逼尿肌 - 括约肌协同失调**

括约肌 - 膀胱反射：众所周知，刺激阴部神经至尾侧腰骶髓可以抑制排尿反射。该抑制性反射可以被来源于不同部位的传入神经冲动的激活所诱导，包括阴茎、阴道、直肠、会阴、尿道括约肌和直肠括约肌。猫的电生理学研究显示，该反射是通过直接抑制副交感节前神经元或间接抑制骶髓中间神经元所介导的。

二、排尿期神经反射

膀胱可以是反射性或自主性地从储尿期转至

排尿期。在婴儿或神经源性膀胱患者中，当尿液容量超过排尿阈值时可引起膀胱壁张力增加从而出现反射性排尿（图 2-9）。

膀胱张力感觉器强烈的传入神经冲动改变了储尿期的传出神经反射模式：兴奋骶副交感神经及抑制交感神经和躯干神经。这一排尿启动过程包括最初的尿道括约肌松弛及几秒后的膀胱收缩，膀胱内压增加，尿液流出。在排尿过程中，通过激活尿道副交感神经通路，触发抑制性物质 NO 的释放并阻断尿道兴奋性神经冲动传入，从而导致尿道平滑肌的松弛。尿液在尿道中的流动过程引发了正反馈途径的激活，从而促进膀胱的排空。逼尿肌和尿道的副交感神经传出冲动需要复杂的中枢神经组织参与，包括通过脑桥排尿中枢的脊 - 球 - 脊反射途径和脊髓反射途径。

尿道 - 膀胱反射：排尿时尿液对尿道的刺激或对尿道的机械刺激可以引起传入神经兴奋，进而促进膀胱的收缩。该反射可能由两条通路介导，一条是通过阴部神经传入通路激活包括脑桥排尿中枢在内的脊上排尿反射促进膀胱排空。目前有实验已证实了这一阴部神经介导的尿道 - 膀胱反射存在，其利用低频电刺激阴部神经内的传入支或电刺激猫的阴部神经分支均可诱发膀胱反射收缩、排尿。另一条可能是通过盆神经的内脏神经传入通路激活脊髓排尿反射导致膀胱收缩、尿液排空。这一反射可以解释为什么女性经常同时发生压力性尿失禁和急迫性尿失禁。在混合性尿失禁的女性患者中，尿液漏入尿道可激活传入神经，从而引起或加重逼尿肌过度活动。此理论也可解释压力性尿失禁为什么可以引起急迫性尿失禁。50% 以上的女性混合尿失禁患者，经过外科治疗压力性尿失禁后，能够消除急迫性尿失禁症状。

（高　轶　廖利民）

第三节　膀胱的感觉功能

膀胱感觉的产生首先是由膀胱内 Aδ 及 C 纤维末梢将各种化学及机械刺激编码成动作电位，然后传入中枢引起的。与此功能相应，感觉神经元表达多种对刺激起反应的离子通道和受体，包括钠通道、钾通道、TRP 通道、P2X 受体、M 受体，以及对神经生长因子、内皮素、雌激素等活

性物质起反应的受体。同时合成和释放多种神经递质，如神经肽（P 物质、CGRP、PACAP）、谷氨酸、天冬氨酸、NO 等，膜片钳记录显示这些释放的活性物质可以激活相应的受体从而增强感觉神经元的兴奋性。感觉传入纤维末梢可被尿液内的活性物质及由膀胱内神经末梢、上皮细胞、

肌细胞、炎症细胞释放的活性物质所激活。病理情况下，支配膀胱的感觉神经元的化学及电生理特性发生改变，导致尿急、尿痛、夜尿、尿失禁及排尿频率的变化。神经生长因子如 NGF 在这些病理情况的发生中被认为是一个很重要的因素，因为它们使感觉传入神经敏感化。作用于感觉末梢的神经毒素如辣椒素、树胶脂毒素、RTX 及抑制神经递质释放的肉毒素可有效治疗病理情况下膀胱的功能异常。

一、感觉传入是膀胱储尿及排尿反射的第一步

（一）膀胱的外周神经支配

为方便理解储尿及排尿反射，首先简要了解一下膀胱及尿道的神经支配。三套外周神经系统支配和调节膀胱及尿道的功能（图 2-10），即盆神经、腹下神经、阴部神经。三套神经内既有传入神经，也有传出神经。副交感传出在盆神经内，兴奋时引起膀胱逼尿肌收缩和尿道舒张；交感传出在腹下神经内，兴奋时使膀胱逼尿肌舒张，尿道收缩；膀胱外括约肌是横纹肌，由躯体神经阴部神经支配，阴部神经兴奋使尿道外括约肌收缩。

（二）膀胱的储尿及排尿反射

膀胱的主要功能是储存及排放尿液，这两个功能的顺利进行依赖于由中枢及外周神经系统参与的多个神经反射活动，而膀胱的感觉传入是引发这些神经反射的第一步。

在膀胱空虚未达到排尿阈值时，来自膀胱的少量感觉传入引发两个主要储尿反射，一是以交感神经传出活动为主的储尿反射抑制膀胱逼尿肌的收缩，二是以阴部神经的传出活动为主的储尿反射使膀胱外括约肌收缩。这两个储尿反射有利于尿液的储存及避免尿液的漏出。当膀胱内尿液的量达到排尿阈值时，来自膀胱的大量感觉传入活动引发以副交感传出活动为主的排尿反射使逼尿肌收缩，外括约肌舒张，从而利于尿液的排出。

1. 交感储尿反射 尽管交感传出活动对排尿活动是不必要的，但对尿液的储存非常重要。当膀胱内尿液量未达到排尿阈值时，膀胱轻度扩张引发膀胱内机械感受器少量的激活，少量的传入活动经走行在盆神经内的 Aδ 纤维传至腰骶部脊髓，经脊髓阶段间的联系，兴奋位于腰髓的交感中枢，交感传出活动经腹下神经至膀胱逼尿肌抑

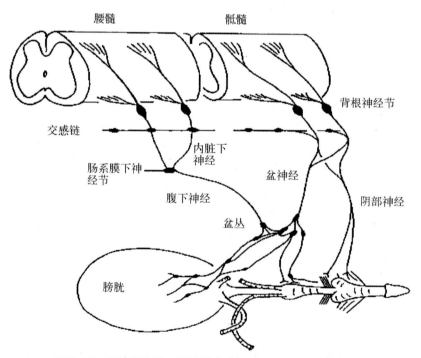

图 2-10 雄性猫膀胱及尿道的交感、副交感及躯体神经支配

交感节前纤维起源于腰段脊髓，进入腰交感链神经节，然后经内脏神经至腹膜下神经节。交感节前及节后纤维走行在腹下神经内，到达盆丛后至膀胱及尿道。副交感节前纤维起源于骶髓，经盆神经进入盆丛的神经节或膀胱及尿道的壁内神经节。支配膀胱外括约肌的躯体神经走行于阴部神经内。盆神经及阴部神经也含有来自骶交感链神经节的节后纤维。三套神经内也包括来自尿道及膀胱感觉神经节的感觉传入纤维

制其收缩（图 2-11）。这一交感反射活动在排尿反射进行时被抑制，抑制活动来自于脑桥的排尿中枢。药物阻断或手术切除支配膀胱的交感神经可以降低膀胱的容量，增加膀胱收缩的频率和幅度及降低尿道的阻力。

2. 尿道外括约肌参与的储尿反射　当膀胱内尿液量未达到排尿阈值时，盆神经内 Aδ 纤维的少量传入活动进入腰骶部脊髓，除引发上述交感储尿反射外，也会引发支配尿道外括约肌的躯体神经（阴部神经）兴奋，使外括约肌收缩，防止尿液的漏出。这一反射因此也被称为"保护反射"（guarding reflex）（图 2-11）。另外，在膀胱储尿阶段，因外括约肌收缩引发的外括约肌的感觉传入也可引发另一个有利于储尿的反射，抑制膀胱的收缩活动，从而增加膀胱的容量。在猫及猴的实验中证实，电刺激支配外括约肌的阴部神经增强外括约肌的收缩会抑制反射性的膀胱活动。

3. 排尿反射　当膀胱内尿液的量达到排尿阈值时，膀胱内的机械感受器被大量激活，传入活动同样经走行在盆神经内的 Aδ 纤维传至骶部脊髓，再上传至并兴奋位于下丘的脑桥排尿中枢

（PMC），下行兴奋位于骶髓的副交感中枢，激活支配膀胱逼尿肌及尿道的副交感神经，引发逼尿肌收缩。来自 PMC 的下行活动同时抑制支配尿道外括约肌的躯体传出神经，使尿道外括约肌舒张，尿液排出（图 2-11）。排尿反射同时伴随交感储尿反射的抑制。排尿时支配尿道平滑肌的副交感神经兴奋释放一氧化氮使尿道舒张。进入尿道的尿液刺激尿道，传入活动经阴部神经传至骶髓可进一步易化排尿反射。

生理状态下膀胱的感觉主要是膀胱的充盈感，来自因尿液充盈而引发的膀胱内机械感受器的激活。健康成人最初的充盈感发生在膀胱内尿液达膀胱容量的 40% 时，这种感觉很模糊，容易被忽略，最初要排尿的欲望发生在膀胱内尿液达膀胱内容量的 60% 时，按照国际尿控协会（International Continence Society，ICS）的定义，这时的膀胱感觉是排尿可以在适当的时候完成，必要时可以延迟。当膀胱内尿液达膀胱容量的 90% 时，产生强烈的排尿感，被 ICS 定义为持续存在的排尿感但不惧怕漏尿的尴尬。

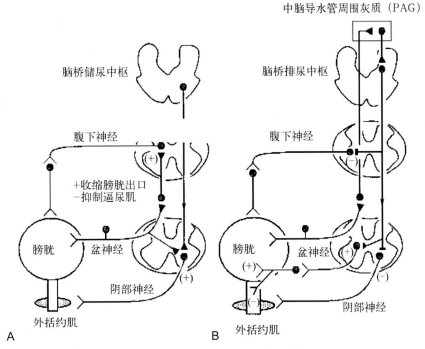

图 2-11　储尿及排尿反射通路

A. 储尿反射：在储尿阶段，膀胱的扩张刺激引发盆神经内的感觉传入纤维少量放电，继而引起下列传出活动：①交感传出活动至膀胱的出口（膀胱底及尿道）；②阴部神经传出至膀胱外括约肌。这两个反应是通过脊髓反射完成，有利于尿液的储存。交感传出活动也抑制膀胱逼尿肌的活动及调节膀胱内神经节的传导。位于脑桥的储尿中枢加强外括约肌的活动。

B. 排尿反射：排尿时来自膀胱的大量传入活动激活脑桥的排尿中枢，增加副交感的传出活动使逼尿肌收缩，同时抑制交感及阴部神经至膀胱出口的传出。来自脊髓的上传活动在到达脑桥排尿中枢前在中脑导水管周围灰质（PAG）中继

二、膀胱感觉神经元的研究方法

如上所述，膀胱初级感觉神经元的激活是膀胱感觉产生及激发反射的第一步。支配膀胱的初级感觉神经元与其他躯体及内脏初级感觉神经元一样是假单极神经元。胞体位于 $S_2 \sim S_4$ 及 $T_{11} \sim L_2$ 的背根神经节（dorsal root ganglion，DRG）内。外周神经末梢（感受器）位于膀胱及尿道的壁内，中枢末梢进入脊髓。走行在腹下神经内的感觉传入起源于 $T_{11} \sim L_2$ 的 DRG；走行在盆神经及阴部神经内的感觉传入起源于 $S_2 \sim S_4$ 的 DRG（图2-10）。猫及犬具有与人相似的阶段分布。但大鼠稍有差别，盆神经及阴部神经的感觉传入起源于 $L_6 \sim S_2$ 的 DRG。膀胱感觉传入的研究方法与支配其他躯体或内脏的初级感觉神经元的研究方法相似，主要有以下几种。

（一）免疫组化

支配膀胱及尿道的初级感觉神经元合成和释放多种肽类及氨基酸类神经递质，如P物质（SP）、降钙素基因相关肽（CGRP）、垂体腺苷酸环化酶激活多肽（PACAP）、血管活性肠肽（VIP）等多肽，以及谷氨酸及天（门）冬氨酸等。同时初级感觉神经元也表达多种神经递质或活性物质的受体及离子通道。用针对这些肽类或活性物质的抗体做免疫组化检测可以帮助确定正常及病理情况下初级感觉神经元外周末梢在膀胱及尿道内的分布，中枢神经末梢在脊髓的投射部位及在DRG内的表达。

（二）神经纤维传入活动电生理记录

膀胱内感觉神经末梢（感受器）的激活引发动作电位经盆神经、腹下神经及阴部神经传入脊髓引发多种反射活动。通过电生理的方法记录这三个神经的放电活动可以确定膀胱感受器的生理特性（感受器的类型及激活阈值等）。既可进行单根纤维放电的记录，也可记录整根神经纤维的放电活动，单根纤维记录可反映一个感受器被激活时的特性，整个神经活动的记录可以反映膀胱内许多感受器被激活时的活动特性。

（三）膜片钳技术记录神经元胞体的电活动

初级感觉神经元表达多种电压及化学门控性离子通道，可以通过电压钳技术记录。这些通道活动的电流或电流钳技术记录神经元的膜电位，来观察这些通道在正常排尿反射中的功能及病理状态下的作用。因为感觉神经元外周及中枢末梢的直径很细而且很难游离，很难用膜片钳记录这两个部位的电活动，因而，膜片钳技术多数是在游离的初级感觉神经元的胞体上进行的。因为胞体很容易获取而且大小适合膜片钳记录（胞体直径为 $20 \sim 50\mu m$），一般认为，胞体的电生理特性可以反映其中枢及外周末梢的特性。

（四）标记追踪

感觉神经末梢可吸收一些染料类（DiI、Fast blue等）及酶类（HRP）或麦胚凝集素（WGA）等追踪剂（Tracer），经逆向轴突运输至胞体，如在膀胱壁内注射追踪剂，$7 \sim 10$ 天后可在腰骶部DRG内出现，因而可以知道这些被标记的神经元来自膀胱。一些追踪剂或病毒可再经顺向轴突运输至中枢神经末梢（跨神经节），因而可追踪膀胱感觉在中枢神经系统的投射部位。

三、感觉神经元的解剖、组织及化学特点

（一）外周神经末梢在膀胱、尿道及外括约肌的分布

免疫组化方法发现，含SP、CGRP及PACAP等神经肽的感觉神经末梢广泛分布于膀胱壁从浆膜至固有膜的每一层，并在上皮下层形成密集的神经丛，这些神经丛的轴突可进入上皮层。对猫的感觉神经末梢在膀胱内的分布研究证实，走行于盆神经的感觉传入末梢均匀分布于膀胱体及三角区，在肌层的分布比在上皮下层密集；而走行于腹下神经的感觉传入末梢比较集中分布在膀胱三角区，上皮下层分布多于肌层。在人和动物，这些神经肽能的感觉神经末梢除分布在膀胱各层外，也分布在膀胱壁内血管的周围及局部神经节细胞周围，并与这些神经节细胞形成突触联系以完成局部反射。

感觉末梢在尿道的分布与膀胱相似，分布在尿道的肌层及上皮下层，并在上皮下层形成密集的神经丛，在血管周围也有末梢的分布。尿道外括约肌的感觉末梢分布很稀疏，尿道外括约肌是横纹肌，但缺乏其他横纹肌内的牵张感受器（肌梭）及相应的Ⅰa类传入纤维。

（二）感觉神经元的胞体（背根神经节）

如上所述，膀胱及尿道感觉神经元的胞体位于 $S_2 \sim S_4$ 及 $T_{11} \sim L_2$ 的 DRG 内。一侧DRG支配双侧膀胱。膀胱的感觉神经元占整个DRG神经元的3%，一个DRG内约有3000个神经元

是支配膀胱的，它们均一地分布在 DRG 内，这些神经元胞体直径约 32μm×23μm，属于中小型神经元。当以多个追踪剂标记盆腔脏器发现有 5%～15% 的 DRG 神经元被双重标记时，说明一个感觉神经元可以支配多个脏器，这一结构特点可能是病理情况下脏器之间感觉传入交叉敏感化的结构基础。例如，发生在直肠的炎症可以引起膀胱感觉传入的敏感化而导致排尿频率的改变。

（三）感觉神经元中枢末梢在脊髓的投射

经跨神经节的追踪技术发现来自膀胱的感觉传入投射到腰骶部脊髓交感及副交感节前神经元所在的部位。来自猫及大鼠膀胱的感觉传入经盆神经投射到腰骶部脊髓的离骚氏束（图 2-12），然后向头尾方向发出侧支，然后向外进入脊髓Ⅰ层，向中间进入脊髓的深层（Ⅴ～Ⅶ及Ⅹ层），最重要的是在外侧的投射通路，投射至骶髓的副交感神经核（副交感节前神经元集中部位）。经腹下神经的感觉传入在腰脊髓（T_{11}～L_2）阶段的投射部位与上述经盆神经的部位相似，位于脊髓Ⅰ、Ⅴ～Ⅶ及Ⅹ层。来自膀胱及尿道的感觉传入在深部脊髓及脊髓腹侧角没有投射。尽管膀胱的感觉传入主要是同侧投射，但有 10%～20% 是投射至对侧的脊髓。来自尿道外括约肌的经阴部神经的感觉传入在脊髓的投射部位是脊髓Ⅰ、Ⅴ～Ⅶ及Ⅹ层与来自膀胱的感觉投射有交叉。这与同样经阴部神经传入来自会阴部皮肤及性器官的感觉投射至深部脊髓背角（Ⅱ～Ⅳ层）形成鲜明的对比。

负责接受来自膀胱及尿道的感觉传入的脊髓神经元也可以用即刻反应基因蛋白 c-fos 的表达而显示出来（图 2-12）。大鼠膀胱及尿道在受到伤害性及非伤害性刺激时，c-fos 蛋白在脊髓背侧联合、背角浅层及脊髓副交感神经核的表达增加。这些部位与上述跨神经节追踪方法显示的相似。伤害性刺激使 c-fos 蛋白在更多的脊髓背侧联合神经元内表达。

（四）感觉传入神经组织学特点

光镜及电镜检测显示，支配膀胱及尿道的感觉神经主要是有髓的 Aδ 纤维及无髓的 C 纤维。猫的盆神经及腹下神经内纤维的直径 < 2～3μm，极少数纤维直径达 5～10μm。大鼠的盆神经及腹下神经分别含有约 25 000 根和 21 000 根纤维，94% 的纤维为无髓纤维。但大鼠阴部神经内含有直径大的有髓纤维及直径小的无髓纤维。神经内纤维的数量超过 DRG 内神经元及发出传出纤维的脊髓内神经元的总和，例如，猫盆神经约有 18 000 根纤维，而只有 5000 个传入及传出纤维，这意味着在感觉神经元从 DRG 至外周的过程中出现很多分支。

有髓的 Aδ 纤维和无髓的 C 纤维也可以用是否表达神经丝蛋白来区分，神经丝蛋白是细胞骨架蛋白，在胞体合成后，经轴突运输外周至轴突。神经丝蛋白在轴突的表达水平与轴突的直径和髓鞘化程度密切相关。其中 200kDa 的神经丝

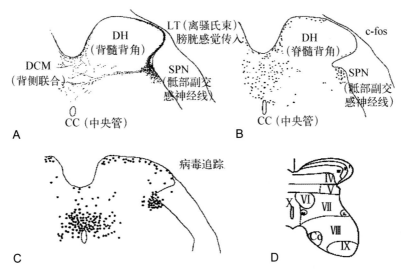

图 2-12　不同方法显示的膀胱感觉传入在大鼠 L_6 脊髓阶段的投射部位

A. 膀胱内注射 WGA-HRP 标记的感觉传入在脊髓的投射部位；B. 化学性刺激膀胱引发的 c-fos 在 L_6 脊髓内的表达；C. 膀胱内注射 PRV（pseudorabies virus，PRV），在 L_6 脊髓内标记的中间神经元；D. 猫髓的分层

蛋白亚单位主要表达在有髓的 Aδ 纤维上，而无髓的 C 纤维没有表达。大鼠膀胱的感觉神经元有2/3 是神经丝蛋白阴性发出 C 纤维的神经元，1/3 是神经丝蛋白阳性发出 Aδ 纤维的神经元。神经丝蛋白的表达与神经元辣椒素的敏感性呈负相关。约 80% 神经丝蛋白阴性的膀胱感觉神经元对辣椒素敏感。这表明膀胱感觉神经多数是神经丝蛋白阴性的 C 纤维，以电生理方法测定盆神经内纤维的传导速度及以组织学方法测定直径得出与上述一致的结论，无髓 C 纤维在数量上多于有髓 Aδ 纤维。

在猴的盆神经及阴部神经内纤维的传导速度分别是 2 ～ 31m/s 及 34 ～ 119m/s，说明阴部神经内纤维直径较大。大鼠盆神经及腹下神经内纤维的传导速度分别是 1 ～ 22m/s 及 1 ～ 16m/s。

（五）感觉神经元的化学特点

免疫组化的方法显示支配膀胱的感觉神经元合成及释放以下肽类及氨基酸。肽类有 P 物质（SP）、降钙素基因相关肽（CGRP）、垂体腺苷酸环化酶激活多肽（PACAP）、血管活性肠肽（VIP）、亮氨酸脑啡肽、促肾上腺皮质激素释放因子、生长相关蛋白 -43 及一氧化氮合成酶（NOS）。氨基酸类有谷氨酸及天冬氨酸。这些活性物质存在于感觉神经元的胞体（DRG）、膀胱和尿道内感觉神经末梢及脊髓内中枢末梢。70% 的大鼠感觉神经元含有多种肽。

肽能的感觉神经末梢分布在膀胱的每一层，以上皮下的固有膜分布最密集。脊髓内肽能的感觉神经末梢主要出现在 Lissauer 束、背角Ⅰ层及副交感中枢所在的部位，这与以追踪剂显示的膀胱感觉神经在脊髓的投射部位吻合（图 2-12）。

以辣椒素及树胶脂毒素（resiniferatoxin, RTX）等神经毒素急性处理支配膀胱的 C 纤维使其释放 CGRP、SP 及 PACAP，会引起神经源性的膀胱炎症，表现为膀胱内血管扩张及血浆渗出。而以这些神经毒素慢性处理 C 纤维会降低膀胱壁内神经肽类的免疫反应性，也说明多数肽能的感觉神经是辣椒素敏感性的 C 纤维。

膀胱的感觉神经元特别是发出 C 纤维的感觉神经元表达多种受体，这些受体包括 TRPV1（transient receptor potential vanilloid 1，辣椒素受体）、TRPA1（transient receptor potential ankyrin 1，机械及冷反应受体）、TRPM8（transient receptor potential cation channel subfamily M member 8，

冷反应受体），以及对多种神经生长因子反应的受体：TrkA（神经生长因子 NGF 的受体）、TrkB（脑源性神经生长因子 BDNF 的受体）、GRFα1（胶质细胞源性生长因子 GDNF 受体）及 GRFα3（胶质细胞源性生长因子 Artemin 受体）、M 型胆碱受体、内皮素受体、嘌呤能受体（P2X2、P2X3、P2Y 等 ATP 受体）。这些受体在感觉神经元的外周末梢（膀胱内）及中枢末梢（脊髓内）都有表达。

感觉神经元还表达一种同工凝集素 B4（isolectin B4）的结合位点，支配膀胱及尿道的 C 纤维感觉神经元。根据此结合位点的有无分为 IB4 阳性及 IB4 阴性两类。IB4 阳性神经元通常没有 SP、CGRP 等神经肽，表达神经生长因子 GDNF 的受体 GRFα，其存活依赖于 GDNF；而 IB4 阴性的神经元多含有神经肽，表达神经生长因子 NGF 的受体 TrkA，其存活依赖于 NGF。膀胱及近端尿道的 C 纤维神经元多为 IB4 阴性（70%），但支配远端尿道的 C 纤维神经元 IB4 阳性的比例较高（49%）。

膀胱的感觉神经元表达如此多的受体说明膀胱内的感觉产生机制的复杂性，多种化学及机械信号共同作用于膀胱内感觉末梢，这些信号既可以协同兴奋感觉传入，也可以相互拮抗。研究表明，当 TRPV1、TRPA1、TRPM8、TrkA P2X、N 及 M 型胆碱受体及内皮素受体被相应的激动剂激活后会兴奋膀胱感觉传入活动，促使神经递质的释放及诱发反射性的膀胱活动。而一氧化氮，一些 N 及 M 型激动剂可抑制膀胱感觉传入活动。膀胱感觉传入活动调节的这种复杂性不仅反映在感觉神经表达多种对化学及机械信号起反应的受体，也反映在膀胱内非神经细胞（膀胱上皮细胞、成肌纤维细胞）也释放多种活性物质作用于感觉传入末梢。

四、膀胱内感受器的生理特性

（一）盆神经内感觉传入纤维的特性

通过记录单纤维或多根纤维的放电活动（在体或体外记录），对多种动物的有髓 Aδ 纤维及无髓 C 纤维电活动的特点进行了研究。在猫盆神经内对机械刺激有反应的 Aδ 纤维既对被动的膀胱扩张有反应，又对因膀胱收缩引起的张力变化有反应，说明它们是牵张感受器。这些传入纤维的传导速度是 2.5 ～ 15m/s，在膀胱空虚无尿液时，

它们不放电，随着膀胱的尿液缓慢增多，但还未达到压力阈值（25mmHg）时，这些纤维的放电频率逐渐（逐级）增多，频率为 15 ～ 30Hz。多单位纤维记录显示，在膀胱缓慢充盈时，放电的纤维数量逐渐增多。它们是慢适应机械感受器，有一个随刺激增加而放电频率增加的阶段，以及一个当刺激最大时放电达平台期的阶段。这些 Aδ 纤维不仅可以把膀胱被动扩张信息准确地传入中枢，而且也可将膀胱主动收缩引发的压力变化信息传入中枢，这些 Aδ 纤维的放电频率和时程可反映膀胱收缩的幅度及时程，等容收缩比等张收缩引起较多的放电。当刺激传出神经引发小幅度的膀胱收缩或有自发性膀胱收缩时，这些纤维放电的压力阈值是 5 ～ 15mmHg，这一阈值是在正常排尿时因膀胱收缩产生的膀胱内压力变化的范围内。

在猫的盆神经内对机械刺激（压力变化）有反应的 C 纤维很少，少数 C 纤维只在膀胱内压力达 30 ～ 50mmHg 时才放电，而这一阈值是人类感觉不适及疼痛的压力范围。这些纤维同样在膀胱空虚时不放电，在压力达 30 ～ 50mmHg 时，放电随压力增加而增多。这些机械敏感性的静止（silent）C 纤维的传导速度是 1.4m/s，在盆神经内的 C 纤维中，约 10% 可被膀胱内应用芥末油激活，被激活后就从对机械刺激不敏感的纤维变成了对机械刺激敏感的纤维。某些 C 纤维也可被冷刺激和 TRPM8 的激动剂薄荷醇激活。

对大鼠盆神经内感觉传入纤维的研究显示，从传导速度看，70% 为 C 纤维，30% 为 Aδ 纤维。机械敏感性的感觉纤维分为低阈值（6mmHg）机械感受器（占 80%）和高阈值（34mmHg）机械感受器（占 20%）。纤维传导速度与感受阈值无关，在每个类别中（高或低阈值）都有 Aδ 及 C 纤维。多数纤维在膀胱空虚时有些放电活动，当膀胱充盈扩张时放电逐渐增多，并对持续的扩张表现为适应现象。它们的感受野位于膀胱体、膀胱底及与输尿管连接处，断续呈椭圆形。多数为牵张感受器，被膀胱扩张及膀胱主动收缩激活，但也有少量（C 纤维）为"体积"感受器，只对扩张刺激有反应，而对膀胱收缩无反应。另一些对膀胱扩张没有反应但对辣椒素及高钾有反应（化学感受器）。

小鼠盆神经内感觉传入纤维根据多种机械刺激的感受野区分为浆膜、肌层、肌层 / 上皮及上皮 4 种。也区分为低阈值（占 65% ～ 80%）及高阈值牵张敏感器。肌层的感觉传入可被炎症介质（缓激肽、5- 羟色胺、前列腺素、组胺）活化。豚鼠膀胱内的感觉传入纤维也分为 4 类：①肌层内的牵张感受器；②黏膜内的牵张感受器，被轻触黏膜或黏膜局部应用高张溶液激活；③牵张不敏感的感受器，包括黏膜的机械和化学感受器；④肌层的机械感受器，可被牵张激活，但不被轻触黏膜或黏膜局部应用高张溶液激活。

（二）腹下神经内感觉传入纤维的特性

在腹下神经内传导膀胱及尿道感觉的纤维也是 Aδ 及 C 纤维，它们的传导速度分别为 3 ～ 15 m/s 和小于 2m/s。感受野或位于膀胱或尿道表面的单一位点，或是间断性的多个位点，有的感受野在附着于膀胱底的腹膜内的血管旁。它们对膀胱的被动扩张和主动收缩引起的张力变化起反应，阈值在 20mmHg （范围在 10 ～ 70mmHg）。Aδ 与 C 纤维反应特点没有差别，只是 C 纤维放电频率较低。与盆神经内的感觉纤维不同，腹下神经内的感觉纤维在膀胱空虚时也有少量自发放电。

对小鼠腹下神经内膀胱感觉传入纤维的研究表明，它们也有低阈值及高阈值之分，感受野位于膀胱的浆膜及黏膜层，以浆膜层居多。与盆神经内的感觉纤维不同，腹下神经内的感觉纤维在机械刺激达到一定强度时无适应性反应，在刺激的开始也无随刺激强度增加而增多的动态（dynamic）反应。

五、膀胱感觉神经元的电生理特性及其表达的多种离子通道

对膀胱及尿道感觉神经元的电生理特性的研究主要通过膜片钳记录技术结合神经元标记的方法完成的。在膀胱或尿道壁内注射某些染料（DiI 或 Fast blue），7 ～ 10 天后在背根神经节内找到被标记的神经元，进行电压钳或电流钳记录。

（一）动作电位的特点

电流钳记录动作电位，根据动作电位的特点将感觉神经元分为两类。70% 的神经元的动作电位特点是激活阈值高，时程长，下降支（复极相）有一停滞，这些神经元胞体较小，动作电位对钠通道阻断剂河鲀毒素（TTX）不敏感，长时程（500 ～ 800 毫秒）去极化电流刺激这些神经元，一般只产生一个动作电位，因而被称为位相放电型神经元，这类神经元发出 C 纤维，对辣椒素刺

激敏感（图 2-13）。而其他 30% 感觉神经元胞体较大，动作电位激活阈值低，时程短，可被河鲀毒素（TTX）阻断，长时程去极化电流刺激可引发多个动作电位，因而被称为紧张放电型神经元（图 2-13）。

（二）感觉神经元膜上的离子通道

膀胱感觉神经元上表达多种离子通道，它们决定或影响神经元的兴奋性及对各种刺激反应的敏感性，从而影响膀胱感觉的产生和传导。

1. 钠通道　以电压钳记录钠通道电流显示，膀胱感觉神经元内的钠通道分为河鲀毒素（TTX）敏感型及抵抗型两种，虽然两种通道可共存于同一神经元，但多数神经元是以一种通道为主。在小胞体神经元 85% 的钠电流由 TTX 抵抗型钠通道组成。而大胞体神经元内 60%～100% 钠电流由 TTX 敏感型钠通道组成。这两种钠通道的激活阈值以及激活和失活的电压依赖性不同，TTX抵抗型钠通道较 TTX 敏感型钠通道激活和失活的曲线朝去极化方向移动 10～30mV，相应的

激活阈值也向去极化方向移动 15mV。NaV1.8 及NaV1.9 两种钠通道亚单位负责形成 TTX 抵抗型钠通道。NaV1.8 在膀胱感觉神经元的表达较多，被认为对膀胱伤害性感觉的传导起重要作用。实验发现，用 NaV1.8 的反义核苷酸鞘内注射可降低 NaV1.8 在感觉神经元内的表达，同时可抑制因膀胱刺激所致的膀胱反射性活动。

2. 钾通道　电压钳方法在感觉神经元内记录到多种钾通道电流，其中一种慢失活的 IA 钾电流与快失活的 IA 钾电流相比，半失活电压向去极化方向移动 20mV，因而有 20% 慢失活的 IA钾通道在静息电位水平（50～60mV）时处于备用状态，而快失活的 IA 钾通道基本全处于失活状态。慢失活 IA 钾通道主要分布在小胞体辣椒素敏感的 TTX 抵抗的膀胱感觉神经元中，TTX抵抗的钠通道和慢失活的 IA 钾通道共同决定了这类神经元的高阈值激活特性。快失活的 IA 钾通道主要分布在大胞体辣椒素不敏感而 TTX 敏感的神经元中。

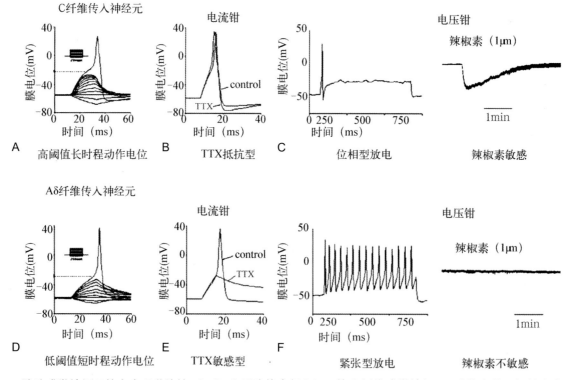

图 2-13　膀胱感觉神经元的电生理学特性。A、B、C 是胞体直径 24μm 的 C 纤维感觉神经元，动作电位是河鲀毒素（TTX）抵抗型。D、E、F 是胞体直径 33μm 的 Aδ 纤维神经元，动作电位是 TTX 敏感型。左侧三列图是电流钳记录的膜电位变化，经记录电极注射 30 毫秒的去极化电流激发动作电位，D. 显示动作电位的激活阈值，E. 显示 1μm 的 TTX 对动作电位的阻断作用，F. 显示长时程去极化（700 毫秒）引发的放电形式。最右侧一列是电压钳记录的 1μm 辣椒素引发的内向电流。表达 TTX 抵抗型动作电位的细胞的放电形式为位相型，即长时程去极化电流只引发一个或两个动作电位，辣椒素可引发内向电流。而表达 TTX 敏感型动作电位的神经元放电形式为紧张型，长时程去极化电流引发多个动作电位，对辣椒素不敏感

3. 钙通道　电压依赖性钙通道根据激活的电压阈值可分为高电压激活（HVA）和低电压激活（LVA）的钙通道。HVA 又根据其药理和电生理特性区分为 L、N、P/Q 和 R 几个亚型。HVA 主要参与神经末梢递质的释放。在膀胱感觉神经元中主要的 HVA 为 L 型和 N 型钙通道，且 L 型在发出 C 纤维的神经元中的表达多于发出 Aδ 纤维的神经元，而 N 型在两类神经元内分布无分别。HVA 受多种神经递质的调控，例如一氧化氮的供体可抑制 N 型钙通道，因而从膀胱上皮释放的一氧化氮可通过抑制 N 型钙通道降低感觉神经元的兴奋性及递质的释放。LVA 在神经元中的功能主要是影响神经元的兴奋性。主要分布在支配盆腔肌肉的感觉神经元内。而支配膀胱及尿道的感觉神经内没有分布。

4. 嘌呤能受体通道　感觉神经元内被 ATP 或 α、β 亚基 ATP 激活的通道是 P2X2 或 P2X3 受体通道，这两种嘌呤类通道以同源或异源体的形式存在。88% 的大鼠 $L_6 \sim S_1$ 膀胱感觉神经元应用 ATP 或 α、β 亚基 ATP 会引起持续性（persistent）的内向电流，12% 神经元或者对 ATP 无反应或产生短暂（transient）的或双位相（biphasic，短暂后有一持续）的内向电流。与此相比，支配躯体的（$L_3 \sim L_4$）的感觉神经元 ATP 只引发短暂或双位相内向电流。一种对通道亚型有选择性阻断作用的拮抗剂 TNP-ATP 可完全阻断持续性的电流，而 NTP-ATP 对 P2X2/3 的亲和力比对 P2X3 亲和力大 1000 倍，因而可以认为，存在于膀胱感觉神经元内的持续性的内向电流由 P2X2/3 的激活形成。只有 50% 的胸腰部（TL）DRG 内膀胱的感觉神经元对 ATP 或 α、β 亚基 ATP 有反应，多产生短暂或双位相的内向电流，而腰骶部（LS）神经元 ATP 多引发持续性内向电流，说明胸腰部（TL）DRG 内的膀胱感觉神经元主要表达 P2X3。

5. TRP 通道　TRP 是瞬时受体电位（transient receptor potential）的缩写，TRP 通道是六次跨膜的阳离子通道，根据其对不同激动剂的反应特性及分子结构可分为六大家族——TRPV、TRPA、TRPM、TRPC、TRPP 及 TRPML。每个家族又分为多种，如 TRPV 分为 TRPV1 ~ TRPV6。它们分布在外周或中枢神经元，对体内多种刺激起编码作用。如感受伤害性温度的 TRPV1（42℃），V2（52℃），感受非伤害性温度的 V3 及 V4，感受冷刺激的 TRPA1 及 TRPM8。与痛觉感受密切相关

的 TRPV1 及 TRPA1。可被辣椒素激活的 TRPV1 在膀胱感觉传入中的作用备受关注。70%～90% 的 TL 和 LS 内的膀胱感觉神经元表达 TRPV1，但辣椒素在 TL 感觉神经元内引发的内向电流幅度小于 LS。LS 内 90% 的辣椒素敏感的神经元内表达 TTX 抵抗型钠通道，几乎所有 LS 和 TL 内的辣椒素敏感的神经元对 α、β 亚基 ATP 及低 pH 溶液也有反应。75% 的 LS 神经元对 3 种刺激都起反应，而只有 48% 的 TL 神经元对 3 种刺激都起反应。TRPV1 在膀胱上皮细胞也有表达。TRPV1 在膀胱感觉调控中起很重要的作用，膀胱内应用辣椒素激活 TRPV1 可刺激膀胱收缩但随后膀胱对辣椒素去敏感化。膀胱内注射辣椒素或 TRPV1 的另一种强效激动剂 Resiniferotoxin，可治疗膀胱过度活动。TRPV1 敲除的小鼠膀胱反射性收缩活动的频率降低，膀胱容量增加，这些变化是因为缺乏 TRPV1 导致膀胱感觉传入减少引起的。记录感觉神经传入放电也显示，TRPV1 敲除的小鼠放电频率较正常小鼠降低。另一种在膀胱的感受中起重要作用的是 TRPM8，膀胱内充盈冷水可诱发脊髓损伤的患者或动物 C 纤维中介的膀胱反射活动，在此反射活动中，感受冷刺激的是 TRPM8。TRPM8 在膀胱感觉神经元（Aδ 及 C 纤维）及膀胱上皮都有表达。应用 TRPM8 的拮抗剂可降低容量扩张刺激引起的膀胱收缩及抑制伤害性刺激膀胱引发的躯体运动反应。在膀胱过度活动或膀胱疼痛综合征时，膀胱内 C 纤维 TRPM8 的表达增加。TRPA1 在膀胱感觉调控中的功能也受到关注，TRPA1 对冷刺激、伤害性刺激及机械刺激都有反应，通常分布在 TRPV1 阳性的感觉神经元，在膀胱上皮也有分布。膀胱内应用 TRPA1 的激动剂可引起膀胱收缩。在尿路阻塞的膀胱内其表达水平增加。

6. 酸敏感通道　感觉神经元内对酸起反应的离子通道有辣椒素敏感的 TRPV1 及酸敏感的 ASICs。多数膀胱感觉神经元（78% 的 LS 及 86% 的 TL）对 pH < 5 的溶液有反应。酸溶液引发短暂（transient）及持续性（persistent）内向电流，短暂的电流存于 20% 的 LS 及 11% 的 TL 神经元，持续性的电流存在于 31% 的 LS 及 44% 的 TL 神经元。其余的神经元表达混合性的电流。TRPV1 的拮抗剂 Capsazepine 可降低持续电流而不影响短暂电流，说明持续性的酸敏感电流由 TRPV1 介导。ASICs 的非选择性拮抗剂 Amiloride 可完

全阻断短暂性电流及抑制持续电流，说明在 LS 及 TL 感觉神经元内存在 ASICs 通道。

（三）膀胱机械性感觉传入产生的分子机制

虽然目前对由膀胱充盈（机械扩张刺激）激活膀胱感觉神经的具体分子机制还不很清楚，但研究显示有以下 3 种可能的机制参与了这一激活过程。

1. 膀胱充盈时直接刺激膀胱感觉神经末梢上的机械感受性离子通道，但这些离子通道的身份还不明确，可能的通道有上皮钠通道 ENac 及 TRPA1。

2. 由非神经细胞（上皮细胞或肌细胞）释放 ATP 等活性物质进而激活神经末梢上相应受体（P2X）或离子通道的间接激活机制。大量实验证据表明，膀胱扩张刺激使膀胱上皮释放 ATP。

3. 肌细胞和感觉神经元之间存在的直接偶联。膀胱扩张时，在肌细胞上的反应可直接诱发末梢神经激活。在进行感觉神经元与肌细胞共培养时发现，机械刺激肌细胞引发的细胞内钙离子升高可直接引发神经细胞内钙升高，也有证据显示，肌细胞和神经细胞直径存在缝隙连接，细胞之间可进行信息分子的交流。

六、膀胱上皮的感觉功能

膀胱上皮分为 3 层：连接到基底膜的基底层细胞、中间层及由大六角形的伞细胞组成的表面层（图 2-14）。基底层细胞被认为是其他两层的先驱细胞，再生周期 3 ~ 6 个月，但损伤后增殖速率加快。膀胱上皮的主要功能是屏障来自尿液的有害物质损伤膀胱。当这一功能受损时，有害物至膀胱上皮下的肌层及神经末梢损伤这些组织，出现尿急、尿频及尿痛的刺激症状。最表面的伞细胞具有的几个特殊结构特点包括特化的膜脂质、不对称的膜颗粒及具有硬斑块的质膜构成了其屏障功能的结构基础。上皮细胞防止水分子进入的功能得益于特化的脂质分子、尿溶蛋白及紧密连接。

尽管膀胱上皮主要功能是屏障功能，但最近的研究表明它可以感受多种生理及化学物质的刺激并释放多种活性物质，其特性类似于伤害性感受器或机械感受器。它们也具有多种感受生理刺激的胞内信号传导机制。上皮细胞表达多种感觉神经元表达的受体及离子通道，例如缓激肽的受体、神经生长因子的受体、ATP 受体（P2X 及 P2Y）、去甲肾上腺素的受体（α 及 β）、乙酰胆碱的受体（M 型及 N 型）、机械敏感的钠通道及多种 TPP 通道（TRPV1、TRPV2、TRPV4、TRPM8）。上皮细胞还释放下列神经递质或信号分子，如一氧化氮（NO）、ATP、乙酰胆碱、前列腺素、P 物质及神经生长因子（NGF）。这些活性物质可直接或间接通过成肌纤维细胞影响感觉神经的兴奋性（图 2-14）。成肌纤维细胞也称为间质细胞，它们位于上皮下层，与膀胱内的感觉末梢靠近，细胞由缝隙连接相连，释放的信号分子作用于感觉神经末梢影响感觉传入的活动。因而膀胱上皮及成纤维细胞通过化学信号偶联于邻近的感觉末梢，共同参与膀胱的感觉传入机制（见感觉传入分子机制的第二种机制）。

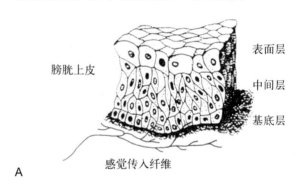

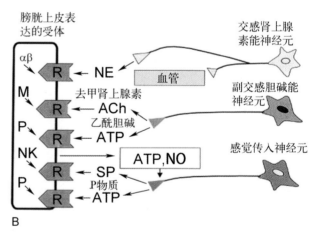

图 2-14 膀胱上皮及其与传入和传出神经元的相互作用
A. 显示膀胱各层及传入纤维可穿入基底膜进入基底层。
B. 显示交感和副交感释放的神经递质作用于膀胱上皮上的相应受体（R）使上皮释放 ATP 及一氧化氮（NO），然后作用于传入神经末梢，影响传入神经的兴奋性。NK. 速激肽

七、几种病理情况下膀胱感觉传入的变化

（一）脊髓损伤后感觉神经元的重塑

1. C 纤维传入引发的排尿反射的出现　腰骶髓阶段以上的脊髓损伤后自主排尿功能丧失，开

始时处于无反射的状态，尿液潴留，随后慢慢出现自发性排尿反射及膀胱过度活动。但因为膀胱的自发性收缩及膀胱和括约肌之间活动的失调，导致排尿不充分。对猫脊髓损伤后排尿反射的研究表明，损伤后膀胱功能的恢复是感觉传入功能及结构的改变及感觉传入纤维与脊髓之间突触重塑的结果。慢性脊髓损伤的猫，排尿反射是经 C 纤维而不是 Aδ 纤维传入激发的，中枢延迟短于（15 毫秒）正常动物（60 毫秒）。这一结论得到下列实验的证实，皮下注射辣椒素损坏辣椒素敏感的 C 纤维可完全阻断由膀胱扩张引起的膀胱反射性收缩活动，而辣椒素在正常猫是不影响排尿反射的。因而认为，C 纤维在脊髓损伤后获得了对机械刺激的敏感性从而激发自发性排尿反射，而正常情况下，这些纤维是对膀胱机械扩张刺激不起反应的静止纤维。对脊髓损伤或多发性硬化导致的神经源性逼尿肌过度活动（NDO）的患者研究表明，上皮下感觉神经末梢及基底层上皮细胞表达 TRPV1、P2X3 及 PGP9.5 增多。膀胱内应用辣椒素或另一种 C 纤维神经毒素树胶脂毒素（RTX）可减轻 NDO 患者的症状及降低膀胱内神经纤维的 TRPV1、P2X3 及 PGP9.5 的免疫反应性，也可降低膀胱上皮 TRPV1 的免疫反应性，说明 C 纤维的改变诱发了 NDO。

对另一种 C 纤维释放的神经递质血管活性肠肽（VIP）的研究显示，猫脊髓损伤后鞘内应用 VIP 可增强膀胱的反射性活动，而正常猫是抑制膀胱的活动。同时，VIP 阳性的神经末梢在脊髓内的投射范围增大并重组。这些结果说明，膀胱 C 纤维在脊髓的发芽（sprouting）可能导致脊髓内排尿反射的突触改型（remodel）。

C 纤维结构及功能的变化在脊髓损伤的大鼠上也得到证实，这些变化包括：LS DRG 内支配膀胱的感觉神经元胞体增大（横截面积增加 45%～50%）；PACAP 在 DRG 胞体及脊髓内表达增加；CGRP 阳性的纤维在脊髓内投射范围增大；膀胱扩张引起的脊髓内 c-fos 蛋白表达增多。在大鼠脊髓损伤后 6 周 PACAP 在 L_1、L_2、L_6 及 S_1 DRG 内的表达增加，同时表达 PACAP 的感觉神经元的比例增加，PACAP 阳性纤维在相应脊髓阶段内的 I 及 II 层免疫反应性增强。这些结果提示，PACAP 在 C 纤维感觉神经元内的增加可能导致脊髓损伤后膀胱功能的异常及原始排尿反射的出现。在正常大鼠鞘内应用 PACAP 可增强副

交感传出活动，同时可抑制躯体传出，抑制外括约肌的活动从而易化排尿反射。在脊髓损伤大鼠鞘内注射 PACAP 拮抗剂可降低膀胱的收缩及排尿时膀胱内压力。说明 PACAP 受体的激活参与了脊髓损伤后的排尿反射及膀胱反射活动的亢进状态。对腰骶部脊髓副交感节前神经元的膜片钳记录显示，PACAP 可直接兴奋副交感节前神经元及增强其他神经元至副交感节前神经元的兴奋性输入。

人脊髓损伤后膀胱内灌注冷水可激发膀胱反射活动，而正常人不出现此反射。这一冷反射也出现在婴儿时期、骶髓阶段以上损伤的患者、多发性硬化及帕金森病患者及膀胱反射亢进的老年人。这一冷激发的反射可能是由 C 纤维感觉神经元上表达的 TRPM8 通道的激活而引发的，膀胱内应用辣椒素可阻断此反射，进一步说明反射由 C 纤维介导。婴儿时期反射的出现，成人高级神经中枢成熟后反射的消失及高级神经中枢损伤后的重现说明这一反射是一种原始的由 C 纤维介导的不自主的排尿反射。

2. 神经生长因子的作用　神经生长因子（NGF）参与了脊髓损伤后 C 纤维感觉神经元兴奋性及膀胱反射活动的改变。在大鼠脊髓损伤后，神经生长因子包括 NGF 在膀胱内神经末梢、DRG 胞体及脊髓内的表达增多。NGF 可上调 PACAP 在 DRG 神经元内的表达。脊髓内或膀胱内慢性应用 NGF 可诱发膀胱反射亢进及增加感觉神经元的放电频率。大鼠脊髓损伤后鞘内注射 NGF 的抗体可减轻膀胱反射亢进的表现，辣椒素也有同样的作用。

3. 脊髓损伤后感觉神经元放电特性及钠、钾通道的改变　脊髓损伤后膀胱 C 纤维感觉神经元除体积增大外，其兴奋性也增加。正常时 70% 的神经元的动作电位是高阈值激活 TTX 抵抗型的，大鼠脊髓损伤后 60% 的膀胱感觉神经元表达低阈值激活的 TTX 敏感型的动作电位。这些电生理特性的改变是由钠钾通道的改变引起的，大鼠脊髓损伤后，表达 TTX 敏感钠通道的膀胱感觉神经元比例增加，通道的电流密度增大，而 TTX 抵抗的钠通道电流密度降低。说明在脊髓损伤后，钠通道表型由 TTX 抵抗型向 TTX 敏感型转变。因为 TTX 敏感的钠通道激活阈值低，因而导致膀胱感觉神经元的激活阈值下降及兴奋性的增加。在钠通道变化的同时，脊髓损伤后 IA 钾通道被抑制，

钠钾两种通道的变化共同导致了感觉神经元的高兴奋状态。

（二）膀胱炎症时感觉传入功能的变化

感染、辐射性损伤、尿液内刺激性化学物质的增多及其他不明原因（如间质性膀胱炎）等因素导致膀胱的炎症反应，通常伴随膀胱疼痛。炎症时膀胱对扩张刺激敏感，膀胱黏膜及肌层水肿，大量炎症细胞浸润。Aδ 纤维或 C 纤维的激活在膀胱炎症的发生中起很重要的作用，一方面，它们的激活将机械或化学刺激信号传至中枢；另一方面，它们的激活使速激肽释放增加，会进一步增强膀胱内的炎症反应。在膀胱炎症发生中 C 纤维的作用较 Aδ 纤维更重要。

组织学检查发现间质性膀胱炎患者的膀胱有明显水肿、血管扩张、神经增生、肥大细胞浸润。化学性膀胱炎可由环磷酰胺、芥末油、松节油、丙烯醛或低 pH 溶液诱发，这些化学物质使膀胱机械感受器（Aδ 纤维）致敏，同时使静止的 C 纤维感受器获得机械敏感性。炎症时多种炎症细胞因子的释放如前列腺素、组胺、5- 羟色胺、缓激肽、腺苷及神经生长因子如 NGF 使 C 纤维的兴奋性增高，从而导致膀胱过度活动。在慢性膀胱炎时，膀胱感觉神经元表达的离子通道会变化，感觉神经元的标志性物质如 PACAP、P 物质、NOS 及 GAP-43 等表达增加，肽类感觉纤维在膀胱肌层及黏膜层密度增大，肽能纤维与副交感传出纤维密切接触，因而推测慢性膀胱炎时外周神经出现发芽的改变。

炎症时 NGF 在痛觉的发生中起关键作用。NGF 在膀胱上皮细胞、平滑肌细胞、肥大细胞等多种细胞内表达，并可激活肥大细胞使其脱颗粒及分化。在间质性膀胱炎患者尿液中检测到多种神经生长因子如 NGF、GDNF，活检的间质性膀胱炎患者的膀胱内 NGF 的表达增加。膀胱内增加的 NGF 通过轴突运输至胞体，这种 NGF 在靶器官膀胱与神经之间的相互作用导致了间质性膀胱炎疼痛的发生。在环磷酰胺诱发的大鼠慢性膀胱炎模型中，发现多种神经生长因子（NGF、BDNG）在膀胱内的表达增加，感觉神经元上相应的生长因子受体（TrkA 及 TrkB）的磷酸化水平增加，这些变化是慢性膀胱炎时神经生长因子介导的信号系统增强的直接证据。

大鼠膀胱内急性应用 NGF 或膀胱壁内慢性注射 NGF 或鞘内注射 NGF 可诱发膀胱过度活动及伤害性（痛）反应。相反，应用 NGF 受体的拮抗剂可抑制膀胱炎症时的热痛觉过敏反应及膀胱的过度活动。这些研究进一步提示 NGF 信号系统的激活参与了炎症时膀胱痛觉的产生。抑制 NGF 信号系统可能是治疗间质性膀胱炎的有效手段。

嘌呤能机制也参与了慢性膀胱炎时膀胱功能的异常。来自间质性膀胱炎的患者或猫的膀胱上皮释放 ATP 增加。在环磷酰胺诱发的膀胱炎的大鼠，嘌呤能受体阻滞剂可降低非排尿性的膀胱收缩及排尿频率。在盆神经记录膀胱炎大鼠传入神经放电显示，扩张膀胱诱发的放电频率高于正常大鼠，正常大鼠膀胱内应用嘌呤能受体激动剂也可增加扩张膀胱诱发的盆神经放电频率，而 P2X 受体阻滞剂可抑制其作用。上述结果提示膀胱炎时内源性嘌呤能受体激动剂可通过激活 P2X 而增强传入神经的兴奋性。膜片钳记录结果显示慢性膀胱炎的大鼠嘌呤能受体激动剂可引起 TL 或 LS 感觉神经元产生更大的内向电流。

膀胱炎也可引起脊髓内感觉传入通路中神经化学物质的改变。急性或慢性膀胱炎时，脊髓早期反应基因 c-fos 表达增多，神经生长因子受体 GFRα$_1$ 在脊髓背角及副交感核表达增强，而 GFRα$_2$ 及 GFRα$_3$ 表达不变。膀胱炎时细胞外信号相关激酶 ERK1/2 在易化反射性膀胱活动中也起很重要的作用。免疫组化的结果显示，正常大鼠只有伤害性刺激才引发脊髓表达磷酸化的 ERK1/2 增加，而膀胱炎时，非伤害性刺激也可引发其表达增加。ERK1/2 的激活快速而短暂。鞘内给予 PD98059 抑制 ERK1/2 可降低膀胱炎动物的反射性膀胱活动及脊髓内 c-fos 的表达，而对正常动物无作用。上述结果提示，脊髓内 ERK1/2 的激活参与炎症时痛觉的产生及膀胱的过度活动。

膀胱炎不仅影响膀胱的功能，还可改变躯体的伤害性感受。小鼠膀胱内应用 NGF 可降低后脚对机械刺激的阈值（机械性痛觉过敏），这一变化出现在 NGF 应用后 4 小时，并可被应用 NGF 的抗血清阻断。而环磷酰胺或其代谢产物诱发的膀胱炎不伴有躯体伤害性阈值的改变，无热痛过敏，相反，细菌性或松节油诱发的膀胱炎却伴有躯体的热痛觉过敏。这一不同的膀胱炎对躯体痛觉易化的选择性提示，膀胱内不同的伤害性刺激可能激活不同的外周或中枢内的感觉通路。

膜片钳记录膀胱感觉神经元（L$_6$ 及 S$_1$ DRG）的电生理特性显示了膀胱炎时 C 纤维感觉神经元

特性的变化。这些神经元是辣椒素敏感的神经元，具有高阈值激活 TTX 抵抗的动作电位。大鼠膀胱炎症时，动作电位的激活阈值明显降低，长时程去极化电刺激（500 毫秒）诱发更多的动作电位，其他变化包括神经元直径增大，输入阻抗增加，IA 钾电流密度降低。大鼠胃或豚鼠慢性结肠炎时在相应的感觉神经元也检测到 IA 钾电流密度的降低，因而，IA 钾电流的降低可能是盆腔内脏包括膀胱炎症时，感觉神经元高兴奋状态及痛觉产生的共同关键因素。对患间质性膀胱炎的猫的研究结果也显示，辣椒素敏感的感觉神经元的胞体增大，IA 钾电流降低，去极化的电流刺激激发更多的放电。总而言之，间质性膀胱炎会导致 C 纤维感觉神经元胞体增生及兴奋性增高。如发生在胞体的这些改变也发生在膀胱内的感觉末梢，那么，降低 C 纤维活动的措施可治疗膀胱痛。这一推测在临床研究中得到证实，膀胱内应用辣椒素使 C 纤维脱敏可减轻间质性膀胱炎的痛觉症状，但也有无效的报道。

尽管间质性膀胱炎时有关 Aδ 纤维功能改变的报道很少，单纤维记录间质性膀胱炎猫的感觉传入放电显示，与正常猫相比，间质性膀胱炎猫膀胱 Aδ 纤维对膀胱的压力变化敏感性增强。因而提示，间质性膀胱炎时除 C 纤维神经元有功能改变外，Aδ 纤维神经元也会有功能变化。

慢性膀胱炎也可引起辣椒素受体 TRPV1 的改变。膜片钳记录猫间质性膀胱炎时感觉神经元对辣椒素的反应发现，与正常猫相比，辣椒素激活 TRPV1 引发的内向电流幅度更大，失活减慢，蛋白激酶 PKC 的抑制剂可反转上述变化。说明间质性膀胱炎时，PKC 被激活导致了 TRPV1 活动的增加。TRPV1 的激活参与环磷酰胺诱发的膀胱炎膀胱的过度活动，因而认为 TRPV1 活动的增强参与了间质性膀胱炎时痛觉的产生。

小鼠环磷酰胺诱发的膀胱炎模型除表现为膀胱过度活动外，还表现为后角对机械刺激过敏（机械痛觉过敏）。而机械痛觉过敏不发生在 TRPV1 基因敲除的小鼠，TRPV1 的表达缺失并不影响膀胱其他炎症的表现，如水肿、出血，也不影响其他活性物质如 NGF、一氧化氮合成酶（NOS）及缓激肽的表达增加。

神经毒素 [皂草素（saporin）] 被用来检测大鼠两种膀胱伤害性感觉通路的功能，鞘内注射与 IB4 结合的皂草素来选择性破坏 IB4 阳性的 C 纤维感觉通路时，由膀胱刺激诱发的膀胱过度活动减弱，同样，用皂草素结合 P 物质破坏脊髓内速激肽 -1 受体（NK-1）的表达时，膀胱的过度活动也被抑制。因而，尽管 IB4 阳性的非肽能神经元在膀胱的感觉神经元中占少数，但与 IB4 阴性的肽能神经元一样对膀胱的痛觉传入起重要作用。

（三）感觉传入与特发性的逼尿肌过度活动

尿急伴随着原因不明的特发性逼尿肌过度活动（IDO）在临床上很常见，但至今未找到原因。许多证据显示感觉神经异常在 IDO 的发病中起重要作用，患 IDO 的女性患者膀胱内表达 P 物质、CGRP、TRPV1、P2X3 的神经末梢密度增加，而这些物质是 C 纤维感觉神经的标记物。与神经源性膀胱过度活动（NDO）相似，IDO 患者膀胱内应用辣椒素使传入神经脱敏或肉毒素抑制神经递质释放可抑制逼尿肌的收缩从而减轻症状。应用肉毒素治疗的 IDO 患者症状减轻后，膀胱活检显示表达 TRPV1 及 P2X3 的神经纤维密度降低。

（四）感觉传入与尿道梗阻诱发的膀胱功能异常

感觉神经的可塑性变化在尿道梗阻（如前列腺增生导致的 BOO）诱发的膀胱功能异常中起关键作用。BOO 患者冷水刺激诱发的经 C 纤维传入的排尿反射阳性说明 C 纤维的上调。大鼠部分阻塞尿道可诱发 BOO，组织学及电生理实验显示，阻塞 6 周后感觉神经及副交感传出神经变粗，膀胱感觉神经在脊髓内的投射范围增大（在脊髓背角及副交感核投射范围增加 60%）。大鼠膀胱内 NGF 含量增加，若以 NGF 抗体处理动物使感觉神经无法接触 NGF，膀胱感觉神经不再增生，在脊髓的投射范围也不再增大，说明 NGF 的增加导致了感觉神经的可塑性改变。NGF 的增加是由尿道阻塞引起的尿潴留导致膀胱扩张刺激诱发的，在体外牵张刺激膀胱逼尿肌可使 NGF 表达及分泌增多，膀胱扩张刺激也使膀胱上皮分泌 NGF 增多，因而，当膀胱受到机械牵张刺激时，从逼尿肌及上皮细胞分泌的 NFG 兴奋感觉纤维末梢，增加至脊髓的传入活动，导致膀胱的反射性活动增强。膜片钳记录感觉神经元的电生理特性显示，河鲀毒素（TTX）敏感型的钠通道电流增加，动作电位的激活阈值降低，神经元的兴奋性增加。

从 BOO 患者的活检膀胱组织检测到 NGF 的水平远高于正常膀胱组织内的 NGF，患者尿液内的 NGF 也高于正常，尤其 BOO 伴随 OAB 的患者，正常尿液的含量是 0.5pg/ml，BOO 伴有 OAB 的患者为 50pg/ml，当症状减轻后尿液内 NGF 水平降至 3.25pg/ml。因而尿液内 NGF 水平可作为 BOO 及 DO 评价治疗效果的一个标志物。

（五）感觉传入与器官间的交叉敏感性

轴突标记追踪技术显示，大鼠和小鼠腰骶部感觉神经元中 6%～21% 支配多个盆腔脏器。化学刺激一个脏器（膀胱或直肠）可使另一脏器的感觉传入敏感化。如直肠激惹后使膀胱 C 纤维对机械和化学刺激的敏感性增强，接受膀胱感觉传入的脊髓神经元的放电活动增多。膜片钳记录显示，直肠激惹 3 天后，在 L_6～S_2 DRG 内共聚神经元（同时接受膀胱及直肠的传入）的动作电位的电压及电流阈值降低，这一现象持续 30 天左右。膀胱的感觉神经元在直肠激惹后对辣椒素的反应敏感性也增强，河鲀毒素（TTX）抵抗的 Na^+ 电流增大。

（张秀琳　廖利民）

第四节　膀胱功能的中枢调控

尿失禁通常被认为是由下尿路功能异常引起的，其临床特点为患者主诉的漏尿，伴或不伴尿急症状，以上症状提示膀胱调控功能的异常。膀胱的控制能力在婴幼儿时期逐渐获得，大脑功能在其中起着重要的作用。膀胱控制的核心是在合适的环境下随意愿启动及延迟排尿的能力。在一些大脑病变如颅脑损伤、卒中等的影响下，这种控尿能力可能丧失。某些解剖机制的异常也可以导致尿失禁，如压力性尿失禁。

目前，对大脑在控尿中的作用以及皮质中枢对排尿周期（储尿期及排尿期）调控的认识很有限。最近 20 年随着影像学技术的提高，可通过测算大脑皮质区域代谢功能及血流改变间接反映局部神经活动，进而获得大脑功能的影像学资料。这类技术包括单光子发射计算机断层成像（SPECT）、正电子发射断层成像（PET）及功能磁共振成像（fMRI）。近来，还有很多新的可反映大脑功能的影像学技术如近红外光谱法（NIRS）诞生。这些功能影像学技术的发展对研究膀胱的大脑控制也有很大帮助。本节主要介绍中枢控尿基本的神经解剖，为研究存在膀胱功能异常的患者提供影像学资料。另外，还将介绍一些膀胱大脑调控的影像学研究方法及对于尿失禁的大脑影像学的研究进展。

一、膀胱功能的中枢控制

控尿过程包括两个周期：储尿期（膀胱逐渐充盈的过程）和排尿期（膀胱排空的过程）。中枢的控尿包括两个方面：①排尿反射，通过脊髓反射膀胱自主排空的过程，主要存在于婴儿及脊髓损伤患者；②膀胱的控制，大脑高级中枢允许随意控制排尿反射及保持控尿状态。以下简述大脑参与调控膀胱功能的特殊区域及膀胱中枢控制的工作模式（Fowler，2008）。

动物实验证实，正常控尿过程需要脊髓-大脑-脊髓反射通路的完整。在膀胱充盈过程中，脑干、导水管周围灰质（PAG）及脑桥控尿中枢（PMC）等部位神经活动信号增强。储尿期膀胱容量逐渐增加，膀胱及尿道的传入信号通过脊髓传导至位于中脑及导水管周围灰质的神经元，当容量达到一定水平时，导水管周围灰质下行的兴奋信号通过脑桥控尿中枢激活下行的传出运动神经元（包括副交感神经纤维），引起尿道括约肌的松弛及逼尿肌的收缩从而进入排尿期（图 2-15）。

正常控尿过程并非单纯的神经自主反射，而是受到严格的意识控制，可以根据周围环境允许及个人意愿启动排尿。在正常情况下，排尿反射被抑制，来自下尿路的传入信号不能直接触发排尿。大脑可以处理一系列来自膀胱的感觉信号（由初始尿意到强烈排尿感），使其可被生物个体所控制，直至一个合适的场合启动排尿过程。控尿系统的功能异常可导致非意愿控制的自主反射性排尿（尿失禁）。

二、与之相关的中枢神经解剖

膀胱受复杂的神经网络控制，中枢、自主及外周神经系统均参与控尿过程。本部分简述大脑各个区域在排尿反射及控尿过程中的作用。

（一）脑干

1. 导水管周围灰质（periaqueductal gray，PAG） PAG 是排尿反射的重要控制区，在膀胱功能自主控制中起重要作用，由于其参与充盈期膀胱感觉

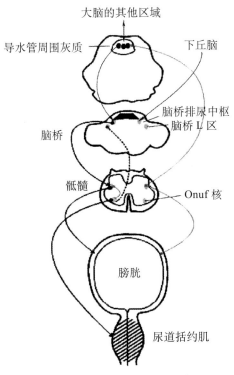

图 2-15　长路径排尿反射

位于骶髓的膀胱感觉信号（浅灰）。上行发放二级感觉信号至脑桥排尿中枢（PMC）及导水管周围灰质区域突触。此反射激活使导水管周围灰质发放下行兴奋神经信号激活脑桥排尿中枢（深灰）。传出信号至骶髓并发放兴奋信号至膀胱，引发逼尿肌收缩，并传导至 Onuf 核引括约肌松弛，最终起到排尿。正常成年人，反射由更高级大脑区域控制，脑桥排尿中枢接受下丘脑神经支配

髓的膀胱初级传入信号，发送至大脑中枢，并投射至更高级大脑区域（如前额皮质、杏仁核及下丘脑），同时控制脑桥控尿中枢的初级传入信号。

大脑影像学研究证实导水管周围灰质在膀胱充盈过程中神经活动增强，并具有接受和延迟丘脑至脑岛信号传导的功能，正常膀胱的感觉神经信号均通过此路径投射。PAG 和下丘脑被证实与 M-region 有直接的投射关系。PAG 除了与 M-region 的直接投射关系外，还与骶髓有直接的关系，预示它可能是两者之间的桥梁，传递膀胱的容量信息到大脑。Blok 等早在 1998 年已发现电刺激猫的 PAG 能导致膀胱的完全排空。Matsuura 在大鼠实验中向 PAG 注射谷氨酸盐诱发排尿实验，证实排尿受中脑导水管周围灰质 - 脑桥排尿中枢调节。Athwal 对 11 名健康男性行 PET 研究，分别在不同膀胱容量和膀胱感觉下进行扫描，实验结果显示膀胱充盈期间 PAG 血流量增加，随膀胱容量的增加而加强。这些结果充分证实，PAG 接受膀胱充盈信号，在排尿反射中起重要作用。

2. 脑桥排尿中枢（pontine micturition center, PMC）　脑桥排尿中枢被认为是 Barrington 核或中央区。Barrington 于 1921 年首选研究了为充盈膀胱的猫行去脑实验，发现在脑桥的被盖部存在这样一区域，当它的两侧都被去掉时，能导致完全的尿潴留，随后研究证实它的确对调控正常膀胱的排空发挥重要作用，此区域以下的脑损伤能导致膀胱排空功能受损，此区域以上的脑损伤则导致膀胱逼尿肌收缩亢进。30 多年后，Kuru 等

调控及排尿反射的启动。腰骶脊髓的中间神经元几乎全部投射到 PAG 的侧叶及背侧部，其接受骶

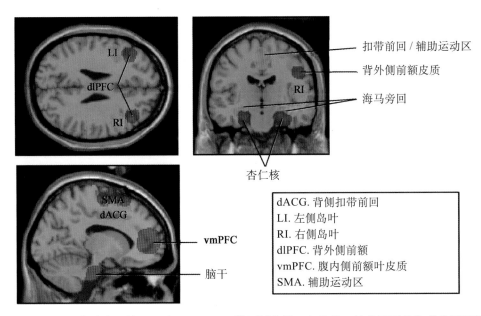

dACG. 背侧扣带前回	
LI. 左侧岛叶	
RI. 右侧岛叶	
dlPFC. 背外侧前额	
vmPFC. 腹内侧前额叶皮质	
SMA. 辅助运动区	

图 2-16　在控尿过程中的大脑神经活动同以下显示的区域有关，矢状位、轴位及冠状位磁共振影像摄片

对同一区域行电刺激，发现可产生协调的膀胱逼尿肌收缩，遂将该区称为 Barrington 核，现在更普遍的称谓是脑桥排尿中枢（pontine micturition center，PMC）。Blok 对 17 名男性志愿者进行 PET 研究，分别在以下 4 种情况时进行 PET 扫描：①排尿前（憋尿）15 分钟；②排尿时；③排尿 15 分钟后；④排尿 30 分钟后。发现其中 10 名志愿者在扫描过程中能够排尿，另外 7 名在扫描过程中不能排尿，用力排尿但不能排出，此时右侧脑桥被盖腹侧血流量是增加的，证实 PMC 对调控正常膀胱的排空发挥重要作用。Griffiths 对 21 名女性进行研究（年龄 26 ～ 85 岁），其中 11 名有急迫性尿失禁及逼尿肌过度活动症，另外 10 名膀胱功能正常，运用 fMRI 研究正常及急迫性尿失禁女性大脑活动区域，发现储尿期正常志愿者及急迫性尿失禁患者 PMC 均兴奋激活，但 DO 发生后 PMC 的兴奋消失，暗示 PMC 对排空膀胱发挥重要作用。

脑桥排尿中枢同导水管周围灰质一起，在协调逼尿肌及尿道括约肌中起到重要作用。膀胱传入信号间接通过腹外侧导水管周围灰质兴奋脑桥排尿中枢，之后脑桥排尿中枢发送下行谷氨酸能信号至骶髓，进而激活骶髓节前神经元。同时，通过中间神经元可抑制胸腰部的交感神经信号及支配尿道外括约肌的 Onuf 核运动神经元。

上述解剖学和生理学研究结果表明，无论是在尿道外括约肌的松弛期还是在膀胱逼尿肌的收缩期，PMC 都是排尿过程中的指挥中心或开关。

3. 脑桥控尿中枢（pontine continence center，PCC） Holstege 在电刺激脑桥被外侧盖的腹外侧部时发现有一区域 L 区（L-region），受到刺激时盆底肌活动、尿道压迅速增加，同时抑制逼尿肌自发性活动。解剖学上此区被证实由骶髓的 Onuf 核发出投射，而 Onuf 核是支配盆底肌、尿道及肛门括约肌的躯体运动核。因此，L 区被看作对排尿活动有抑制性作用，对膀胱的控尿功能有协助作用。刺激该区域可以停止排尿，兴奋盆底肌肉组织，使尿道括约肌收缩达到控尿。M 区兴奋膀胱逼尿肌。L 区兴奋尿道外括约肌运动神经元。膀胱逼尿肌和尿道外括约肌，分别受骶中间外侧细胞柱的副交感节前运动神经元和 Onuf 核的躯体运动神经元支配。Blok 对于猫的研究发现，M 区和 L 区分别有自己直接的长纤维投射，分别去向膀胱逼尿肌运动神经元和尿道外括约肌

运动神经元，它们通过自己的直接通路互不影响，结果指出 M 区和 L 区代表不同的功能系统，分别独自行动。

（二）皮质及皮质下结构

1. 额叶 Ueki 的临床研究证实了前额叶皮质在膀胱控制中的重要性。随后，Andrew 和 Nathan 临床证明，对膀胱功能有长期影响的病变部位在内侧前额叶。

PET 研究表明，在排尿过程中，内侧前额叶区域被激活。然而，在憋尿或膀胱充盈的过程中，观察结果表明，尤其是在急迫性尿失禁的情况下，前额叶皮质的内侧部分会因膀胱充盈而失活，而不是激活。提示，内侧前额叶皮质是控尿模式网络的一部分。到目前为止，还不清楚内侧前额叶（mPFC）失活是否是功能失调、尿失禁的原因，或是排尿反射被抑制的迹象，一种促进排尿的机制。如果后一种解释被证明是正确的，这将表明一种控制机制。推测如下：如果非自愿的排尿或漏尿将要出现，岛叶和 mPFC 的兴奋依次（通过抑制性连接）导致 mPFC 的输入减少，PAG 的输入减少，减少 PAG 活性，稳定排尿反射，保持自制。因此，它似乎是一种排尿机制，只有那些需要避免不适当的膀胱收缩的人才启用。

神经解剖学研究发现额叶皮质同导水管周围灰质存在直接连接，进一步提示额叶皮质的作用为启动和（或）抑制排尿反射，同脑干不直接联系的更高位的信号认知处理同样参与此过程（如背外侧额叶皮质）。

2. 岛叶 岛叶被认为是记录内脏感觉的稳态传入皮质，能够识别内脏神经信号，并且将其转化成自我意识。它通过传递到丘脑的脊髓第一层小直径纤维的传入输入，接收稳态信息（"整个身体的生理状态的感觉"，包括内脏）。这一信息的一个关键要素是对膀胱充盈程度的评价。与这一概念一致，在大多数关于储尿的研究中观察到脑岛激活，而在健康对照组中，随着膀胱充盈而激活，因此随着排尿欲望的增强而增强。老年受试者的膀胱感觉相对较弱，而膀胱感觉受损（福勒综合征）的妇女则无此症状。最近发表的一份摘要证实，正常老年妇女和那些对行为疗法有反应的急迫性尿失禁（UUI）患者的脑岛被激活。然而，对治疗无效的 UUI 患者缺乏脑岛激活，可能表明正确使用稳态信息对于控制尿失禁很重要。岛叶激活是双侧的，尽管有报道称是右侧的。

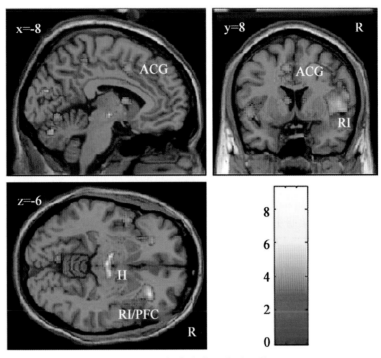

图 2-17　正常膀胱充盈大脑影像

RI. 右侧岛叶；ACG. 扣带前回；H. 下丘脑；RI/PFC. 右前岛叶和（或）额叶皮质；R. 右侧。彩色条形代表该区域激活强度的统计结果

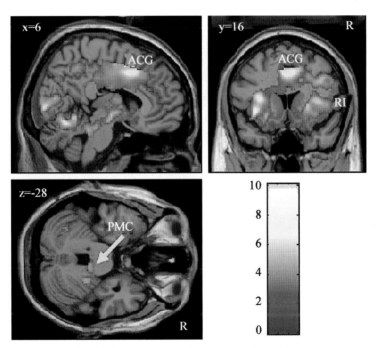

图 2-18　急迫性尿失禁膀胱充盈大脑影像

RI. 右侧岛叶；ACG. 扣带前回；PMC. 脑桥排尿中枢；R. 右侧。彩色条形代表该区域激活强度的统计结果

正常及急迫性尿失禁人群膀胱充盈期大脑影像学研究显示，岛叶对投射膀胱感觉信号有重要作用（图 2-17、图 2-18）。尿失禁患者岛叶神经信号活动更强，即使尿急感随年龄增长有所降低。

（三）丘脑

丘脑为对称性分布于第三脑室两侧的卵圆形灰质复合体，接受由内、外环境刺激而来的外周感觉冲动和本体感觉冲动。丘脑是一个大的中继站，将来自皮肤、内脏感受器、视听觉通路、下丘脑、小脑及脑干（网状结构）的冲动传递到大脑皮质，是与排尿有关的一个重要的中枢神经结构。来自膀胱的感觉传入冲动和来自脑干排尿中枢的传入冲动通过丘脑核传至大脑皮质相应区域；而来自尿道外括约肌的传入冲动则可能是经丘脑的腹侧核交接后再传至大脑皮质。大脑皮质的传入和传出冲动均经过丘脑核，丘脑在排尿冲动的传递方面起着上行下达的作用。丘脑在处理和传递膀胱信号到右侧和左侧岛叶（以及许多其他皮质区域）中的作用得到了影像学研究的支持，这些研究显示丘脑兴奋是对膀胱充盈的反应。

（四）下丘脑

下丘脑位于第三脑室旁壁，由乳头体、灰白结节、漏斗和垂体后叶组成。与逼尿肌运动有关的下丘脑神经核有上、下视丘，结节和乳头体。电刺激前侧丘脑引起膀胱收缩和排尿，刺激后内侧丘脑则抑制膀胱收缩，说明下丘脑具有调节膀胱活动的作用。另外，由于隔区在解剖和生理上都与下丘脑紧密相连，下丘脑又通过直接的传入与传出通路与脑桥的蓝斑相联系，因此通过这条通路，隔区的活动可以启动排尿。

膀胱充盈期影像学研究显示下丘脑尾部神经活动增加，这证实了突触连接显示的下丘脑同导水管周围灰质及脑桥排尿中枢的联系。膀胱充盈时发生尿失禁的人群中部分下丘脑区域（视前叶周围）轻微激活，可能证实在感觉外周环境不适合排尿时此区域起到抑制排尿的作用。

（五）基底神经节

基底神经节由尾状核、豆状核、屏状核、杏仁体及黑质组成，对逼尿肌收缩活动起着抑制作用。临床上发现基底核的病变常影响到排尿功能，如帕金森病患者可以出现基底核变性，因而产生逼尿肌过度活动及急迫性尿失禁。

杏仁核在处理情感（如恐惧）及调控非清醒和清醒状态发挥重要作用。尽管杏仁核在膀胱调控中的作用无充足证据证实，但尿急感同情绪（如害怕漏尿）有很大联系。近期匹兹堡大学研究显示，正常及尿失禁人群膀胱充盈过程中均有神经活动，这提示杏仁核参与抑制由膀胱容量增加所引起的压力等不愉快感觉。

（六）边缘系统

边缘叶由海马、齿状回、海马前回的梨状皮质和扣带回组成，再加上与之密切联系的皮质下结构，如杏仁体、隔区、下丘脑、背侧丘脑的前核群等，共同组成了边缘系统。边缘系统通过对下丘脑和脑干网状结构间的联系，控制了全部自主神经系统，也成为包括膀胱在内的内脏传出冲动与体神经传出冲动的交合处。另外，边缘系统与隔区间的关系为情感与排尿之间的联系提供了解剖学上的连接。

扣带前回（背侧及腹侧）是围绕在胼胝体前部的皮质扣带区域。扣带前回的作用非常复杂，同自主神经控制（如心率）和各种认知功能（如情感、移情及决策）有关。扣带回的一个关键特征是它们与情感、动机方面的联系。例如，当膀胱充盈时，越来越令人不快的排空欲望需要确保膀胱适时排空。前扣带回皮质（ACC）可以被认为是边缘运动皮质，负责身体唤醒状态的动机和调节。在心脏系统中，背侧ACC的激活与交感神经对心率的控制有关。类似地，ACC的激活可能有助于抑制排尿通过交感神经活动抑制膀胱收缩和收缩尿道平滑肌，分别通过β和α肾上腺素受体。此外，背侧ACC（dACC）通常与邻近的辅助运动皮质（SMA）共同激活，在那里激活与盆底和横纹肌的收缩有关。大脑功能影像学研究显示，急迫性尿失禁患者（有些尽管不存在逼尿肌过度活动）膀胱充盈期背侧扣带前回神经活动显著增强。进一步研究显示扣带前回参与神经信号募集（帮助获得膀胱信号）及尿急的感知。其在排尿及模拟排尿过程中均激活，尽管其作用还不明确。因此，如果UUI受到威胁，dACC和SMA似乎能够通过产生紧迫感和尿道括约肌收缩来做出反应，从而加快如厕的时间，同时加强在如厕之前推迟排尿的能力。

（七）其他区域

正常及急迫性尿失禁个体还有一些区域神经活动也有激活，如小脑、楔叶及楔前叶、部分颞叶、脑回及扣带前回后区。这些区域均有报道，但未进行系统研究。

三、膀胱的大脑控制工作模式

尿液的储存和定期释放依赖于位于外周和中枢神经系统各级的复杂神经网络，该网络协调膀胱和尿道平滑肌和横纹肌的活动。在这个网络结构中，不随意的脊髓存储回路由不随意的脑干排尿回路调节，脑干排尿回路又由负责随意排尿的皮质回路调节。传入信号触发储尿和排尿反射以及膀胱充盈的感觉传递活动，从膀胱的机械性感受器，至脊髓二级神经元，至中脑的中央处理区域 [中脑导水管周围灰质 /（PAG）] 和前脑（前扣带回、岛叶），最后到达额叶皮质。PAG 和 PMC 之间的相互作用产生从 PMC 下降到脊髓的传出信号，从而启动必要的适当的排尿反射，膀胱收缩和尿道括约肌松弛（图 2-19）。

多数情况下，传入信号被自动处理并被抑制。当达到一定强度阈值时，传入信号即传入更高的认知中枢（如前额叶皮质等）。如果此时决定启动排尿，导水管周围灰质 / 脑桥控尿中枢发放自主性去抑制信号，允许启动排尿反射并在适宜的周围情况下排尿。尿急和尿失禁的患者，中枢抑制传入信号的区域功能受损。因此，自主性 / 运动性和情感相应激活，背侧扣带前回及运动辅助区异常兴奋，这些神经中枢可能控制盆底肌群和尿道括约肌。此类急迫性尿失禁患者的右侧岛叶及扣带前回的神经网络同正常人不同。有些影像研究显示海马及下丘脑也参与控尿过程，这提示安全调控的神经回路同样参与控尿。

四、膀胱大脑控制的影像学研究

临床定义的尿失禁为尿液的非自主漏出，可伴随急迫感（急迫性尿失禁）或由大笑、咳嗽及用力等引发（压力性尿失禁）。急迫性尿失禁由非自主控制的膀胱逼尿肌过度活动导致（逼尿肌过度活动），大部分这类急迫性尿失禁的病理学是未知的（特发性）。脑桥上位的神经病变（例如卒中）可影响前脑对导水管周围灰质及脑桥控尿中枢的调控，脊髓损伤所引发的逼尿肌过度活动为神经源性。下面介绍特发性及神经源性急迫性尿失禁大脑功能影像学研究现状。

（一）影像学方法

随着影像学技术进步，已经可能在不同的排尿周期捕捉大脑的影像学资料，可以比较膀胱空虚及充盈状态下神经的激活情况，膀胱充盈期及排尿期盆底肌群的收缩情况。早期临床试验参与者为年轻健康志愿者，通过正电子发射断层成像及功能磁共振成像进行研究。最近 15 年，对排尿过程中大脑活动情况的认识已从简单的大脑区

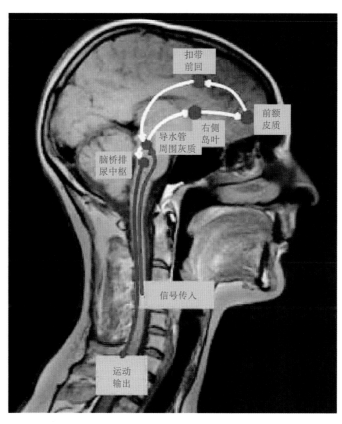

图 2-19　膀胱的大脑调控神经网络图

膀胱感觉信号传导至导水管周围灰质并上传至右侧岛叶，产生基本的膀胱感觉神经信号。扣带前回负责监视觉醒及至导水管周围灰质及脑桥排尿中枢的传出神经信号。前额皮质（PFC）参与启动自主排尿并调控扣带前回及脑桥排尿中枢的传出信号。脑桥排尿中枢发放运动神经信号启动排尿

域识别到特殊功能区域复杂神经网络的研究（如大脑膀胱控制网络）。

目前有很多关于大脑在膀胱控制中作用的研究。每种方法各有利弊。表2-3总结了当今研究大脑在膀胱控制方面研究的基本信息以及今后可能的研究方法。

（二）正常膀胱的排尿周期

正常膀胱功能的大脑影像资料来自两性健康志愿者。Blok运用PET第一次报道正常男性志愿者排尿期大脑的活动，研究证实了之前解剖发现的额叶皮质为处理控尿信号的重要部位，排尿

期明显激活的区域在额叶皮质及额下回。女性志愿者的激活部位一致。储尿期大脑激活的区域为右侧脑岛及邻近运动辅助区的背侧扣带前回。储尿期还有大脑其他部位激活但并未进一步研究。

功能磁共振成像技术研究证实了PET研究的结果，并指出在储尿及排尿期脑干也有神经活动。一项研究指出独立的神经活动可能会随着年龄的增长而减少，这提示传入信号的处理过程受损。fMRI研究提示盆底肌群收缩过程中大脑运动辅助区的神经活动。

表 2-3　大脑影像研究方式

	单光子发射计算机断层成像（SPECT）	正电子发射断层成像（PET）	功能磁共振成像（fMRI）	近红外光谱法（NIRS）
工作原理	检测大脑组织对放射性核素（通常为 ^{99m}Tc-HMPAO）光子吸收程度。层析成像重建多维影像将注射造影剂后大脑三维影像用放射药剂摄取程度代表	检测大脑组织对发射正电子的放射性核素代谢程度。正电荷消失后发射两微克射线至 $1\sim2$mm 相反方向。环形探测器对这些光子路径检测重建出三维脑部血流图像。动态数据检测可最多每30秒获得	氧合及去氧合血红蛋白磁性不同。T_2 加权像可检测血红蛋白，反映血流中血红蛋白浓度。这类血流中氧化水平代表的技术可检测大脑局部区域的神经活动。结构磁共振成像技术可同步检测出发生变化区域的准确范围	近红外线可检测距离探头2倍波长范围的物体。根据物质吸收特性，探头检测的光源强度不同。氧合及去氧合血红蛋白特性的不同可反映此区域血流变化。结构磁共振成像技术可同步检测出发生变化区域的准确范围
测量内容	大脑内血流	大脑内血流（$H_2^{15}O$）或血糖代谢（^{18}F-FDG）	大脑内血流	氧合及去氧合血红蛋白在血液内聚集浓度
空间分辨率	约 1cm	$3\sim5$mm	$2\sim3$mm	弱－探头需靠近检测区域
时间分辨率	注射造影剂后 $30\sim60$ 分钟成像	10 秒	5 秒	短期反应效果好，受血流动力学影响
优势	价格便宜，简单易行	空间分辨率好，同 CT 及 MRI 同时使用定位准确	时间及空间分辨率好，无创，无电离辐射	无创，无物理限制，价格便宜
劣势	费时；辐射剂量；物理限制；非动态成像技术	高辐射剂量（PET/CT）；时间分辨率差；价格昂贵；需半衰期段的放射性核素；物理限制	需要重复多次刺激获得影像；物理限制	探测深度有限（仅 1cm），空间分辨率差
总结	SPECT 可在具体时间定位大脑活动情况，但非动态信息。由于核素吸收，可在任务后显像，影像环境不影响显像	PET 可定位大脑局部血流并可进行动态显像，但定位受电离辐射影响，显像受环境影响	fMRI 无创并无电离辐射。激活区域结构在磁共振成像中同时显示。空间及时间分辨率好，但需要重复获取信号，成像受环境影响	NIRS 提供不受物理限制的影像方法，但时间及空间分辨率有限，无创，无电离辐射

（三）非神经源性膀胱症状

膀胱功能障碍可以膀胱过度活动症（overactive bladder，OAB）为主要症状，其特征症状为尿频、尿急及夜尿，伴或不伴急迫性尿失禁。尿急为核心症状，定义为"一种难以抑制的排尿急迫感"。在尿流动力学检查中，此类患者可能表现为逼尿肌过度活动，自发或诱发的逼尿肌不自主性收缩。

来自匹兹堡的老年尿控研究小组发表的研究结果显示，患有急迫性尿失禁的老年女性在尿急发作时大脑相关区域神经活动增加。神经活动增加的区域包括运动辅助区、背侧扣带前回、岛叶及前额叶背外侧皮质，腹侧正中皮质及海马区域神经活动减弱。这种现象可能代表情感活动及自主/运动觉醒中枢对漏尿发生的反应，并试图通过收缩盆底肌群来防止尿道括约肌的松弛（运动辅助区的激活）。腹侧正中皮质神经活动的减弱可能代表抑制充盈膀胱的传入神经信号或排尿反射的启动。那些随膀胱充盈丧失大脑对膀胱控制的患者，此类神经活动越明显。尿急患者大脑相关区域神经活动扫描结果同排尿日记中尿急报告一致。大脑中连接神经组织的白质损失可能导致尿急的发生。WMH 和 FLAIR 影像学研究进一步证明了这种观点图 2-20。社区老龄人口流行病学研究进一步证实了脑白质减少与尿急的相关性。

据 OAB 相关影像学研究的报道，在膀胱充盈期有尿急感但无尿失禁发生的妇女同有急迫性尿失禁发生的妇女，大脑岛叶及背侧扣带前回神经活动相似。

（四）神经源性膀胱

膀胱的大脑控制与神经退行性变相关的下尿路症状及逼尿肌过度活动症关系密切。

1. 帕金森病　帕金森病患者中有下尿路症状的占 70%，最主要的症状是夜尿增多、尿急和尿频。其中最常见的表现为逼尿肌过度活动。帕金森病患者神经源性膀胱功能障碍的机制尚不清楚，但可能与左旋多巴胺减少引起的多巴胺代谢异常有关，帕金森病患者经过左旋多巴胺治疗后下尿路功能障碍症状得到改善。单光子发射计算机断层成像（SPECT）研究指出帕金森病患者黑质纹状体中的多巴胺能神经元与下尿路症状有关。神经功能影像学运用正电子发射断层成像（PET）研究指出，同正常人群相比，帕金森病患者膀胱充盈期至逼尿肌过度活动诱发的过程中脑桥、扣带前回、运动辅助区及小脑区域的神经活动明显增强。

有研究进行丘脑下深部脑刺激，结果显示可延迟排尿初感觉及增大膀胱容量进而改善帕金森病患者下尿路症状。刺激可能通过增强前扣带皮质和前额皮质区域的血流及增强导水管周围灰质对后丘脑及皮质脑岛的神经活动的调控起作用。

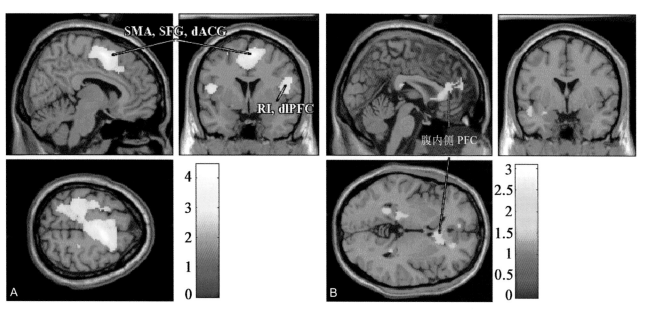

图 2-20　尿急时的大脑区域活动

A. 在膀胱充盈时显著激活区域；B. 在膀胱充盈活动显著下降的脑区域。SMA. 辅助运动区；SFG. 额上回；dACG. 背侧扣带前回；RI. 右侧岛叶；dlPFC. 背外侧前额叶皮质；PFC. 前额叶皮质。彩色条形代表该区域激活强度的统计结果

2.大脑额叶病变 影像学研究显示卒中、脑瘤、脑积水、硬膜下血肿及额颞叶型失智症患者的尿急和尿失禁症状与前额皮质部位病变有关。尿流动力学研究显示，临床上存在的逼尿肌过度活动与大脑额叶和基底节区病变相关，尿道括约肌失迟缓与大脑额叶病变有关，逼尿肌-括约肌协同失调与基底神经节病变有关。PET研究显示，与无下尿路功能障碍患者相比，存在尿失禁症状的额颞叶痴呆患者的右侧前运动区/扣带前皮质及屏状核及脑岛的代谢功能减退。

3.脊髓病变 最常见的由于脊髓病变引起神经源性膀胱功能障碍原因为脊髓外伤和多发硬化症。腰骶髓上位的脊髓损伤中断了随意性控尿及骶髓上位控尿反射。膀胱在损伤初期处于无反射状态，随后出现反射性排尿、逼尿肌过度活动及逼尿肌-括约肌协同失调。

（1）脊髓损伤（SCI）：脊髓损伤后由于传入或传出神经与脊髓上位神经连接中断，经常导致下尿路功能障碍。完全性骶髓上位脊髓损伤后，由于下尿路丧失了脑干控尿中枢的神经协同性支配而仅受盆底初级排尿反射中枢控制，导致出现逼尿肌过度活动（DO）及逼尿肌-括约肌协同失调（DSD）。虽然脊髓损伤动物模型很多，但影像学研究资料非常少。一项研究报道不完全性脊髓损伤患者大脑处理下尿路感觉信号的功能减退，2周阴部神经刺激后大脑功能有部分改善。

（2）多发硬化症（MS）：此类疾病的特点是神经轴突髓鞘脱失及髓鞘磷脂被瘢痕组织替代，大脑及脊髓白质区域的瘢痕斑块形成。此类患者储尿期症状占80%，下尿路症状及认证障碍随疾病而进展。脑桥病变多反映在逼尿肌过度活动上，而位于颈髓部病变多与逼尿肌-括约肌协同失调有关。

虽然功能神经影像学没有多发硬化症及其下尿路功能障碍的报道，但结构学研究报道显示此类患者大脑白质缺失。

（五）压力性尿失禁

fMRI对大脑相关区域活动反应可辅助检测重复的盆底肌群训练对压力性尿失禁的治疗效果。治疗效果好的影像学资料显示大脑初级运动区及体感运用区神经活动明显，而运动辅助区及运动前区神经活动消失。研究者认为，效果好的盆底肌群训练方法同影像学检测结果一致，成功的治疗方式可减少情感因素对膀胱行为的影响，如减少背侧扣带前回、右侧脑岛和壳核的神经活动。

（六）膀胱的大脑控制影像学研究的建议

近来，研究者试图理解大脑在膀胱控制中的作用，本节所涉及的内容主要是大脑功能异常引发的下尿路功能障碍的初步模型。研究大脑的工作模式及参与下尿路在症状学及生理学改变的机制对今后进一步科学研究有很大益处。一项成功的影像学研究需要根据有效的研究数据提出令人信服的推论并推进大脑参与膀胱控制机制的研究。

以下列出影像学研究需要注意的几点。

1.限定研究人群 严格限定入组及排除标准，保证基因同源。进而增加研究的统计学控制强度。

2.限定影像扫描方案 优化研究方案，但不缺失有意义的生理学信号，保持研究方案的一致性。

3.确保研究个体充分了解自己的作用 解释影像扫描的方案并检查研究对象是否理解其在所参与研究中的作用。

4.在假设中分类不同研究区域 需要根据不同情况提出假设进而指引分析方向，如果研究方向改变需要有合理的解释。

进行研究报告时，需要描述研究对象、研究计划及分析获取有效的研究方法，使其具有可重复性。同时，需要运用国际通用的影像学测量系统，如Talairach或MNI（Montreal Neurological Institute）坐标，进行描述大脑活动区域。另外，解释数据还需要适当的统计学分析支持。

（高　轶　Stasa D Tadic
Becky D Clarkson　廖利民）

第3章

排尿生理与控尿机制

第一节 排尿生理

膀胱受复杂的神经网络控制，排尿中枢包含：

1. 脑桥排尿中枢（M区） 直接兴奋膀胱运动神经元，并通过脊髓中抑制性神经元，间接抑制尿道外括约肌运动神经元。

2. 脊髓排尿中枢

（1）胸腰段交感神经元，分布于 $T_{10} \sim L_1$ 的脊髓侧角，传出神经支配逼尿肌及尿道平滑肌。

（2）骶髓：①逼尿肌神经元，位于 $S_2 \sim S_4$ 灰质的中间外侧柱中，脑干的下行通路与之相连（网状脊髓索）；②控制阴部神经，即尿道横纹肌

神经元，位于 $S_1 \sim S_3$，其传出神经构成阴部神经的运动神经纤维，还接受三部分神经纤维：脑干网状结构下行神经通路、逼尿肌感觉纤维、横纹肌感觉纤维（图3-1）。

排尿反射环路由3个时相组成，分别由不同的中枢通路控制：①排尿前期是确认环境安全的过程；②尿道外括约肌松弛期；③逼尿肌收缩期。正常的排尿不会发生在这些时相开始之前。时相1：排尿前期——由前脑（下丘脑）到导水管周围灰质（periaqueductal gray，PAG）和脑桥排尿中

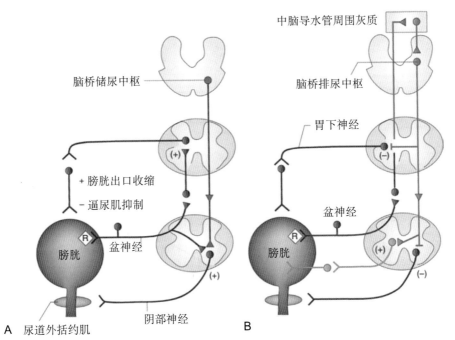

图3-1 控制储尿和排尿的神经回路

A. 尿液储存；B. 排尿反射 [引自 De Groat WC，Griffiths D，Yoshimura N. Neural Control of the Lower Urinary Tract. Comprehensive Physiology，2015，1（5）：327-396.]

枢（pontine micturition center，PMC）通路控制，启动排尿。时相2：尿道松弛期——由PMC下行的兴奋性通路控制，抑制骶髓中间神经元。时相3：收缩期——通过PMC下行通路兴奋骶神经节前膀胱运动神经元，从而共同完成整个排尿全过程（图3-2）。

在尿液储存过程中，随着膀胱充盈，膀胱传入信号的强度增加，直到它们超过脑干的某个阈值，特别是导水管周围灰质（PAG）。在没有任何控制影响的情况下，排尿反射就会被触发，即脑桥排尿中枢（PMC）被激活，尿道括约肌松弛，膀胱收缩，排尿发生。当膀胱排空时，尿液重新储存。如果这种排尿反射在无抑制作用的情况下孤立运作，当膀胱容量达到阈值水平时，就会触发导致非自愿排尿（尿失禁）。然而，正常的成年人可以自愿推迟或提前排尿的时间，从而确保排尿只在有意识的、合适的时间和地点才会发生。不能进行这种控制是不正常的，例如尿急或急迫性尿失禁。

PAG投射到大脑的许多部分，接受来自膀胱的上行传入活动，并将传出信号传回膀胱和尿道。因此，PAG为排尿反射设置阈值所需的信号处理，从而调节排尿的开始。如果超过阈值，信号被发送到PMC，PMC反过来向骶脊髓核提供下行输出并开始排尿。PMC也可能从下丘脑接收到"安全排尿"的信号，协调排尿行为。因此，PAG在大脑和膀胱之间占据着一个关键的位置：它既可以将膀胱的信息传递给大脑更高的部位，也可以从大脑控制系统接收信息，从而抑制或增强储存或排尿。

大脑可能通过3个环路控制排尿反射的启动。环路1：前额叶皮质和岛叶环路，包括丘脑、岛叶、前额叶及PAG。可以提高门槛或减少PAG活动，从而稳定排尿反射和促进抑制排尿反射。环路2：背侧前扣带皮质。这一环路可能是急迫性尿失禁或OAB患者在经历急迫性时所采用的一种短期后备的抑制失禁机制。环路3：皮质下机制。由于海马体旁皮质靠近情感所在的杏仁核，人们推论这个回路特别关注排尿的情感方面（"安全"），可能通过下丘脑假定的"安全"信号向脑干核提供信号输出。

正常时，膀胱颈部和尿道由其前后的盆底组织和邻近器官支持，保持一定的正常位置。膀胱的正常功能，尿道内、外括约肌功能的完整，以及正常的神经支配，共同维护排尿、控尿生理过程。

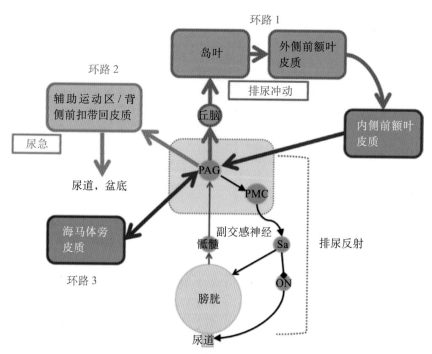

图3-2 下尿路控制系统的简单工作模式，排尿反射、脑干（绿色）和环路1、2和3（分别为红色/蓝色、黄色和蓝色）。
PAG.中脑导水管周围灰质；PMC.脑桥排尿中心

控尿机制

从临床上看，男女两性膀胱颈和近端尿道均能作为功能性的括约肌。但是解剖结构并不能证明有这样的括约肌存在，而是由平滑肌、横纹肌、细胞内基质和尿道黏膜等结构相互配合提供了括约肌的功能。起括约肌功能的主要因素包括：①尿道腔（特别是尿道黏膜）的水密封功能；②尿道周围控尿肌肉的收缩闭合功能；③在腹压增加时，尿道周围的支持结构防止尿道过度移动；④腹压变化时的代偿机制（压力的传导与转换）；⑤神经控制。

尿道维持类似水龙头样的控尿机制尚未完全明确。Zinner 等通过一系列机械尿道模型的实验

研究发现至少有 3 种尿道壁的因素防止尿失禁的发生：①尿道壁的张力和尿道外括约肌、盆底肌的压迫；②尿道壁的良好弹性；③丰富的黏膜下组织导致尿道黏膜皱襞对合在一起封闭尿道腔。当膀胱充盈时尿道括约肌部分尿道的实际形状不易确定，因为目前没有一种有效的手段令我们能看到。尿道组织学切片显示尿道并不单纯是一个闭合的管道，尿道有许多黏膜皱襞。Zinner 等认为，尿道腔内面的黏液像水龙头的润滑油一样，充填了皱襞，从而黏合一起。尿道内壁黏膜越柔软，尿道黏膜皱襞对合后的水密封性能就越好。有研究表明，女性雌激素和黏膜下血管的缓冲作用是促进尿道黏膜皱襞对合较好的一个辅助因素。

第二节　女性控尿机制

从功能和解剖的角度来看，女性下尿路正常储尿功能需要作为储尿囊的膀胱和具有括约肌机制的膀胱出口两者相互协调。因此女性主要控尿的机制可以分为膀胱和尿道括约肌两大机制。其中膀胱机制包括良好的膀胱顺应性和完整的神经支配，而尿道括约肌机制包括尿道黏膜闭合作用、尿道周围盆底结构的支撑和完整的神经调控。

一、膀胱顺应性

膀胱顺应性反映了膀胱低压储尿的能力，正常情况下在储尿期随着尿液的增多、膀胱容量的逐渐增加，膀胱腔内的压力并无显著增加（图 3-3）。膀胱顺应性是膀胱容积变化与逼尿肌压力变化比值，单位为 ml/cmH_2O。正常充盈过程中膀胱保持低压状态对肾脏分泌尿液的传输及确保控尿非常重要。研究发现，膀胱的顺应性并不受急性神经损伤或胆碱能神经激动剂或拮抗剂的影响。膀胱壁由大量的平滑肌细胞组成，中间以胶原纤维相隔，使其具有良好的顺应性。膀胱顺应性下降后，膀胱充盈时表现为明显的逼尿肌压力急骤升高，当膀胱压力高于尿道压力时，就表现为尿液不自主的漏出。

二、尿道黏膜闭合作用

尿道黏膜保持良好的封闭对合，起到类似胶垫防漏作用，受以下几个因素的影响：①尿道壁的张力或尿道括约肌、盆底肌的压迫；②尿道壁

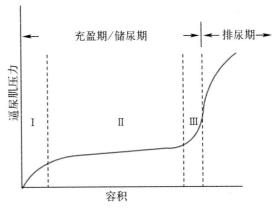

图 3-3　正常膀胱充盈测压图。典型的膀胱测压图可分为 4 期。Ⅰ期为膀胱对充盈的起始反应，Ⅱ期反映了大部分充盈期膀胱内压力。当膀胱的黏弹性达到极限时，到达Ⅲ期压力开始升高，排尿期为自主收缩期

的柔软性；③尿道黏膜下的填充组织，帮助黏膜皱褶对合。尿道组织切片提示，尿道并非单纯的管状结构，而含有大量皱褶，正是因为尿道内壁存在被覆黏膜才使得尿道黏膜皱褶对合严密。在女性，雌激素及黏膜下脉管结构的弹性垫作用也起到辅助作用。

三、尿道周围盆底结构的支撑

50 多年来人们普遍认为在腹压增加时，女性尿道周围的支撑结构对控尿至关重要，尿道支撑结构的丧失导致膀胱颈和尿道不同程度的下移，尿道处于较低的游离位置，增加的腹压不能同等地传递到膀胱和后尿道，当膀胱压超过尿道压时，

就会发生压力性尿失禁。但是这一尿道过度移动理论无法解释尿道下移情况下正常尿道仍然可以保持关闭状态的现象。故现在普遍认可的有关压力性尿失禁的观点是基于 Delancey 的尿道支持理论，即所谓的吊床理论，尿道周围盆底结构的稳定性而不是尿道的位置决定了控尿能力。"吊床"的结缔组织和肌肉组织可以对抗腹压增加时产生的向下压力，从而使支撑尿道的作用得到加强。

尿道和阴道前壁紧密相连，其与肛提肌复合体及盆筋膜腱弓的连接决定了尿道的稳定性。阴道前壁通过侧向附着在肛提肌（耻尾肌）和 ATFP 的骨盆内筋膜上为尿道提供支撑（图 3-4）。本质上讲，这是一个"双吊床"。这一理论具有重要的临床意义，它支持一个观点，即女性压力性尿失禁手术的主要目的是提供一个类似"吊床"样支撑结构，使得在腹压增加时膀胱颈和近端尿道能够被压紧而控尿。

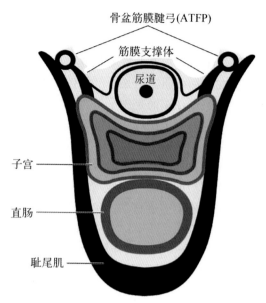

图 3-4 膀胱颈口下方的尿道支撑结构的横断面

尿道被双吊床结构支撑：①阴道前壁通过侧向附着于肛提肌（耻尾肌）上；②筋膜支撑体附着至骨盆筋膜腱弓上

第三节 男性控尿机制

人体的排尿和控尿生理是一个极其复杂的过程，涉及全身多个系统、组织和器官。它们的正常结构与协调工作是完成正常控尿和排尿的生理基础。膀胱和尿道特有的结构和功能是构成储尿与排尿机制的基础。男性尿道括约肌有着与女性不同的结构和功能，膀胱和尿道的固有特性在尿控中的作用在男性尿失禁章节进行介绍，下面主要阐述男性尿道括约肌的控尿机制。

简单地说，正常的男性尿道括约肌分为两个功能单位，即尿道近端括约肌和远端括约肌，近端括约肌包括膀胱颈、前列腺到精阜水平的前列腺部尿道，近端括约肌受来自盆神经的自主副交感神经纤维支配。在前列腺切除术后，这部分控尿机制被去除，仅保留尿道远端括约肌来维持控尿。尿道远端括约肌从精阜到尿道球部近端，包括很多的结构来帮助控尿。男性远端尿道括约肌复合体包括前列腺膜部尿道，其为环形横纹肌括约肌，即外括约肌纤维，包绕前列腺膜部尿道，和内层的尿道旁肌性结构与盆腔的结缔组织结构一起维持控尿（图 3-5）。横纹肌括约肌是一个环形肌肉结构，包括纵行平滑肌结构和慢反应骨骼肌纤维，这种纤维可以保持静息张力和保持控尿。

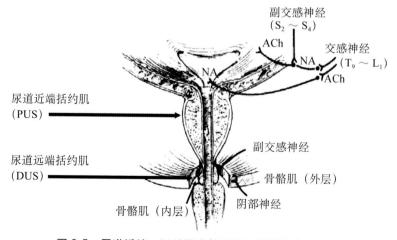

图 3-5 尿道近端、远端尿道括约肌及其神经支配

一般认为横纹肌括约肌腹侧增厚，背侧相对薄弱，横纹肌纤维和近端尿道的平滑肌纤维融合，具有一个动力学上的协调作用。横纹肌括约肌包被于盆腔筋膜中，包被浅层横纹肌括约肌的筋膜和耻骨前列腺韧带融合，从背侧和腹侧支持括约肌。另一方面，固有的尿道旁肌肉的横纹肌纤维（肛提肌复合体）是快反应纤维，在腹部压力突然增加的情况下，这些纤维可以通过快速强有力的收缩来维持控尿。但横纹肌括约肌麻痹后仍然可以获得控尿，表明该结构不是唯一参与控尿的结构。在女性，尿道的支持结构可以因生育和衰老等因素变得薄弱，但在男性经常是由于损伤或手术引起。横纹肌括约肌的横纹肌纤维和近端尿道的平滑肌纤维互相融合。这些尿道的平滑肌纤维和膀胱平滑肌纤维相延续，前列腺癌根治术时被分离，肌性的膀胱 - 前列腺 - 尿道连续性被打断，此时，控尿主要由横纹肌括约肌的横纹肌来保持。

目前解剖学家对尿道远端括约肌的神经支配仍存有不同意见。通常认为尿道远端括约肌是通过自主神经（盆神经）和躯体神经（阴部神经）来支配的。神经纤维在靠近中线处位于背外侧部（5 ~ 7 点位置），向外主要位于外侧，离尿道距离不等。近端尿道的内层平滑肌成分接受来自下腹下神经丛的盆神经分支的副交感神经纤维支配。横纹肌括约肌也受躯体神经的支配。

最近来自男性胚胎的组织学和免疫组化的研究表明，尿道括约肌由自主神经和躯体神经混合性支配。无髓神经纤维（自主神经）和有髓神经纤维并行，大多数的无髓神经纤维到达 5 ~ 7 点的平滑肌层，同时，大多数的有髓神经纤维在 3 点和 9 点处穿过横纹肌括约肌。

尿道括约肌的结构完整和良好的神经支配是实现括约肌功能的基础。另外，Tuygun 等发现前列腺切除术后尿失禁患者相对于控尿良好患者，其尿道括约肌周围或尿道周围有纤维化形成。一组前列腺切除术后患者，随访至少 6 个月，MRI 发现 22 个术后尿失禁患者都有尿道周围纤维化，而在尿控良好组仅有 29%（4/14）的患者有尿道周围纤维化。

总之，尿道括约肌的控尿机制依赖于近端尿道括约肌和远端尿道括约肌，以及其支持结构和神经支配的完整性。随着前列腺切除，近端尿道括约肌被去除，控尿完全依赖于远端尿道括约肌机制。尿道平滑肌和慢反应的骨骼肌作为主要的尿控机制，然而，周围尿道和周围的骨骼肌也参与了辅助控尿。前列腺癌根治性手术后，平滑肌纤维的完整性和连续性丧失，对尿控有明显的影响。对平滑肌和骨骼肌的神经支配的损害（副交感和躯体神经）间接导致了前列腺切除术后尿失禁的发生。另外，括约肌支持机制薄弱或术后的一些改变（例如尿道周围纤维化）可以使括约肌的功能减弱。

（高　轶　廖利民）

第4章

下尿路药理学基础

下尿路具有储存和定期排放尿液的功能。这些功能的完成取决于膀胱、尿道的平滑肌和外尿道括约横纹状肌肉的协调活动。这种活动又受到大脑、脊髓和周围神经的控制。支配下尿路功能的神经递质包括乙酰胆碱、肾上腺素、多巴胺、血清素、谷氨酰胺、兴奋和抑制氨基酸、三磷酸腺苷（ATP）、一氧化氮和神经肽类物质等。这些神经递质在外围和中枢神经系统神经活动中参与了下尿道的神经调控。神经系统的损伤或疾病，周围器官的病变以及药物均有可能导致下尿路功能障碍，出现尿频、尿急、疼痛、尿失禁、排空障碍及尿潴留等症状。既往大量的基础及临床研究显示，通过调控下尿路相关的神经递质及神经通路可使症状得到改善。因此有必要了解参与下尿路功能调控的药理学基础及药物治疗靶点。

一、外周神经系统

（一）传出神经支配及神经递质（图4-1，图4-2）

下尿路接受胸腰段脊髓双侧发出的传出神经支配。传出神经主要由三类外周神经构成：骶髓部副交感神经（盆神经）、胸腰段交感神经（下腹神经及交感神经干）和骶髓部躯体神经（阴部神经为主）。

1. 骶髓副交感神经通路　人类骶髓部的副交感神经发自 $S_2 \sim S_4$ 脊髓节段，所发出的神经信号主要起兴奋膀胱的作用。位于骶髓中央侧索的神经节前胆碱能神经元发出神经轴索至位于盆神经丛及膀胱壁上的神经节细胞，进而控制膀胱及尿道平滑肌。

膀胱的副交感神经纤维的神经传导主要受作用于节后胆碱能受体的乙酰胆碱所调控。膀胱壁平滑肌上的胆碱能受体主要表达 M_2 及 M_3 两种亚

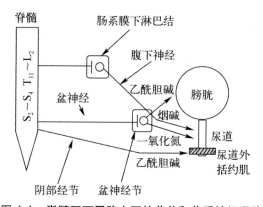

图 4-1　脊髓至下尿路主要的节前和节后神经通路
腹下交感神经，起自肠系膜下神经节刺激可兴奋尿道平滑肌。盆神经为副交感，其突触至盆神经节的节后神经元，刺激可兴奋膀胱逼尿肌并抑制尿道平滑肌。阴部神经为躯体神经，刺激兴奋尿道外括约肌

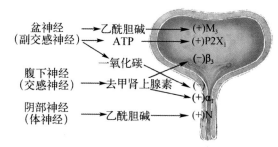

图 4-2　下尿路的神经支配
盆神经为副交感神经，支配膀胱逼尿肌，由乙酰胆碱（ACh）激活的毒蕈碱类受体（M_3）及 ATP 激活的嘌呤能受体（P2X1）所调控；也可通过一氧化氮（NO）调控松弛尿道平滑肌。腹下神经为交感神经，刺激可兴奋尿道平滑肌并抑制膀胱逼尿肌，其作用分别受 α_1 及 β_3 肾上腺能受体调控。阴部神经为躯体神经，通过受体烟碱类受体（N）调控，刺激可兴奋尿道外括约肌

型。其中 M_3 为主要兴奋膀胱的神经递质受体亚型，激活 M_3 受体后可激活细胞内钙离子释放。激活 M_2 受体可抑制腺苷酸环化酶释放。后者可

能通过抑制 β₃ 肾上腺能神经递质释放间接起到兴奋膀胱的作用。不同动物模型研究显示，刺激副交感神经系统可诱发非胆碱能系统所支配的膀胱收缩，此类收缩能对抗阿托品及其他毒蕈碱受体拮抗剂的作用。三磷酸腺苷（ATP）为兴奋性神经递质，可调控非胆碱能诱发的膀胱收缩。ATP通过作用于 P2X 受体兴奋膀胱平滑肌。P2X 受体属于配体离子通道，作用于膀胱上的总共有 7 种亚型。在大鼠及人类，P2X1 为膀胱平滑肌上表达的主要亚型。尽管嘌呤能兴奋性传导通路并不在人类膀胱起主要作用，但在某些病理情况下如逼尿肌过度活动、慢性膀胱流出道梗阻及间质性膀胱炎中起作用。

在排尿期副交感神经通路可诱发尿道松弛。此类松弛不受毒蕈碱能拮抗剂影响，因此不受乙酰胆碱调控。然而一氧化氮合成酶（NOS）抑制剂可阻断活体排尿反射过程中尿道平滑肌的松弛，并可阻断离体电刺激壁内神经引发的尿道平滑肌的松弛。这提示 NO 为抑制性传导递质参与了尿道松弛。在某些物种，神经源途径诱导的尿道收缩可以被毒蕈碱受体拮抗剂或嘌呤受体脱敏所削弱，这提示乙酰胆碱或 ATP 参与了尿道平滑肌的神经兴奋性传导。

（1）胆碱能机制：神经递质乙酰胆碱（acetylcholine，ACh）作用于两类受体，即烟碱型（nicotinic，N）受体和毒蕈碱型（muscarinic，M）受体。前者在神经元之间或神经元和骨骼肌之间的信号传递中发挥作用（如远端尿道），而副交感神经与逼尿肌平滑肌间的信号转导则涉及毒蕈碱受体。

排尿期支配膀胱的副交感神经节后纤维被激活，末梢释放 ACh，作用于逼尿肌上的毒蕈碱型 ACh 受体（M 受体）（图 4-1），诱导逼尿肌收缩引起排尿。重要的是，内源性毒蕈碱受体激动剂 ACh 不一定只来自膀胱中的副交感神经，也可以通过尿路上皮非神经元形成和释放。M 受体基于分子克隆区分的受体亚型至少有 5 种（M₁～M₅），基于药理学特性亚型至少有 4 种。根据亚型结构标准和共享的首选信号转导途径，亚型可分为两类，一类为 M₁、M₃ 和 M₅，另一类为分为 M₂ 和 M₄ 亚型。第一类通过 Gq 蛋白刺激磷脂酶 C，然后升高细胞内钙离子及激活蛋白激酶 C 进行原型耦合；而后者则通过 Gi 蛋白抑制腺苷酸环化酶及调节几种离子通道而形成典型的偶联。在哺乳动物的膀胱模型中，尽管通过反转录 PCR 检测

到从 M₁ 至 M₅ 所有受体的 mRNA，但受体结合实验仅发现了 M₁、M₂ 和 M₃ 亚型的表达。尽管配体受体结合实验显示 M₂ 受体在数量上占优势，但 M₃ 受体才是逼尿肌收缩的功能性胆碱能受体（图 4-2）。

另外，还有研究提出，M₂ 受体的激活可以增强 M₃ 受体对刺激的反应，其主要机制包括以下三点：①抑制腺苷酸环化酶，从而抑制交感神经介导的逼尿肌舒张；② K⁺ 通道的失活；③非特异性阳离子通道的激活。据报道，M 受体引起的逼尿肌收缩在某些病理条件下，可以从由 M₃ 介导转变为由 M₂ 受体介导，如在膀胱出口梗阻或去神经支配的大鼠的逼尿肌，以及神经源性膀胱功能障碍患者的逼尿肌。

研究表明，牵张刺激引起膀胱黏膜上皮释放ACh，上皮释放的 ACh 是膀胱非神经元性 ACh的重要来源，但与胆碱能神经元释放 ACh 的机制不同，上皮通过囊泡储存和胞吐机制完成 ACh释放。包括人在内的许多物种的膀胱黏膜上皮表达多种毒蕈碱受体，其中 M₂ 和 M₃ 受体在 mRNA和蛋白质水平表达最为丰富。黏膜上皮 M 受体的激活可以释放调节传入神经和逼尿肌活动的物质（例如 ATP）。在储尿阶段，ACh 和 ATP 可能从神经元和非神经元来源（如尿路上皮）释放出来，并直接或间接地通过增加逼尿肌平滑肌张力释放出来，兴奋尿路上皮和逼尿肌内的传入神经。似乎在病理条件下，非胆碱能机制的参与使得毒蕈碱机制对膀胱收缩力的整体调节作用减弱。这些观察可能有助于解释在对照临床研究中，毒蕈碱受体拮抗剂相对于安慰剂仅为中等级别疗效。

在膀胱感觉传入途径中，支配膀胱的背根神经节（DRG）神经元表达 M₂、M₃ 和 M₄ 胆碱能受体。据报道，全身应用 M 受体拮抗剂如奥昔布宁（oxybutynin）和达非那新（darifenacin）可以减弱大鼠膀胱充盈诱发的传入神经放电。此外，膀胱内局部应用 M 受体激动剂可诱发膀胱过度活动，该过度活动可被 M₂ 受体拮抗剂阻断。上述数据表明，膀胱 M 受体的激活对传入神经活动具有兴奋作用；然而，目前还不清楚该兴奋作用是通过直接作用于感觉神经上的 M 受体，还是先激活黏膜上皮的 M 受体，然后通过释放递质如 ATP从而间接兴奋感觉神经。此外，位于黏膜下层和逼尿肌层的间质细胞（IC）也表达 M 受体如 M₂

和 M_3，最近的研究表明，膀胱内 IC 除了通过兴奋和抑制机制参与感觉传导外，还可以调节膀胱的充盈和排尿功能。

临床上常用的抗胆碱能药物通常经胃肠道吸收，理论上应该能够通过中枢神经系统，具体的通过率取决于它们各自的物理、化学性质。亲脂性高、分子量小、电荷少都会增加通过血脑屏障的可能性。普鲁本辛和丙哌唯林进入中枢神经系统的程度有限，中枢神经系统副作用发生率低，但它们仍然会产生众所周知的外周抗胆碱能药物的副作用，如麻痹、便秘、心率增加和口干。当推荐剂量的抗胆碱能药物无效或疗效欠佳但患者对治疗耐受性较好时，增加每日剂量或两种抗胆碱能药物联用可明显改善 OAB 症状。这可能是由于：①不同胆碱受体的协同激活或在膀胱壁不同部位上受体的相互作用；②患者对一种抗胆碱能药物的代谢较快，需要增加不同药物的剂量；③在单一疗法下抗胆碱受体活性可能会下调，导致在使用第二种药物治疗时敏感性更高。总之，外周 M 受体系统通过多种机制调控下尿路功能，这些机制不仅包括直接诱发逼尿肌收缩，还包括通过影响膀胱黏膜上皮和 IC 的活动产生间接的作用，这可能有助于解释 M 受体拮抗剂减轻 OAB 症状的作用机制。

（2）嘌呤能机制：嘌呤能对副交感神经的刺激作用已在包括大鼠、兔和豚鼠在内的多种物种中被证明。尽管嘌呤能神经传递在逼尿肌过度活动或膀胱出口梗阻等病理情况下起较为重要的作用，但较少证据证实该机制在人膀胱，特别是正常排尿过程中的调控作用。ATP 作用于两大嘌呤能受体家族：离子通道型受体家族（P2X）和 G 蛋白偶联受体家族（P2Y）。目前已经确认共有 7 种 P2X 亚型和 8 种 P2Y 亚型。针对不同 P2X 受体的特异性抗体的免疫组织化学实验表明，大鼠逼尿肌和血管平滑肌中的主要亚型是 P2X1 受体（图 4-2）。在大鼠膀胱逼尿肌细胞上检测到 P2X1 受体，其中一些受体被认为与神经的曲张密切相关。RNA 印迹法和原位杂交证明了膀胱中有 P2X1 和 P2X4 mRNA 的表达。已证实人膀胱中主要表达 P2X1 受体。研究人员还发现，与正常膀胱相比，膀胱出口梗阻患者的膀胱 P2X1 受体表达增加，说明膀胱出口梗阻导致膀胱过度活动时嘌呤能机制上调。此外，ATP 似乎也通过激活 P2Y 受体，抑制胆碱能和嘌呤能产生的逼尿肌收缩。

嘌呤能神经也参与调控副交感神经节内的突触传递，在猫、兔及大鼠模型中都证实了盆神经节内兴奋性嘌呤能受体的存在。

黏膜上皮在受到牵张和化学刺激时释放 ATP，进而激活黏膜下表达 P2X2 和 P2X3 受体的传入神经末梢，从而产生膀胱的充盈感和疼痛（图 4-2）。P2X2 或 P2X3 基因敲除的小鼠表现为膀胱反射降低，证明该受体以及神经 - 上皮间作用是正常膀胱功能所必需的。然而，最近的研究显示，P2X3 介导的黏膜上皮 - 传入神经相互作用在膀胱炎等病理状态下作用更为重要，P2X2 或 P2X3 受体敲除的小鼠，正常的排尿功能未受到明显影响，但脂多糖（LPS）诱发的膀胱过度活动明显减轻。从黏膜上皮或周围组织释放的 ATP 也可能参与黏膜上皮膜代谢，这一观点可由黏膜上皮释放的 ATP 通过作用于上皮 P2X 及 P2Y 受体（自分泌），进而触发 ATP 胞吐作用的相关研究中得到证实。这些研究揭示了黏膜上皮通过感受 ATP，并对其作出反应，从而将细胞外刺激转化为多种生理功能。

免疫组化显示，在背根神经节（DRG）神经元胞体中表达的 P2X3 受体也表达于膀胱壁和输尿管的黏膜下传入神经丛。在大鼠膜片钳记录显示，发出盆神经的大部分膀胱感觉神经元（90%），应用 β- 亚甲基 ATP 和 ATP 可诱发持续性内向电流，提示盆神经中的膀胱感觉传入神经主要表达 P2X2/3 异聚体而不是同源性 P2X3。膀胱内或动脉内给予 ATP 或 2- 甲硫基 -ATP 可激活膀胱传入神经并增强反射性膀胱活动。动脉内注射 ATP 可激活膀胱感觉传入，但膀胱内应用 P2X 受体拮抗剂苏拉明，可将膀胱扩张诱发的感觉传入活动降低 50%。

此外，ATP 的代谢产物腺苷通过激活位于副交感神经节、节后神经末梢及逼尿肌上的 P1 抑制型受体，抑制副交感神经兴奋诱发的逼尿肌收缩。腺苷 P1 受体可以进一步分为许多亚型（A1、A2A、A2B 和 A3）。一项研究表明，腺苷通过作用于神经肌接头突触前膜的 A1 腺苷受体（豚鼠模型），降低传出神经兴奋诱发的逼尿肌收缩力，但这一作用在人类膀胱逼尿肌不太明显。黏膜上皮也产生和释放腺苷，参与调节感觉传入和逼尿肌收缩活动。最近的一项研究还显示，上皮在膀胱充盈期也以不同比例分泌其他嘌呤，包括烟酰胺腺嘌呤二核苷酸（NAD+）、ADP‾核糖和 cADP‾核糖，但它们的功能尚未被揭示。

（3）一氧化氮机制：一氧化氮（NO）已被确定为介导排尿期尿道平滑肌松弛的主要抑制性递质（图 4-1）。NO 介导的平滑肌松弛是由于刺激了 NO 敏感的鸟苷酸环化酶（NO-GC），进而导致环鸟苷酸（cGMP）产生增加。NO-GC 主要表达于尿道平滑肌，但不存在于膀胱逼尿肌中。因此，NO 可松弛尿道，但不松弛逼尿肌，说明 NO-GC 机制在膀胱舒张中作用甚微，尽管 NOS-GC 在膀胱血管平滑肌或间质细胞中也有表达。

在大鼠模型中，NO 主要由起源于盆神经节的节后纤维释放。这些神经元含有一氧化氮合成酶（NOS），可催化 NO 合成。神经元还含有 NOS 的标志物：烟酰胺腺嘌呤二核苷酸磷酸酯酶。电刺激雌性大鼠 $L_6 \sim S_1$ 脊神经可即时性地引起膀胱收缩和尿道松弛。NOS 抑制剂可以抑制尿道松弛，但不影响膀胱的收缩，NO 的前体 L- 精氨酸可逆转 NOS 抑制剂的作用。电刺激诱发的尿道松弛作用可被神经节阻滞剂消除，提示尿道松弛是通过兴奋位于腰骶神经根内的副交感节前纤维介导的。

磷酸二酯酶（PDEs）通过磷酸二酯键的水解切割使 cGMP 失活。因此，细胞内第二信使 cGMP 的水平可以通过 PDEs 同工酶调节。鉴于其在调节尿道平滑肌张力方面的重要作用，以及 PDEs 同工酶存在种属及组织间较大的差异，PDEs 已成为一个非常有吸引力的药物开发靶点。

NO 也参与调控膀胱传入神经活动。全身或鞘内给予 NOS 抑制剂不影响清醒或麻醉大鼠的正常排尿功能。脊髓应用 NOS 抑制剂可以减轻由松节油、乙酸或环磷酰胺诱发的逼尿肌过度活动。总体而言，脊髓水平的 NO 对排尿反射具有兴奋作用。然而，NO 似乎在膀胱水平具有抑制作用。特别是在炎症条件下，膀胱黏膜上皮可以释放 NO。钙离子载体、去甲肾上腺素和辣椒素可引起上皮释放 NO。P 物质也可以通过作用于黏膜上皮细胞上的相应受体促进 NO 释放。膀胱传入神经也释放 NO，因为在支配膀胱的传入神经元有 NOS 的表达，并且在慢性膀胱炎或膀胱出口梗阻等病理状态下 NOS 表达增加。膀胱内应用 NO 可抑制由环磷酰胺诱导的大鼠膀胱过度。膀胱内灌注 NO 清除剂氧合血红蛋白也可诱发膀胱过度活动，表现为膀胱容量的降低及排尿量减少，此效应可由 L- 精氨酸预防，并由鸟苷酸环化酶抑制剂增强。早先的研究还表明，膀胱内灌注辣椒素

诱发的膀胱过度活动可由静脉或膀胱内应用 NOS 抑制剂（L-NAME）增强，L-NAME 的兴奋性作用可以通过预先应用辣椒素去敏感化 C 纤维后抑制。因而，膀胱局部释放的 NO 可通过影响传入神经活动发挥抑制作用。

2. 胸腰段交感神经通路　发自 T_{11} 到 L_2 的节前交感神经传导通路先经过交感干，之后至位于腹下神经和盆神经丛的椎前神经节，并且至支配膀胱及尿道的肾上腺神经元。节后交感神经释放去甲肾上腺素，可兴奋尿道平滑肌及膀胱底，抑制膀胱逼尿肌收缩，并对膀胱交感神经节起抑制和易化作用。放射性配体结合研究表明 α 肾上腺能受体主要分布在膀胱底部及近端尿道，然而 β 肾上腺能受体主要分布于膀胱体。这些结论与药理学研究结果相符，结果表明刺激交感神经或给予外源性儿茶酚胺可引发 β 肾上腺能受体介导的膀胱体的抑制和 α 肾上腺能受体介导的膀胱底、顶部和尿道的收缩。细胞学研究表明 $β_3$ 肾上腺能受体起到抑制膀胱的作用，而 $α_1$ 肾上腺能受体起到兴奋膀胱收缩的作用。

α 肾上腺能机制在调控尿道方面具有重要作用。大量药理学及生理学证据表明，尿道的张力及尿道内压力受 α 肾上腺能受体影响。包括人类在内的多种生物尿道上都有 $α_1$ 和 $α_2$ 肾上腺能受体分布。在 α 肾上腺能受体中，$α_{1A}$ 为基因和蛋白层面在尿道平滑肌主要表达的亚型。这些结论为临床上运用 α 肾上腺能受体兴奋剂增加尿道内压从而控尿的治疗方式提供了理论支持。

（1）β 肾上腺能机制：在包括人类在内的大多数物种的逼尿肌中可发现 3 种 β 肾上腺能亚型（$β_1$、$β_2$ 和 $β_3$），而且这 3 种受体亚型在人的尿路上皮也有表达。人膀胱逼尿肌 $β_2$ 和 $β_3$ 肾上腺素能受体的激活可以通过刺激腺苷酸环化酶引起 cAMP 的升高而介导逼尿肌平滑肌的直接松弛。基于 β 肾上腺素能受体引起的人逼尿肌松弛不能被选择性 $β_1$ 或 $β_2$ 肾上腺素能受体拮抗剂如多巴酚丁胺和丙卡特罗阻断，但可被选择性 $β_3$ 肾上腺素能受体拮抗剂阻断的事实，人逼尿肌的松弛作用主要由 $β_3$ 肾上腺素受体激活引起。定量 PCR 分析也证实，在 mRNA 水平 $β_3$ 肾上腺素能受体是人类膀胱中所有 α 和 β 肾上腺素能受体亚型中表达最高的。因此认为 $β_3$ 肾上腺素能系统的主要作用位点是逼尿肌（图 4-2）；然而，最近的研究表明，其他部位如胆碱能神经末梢和黏膜上皮可

能参与了 β_3 肾上腺素能受体对膀胱活动的调控，例如 β_3 肾上腺素能受体大量表达于人膀胱黏膜及肌层的含 ACh 的神经纤维。最近的研究表明，节前 β_3 肾上腺素能受体激活可以通过腺苷 -A$_1$ 受体系统降低胆碱能神经末梢 ACh 的释放，从而抑制充盈期膀胱的活动。在人和大鼠膀胱黏膜中也证实有 β_3 肾上腺素受体的表达，但其在膀胱松弛中的作用还未被完全阐明。

β_3 受体激动剂米拉贝隆（mirabegron）已被批准作为伴有急迫性尿失禁的 OAB 患者的新治疗手段。这一药物为对现有治疗措施有禁忌或产生耐受的患者提供了一个新选择。该药物的作用机制可能与药物作用于多种细胞包括传入神经等产生的效应有关。在啮齿类动物的研究结果表明，米拉贝隆激活 β_3 肾上腺素受体可增加膀胱顺应性并延长排尿间隔；作用机制可能是多个部位作用的结果，包括减少非排尿性逼尿肌收缩和降低传入神经的激活。临床应用中被认为与米拉贝隆治疗有关的最常见不良事件是胃肠道功能紊乱，包括便秘、口干、消化不良和恶心。

（2）α 肾上腺素能机制：尽管 α 肾上腺素能调控作用在正常膀胱并不明显，但在病理条件下，例如膀胱出口梗阻诱发的逼尿肌过度活动等，α 肾上腺素能受体特别是 α_{1D} 受体亚型表达大量增加，从而使膀胱对去甲肾上腺素的反应模式从松弛转变为收缩。在膀胱出口梗阻的模型大鼠中，α_{1D} 受体亚型在膀胱总 α_1 受体 mRNA 中的比例从正常的 25% 增加至 70%，应用坦索罗辛同时作用于 α_{1A} 及 α_{1D} 受体可抑制模型鼠的排尿尿频，而以 5- 甲基乌拉地尔特异性作用于 α_{1A} 受体对排尿频率无影响。而且，α_{1D} 受体敲除小鼠与野生型相对具有较大的膀胱容量和排尿量，支持 α_{1D} 受体在调控膀胱功能中起重要作用的观点。然而，在人类正常膀胱 α_{1D} 就已经是主要表达的 α 肾上腺素能受体，且与 β_3 受体相比，α 肾上腺素能受体总 mRNA 表达水平就很低，在流出道梗阻时其表达并未增加。因此，α_{1D} 受体对梗阻性及尿失禁等各种病理状态下逼尿肌过度活动产生机制的贡献仍需进一步确定。根据现有证据，不能得出结论，逼尿肌平滑肌上的 α_{1D} 肾上腺素能受体亚型是膀胱疾病主要的治疗靶点。但是，其可能会影响逼尿肌平滑肌旁膀胱的不同位置：逼尿肌血管系统、尿道上皮及传入、传出神经末梢和壁内神经节。

α 肾上腺素能受体在尿道的功能调控中更为重要。大量药理学和生理学证据表明，尿道的紧张性和尿道内压力受 α 肾上腺素能受体的影响。已证实包括人在内的各种物种的尿道中有 α_1 和 α_2 肾上腺素能受体的表达。在尿道平滑肌表达的 α_1 肾上腺素能受体中，α_{1A} 无论在 mRNA 还是蛋白表达水平都是主要的亚型。α 肾上腺素能激动剂可使游离的人尿道平滑肌收缩。兔模型尿道平滑肌收缩由 α_{1A} 亚型介导。刺激腹下神经或给予 α 肾上腺素能激动剂可引起尿道内压升高，而 α_1 肾上腺素能拮抗剂可阻断这一效应。

相反，α 肾上腺素能受体拮抗剂在良性前列腺增生等尿道阻力功能性增加的情况下可以促进尿液排放。由于 α_{1A} 肾上腺素能受体是前列腺和尿道的主要亚型，高选择性 α_{1A} 肾上腺素受体拮抗剂可显著改善 BPH 患者的下尿路症状（LUTS）评分。此外，具有阻断 α_{1D} 肾上腺素能受体活性的 α_1 肾上腺素能受体拮抗剂也可改善人类膀胱症状，提示 α_{1D} 肾上腺素受体参与膀胱出口梗阻引起的储尿期症状，其作用位点可能位于膀胱或脊髓。

α_2 肾上腺素能拮抗剂通过突触前机制增加尿道组织中去甲肾上腺素的释放，但体外实验显示这一过程并不影响尿道平滑肌的收缩性。尽管体外实验提示节前 α_2 肾上腺素能受体激活通过负反馈机制抑制去甲肾上腺素释放，但目前还未在人尿道中发现有节后 α_2 肾上腺素能受体的存在。药理学和电生理学数据表明，肾上腺素能神经影响盆神经节内兴奋性胆碱能传递。刺激猫腹下神经能够通过激活 α_2 肾上腺素能受体抑制神经节内的兴奋性胆碱能传递。

3. 骶髓躯体神经通路　躯体神经为尿道外括约肌及盆底肌群这类横纹肌提供神经支配。传出运动神经元位于 Onuf 神经核和 S_2 ~ S_4 节段外侧及腹侧，运动神经元发出轴索至阴部神经，其终端释放乙酰胆碱。乙酰胆碱作用于横纹肌上的烟碱类受体，其兴奋引发尿道外括约肌收缩，在储尿期或应力下起到控尿作用（图 4-1，图 4-2）。

（二）传入神经支配

下尿路的传入信号经过盆神经、腹下神经及阴部神经传导至脊髓腰骶节段。盆神经及阴部神经的初级传入神经元位于骶髓背根神经节，而腹下神经传入神经元位于腰髓背根神经节。背根神经节中央轴索神经元传导来自下尿路的神经信号至脊髓二级神经元。盆神经传入支包括有髓（Aδ）及无髓（C）轴突，其作用为可检测膀胱容量及膀胱收缩幅度信号（图 4-3）。

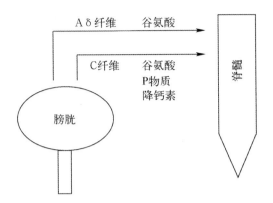

图 4-3　传入纤维携带下尿路的感觉神经信号至脊髓水平：谷氨酰胺为在 Aδ 和 C 纤维均有表达的神经递质
C 纤维的神经递质还包括 P 物质（SP）及降钙素基因相关肽（CGRP）

免疫组化研究显示膀胱传入神经元包括神经多肽物质如 P 物质（SP）、降钙素基因相关多肽（CGRP）、垂体环化酶激活的多肽（PACAP）及 VIP。这些多肽类物质位于脊髓的 C 纤维传入通路与中央投射的膀胱传入神经元相似。膀胱壁释放的这些多肽物质可触发炎症反应，包括出血或血管舒张（其为神经源性炎症特点）。中枢传入神经末梢释放的神经多肽物质可激活位于脊髓水平的二级神经元，并传导疼痛性神经信号至大脑。

1. 瞬时型感受器电位通道　哺乳动物表达的瞬时型感受器（TRP）通道超家族有 6 种亚型：TRPC、TRPV、TRPM、TRPP、TRPML 和 TRPA。其中 TRPA 为钙离子有通透性的阳离子通道，其有固定的配体，并可被物理刺激（如去极化、冷热温度及机械压力）或化学刺激（如 pH、渗透压）激活。

（1）TRPV1：TRPV1 为研究最广泛的 TRP 通道，在辣椒素(capsaicin)敏感的传入神经通路表达，主要为 C 纤维伤害刺激性感受器，对过高的温度（> 43℃）有反应，这提示其在活体有热损伤性刺激转换器功能。当其激活通道打开后，允许钙离子和钠离子内流，可去极化疼痛感受器传入神经末梢，引发传入至中枢神经系统的脉冲信号。在下尿路，TRPV1 表达于黏膜上皮下传入神经末梢、黏膜上皮、逼尿肌和其他非神经细胞，如黏膜下间质细胞。通过辣椒素及其类似物 RTX 可激活 TRPV1 可导致电流的峰值信号，选择性兴奋进而去敏感表达 TRPV1 的 C 纤维（剂量依赖性）。辣椒素引起的去敏感为长时程可逆转的感

觉神经元活动。由于 TRPV1 去敏感表达 C 纤维的这种特性，其被用作治疗膀胱疼痛综合征及膀胱过度活动症。在一项针对脊髓损伤引起的逼尿肌过度活动患者研究中，膀胱内灌注 TRPV1 的高效特异性激动剂树脂毒素（resiniferatoxin, RTX），导致表达 PGP9.5 及 TRPV1 的神经纤维显著减少（PGP9.5 为神经标志物）。17 例患者中有 6 例对 RTX 治疗有满意疗效，膀胱测压等指标有明显改善。对 RTX 无反应的脊髓损伤患者与对照组相似，神经纤维数量没有发生减少。此外，特发性逼尿肌过度活动的患者，膀胱内灌注 RTX，可延迟或抑制膀胱充盈期出现的逼尿肌不稳定收缩。在治疗后 30 天和 90 天，膀胱发生第一次非自主收缩的平均时间比治疗前延迟了 1 倍以上，平均最大膀胱容量增加，平均每天尿失禁次数下降到不足 1 次，日平均排尿次数也显著降低。也有报道称，大剂量辣椒素和 RTX 膀胱内灌注可通过对 C 纤维的脱敏作用，有效缓解间质性膀胱炎（IC）患者的疼痛症状。与辣椒素相比，RTX 具有更少的刺激性，但一项前瞻性随机对照临床试验显示，膀胱内应用 RTX 对 IC 患者没有效果。

（2）TRPM8：TRPM8 为温度敏感的 TRP 通道，对 < 23℃ 的温度起反应。引发冷温度感觉的药物如薄荷醇及冬青素可激活 TRPM8。TRPM8 在 DRG 和三叉神经节神经元上表达，但表达 TRPM8 的神经元不表达通常认为是 C 纤维标志物的 TRPV1、IB4 或 CGRP。TRPM8 被认为在热损伤及疼痛伤害性刺激的传入神经亚群表达，这与 TRPV1 表达亚群不同。TRPM8 表达于人类下尿路的前列腺、睾丸、阴囊及膀胱。自发性逼尿肌过度活动患者膀胱黏膜下的 TRPM8 表达 C 纤维增多。动物模型研究表明，通过膀胱内给薄荷醇激活豚鼠的 TRPM8 通道可降低膀胱反射性容量阈值，并增加膀胱对冷刺激的敏感性。TRPM8 拮抗剂可降低大鼠膀胱收缩频率而不影响膀胱收缩幅度。因此，TRPM8 可能在下尿路传入神经通路及尿道上皮感觉通路起作用，这可能成为某些类型的膀胱过度活动的治疗靶点。

（3）TRPA1：为锚蛋白 TRP 通道的唯一成员，也是各种引发疼痛反应化学物质的受体。TRPA1 还具有可被生长因子（缓激肽）或促炎症多肽激活的受体通道作用，可通过 G 蛋白酶耦合受体提高细胞内钙离子水平，TRPA1 可和 TRPV1 在感觉神经元共同表达，但不与 TRPM8 共同表达。

虽然 TRPA1 在异源性表达系统中可被冷刺激激活（$< 17℃$），引起细胞内 Ca^{2+} 浓度升高，但在正常 DRG 感觉神经元，TRPA1 作为冷感受器的作用仍不确定。在小鼠 DRG 神经元，冷刺激并不引起 Ca^{2+} 浓度的特异性升高，而在内脏感觉神经元如迷走神经节状神经节神经元，冷敏感反应与 TRPA1 表达之间有强相关性，这提示 TRPA1 可能参与内脏感觉神经元而非躯体感觉神经元的冷信号传导。人类及大、小鼠模型上的相关研究表明，TRPA1 在膀胱黏膜表达，而 TRPV1 和 CGRP 则在黏膜下层传入神经及逼尿肌表达。以膀胱内给药方式灌注硫化氢、烯丙基 - 异硫氰酸盐及肉桂醛可激活 TRPA1 受体从而增加排尿次数，此效果可被辣椒素引发的 C 纤维脱敏所抑制。一项研究表明，男性膀胱流出道梗阻患者膀胱黏膜的 TRPA1 mRNA 表达显著增高，总之，表达于膀胱黏膜上皮和感觉神经的 TRPA1 通道，可能参与膀胱过度活动等病理条件下膀胱感觉的传导。

（4）TRPV4：TRPV4 为香草酸 TRPV 通道的成员，也是非选择性阳离子通道的成员。这种阳离子通道可被机械性压力刺激、渗透压（低渗状态）、中等温度（$> 27℃$）和化学刺激（佛波醇衍生物）激活。TRPV4 可在尿道黏膜层细胞、逼尿肌表达，但不在黏膜下层表达。TRPV4 激动剂可促进低渗细胞钙离子内流，并引发尿路上皮细胞 ATP 的释放。与野生小鼠相比，张力性刺激对 TRPV4 敲除小鼠细胞内 Ca^{2+} 浓度及 ATP 释放影响显著减弱，膀胱测压显示：TRPV4 敲除小鼠膀胱测压参数中排尿收缩频率降低，但不稳定性收缩频率增加。TRPV4 激动剂膀胱内给药可引起大鼠模型排尿压力增高诱发膀胱过度活动，却可降低小鼠模型膀胱收缩频率。这些结果表明，黏膜上皮 TRPV4 通道的激活，通过促进上皮释放 ATP 参与膀胱感觉传入。

2. 神经肽　支配下泌尿道的感觉传入神经元显示多种神经肽的免疫阳性反应，如 P 物质（SP）、降钙素基因相关肽（CGRP）、垂体腺苷酸环化酶激活多肽（PACAP）、亮氨酸脑啡肽、促肾上腺皮质激素释放因子和血管活性肠肽（VIP），以及生长相关蛋白 -43（GAP43）、一氧化氮合酶（NOS）、谷氨酸和天冬氨酸。这些物质已在许多物种及传入通路中的一个或多个部位被发现，包括：①腰骶部 DRG 神经元胞体；②外周器官中感觉传入神经末梢；③腰骶脊髓内的感觉传入神经及其末梢。

在大鼠模型中，支配膀胱的 DRG 神经元含有多种神经肽，其中以 CGRP、P 物质和 PACAP 最常见。VIP 也表达于支配猫膀胱的多数 DRG 神经元。多数神经肽包含在辣椒素敏感的 C 纤维末梢，当受到伤害性刺激时释放入膀胱，通过引起血浆外渗、血管舒张和膀胱平滑肌活动的改变促成炎症反应。这些神经肽还可作为传入神经末梢的神经递质，在脊髓背角释放，从而将信号传递至脊髓。

（1）速激肽：速激肽是具有共同 C- 末端序列 Phe-Xaa-Gly-Leu-Met-NH2 的小肽家族，其主要成员包括 P 物质、神经激肽 A 和神经激肽 B。速激肽在中枢和外周神经系统都有分布。在周围神经，速激肽主要分布于无髓鞘的 C 纤维末梢。速激肽的多种生物学效应是通过 3 种受体介导的，分别命名为 NK1、NK2 和 NK3，它们属于 7 次跨膜 G 蛋白偶联受体超家族。P 物质是 NK1 受体最有效的激动剂，而神经激肽 A 对 NK2 和神经激肽 B 对 NK3 表现出最高的亲和力。已经在人和动物（如大鼠、小鼠和犬）的膀胱中检测出这 3 个受体亚型。

辣椒素敏感的 C 纤维在膀胱受刺激后释放的速激肽可作用于：①血管中的 NK1 受体，引起血浆外渗和血管舒张；②逼尿肌上的 NK2 受体，引起膀胱收缩；③初级感觉传入末梢上 NK2 受体，使膀胱充盈或膀胱炎症时感觉神经的兴奋性增加（图 4-4）。目前也已证明，NK3 受体激活可以增加大鼠膀胱充盈期辣椒素敏感性 C 纤维的兴奋性。

鞘内注射 NK1 受体拮抗剂或全身应用作用于中枢的 NK1 拮抗剂可增加正常大鼠和豚鼠的膀胱容量，但不改变排尿时膀胱压力，而 NK2、NK3 受体拮抗剂或作用于外周的 NK1 受体拮抗剂无效。通过鞘内注射 NK1 受体拮抗剂也可以抑制药物诱发的大鼠逼尿肌过度活动。NK2 受体拮抗剂可减弱辣椒素诱发的逼尿肌过度活动，但不影响正常排尿。在一项女性特发性膀胱过度活动症患者临床研究中，NK1 受体拮抗剂阿瑞匹坦与安慰剂相比，有效降低了排尿和尿急发作的次数。另一种 NK1 受体拮抗剂的临床研究显示，与安慰剂相比，NK1 受体拮抗剂虽然明显减少了每日排尿的次数，但对 OAB 患者并未取得像 M 受体阻滞剂（特托罗定）一样的疗效。这些结果表明，感受膀胱非伤害性刺激的传入纤维末梢释放的速激肽通过作用于脊髓 NK1 受体将感觉传入至脊髓，而感受伤害性刺激的传入神经释放的速激肽通过作用于脊

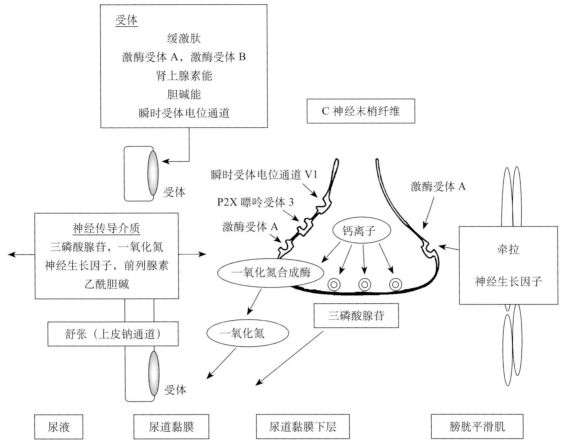

图 4-4　受体间的交互作用及膀胱上皮细胞及膀胱感觉末梢神经释放的化学物质。受体包括缓激肽、trkA（激酶受体 A）、trkB（激酶受体 B）、肾上腺素、胆碱能和 TRP（瞬时受体电位通道），表达在尿路上皮。相关刺激可使尿路上皮释放 ATP（三磷酸腺苷）、NO（一氧化氮）、乙酰胆碱、神经生长因子 NGF 及前列腺素 PG。C 纤维表达的受体 [如 TRPV1（瞬时受体电位通道 V1）、P2X3（P2X 嘌呤受体 3）和 trk（激酶受体 A）] 可被尿路上皮释放的物质激活。尿路上皮或平滑肌释放的神经营养因子（如神经生长因子）可通过 trkA 受体感觉神经末梢的机械敏感性

髓 NK1、NK2 和 NK3 受体完成感觉传入。此外，脊髓中 NK3 受体激活可通过激活脊髓阿片类途径抑制排尿反射。

（2）其他神经肽类物质：其他感觉神经肽也可直接影响外周器官或影响调控下尿路的中枢反射通路。但在不同物种或下泌尿道不同部位其影响可能不同。外源性或从初级传入神经末梢释放的 CGRP 可使平滑肌舒张，产生血管舒扩张效应。CGRP 对膀胱的作用在豚鼠和犬最明显，但对大鼠和人膀胱无作用。VIP 存在于 C 纤维和节后神经中，可以抑制包括人在内的几个物种的离体膀胱平滑肌的自发收缩活动。然而，VIP 通常对 M 受体激动剂或神经刺激引起的膀胱收缩几乎没有抑制作用。对猫膀胱的研究表明，VIP 促进副交感神经节内毒蕈碱能而非烟碱能神经传递，并抑制神经兴奋诱发的膀胱收缩。

在脊髓含有 VIP 的传入纤维与脊髓损伤后膀胱反射的恢复有关。在脊髓损伤恢复期的猫模型中，作为 C 纤维传入末梢标记物的 VIP 免疫阳性纤维在外侧背角脊髓的分布范围增大，提示脊髓损伤后发生传入纤维的发芽性再生。此外，脊髓损伤后鞘内注射 VIP 的效应也发生了变化，在正常猫，鞘内应用 VIP 抑制排尿反射；而在脊椎损伤的猫，VIP 促进排尿反射，这意味着 C 纤维释放的神经递质可能是脊髓损伤后 C 纤维膀胱反射出现的基础。在正常大鼠，VIP 和 PACAP（分泌素 - 胰高血糖素 -VIP 肽家族的另一成员）也通过作用脊髓促进排尿反射。PACAP 敲除小鼠导致膀胱形态及膀胱功能异常，同时躯体和内脏痛觉减退。在脊髓损伤大鼠，支配膀胱的 DRG 神经元胞体上 PACAP 表达增加，腰骶脊髓 PACAP 免疫阳性的传入纤维末梢增加，鞘内注射 PAC1 PACAP 受体拮抗剂 PACAP6-38 可减少膀胱充盈期的不稳定收缩，降低最大排尿压力，这提示内

源性 PACAP 通过激活 PAC1 受体参与脊髓损伤大鼠排尿反射和膀胱过度活动的形成。大鼠膀胱化学性炎症时，膀胱传入神经元 PACAP 表达也会增加。此外，新生大鼠脊髓切片的膜片钳研究还表明，PACAP 对副交感神经节前神经元具有直接兴奋作用，部分原因是阻断了钾通道。

3. 前列腺素和内皮素

（1）前列腺素：类前列腺素（包括前列腺素和血栓素）包括多种花生四烯酸氧化代谢产物，由花生四烯酸通过环氧化酶 1 和 2 催化合成，分布于整个下尿路中，参与膀胱收缩、炎症反应和神经传递。比直接影响膀胱肌肉更重要的可能是前列腺素能使得感觉传入神经对于一定程度的膀胱充盈产生的传入神经信号更敏感。

人膀胱黏膜的活检标本显示有前列腺素 PGI2、PGE2、PGF2α 和血栓素 A 表达。类前列腺素的作用是由细胞膜上特异性受体介导的，受体包括 DP、EP、FP、IP 和 TP，分别对 PGD2、PGE2、PGF2α、PGI2 和血栓素 A2 起反应。而且，EP 又细分为 4 种亚型：EP1、EP2、EP3 和 EP4。据报道，EP 受体存在于黏膜上皮、逼尿肌和壁内神经节。在豚鼠膀胱，前列腺素的主要产生部位是黏膜上皮，而且炎症时的前列腺素产生增加。PGE2 可引起表达 EP1 受体的小鼠培养的黏膜上皮细胞释放 ATP；而在 EP1 受体敲除小鼠，膀胱内应用 PGE2 无法诱导膀胱过度活动，表明 EP1 受体参与了 PGE2 介导的黏膜上皮 - 传入神经的相互作用和膀胱过度活动。因此，EP1 受体选择性拮抗剂可改善膀胱储尿功能；然而与安慰剂相比，EP1 受体拮抗剂对 OAB 患者并未显示明显的治疗效果。

EP3 受体既参与正常膀胱功能调节，也参与因 PGE2 产生增多导致的膀胱过度活动，EP3 敲除小鼠 PGE2 灌注引起的膀胱过度活动减少，膀胱容量明显大于野生小鼠。EP4 受体也是 OAB 治疗的另一靶点，因为研究发现：①静脉应用 EP4 受体拮抗剂可降低环磷酰胺引起的膀胱过度活动而不影响大鼠正常排尿；②膀胱内应用 EP4 受体拮抗剂显著降低 KCl 引起的膀胱出口梗阻大鼠的膀胱收缩，并增加膀胱容量，而对于正常大鼠没有影响。

尽管 PGE2 可以增强排尿反射，但临床使用前列腺素促进排尿的尝试结果好坏参半。有研究显示，膀胱内应用 PGE2 可促进女性尿潴留患者和神经性排尿功能障碍患者的膀胱排空，但另一些研究并未发现 PGE2 对促进膀胱的完全排空有益。尽管膀胱内应用 PGE2 会产生尿急和不自主的膀胱收缩。

（2）内皮素：内皮素（ETs）是一个由 21 个氨基酸组成的肽家族，最初是从牛主动脉内皮细胞中分离出来，包括 ET-1、ET-2 和 ET-3，它们由不同的基因编码，通过两种不同的 G 蛋白偶联受体亚型 [内皮素 -a（ETA）和内皮素 -b（ETB）受体] 介导多种生物作用。ETA 受体亚型对 ET-1 和 ET-2 的亲和力高于 ET-3；而 ETB 受体亚型对所有 ETs 有相同的亲和力。ET-1 主要由人内皮细胞产生，可引起不同物种的离体膀胱肌条长时间的收缩反应。在人和家兔膀胱，几乎所有的细胞类型（包括膀胱上皮细胞、血管内皮细胞、逼尿肌和血管平滑肌及成纤维细胞）都显示 ET 样免疫阳性；它们在控制膀胱平滑肌张力、调节局部血流、病理状态下膀胱壁重构等方面发挥作用。在膀胱出口梗阻模型，逼尿肌及黏膜上皮 ET-1 和 ETA 受体结合位点，以及逼尿肌 ETB 受体结合位点均明显增加。这些结果提示，ET-1 和 ET 受体的增加可能参与前列腺增生所致膀胱出口梗阻患者的逼尿肌增生和过度活动。

同时，也有证据表明 ETs 在调节周围和中枢神经系统的感觉功能方面发挥作用。膀胱辣椒素敏感的 C 纤维 ETA 受体的激活，可导致逼尿肌过度活动，而脊髓 ETA 受体通过激活脊髓阿片类机制，抑制大鼠排尿反射。脊髓损伤大鼠膀胱 ET-1 水平升高，ETA 受体拮抗剂 ABT-627 可抑制 C 纤维介导的逼尿肌过度活动。综上所述，通过调控膀胱传入神经或脊髓 ETA 受体的活性，可有效治疗膀胱过度活动或疼痛。

（3）5- 羟色胺：5- 羟色胺（5-HT）存在于尿道和前列腺的神经内分泌细胞。在雌性小鼠尿道内这些细胞被确认为 5-HT 能旁神经元，与 CGRP、P 物质和 TRPV1 阳性的 C 纤维密切接近。尿道内灌注 5-HT 可引起尿道传入神经兴奋，增加尿道扩张时疼痛的敏感性，这提示尿道 5-HT 能机制可能参与以刺激症状为主要表现的尿道综合征。CGRP 阳性神经纤维与 5-HT 阳性内分泌细胞之间密切接触的关系在雄性大鼠前列腺尿道也被证实。

体内或体外实验研究表明，5-HT 对哺乳动物的膀胱产生多种药理作用。人和猪的离体膀胱肌条对 5-HT 产生浓度依赖性的收缩反应。在人离体膀胱，应用 5-HT 可增强电刺激引起的逼尿肌收缩，该作用由 5-HT$_4$ 受体介导。类似的反应也发生在豚鼠，但由 5-HT$_{2A}$ 和 5-HT$_4$ 受体介导，兔和大鼠参与的受体是 5-HT$_3$ 和 5-HT$_7$。此外，在膀胱出口梗阻模型大鼠中，逼尿肌 5-HT$_{2A}$ 和 5-HT$_{2B}$ 受体表达增加，5-HT$_{2A}$ 拮抗剂可增强或显著降低膀胱肌条的收缩反应。

（三）尿道黏膜的类神经特性：与传入神经的交互作用（图 4-4）

以前的观点把尿道黏膜看作一种"屏障"，目前越来越多证据指出尿道黏膜细胞有类似感觉神经元的物质（疼痛伤害感受器及机械张力感受器），每种细胞都有各自不同的生理信号传导机制。在尿道黏膜上发现的与神经元有关的感觉功能机制（如受体和离子通道）包括缓激肽、神经营养因子（TrkA 和 p75）、嘌呤（P2X 和 P2Y）、去甲肾上腺素（α 和 β）、乙酰胆碱（烟碱和毒蕈碱）、受体激活蛋白酶、阿米洛利 / 钠通道敏感机制如 ENaC 及 TRP 通道（TRPV1、TRPV2、TRPV4、TRPM8）。

当机械或化学刺激通过受体或离子通道的途径激活尿道黏膜感觉细胞后，这些细胞可释放化学递质，如一氧化氮（NO）、ATP、乙酰胆碱和 P 物质。这些物质就位于尿道黏膜层，对传入神经有兴奋或抑制作用。有研究推测，尿道黏膜可对局部的化学和机械刺激产生反应，之后传递这些信息至中枢神经系统。

二、中枢神经系统（图 4-5）

（一）脊髓上下行通路的控尿机制

1. 谷氨酸能机制　谷氨酸能拮抗剂鞘内或静脉给药可抑制乌拉坦麻醉大鼠的膀胱反射性收缩，也可抑制正常及脊髓损伤慢性期大鼠尿道外括约肌的肌电活动。一些大鼠模型的研究显示，谷氨酸受体抑制剂可阻断来自脑桥控尿中枢的激活膀胱信号，这提示谷氨酸为脑桥控尿中枢下行通路的神经递质。上述研究结果提示 NMDA 和 AMPA 谷氨酸能神经递质在控制膀胱和尿道括约肌的脊髓反射性通路中起作用。脊髓损伤大鼠尿道外括约肌比膀胱对谷氨酸能拮抗剂更敏感，可能提示这两条反射通路具有不同的谷氨酸能受体。原位杂交技术证实，大鼠骶髓副交感节前神经元表达高水平的 GluR-A 和 GluR-B AMPA 受体 mRNA 以及 NR1 而非 NR2 NMDA 受体。相反，尿道括约肌的运动神经元表达所有四类 AMPA 受体亚单位（GluR-A，-B，-C 和 -D）并调控 NR2A 和 NR2B 含量及高水平的 NR1 受体亚单位。这种受体表达含量的不同似乎与膀胱及括约肌对谷氨酸能抑制剂敏感性有关。大鼠鞘内注射 mGluR 激动剂可抑制膀胱等容收缩，鞘内注射 mGluR 拮抗剂对膀胱活动无影响，这提示脊髓水平的 mGluR 无兴奋作用，但激活后可抑制排尿反射。谷氨酸也是排尿

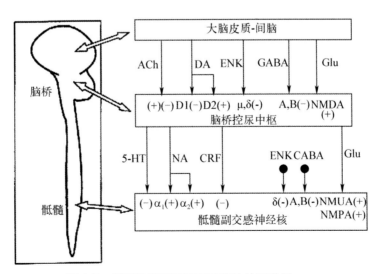

图 4-5　脊髓及脊髓调控下尿路的神经递质

谷氨酸是调控排尿反射的主要兴奋性递质。脊髓内对排尿的调控是通过节段性神经元间的交流（ENK、GABA），或接受来自大脑的下行投射（5-HT、NA、CRF）实现的。脑桥排尿中枢可被来自皮质 - 间脑的传入部分激活。"+"和"-"分别表示促进和抑制。ACh. 乙酰胆碱；CRF. 促肾上腺皮质激素释放因子；DA. D1 和 D2 多巴胺受体；ENK. 脑啡肽；GABA.γ- 氨基丁酸受体（A 和 B）；Glu. 谷氨酸；NA. 去甲肾上腺素；μ. 阿片受体；5-HT. 5- 羟色胺

反射通路传入支的重要兴奋性递质。NMDA 和非 NMDA 谷氨酸受体抑制剂可抑制由膀胱传入信号激活引起的脊髓神经元间的 C-fos 表达。

此外，脊髓谷氨酸能通路通过激活脊髓 AMPA 受体参与大鼠打喷嚏时尿道外括约肌（EUS）的反射性收缩。鞘内应用 AMPA 受体拮抗剂（NBQX）可在不影响尿道基础压力的情况下降低打喷嚏引起的尿道压力反应，并在打喷嚏时引起压力性尿失禁。也有报道称 mGluR 参与对尿道外括约肌（EUS）兴奋通路的抑制，因为在腰骶部鞘内应用 Ⅰ/Ⅱ型 mGluR 受体拮抗剂可显著增强大鼠 EUS 的肌电活动。

2. γ- 氨基丁酸　γ- 氨基丁酸（GABA）是中枢神经系统中一种普遍存在的抑制性神经递质，它能在中枢通路的几个位点抑制排尿反射。鞘内注射 GABA（A）或 GABA（B）激动剂可增加大鼠膀胱容量，降低排尿压力和效率。甘氨酸和 GABA 抑制剂也被确认存在于新生大鼠脊髓水平，通过神经元间的抑制通路直接投射至节前神经元。一些研究表明，脊髓损伤引起的 OAB 模型大鼠与正常大鼠相比，脊髓内甘氨酸水平下降了约 50%，饮食中补充甘氨酸可以增加血清甘氨酸水平，并可恢复脊髓损伤大鼠的膀胱功能。在表现为逼尿肌过度活动和括约肌 - 逼尿肌协同失调的脊髓损伤大鼠，脊髓和腰骶背根神经节内 GABA 合成酶（谷氨酸脱羧酶，GAD）的表达水平也降低，而鞘内应用 GABAA 或 GABAB 受体激动剂可起到改善作用。这些结果表明，脊髓甘氨酸能和 GABA 能机制的下调可能导致脊髓损伤后神经源性逼尿肌过度活动的出现。

GABA 能系统是膀胱功能障碍治疗的一个有趣的靶点。临床研究已经证实，鞘内注射 GABA（B）受体激动剂（巴氯芬）可增加触发排尿反射的容量阈值。提示 GABA（B）受体激动剂在脊髓中的抑制作用可能有助于控制由 C 纤维激活引起的尿路上皮和（或）尿路下皮引起的排尿障碍。

3. 肾上腺素能机制　位于脑干蓝斑核（LC）的去甲肾上腺素能下行通路，通过脊髓内肾上腺素受体调控下尿路功能。麻醉猫模型研究表明 α₁ 肾上腺能受体同来自 LC 经骶髓副交感神经至膀胱的非肾上腺能兴奋通路有关，清醒状态猫模型的研究没有这种结果。

鞘内注射 α₁ 型肾上腺能受体拮抗剂（多沙唑嗪）可降低清醒及麻醉状态大鼠膀胱收缩幅度。在慢性膀胱出口梗阻模型中，α₁ 型肾上腺能受体拮抗剂对膀胱抑制作用的效果更为明显。鞘内注射多沙唑嗪可抑制自发性高血压大鼠的逼尿肌过度活动。鞘内注射多沙唑嗪可抑制清醒大鼠反射性膀胱收缩幅度并增加等容收缩频率，这提示肾上腺素能机制有对膀胱反射的抑制机制。α₁ 型肾上腺能受体激动剂苯福林可降低膀胱收缩频率但不改变收缩的幅度。此外，有研究报道，鞘内注射特异性 α₁A 肾上腺素能受体拮抗剂坦索罗辛或选择性 α₁A/D 肾上腺素能受体拮抗剂萘哌地尔，能瞬时性地停止正常大鼠膀胱等容节律性收缩，同时，对于脊髓损伤的大鼠，鞘内应用萘哌地尔可延长排尿间期，降低排尿时逼尿肌压力，并减少非排尿性不稳定收缩频率。在脑梗死引起中脑损伤的模型大鼠，鞘内应用选择性 α₁A 和（或）α₁D 肾上腺素受体拮抗剂赛洛多辛或萘哌地尔也明显增加膀胱容量。这些结果表明，大鼠肾上腺素受体亚型参与脊髓控尿的兴奋性机制。

通过刺激膀胱（盆神经）或尿道 / 会阴（阴部神经）传入激活脊髓支配尿道外括约肌的运动神经元是控尿机制的重要一环。在麻醉的猫，这些反射活动可以通过记录阴部神经上的传出放电得到证明，反射可被 α₁ 受体拮抗剂哌唑嗪抑制，而不被 α₂ 受体拮抗剂苯恶唑抑制。相反，在麻醉的猫，α₂ 受体激动剂可乐定却抑制该反射。这些数据表明，括约肌功能的调控既存在 α₂ 肾上腺能受体介导的抑制性调节，又有 α₁ 肾上腺素能受体介导的紧张性易化作用，其中，α₂ 肾上腺能受体介导的抑制性调控在阴部神经反射中占主导地位。这些 α₁、α₂ 肾上腺素能受体介导易化和抑制机制，同样参与尿道的控尿反射，防止压力性尿失禁的发生。总之，脊髓水平的去甲肾上腺能系统对排尿反射有调控作用，排尿反射的传出及传入支也通过这个系统接受兴奋和抑制信号。

4. 血清激活素机制　脑干尾端中缝核含有 5- 羟色胺（5-HT）的神经元发放投射至腰骶段脊髓背侧索、自主神经及支配括约肌的运动神经元。在猫模型上激活脊髓水平中缝核神经元或 5- 羟色胺受体可抑制膀胱反射性收缩及激发骶髓段至膀胱的传出神经通路，并可通过刺激盆神经传入抑制脊髓背侧神经元的激发。等容收缩下记录猫模型中缝核神经元细胞外神经活动对储尿及排尿循环结果显示，约 50% 的为紧张性存储神经元，并在反射性膀胱收缩间隙过程中表现为持续增加的激活效果。

大鼠模型注射 5-HT$_{2A/C}$ 受体激动剂，可抑制膀胱传出神经元活性及反射性膀胱收缩。5-HT$_2$ 受体拮抗剂美舒麦角（mesulergine）可阻断这种效果。猫模型鞘内注射 5-HT 受体拮抗剂可降低排尿的容量阈值，提示下行的血清素激活通路可通过 5-HT 受体抑制排尿反射神经传入支的活性。

5-HT$_1$ 受体对膀胱的活性作用在大鼠及猫模型中有所不同。氯醛糖麻醉下猫模型，注射 5-HT 受体激动剂既可增加醋酸诱发过度活动膀胱的容量，还可增加尿道外括约肌的活动，但对无醋酸刺激的膀胱无影响。这提示 5-HT$_{1A}$ 受体拮抗剂在脊髓水平可抑制 C 类膀胱传入纤维触发的排尿反射，而对 Aδ 类膀胱传入纤维无效果。

脊髓交感神经自主核和支配括约肌的运动神经核也从中缝核接收 5-羟色胺能的神经投射。由 5-HT$_2$ 和 5-HT$_3$ 受体介导的 5-羟色胺活动，通过增强猫的括约肌反射，增强储尿功能。大鼠脊髓水平的 5-HT$_{2C}$ 受体的激活，可增强打喷嚏时尿道关闭反射，该反射以尿道横纹肌收缩为主，并由阴部神经介导。而 5-HT$_{1A}$ 受体激活却可抑制该反射，因为有研究表明，鞘内应用 5-HT$_{1A}$ 激动剂可降低打喷嚏时尿道收缩反应，而 5-HT$_{2B/2C}$ 激动剂增加了这种效应。鞘内给予选择性 5-HT$_{1A}$ 拮抗剂和选择性 5-HT$_{2C}$ 拮抗剂可阻断药物作用。

度洛西汀（duloxetine）是一种去甲肾上腺素/5-羟色胺再摄取双重抑制剂，可增加支配尿道括约肌张力及抑制膀胱的过度活动。度洛西汀既作用于膀胱又作用于括约肌的特性，被认为可被用来治疗压力性和急迫性尿失禁。尽管该药物已被制造商从美国 FDA 暂时撤回，该药物目前已在欧洲获得批准，并已在几个国家上市。度洛西汀通过 5-HT$_2$ 受体和 α$_1$ 肾上腺素能受体增强尿道外括约肌的收缩，并通过脊髓 5-HT$_1$ 受体减少膀胱活动，可能通过作用于中枢系统对传入神经及传出神经调控获得。一项安慰剂对照临床试验结果表明，度洛西汀可明显改善 OAB 患者的排尿次数及尿失禁的发生率。临床试验也显示了度洛西汀治疗压力性尿失禁的疗效，但患者因各种原因退出试验的发生率较高。

5. 乙酰胆碱机制　脊髓内 M 型乙酰胆碱受体（毒蕈碱受体 mACh）对排尿反射有抑制作用。大鼠鞘内应用乙酰胆碱受体激动剂或胆碱酯酶抑制剂（新斯的明）可增加膀胱容量和排尿的压力阈值，这些作用可被阿托品阻断，表明脊髓 mACh 受体介导了这一抑制作用。鞘内应用阿托品本身对正常大鼠排尿反射无影响，但可降低环磷酰胺诱导的膀胱炎大鼠排尿间隔，究其原因可能是内源性 mACh 机制在正常情况下不被激活，而在膀胱炎时该机制上调所致。烟碱受体也参与控制排尿功能，鞘内应用尼古丁对大鼠排尿反射有促进作用。

脊髓 mAChR 也可以调节尿道的控尿反射，从而防止压力性尿失禁。鞘内给予胆碱酯酶抑制剂（新斯的明）可以减弱打喷嚏时尿道的关闭反射，该反射由阴部神经介导，由尿道外括约肌中横纹肌收缩完成。新斯的明降低尿道关闭反射的作用，可由预先应用阿托品（非选择性 mACh 拮抗剂）、美索曲明（M$_2$ 受体拮抗剂）或 4-DAMP（M$_3$ 受体拮抗剂）逆转，但不被吡伦西平（M$_1$ 受体拮抗剂）、托吡卡胺（M$_4$ 受体拮抗剂）或甲卡胺（烟碱受体拮抗剂）阻断，提示包括 M$_2$ 和 M$_3$ 在内的脊髓 mACh 受体参与了尿道功能调控。

6. 阿片肽　阿片肽对脊髓反射通路有抑制作用。在猫脊髓，反射性膀胱活动的抑制由 μ 受体介导，而括约肌活动的抑制由 κ 受体介导。在大鼠，μ 和 δ 受体都介导膀胱活动抑制。脊髓阿片肽抑制系统对排尿的抑制可由速激肽通过 NK3 受体激活，也可由内皮素通过内皮素 A 受体激活。

阿片受体似乎也参与刺激阴部神经或胫神经对膀胱活动的调控机制，而神经调控可有效治疗膀胱过度活动症。在猫膀胱内灌注醋酸诱发膀胱过度活动，发现阿片受体拮抗剂（纳洛酮）可逆转刺激阴部神经或胫神经对膀胱容量的增加作用。阿片受体的激活可能不仅限于脊髓内，因为这些研究中纳洛酮是全身应用的。

（二）脑桥控尿中枢及脊髓上位传导通路

1. 谷氨酸能机制　谷氨酸是排尿反射通路上重要的兴奋性递质（图 4-5）。外源性 L-谷氨酸或其类似物局部注射（蓝斑点或臂旁核）在去大脑猫模型的脑干上可诱发类似电刺激效果，使膀胱收缩并触发排尿，或者使排尿次数增加且膀胱收缩幅度增大。

谷氨酸能激动剂在脑桥控尿中枢局部给药可使猫或大鼠模型膀胱收缩，并且触发排尿或使排尿次数增加及膀胱收缩幅度增大，然而在脑干其他区域注射谷氨酸能激动剂则可抑制排尿。脑室内注射 AMPA 或 NMDA 受体拮抗剂可以阻断麻醉大鼠的膀胱反射，这提示谷氨酸能递质对大脑控制排尿功能至关重要。

2.胆碱能机制 胆碱能对排尿反射的兴奋及抑制主要在脊髓以上起作用。在犬模型大脑中央循环系统注射毒蕈碱受体激动剂乌拉胆碱可使排尿阈值下降和排尿压力升高。其作用主要在中脑桥区域，因为胆碱能激动剂在去大脑大鼠模型上有效。在大鼠大脑，毒蕈碱受体介导的胆碱能机制可同时参与排尿的抑制和激活过程。毒蕈碱抑制剂机制似乎参与激活 M_1 毒蕈碱受体和C蛋白酶。在猫模型脑桥控尿中枢微量注射乙酰胆碱可以增加或降低触发膀胱反射性收缩的容量阈值。此现象能够被阿托品阻断，提示毒蕈碱受体在其中的作用。烟碱类受体同样参与控制排尿，烟碱受体激动剂注入侧脑室则可抑制大鼠排尿反射。

3.γ-氨基丁酸能机制 γ-氨基丁酸（GABA）为脊髓上位重要的抑制性神经递质，其中GABAA和 GABAB 受体起重要作用。去大脑猫模型脑桥控尿中枢注射 GABA 或 GABAA 激动剂，可抑制膀胱反射性活动增加膀胱容量阈值。此类效果可被 GABAA 受体拮抗剂所逆转。GABAA 受体拮抗剂则可诱发膀胱收缩并降低容量阈值。脑桥控尿中枢主要为 GABA 能机制所抑制。脑室内注射GABAB 激动剂巴氯芬可抑制乌拉坦麻醉大鼠张力下引发的排尿反射，但此效果不可被 GABAB 受体抑制剂法克罗芬（phaclofen）所逆转。

巴氯芬作为 GABAB 激动剂，临床主要治疗脊髓损伤及脑外伤后肢体痉挛。口服巴氯芬后对特发性逼尿肌过度活动疗效甚微，主要原因是巴氯芬不通过血脑屏障。有报道称，鞘内注射巴氯芬对痉挛及膀胱功能障碍患者有一定疗效。

4.多巴胺能机制 中枢神经系统多巴胺能通路分别通过 D_1 类亚型（D_1 或 D_5 亚型）和 D_2 类亚型（D_2、D_3 或 D_4 亚型）多巴胺能受体抑制或激活排尿反射。在麻醉状态下猫模型，激活黑质多巴胺能神经元，可通过 D_1 类多巴胺能神经元受体抑制膀胱反射。一项清醒大鼠模型的研究显示，D_1 多巴胺能拮抗剂可激活排尿反射而 D_1 激动剂则无激活膀胱反射的作用，提示 D_1 受体调控的抑制膀胱活动主要在清醒状态下起作用。相反，在大鼠、猫及猴模型实验结果表明，激活中枢 D_2 多巴胺能受体可激活排尿反射。D_2 受体调控的激活排尿反射可参与脑干活动，在猫模型脑

桥控尿中枢注射多巴胺可降低膀胱容量及激活排尿反射。

5.阿片类多肽能机制 脑室内注射吗啡可抑制等容膀胱收缩，此种反应可被纳洛酮阻断。脑室内注射纳洛酮同样可以逆转静脉注射吗啡所引发的抑制效果。脑室或脑桥控尿中枢注射纳洛酮可激活排尿反射，纳洛酮还可以阻断阿片受体对控尿的抑制作用。

6.5-羟色胺 脊髓上中枢内的 5-羟色胺能系统（5-HT）也参与了排尿反射的调控。应用氯丙米嗪可消耗大脑内的 5-HT，进而导致大鼠抑郁症模型，大鼠模型表现出尿频和膀胱过度活动，而 5-羟色胺再摄取抑制剂氟西汀（百忧解）可改善这类下尿路症状，这些结果提示中枢 5-HT 系统对排尿有抑制作用。最近的一项研究发现，帕金森病模型大鼠应用氟西汀治疗后，前额叶皮质内 5-HT 浓度升高，可抑制排尿反射，该效应可以被 5-HT$_{1A}$ 受体拮抗剂阻断。人脑成像显示，前额叶皮质被认为是大脑参与自主控尿的一个主要部位，很可能大脑 5-HT 系统通过调节前额叶皮质的活动，发挥其抑制排尿的作用。

与以上不同，脑内 5-HT 系统在心理应激情况下可以是兴奋性的，从而诱发膀胱过度活动。最近的研究表明，脑室内给予蛙皮素（一种与应激有关的神经肽）引起的膀胱过度活动，可以通过 5-HT 合成抑制剂（对氯苯丙氨酸）预处理，或应用 5-HT$_7$ 受体拮抗剂得到抑制。这些结果表明，5-HT$_7$ 受体介导的 5-HT 能机制可能是导致应激状态下膀胱过度活动的原因之一。

过去的几十年，神经泌尿学领域的研究引出了关于下尿路神经调控和下尿路功能障碍病因学的新概念。这些研究激发了人们对治疗排尿功能障碍新疗法的探索。除了以平滑肌和突触后膜上 M 受体和肾上腺素受体为靶点的传统药物外，现在很明确的是其他部位例如传入神经元、传出神经末梢、黏膜上皮细胞和中枢神经系统，对药物开发来讲，具有同样重要的位置。由于排尿由分布于中枢和外周神经系统内复杂的神经环路控制，这些神经环路利用各种神经递质，很可能许多不同种类的药物最终将被用来治疗排尿问题。目前主要的挑战是找到具有"尿路选择性"的药物，即只作用于下尿路而不引起不良反应的药物。

（张 帆 Naoki Yoshimura 廖利民）

第二篇

尿失禁的定义、分类
及流行病学

第5章

尿失禁的定义和分类

一、尿失禁的定义

国际尿控协会（International Continence Society，ICS）将尿失禁（urinary incontinence，UI）定义为"任何尿液不自主地流出"。尿失禁的定义描述了患者或其护理者观察到的任何尿液不自主流出，另外尿失禁还可以根据体征及尿流动力学表现进一步分类。评价尿失禁的时候，要先明确尿失禁发生的类型、严重程度及对生命质量的影响。

二、尿失禁的分类

临床上，根据不同的标准有多种分类方法，各有优缺点。现总结如下。

（一）临床常见分类

1. 按症状分类

（1）压力性尿失禁（stress urinary incontinence，SUI）：是主诉伴随体力活动（走路、紧张、锻炼）或打喷嚏／咳嗽或其他引起腹压增加的活动而出现的尿液不自主流出。体位性尿失禁是压力性尿失禁中的一种，主诉伴随体位变化出现的尿液不自主流出。

（2）急迫性尿失禁（urgency urinary incontinence，UUI）：是主诉伴随尿急而出现的尿液不自主流出。尿急是指出现突然的强烈排尿欲望不能推迟。另外，急迫性尿失禁可以通过尿流动力学检查诊断，但不一定会出现特异性表现，比如逼尿肌过度活动、最大膀胱容量减小等。

（3）混合性尿失禁（mixed urinary incontinence，MUI）：是主诉伴随尿急、用力、体力活动、打喷嚏及咳嗽都会出现的尿液不自主流出。可以急迫性为主，也可以压力性为主，或者两者对等。

2. 按性别分类

（1）女性尿失禁：女性患者发生的尿失禁统称为女性尿失禁。女性泌尿生殖系统解剖的特点不同于男性尿失禁的流行病学、病因、诊断、评估、治疗特点。

（2）男性尿失禁：男性患者发生的尿失禁统称为男性尿失禁。最初关于男性尿失禁的认识程度不如女性，然而近年来对于男性尿失禁及其特点有了进一步的研究，尤其是与前列腺术后相关的尿失禁。

3. 按年龄分类

（1）小儿尿失禁：包括夜间遗尿症及普通尿失禁。国际小儿尿控协会（International Children's Continence Society，ICCS）定义夜间遗尿症是指所有发生在睡眠过程中的尿失禁，不管白天存不存在症状。单纯夜间遗尿症（monosymptomatic nocturnal enuresis，MNE）指只发生在睡眠过程中的尿失禁，但是不合并其他下尿路症状；非单纯夜间遗尿症（nonmonosymptomatic nocturnal enuresis，NMNE）指不但有睡眠过程中的尿失禁，同时合并有其他下尿路症状。其他类型的白天和夜间的尿液不自主流出称为普通尿失禁，同成人一样。

（2）成人尿失禁：发生在成人的尿失禁称为成人尿失禁。

（3）老年尿失禁：发生在老年群体的尿失禁称为成人尿失禁。老弱群体是指超过65岁，同时体力、平衡能力、肌肉力量、运动能力、认知能力、营养和耐力都受损的群体。老年人群尿失禁的发生率高于其他任何群组。

4. 按严重程度分类

（1）轻度尿失禁：24小时使用尿垫数量为1～2个，称为轻度尿失禁。Stamey评分1级：咳嗽或用力时出现尿失禁。

（2）中度尿失禁：24小时使用尿垫数量为

3 ～ 5 个，称为中度尿失禁。Stamey 评分 2 级：改变姿势或行走时出现尿失禁。

（3）重度尿失禁：24 小时使用尿垫数量超过 5 个，称为重度尿失禁。Stamey 评分 3 级：全日出现完全性尿失禁。

5. 按尿失禁特点分类

（1）持续性尿失禁：是主诉尿液不分昼夜地持续漏出。通常见于重度尿失禁、膀胱阴道瘘及输尿管阴道瘘等。患者通常很少或者没有主观去排尿的意愿。

（2）间断性尿失禁：是指以非连续的方式发生的尿失禁，可以发生在任意时间。

（3）完全性尿失禁：尿液完全从膀胱漏出，没有残余尿，通常是由于括约肌损伤或功能障碍所导致的。

（4）夜间尿失禁：又称夜间遗尿症。是主诉睡眠中出现的尿液不自主流出。需要与夜间急迫性尿失禁相鉴别，后者是指夜间清醒状态下出现的伴有急迫症状的尿失禁。

（5）性交尿失禁：主诉性交过程中发生的尿失禁。可以发生于接触、插入或者出现高潮时。

（6）排尿后尿滴沥：多见于老年男性及女孩，指排尿结束后又出现的不自主的尿液流出。

6. 按尿流动力学分类

（1）压力性尿失禁：是指在膀胱测压时，储尿期伴随着腹压增加并且无逼尿肌收缩时，出现的尿液不自主流出。

（2）急迫性尿失禁：是尿流动力学的诊断，出现尿失禁的同时伴随着尿流动力学证实的逼尿肌过度活动，可能存在于急迫性尿失禁患者中，但并不是诊断急迫性尿失禁的必需条件。

（3）混合性尿失禁：指尿流动力学证实的压力性尿失禁与急迫性尿失禁同时存在。

（4）尿道过度活动性尿失禁：经尿流动力学证实，尿失禁的发生是尿道压自发或诱发性下降引起的，而不是因为储尿期逼尿肌的不自主收缩。

（5）充溢性尿失禁：是指在无逼尿肌收缩的情况下，由于膀胱过度充盈，膀胱内压超过尿道最大压力时出现的尿液不自主流出。常见于各种原因导致的尿潴留患者。

7. 按病因分类

（1）神经源性尿失禁：是由于神经系统调控出现紊乱而导致的膀胱和（或）尿道功能障碍，进而产生一系列尿失禁症状（即储尿功能障碍伴 /

不伴有排尿功能障碍）。通常需在存有神经病变的前提下才能诊断。

（2）梗阻性尿失禁（含充溢性尿失禁）：是指无逼尿肌收缩的情况下，仅仅由于膀胱过度充盈致膀胱内压升高并超过尿道最大压力时出现的尿液不自主流出。常见于老年前列腺增生患者。

（3）创伤性尿失禁：尿失禁是由于后尿道损伤导致，后尿道损伤患者尿失禁的发生与尿道损伤程度相关，而不与处理方法相关。

（4）先天异常性尿失禁：某些先天性下尿路病变，如输尿管异位开口，可产生持续性的漏尿症状。另外，膀胱外翻、尿道上裂、尿道憩室、阴道尿道瘘、膀胱尿道瘘等均可引起尿失禁症状。

（5）医源性尿失禁：是指由于外科手术导致支配外括约肌的神经（阴部神经）或外括约肌本身损害（前列腺根治性切除术、经尿道前列腺电切术、放疗损伤外括约肌），从而发生的尿液不自主流出。

8. 按尿失禁途径分类

（1）尿道括约肌内尿失禁：即传统观念的尿失禁，指尿液经由完整的尿道途径流出。

（2）尿道括约肌外尿失禁：尿液经异常通道流出，如尿瘘、膀胱阴道瘘等，也可以是括约肌以外的输尿管异位开口。

9. 解剖异常性和功能障碍性尿失禁

（1）解剖异常性尿失禁：是指由下尿路解剖结构异常所致的尿失禁。而下尿路功能正常。常见于先天发育异常疾病（膀胱外翻、异位输尿管开口等）。

（2）功能障碍性尿失禁：是指由于膀胱和（或）尿道功能障碍所致的尿失禁。

（二）ICS 国际分类

ICS 制定了国际标准化分类方案，但是目前个别名称进行了重新校正，现归纳如下。

1. 压力性尿失禁　主诉用力或体力活动（包括体育运动）或打喷嚏／咳嗽时出现的尿液不自主地流出。

2. 急迫性尿失禁　主诉伴随着尿急出现的不自主的尿液流出。

3. 混合性尿失禁　主诉伴随着尿急，同时用力、强体力活动或者咳嗽、打喷嚏都会出现尿液的不自主流出。

4. 尿道过度活动（不稳定尿道）　是指储尿

期尿道压力自发或诱发性下降，不伴有逼尿肌收缩，从而出现的尿液不自主流出。

5.完全性尿道关闭不全（括约肌源性尿失禁）是指尿道关闭压呈持续负值，无膀胱压增高，出现的尿液不自主流出；当尿失禁为持续性时，称为完全性尿道功能关闭不全。

6.逼尿肌过度活动性尿失禁　是指因神经病变或其他原因引起的逼尿肌过度活动引起的尿液不自主流出，尿道对尿流的控制功能可能正常或降低，也可能与尿道梗阻并存，还可能无明确原因。

7.充溢性尿失禁　是指膀胱过度充盈，在无逼尿肌收缩的情况下，仅仅由于膀胱腔内压力超过尿道最大压力时出现的尿液不自主流出。

（胡　洋　廖利民）

第6章

女性尿失禁的流行病学

一、概论及定义

发生于女性患者的尿失禁统称为女性尿失禁。由于女性泌尿生殖系统解剖的特点与男性不同，因而流行病学、病因、诊断、评估、治疗都有其特点。由于患者通常认为尿失禁是一种随年龄增长而出现的常见现象，普遍存在诊断与治疗的延迟。尿失禁虽然对患者生命没有威胁，但严重影响患者的社会交往活动、体育锻炼和性生活，已成为影响女性健康和社会经济发展的重要问题。

二、流行病学

据报道，女性尿失禁的患病率为 10% ~ 60%，并且随着年龄的增长而增加。不同类型的尿失禁所占的比例在各个年龄段差别很大。年轻和中年女性患者主要以压力性尿失禁（SUI）为主，老年女性则以混合性尿失禁最为常见。在所有年龄组中，最常见的是压力性尿失禁，其次是混合性尿失禁，再次是急迫性尿失禁。

三、患病率

据报道，欧洲女性尿失禁患者的患病率为 35%，其中压力性尿失禁是最常见的类型。中国成年女性尿失禁患病率为 46.5%，中、重度尿失禁的患病率为 13.4%，其中压力性尿失禁、混合性尿失禁和急迫性尿失禁的比率分别为 59.6%、34% 和 6.4%。随着年龄的增长，尿失禁发病率明显升高，并且混合性尿失禁患病率明显增加。

四、危险因素

与女性尿失禁发生相关的因素中，比较明确的主要有年龄、分娩、盆腔脏器脱垂、体重指数（BMI）增高及种族和遗传。可能的相关因素有雌激素水平降低、子宫切除术、吸烟、高血压、便秘、绝经、肺部疾病和慢性咳嗽及体力活动。

阴道分娩和产程延长对盆底的创伤性改变，尤其是对盆底神经完整性的破坏是发生女性 SUI 的主要原因。Fritel 等对首次分娩 4 年后发生 SUI 的患者进行的回顾性研究发现，妊娠后 SUI 发生与多因素有关，主要危险因素有年龄、尿失禁病史（首次在妊娠前和妊娠中）、产程延长和经阴道分娩。Sun 等对中国台湾省 799 例正常孕妇进行横断面调查，发现 SUI 在经产妇中的发生率高于未产妇，且妊娠前多产、高 BMI、高龄是孕妇发生 SUI 的易患因素。Rizvi 等研究发现，产次与 SUI 也密切相关；UUI 和 MUI 与年龄密切相关，而与产次和分娩方式无关。我国的研究发现，分娩方式是北京地区成年女性 SUI 的影响因素，而剖宫产是保护因素，在剖宫产女性中，SUI 的发生风险是阴道分娩女性的 0.750 倍。

国外的研究提出，SUI 发病高峰年龄为 40 岁。我国的研究发现，40 岁以上成年女性发生 SUI 的风险是 40 岁以下女性的 1.999 倍。BMI 增高、高血压、吸烟、便秘、慢性盆腔痛是成年女性 SUI 发生的危险因素。值得注意的是，有研究认为，舒张压升高和慢性盆腔痛是成年女性发生 SUI 的危险因素。

女性盆底器官脱垂（pelvic organ prolapse，POP）可压迫尿道或引起尿道过度移位，使正常盆底结构发生改变，对膀胱的储尿（尿频、尿急）和排尿功能（尿线细、膀胱排空不全）有不同程度的影响，可引起急迫性尿失禁、压力性尿失禁和混合型尿失禁。据文献报道，老年女性盆

底器官脱垂伴压力性尿失禁的患病率高达 60% ～
64.7%。

五、小结

女性尿失禁是影响女性生命质量的主要疾病，其发病率随年龄的增长而增加。尿失禁中以压力性尿失禁为主，其他依次为混合性尿失禁和急迫性尿失禁。高龄、阴道分娩、体重指数高、舒张压高、吸烟、便秘、慢性盆腔痛及盆底器官脱垂是成年女性压力性尿失禁的危险因素。

（吴　芃　查丽华　廖利民）

第7章

男性尿失禁的流行病学

一、概论及定义

和女性尿失禁一样，男性尿失禁也是由于膀胱和（或）尿道括约肌的功能异常导致。然而，有一部分膀胱和（或）尿道括约肌的功能障碍是男性特有的，如前列腺增生等膀胱出口梗阻性疾病，可以引起逼尿肌过度活动和膀胱顺应性的改变，从而导致急迫性尿失禁；还有前列腺癌外科治疗或放射治疗后引起的括约肌源性尿失禁。尿道外尿失禁在男性患者中很少见，因为胚胎学的特点，男性的异位输尿管开口常位于尿道外括约肌的近端，一般不会引起尿失禁。

近年来，随着前列腺手术的广泛开展，有关前列腺术后尿失禁的研究报道也越来越多。随着我国前列腺癌筛查工作的普及，早期前列腺癌发现的越来越多，进行前列腺癌根治性切除术的患者也越来越多，术后尿失禁作为该手术的一个主要并发症，相关研究已成为近年来的热点。

（一）良性前列腺增生相关的尿失禁

良性前列腺增生导致的膀胱流出道梗阻 [膀胱出口梗阻（BOO）] 与男性尿失禁密切相关。BOO 常导致逼尿肌过度活动、低顺应性膀胱和急迫性尿失禁。在尿流动力学检测中，40% ～ 80%的 BOO 患者存在逼尿肌过度活动。低顺应性膀胱是尿失禁的另外一个潜在病因。因此，在治疗良性前列腺增生和 BOO 之前，这些患者往往存在不同程度的膀胱功能障碍和尿失禁。良性前列腺增生治疗后尿失禁往往与持续的术前就已经存在或术后新发的膀胱功能障碍，或者尿道括约肌功能障碍有关（尿道括约肌损伤）。Turner 等研究了 BOO 与尿频、尿急、尿失禁等下尿路症状之间的关系，通过压力 - 流率检测观察逼尿肌过度活动与下尿路症状之间的联系，发现 75% 的患者

前列腺切除术后下尿路症状能够得到缓解。尿失禁（定义为完全丧失对排尿的自主控制）是良性前列腺增生手术治疗时需要考虑的主要危险因素。经尿道前列腺切除术后，2.1% 的患者有压力性尿失禁，1.9% 的患者有急迫性尿失禁，1% 的患者有完全性尿失禁。开放性前列腺切除术后，压力性、急迫性、完全性尿失禁的发生率分别为 1.9%、0.5%、0.5%。近 10 年来，激光前列腺切除或剜除术及前列腺热疗替代了一部分经尿道前列腺切除术。虽然前列腺热疗被认为侵入性较小，但缺乏与经尿道前列腺切除术比较术后尿失禁发生率的研究。在有选择的病例中，激光前列腺切除或剜除术取得了与经尿道前列腺切除同样的效果，并且有研究认为钬激光前列腺剜除术、钬激光前列腺切除术或 KTP 激光前列腺汽化术后尿失禁的发生率相似。

（二）前列腺癌根治术后相关的尿失禁

对前列腺癌根治术后尿失禁的尿流动力学研究有很多。多数研究都认为以尿道括约肌功能障碍为主，主要表现为压力性尿失禁。在这些研究中，尿道括约肌功能障碍的发生率高达 88% ～ 98.5%，膀胱功能障碍的发生率（包括逼尿肌过度活动和低顺应性膀胱）为 26% ～ 46%。另一方面，仅有 1.5% ～ 4% 的患者膀胱功能障碍是其尿失禁的唯一原因。

膀胱功能障碍和尿道括约肌功能障碍经常同时存在，但临床上往往不重视膀胱功能障碍。Ficazzola 等研究发现尽管有 46% 的患者出现了膀胱功能障碍，但仅有 27% 的患者在尿流动力学检查时出现尿失禁。Groutz 等发现膀胱功能障碍的发生率为 33%，但作为尿失禁的主要原因仅占 7.25%。这种膀胱功能障碍可能是慢性的，并且术前就已经长期存在（主要由于术前尿路梗阻导

致）。因此尽管大多数研究表明尿道括约肌功能障碍是前列腺癌根治术后尿失禁的主要原因，但膀胱功能障碍也占一定的比例，治疗时一定要考虑是否同时存在膀胱功能障碍。

大多数证据支持尿道括约肌损伤是前列腺癌根治术后尿失禁的最主要原因。主要是因为手术操作对尿道括约肌的直接暴露或损伤，人工尿道括约肌植入术和男性吊带术治疗前列腺癌根治术后尿失禁成功率很高，也间接证明了尿道括约肌功能障碍是根治性前列腺癌术后尿失禁的主要原因。

（三）前列腺癌放射治疗后尿失禁

不论是外放射治疗还是短距离放疗，都是排尿功能障碍和尿失禁的危险因素。放疗后的早期反应主要是组织水肿，然后出现组织的变性、纤维化和组织解体，原来的肌性结构消失。尽管前列腺是放疗的主要作用部位，但膀胱区也会受到影响。放疗造成的膀胱血管周围纤维化可以导致血管梗阻，引起膀胱壁缺血，在 6 ～ 12 个月后出现纤维化。Choo 等发现放疗后 18 个月，尿流动力学检查膀胱功能容量平均减少了 54ml。Blaivas 等报道了 47 例短距离放射治疗后出现下尿路症状的患者，71% 的患者有尿失禁症状，85% 的患者有逼尿肌过度活动。同样，放疗可以引起远端尿道括约肌的损伤，导致尿失禁的发生。

二、流行病学

随着人们生活水平的提高，对尿失禁的关注度越来越高，但男性尿失禁的流行病学并没有像女性尿失禁研究那样透彻。多数研究表明由于男性和女性控尿机制和下尿路解剖学的差异，尿失禁的亚型有不同的分布。来自欧美的报道发现 60 岁以上男性尿失禁的患病率为 19%，其中急迫性尿失禁最常见（40% ～ 80%），其次是混合性尿失禁（10% ～ 30%），再次是压力性尿失禁（< 10%）。在几乎所有以社区为基础的研究中，男性尿失禁和女性尿失禁的发生比例约为 1 ∶ 2。另外，尿失禁发生的类型和年龄段分布及危险因素在不同性别间都存在一定的差异。

三、患病率

因为研究人群的差异、对尿失禁的定义不同及调查方法的不同，导致对男性尿失禁患病率报道的结果差异性较大。荟萃分析发现老年男性尿失禁的患病率为 11% ～ 34%（中位数 4%，混合均数 22%）。研究发现不管应用何种尿失禁定义，随着年龄的增长尿失禁的患病率都会稳定增加，大部分类型的尿失禁是急迫性尿失禁，而不是压力性尿失禁。一项研究表明，男性急迫性尿失禁的患病率在 50 ～ 59 岁为 0.7%，60 ～ 69 岁为 2.7%，70 岁以上为 3.4%。在上述人群中，压力性尿失禁发生率分别为 0.5%、0.5% 和 0.1%。另一方面，Maral 等报道了压力性尿失禁随年龄增长的发病率，35 ～ 44 岁为 0.9%，45 ～ 54 岁为 1.2%，55 ～ 54 岁为 3.8%，65 岁以上为 4.9%。

多数研究还报道了一个重要的亚型即尿滴沥，无论终末尿滴沥还是排尿后尿滴沥，都是尿失禁的一种表现，在传统尿失禁分型中很难被包括。研究发现，持续性尿滴沥的发病率为 7%。在澳大利亚的一项调查中，12% 的患者有终末性尿滴沥。

四、危险因素

男性尿失禁的危险因素包括年龄、下尿路症状、尿路感染、功能或认知障碍、神经源性疾病和前列腺切除术。前列腺癌根治术后发生尿失禁比较常见，发病率为 2% ～ 57%，但经过术后 1 ～ 2 年平台期会稳定下降。影响前列腺切除术后尿失禁的因素包括手术时的年龄、前列腺切除术的类型、是否神经保留和保留膀胱颈等不同的手术方法。

（一）年龄

和女性一样，随着年龄的增长，男性尿失禁的发病率逐渐增加。多因素分析表明年龄是尿失禁的一个独立的危险因素。随着手术时患者年龄的增长，术后发生尿失禁的危险性也增加。一项研究表明，40 岁开始，每增加 10 岁，尿失禁的发病率增加 2 倍。另外一项研究表明，术后老年人需要较长时间的恢复，但不会最终影响尿控。

（二）下尿路症状和感染

通过邮件和电话对某社区人群有尿失禁症状男性的一项调查表明，大多数男性尿失禁患者曾患有不同的其他疾病，这些疾病中很多都可以引起或加重尿失禁症状。与下尿路症状如尿急、夜尿、尿不净感和尿失禁也密切相关。在一项研究中，尿失禁的发病率在没有下尿路症状的患者中为 15%，而有这些症状的人群中为 34%。

有研究表明，尿路感染和膀胱炎与男性尿失禁显著相关，膀胱炎患者发生尿失禁的危险性为 3.7，在反复发作性感染的男性中危险性为 12.5。

在 60 岁以上老年人中，尿失禁和尿路感染之间呈正相关。

（三）功能和认知障碍

如果存在活动问题，如使用轮椅或携带助行器、诊断为关节炎或类风湿或在近年有坠落伤病史的患者，发生尿失禁的可能性显著增加。日本的一项研究表明，尿失禁在那些不能进行日常生活的男性中更易发生。加拿大的一项研究表明，65 岁以上的男性，部分或完全不能运动的人与那些正常可以走动的人相比，更易发生尿失禁。同样，意大利的一项研究中，将日常生活能力量表作为一种影响因素进行分析，发现那些有较高分数的老年人（反应较大的功能障碍）尿失禁的发病率是正常老年人的 2 ～ 4 倍。Wisconsin 进行的一项关于需要家庭护理的居住者的一份调查显示，痴呆和日常活动较少是尿失禁发生的危险因素。总之，大多数研究发现患有功能障碍或认知障碍是尿失禁的危险因素，这一点在男性和女性之间具有相似性。

（四）神经源性疾病

许多特殊的神经源性疾病可以导致尿失禁，神经源性逼尿肌过度活动在脊髓脊膜膨出、脊髓损伤、帕金森病、多发性硬化患者中很普遍。脊髓圆锥马尾的病灶或糖尿病引起的膀胱功能异常可以造成充溢性尿失禁，而瘫痪的盆底肌可以引起压力性尿失禁。卒中患者较易发生尿失禁，危险性为 7.1。一个匹配年龄的针对长期卒中男性生存者的病例对照研究表明，卒中患者的尿失禁发病率较高（17.9%）。另外，尿失禁患者中，卒中患者尿频和漏尿的发病率较高。在一项对 235 例卒中患者的研究中，尿失禁与运动障碍、视力缺陷、吞咽困难相关，危险性分别为 5.4、4.8 和 4.0。

（五）前列腺切除术

男性尿失禁的一个常见原因是医源性损伤，即前列腺切除术。但我们不知道这种原因造成尿失禁的危险程度。挪威的一个老年尿失禁研究中，几乎 1/3 的人都有前列腺切除术史。在一个维也纳男性横截面研究中，Schmidbauer 等认为既往有前列腺切除术病史与尿失禁的发生有关。经尿道前列腺切除术后压力性尿失禁的发病率约为 1%。

前列腺根治性切除术后尿失禁的发病率为 2% ～ 60%，在经过术后 1 ～ 2 年的平台期后稳定下降。这强调了前列腺切除术后需要长期随访来明确控尿状态。一项针对 647 例前列腺切除术后患者的研究发现，术后 1 年内尿失禁的发病率为 13%，术后 2 年为 7%。

前列腺癌根治术的手术操作影响尿失禁的发病率，尿失禁发病率较低的术式包括经会阴途径前列腺癌根治术和保留神经血管束的前列腺癌根治术。膀胱颈保留者较切除者较易达到尿控，但 1 年后两者尿失禁的发病率相似。一项研究表明，膀胱颈网球拍样重建和膀胱颈保留相对于膀胱颈切除、耻骨前列腺韧带保留的患者，前者尿失禁的恢复较早，但 1 年后他们的尿失禁发病率相似。然而，在另外一项研究中，术后 > 12 个月进行尿控状态的评估表明，相对于切除膀胱颈者，膀胱颈保留者尿失禁的发病率较低（1.6% vs 4.9%）。腹腔镜前列腺癌根治术后早期尿失禁的发病率较高，但 1 年后和开放手术相仿。

其他一些因素可能也与前列腺切除术后尿失禁的发病率较高有关，这些因素包括曾经做过经尿道前列腺切除术、术前有下尿路症状、肥胖、临床分期、PSA 水平、前列腺体积和 Gleason 评分。一项研究对 156 例患者进行了回顾性分析，患者术前均接受了前列腺 MRI 检查，术后随访表明恢复控尿的时间与前列腺尖部的形态有关。前列腺尖部，如果没有与膜部尿道重叠则术后尿控恢复较快。Johnson 等 5 年的队列研究表明在前列腺切除术患者中，种族与尿失禁发生相关，非洲裔美国人、非拉丁美裔白种人、拉丁美裔美国人有较好的尿控恢复。Janssen 对 377 人进行了一项 9 年的研究，表明老年男性和女性随着 BMI 的增加，尿失禁的发病率增加。然而，多因素分析没有显示 BMI 是尿失禁发生的独立危险因素。在澳大利亚的一项包括年轻人的研究中，肥胖和尿失禁发生有关，危险性为 3.2（1.2 ～ 9.0）；然而，此研究中过度肥胖和尿失禁并不相关。

男性尿失禁广义上由括约肌功能障碍和膀胱功能障碍引起。目前，尿失禁的病理生理学机制还不是特别清楚，但随着基础科学和解剖学的进展，将来我们对尿失禁的病理生理学会有更深入的理解。另外，需要进行更多的基于社区的患病率的研究和前列腺切除术后尿失禁的密切随访观察，才能更好地了解男性尿失禁的问题。

（丛惠玲　王祎明　付　光）

第三篇

尿失禁的诊断与评估

3

第8章

尿失禁的初步诊断与评估

第一节 症状评估

尿失禁的初步评估包括病史、体格检查、实验室检查和基础专科检查，通过初步评估可以获得患者病情的初步信息，排除潜在相关器官的特异性情况，由此建立一个初步诊断。根据医师经验或疾病特定的治疗原则，结合患者症状严重程度和治疗意愿，权衡潜在的风险 - 收益比，选择治疗方法；或者推荐更复杂的专科检查。

不同年龄、性别人群的初步评估方法存在一定差异，不存在一个适合所有患者的"万能评估模式"，尿失禁合并女性盆腔器官脱垂或男性前列腺增生需要特殊评估程序。儿童先天性尿失禁和成人尿失禁的病因存在很大差异，对于那些同时存在储尿期和（或）排尿期异常，特别是存在上尿路损害特殊危险因素的神经源性膀胱患者，经常需要进一步的精确评估。

通过询问病史，可以获得下尿路症状和尿失禁病因有关的信息。尿失禁的发生可能与尿道本身及其周围支持结构的功能受损、逼尿肌过度活动或收缩无力、尿道括约肌功能减退或丧失等因素有关。

不同类型的尿失禁表现特征不同。根据不同原因、症状和病理生理机制，尿失禁可以分为急迫性尿失禁、压力性尿失禁、充溢性尿失禁和混合性尿失禁。详细全面地询问病史可以了解尿失禁的发生频率、发生时间、量、诱发因素、伴随症状、采用的保护措施及饮食影响等信息。下尿路症状虽然不能作为疾病的最终诊断，但可以提示或表明下尿路可能存在的病理情况，如尿路感染、出血等。

男性尿失禁需要关注者的既往手术史、有无放射治疗史，目前使用的药物是否引起多尿，有无前列腺增生或肿瘤家族史，有无性功能障碍及排便功能障碍等病史。青年男性如果无脊柱或盆腔手术外伤史很少发生尿失禁，若有这样的患者要注意有无隐匿神经源性膀胱的可能。同时要询问患者的用药史，排除药物引起的尿失禁。

对于前列腺切除术后患者的评估要注意其尿失禁的严重程度、尿失禁的类型等。严重程度可根据患者一天发生尿失禁的次数来判断。排尿日记和尿垫试验也可以来判断尿失禁的严重程度。

一、下尿路症状

国际尿控协会（International Continence Society，ICS）将下尿路症状分为储尿期、排尿期和排尿后症状。

1. 储尿期症状

（1）膀胱过度活动症：尿急，伴或不伴急迫性尿失禁，常伴尿频和夜尿增多的症候群，诊断膀胱过度活动症之前应排除潜在的代谢或病理状态。尿急是指突然出现的强烈的排尿欲望，并且很难被延迟。

（2）尿失禁：是指任何不自主的漏尿，应进一步描述相关因素，如尿失禁的类型、频率、严重程度、促发因素、对生活质量影响、日常采取哪些防护措施等，例如使用尿垫的种类和数量、更换内衣和外衣的次数等，患者的治疗意愿和期望值等。

1）压力性尿失禁：指在用力、咳嗽或打喷嚏等增加腹压动作时出现尿液不自主地漏出。

2）急迫性尿失禁：指不自主漏尿以前或漏尿

时伴有尿急症状。急迫性尿失禁可以表现为不同的形式和程度，例如在两次排尿间歇频繁少量的漏尿，或者尿急导致大量漏尿完全排空膀胱，应进一步寻找促发急迫性尿失禁的诱因，如寒冷、听到流水声等。

3）混合性尿失禁：指同时有压力性尿失禁和急迫性尿失禁的成分。

2. 排尿期症状　膀胱出口梗阻、尿道狭窄、盆腔脏器脱垂、逼尿肌收缩力低下等原因都可以出现排尿期症状。常见症状有排尿迟缓、排尿中断（间断性排尿）、排尿踌躇、排尿费力、排尿后滴沥等。

3. 排尿后症状　指排尿后立即出现的症状。常见症状有排尿不净感和排尿后滴沥。

4. 病史问卷　病史可以采用问卷交流形式获得，简明的病史包括患病时间、症状、病情变化、治疗情况等。此外，病史中应包括现在和过去相关疾病史、手术史、妇产科病史及药物使用情况等。详尽全面的病史采集，可以对尿失禁的类型、程度做出初步判断，并为进一步的检查提供线索。

二、尿失禁的测量

频率 - 容量表（FVC）或排尿日记能够记录患者日常活动期间的排尿模式。ICS 推荐了 3 种不同格式的排尿日记，即排尿时间表、频率 - 容量表、排尿日记。

排尿时间表单纯记录 24 小时的排尿时间和次数，频率 - 容量表在此基础上还包括排尿量。排尿日记还包括尿失禁等不良事件发生的时间和次数、尿垫使用情况、液体摄入量以及摄入时间、尿急程度等。应依据临床需求和患者自身情况选择最适宜的记录持续时间，一份好的频率 - 容量表（包括第 2 天晨起的第一次排尿）可以恰当地反映患者日常排尿习惯（表 8-1）。

排尿日记最佳连续记录持续时间取决于临床实际情况，记录 24 小时比较可行。ICS 推荐应用连续记录 3 天的频率 - 容量表或排尿日记以准确评估下尿路症状。对于复杂病例，可以连续记录 7 天的排尿日记，推荐临床研究时也采用连续记录 7 天的排尿日记。目前大部分药物临床研究采用连续记录 3 天的排尿日记作为疗效判定标准（表 8-2）。

表 8-1　频率 - 容量表（排尿次数／尿量表）模板

排尿次数／尿量表					
姓　名：			记录日期：　　年　　月　　日		
7am	第 1 天		第 2 天		第 3 天
8am	起床（up）300				
9am					
10am					
11am	200				
12：00					
1pm					
2pm					
3pm	250				
4pm					
5pm					
6pm					
7pm	200		漏尿（W）		
8pm					
9pm					
10pm	250				

续表

11pm	入睡（bed）					
12：00						
1am						
2am	150					
3am						
4am						
5am						
6am						

注：①推荐完成连续 3 天的排尿日记。②每次排尿均应记录在相应表格内，计量单位为 ml。③用带刻度的尿壶测量尿量。④如果两次排尿之间有漏尿，请标注"W"。⑤起床时标注"up"，睡觉时标注"bed"

表 8-2　排尿日记模板

排尿日记					
姓　名		记录时间：	年	月	日
时　间	排尿量（ml）	日常活动	漏尿（1～3分）	尿急感	饮水量（ml）类型
6：50am	325	起床、早餐	0	是	300/ 咖啡，90/ 橘汁
7：45	150	去上班	0	否	
8：20	250	工作中	0	是	200/ 咖啡
9：10		咳嗽	2	否	
12：25pm	275	工作，午餐	0	否	300/ 水
2：45	200	弯腰	1	否	300/ 水
5：30	200	下班	0	否	
7：45		晚餐	0	否	50/ 白酒，200/ 水
10：00	250	准备入睡	0	否	
备注：漏尿评分		1 ＝数滴　2 ＝打湿内裤或尿垫较轻　3 ＝湿透衣服			

注：①日间排尿次数：指白天清醒时排尿次数。②夜间排尿次数：指从就寝到清晨起床之间的排尿次数。③多尿：指成人 24 小时尿量超过 2.8L。④夜尿增多：指 24 小时尿量增加主要发生在夜间。夜尿量随年龄变化而变化，表现为夜尿占总尿量的 20%（中青年）～33%（65 岁以上）。⑤平均排尿量：指每次排尿的平均尿量，通过总排尿量除以排尿次数来计算。⑥尿失禁次数：特定时间内（例如 24 小时）发生漏尿的次数。⑦尿急：指突然的排尿欲望，难以抑制，导致害怕尿失禁发生。该症状的影响可通过排尿日记记录的尿急次数、漏尿次数、尿急程度来评估

三、常用的尿失禁调查问卷

（一）King 健康问卷（KHQ）

KHQ 问卷是由三部分组成，第一部分包含两个问题，评估患者一般健康和由尿失禁引起的整体健康状况。第二部分包括 19 个问题，主要分为 7 个方面，即尿失禁的影响、角色限制、身体限制、社会活动限制、人际关系、情感、睡眠和精力，严重程度采取相应的措施、一般健康状况感知、症状严重程度。问卷的第三部分包括 11 项关于尿失禁困扰程度及影响的问题。KHQ 的可靠性和有效性已经得到证明，男性及女性均适用，现已被翻译为 37 种语言。该问卷既属于症状问卷也属于生活质量问卷，可对尿失禁患者进行快速评估和随访，也可用于尿失禁治疗效果的评价。KHQ-SF 为 KHQ 问卷的简表，保持了原版本的第一、二部分，而对第三部分中 6 个方面仅挑选了其中一项组合而成，同样具有很好的测量性能。

（二）膀胱过度活动症及健康相关生活质量问卷及其简表（OABQ 和 OABQ-SF）

OABQ 由 33 个项目组成，其中 8 个项目用来评估症状困扰程度，25 个项目用来反映膀胱过

度活动症状引起健康相关生活质量情况。其有效性、可靠性、反应性已经过临床证实。OABQ-SF 是在 OABQ 问卷的基础上发展而来的，简表由 6 个用来评估症状困扰程度及 13 个用来反映膀胱过度活动症状引起健康相关生活质量的共 19 个项目组成，其有效性、可靠性和反应性也已经过临床证实。

（三）国际尿失禁咨询委员会问卷（ICIQ）

为满足临床应用及临床研究的需要建立了国际尿失禁咨询委员会问卷，它于 1998 年由国际尿失禁委员会确立，通过这次会议建立了尿失禁问卷的核心部分。在当时会议上发现有针对不同研究目的的很多问卷，但是种类繁多的问卷对于研究中选用何种问卷有困难，且相似的临床研究因选用不同的问卷评价对于治疗结果的对比也产生困难。

国际尿失禁咨询委员会成立的目的是通过每 3 年召开一次会议继续完善国际尿失禁咨询委员会问卷。早期咨询委员会通过讨论决定尽可能扩大问卷包含的内容，包括泌尿系统症状、肠道症状和阴道症状。该咨询委员会由临床医师和有设计经验的研究人员及使用调查表的主要社会代表所组成。包括对下尿路生殖系统及肠道功能障碍的评估和研究。国际尿失禁咨询委员会的成员可以从 www.iciq.net 网站上获得。

应用最广泛的模块是 ICIQ-UI 的简表，虽然有少数研究采用 ICIQ-UI 的简表来评估前列腺癌术后或良性前列腺增生造成膀胱出口梗阻治疗后男性尿失禁的严重程度，但用来评估女性尿失禁的研究最多。大多数关于流行病学研究包括尿失禁的流行病学研究及下尿路症状的研究。研究成果包括前瞻性随机临床试验研究，分为手术治疗、药物疗法与非手术治疗。

ICIQ 的模块化问卷项目（www.iciq.net）对患者的盆腔功能障碍及生活影响提供了一系列的标准化问卷。ICIQ 对于使用的问卷提出了明确要求，只采用有高品质证据并且经过心理学验证的问卷，包括有效性、可靠性和灵敏度改变的量表。因此确保了使用者得到准确的结果，这对于评估临床疗效及实验研究时得到有力的证据及结果是非常重要的，也可以使更大范围内的不同治疗方法及不同患者间的疗效可以进行比较。

（吴　娟　廖利民）

第二节　体格检查

体格检查的重点在于检查是否存在导致尿失禁的病因，有利于治疗方式的选择。尿失禁患者的体格检查主要包括一般检查、会阴区/生殖器检查和神经系统检查等几个部分。

一、一般检查

身高、体重及 BMI 是发生尿失禁的重要危险因素。注意腹部有无手术瘢痕、有无腹部和腹股沟疝，骶尾部皮肤有无凹陷、隆起等异常，下腹部有无膨胀的膀胱，膀胱充盈程度，有无脊柱发育畸形等。

二、腹部检查

腹部检查要注意有无手术瘢痕，有无异常腹部条纹及包块，这些存在可能说明患者有压力性尿失禁及盆腔脏器脱垂。尽可能进行肾脏触诊，观察有无膀胱功能障碍及神经损伤，膀胱有无充盈等。若是在老年患者触及充盈膀胱往往说明其残余尿量 > 300ml。

三、会阴区/生殖器检查

男性尿失禁检查集中于直肠指检（DRE）和下肢及会阴的神经检查。直肠指检（DRE）包括触诊前列腺的大小、质地、对称性和与周围器官的关系。应仔细检查外生殖器（阴茎、阴囊、睾丸和附睾）。男性压力性尿失禁患者（如前列腺切除术后）应在站立位，通过 Valsalva 动作和咳嗽动作来检查。与女性一样，还应检查有无表皮脱落和皮疹。

女性尿失禁的盆腔检查首先要了解会阴和生殖器。注意会阴局部皮肤有无尿失禁引起的表皮脱落或红斑。发现任何解剖异常、萎缩、表皮脱落或与尿失禁和使用尿垫有关的皮肤红斑都应引起注意。应该观察阴道上皮有无萎缩，雌激素化良好的阴道上皮较厚，色粉红伴有横向皱褶；雌激素水平低下的阴道上皮较薄，色苍白无皱褶。理想的情况应该是：在膀胱充盈（检查尿失禁和脱垂）和排空时（检查盆腔器官）分别进行阴道检查。阴道检查注意观察有无膀胱膨出、子宫的位置,增加腹压判断有无子宫脱垂,有无阴道前壁、后壁膨出等异常情况。

怀疑存在压力性尿失禁时,患者处于截石位,膀胱适度充盈,嘱患者做咳嗽或增加腹压动作时,观察是否同时有尿液自尿道不自主流出,证实是否存在压力性尿失禁。女性压力性尿失禁患者还要评价膀胱颈的移动性,尤其当咳嗽或腹压增加时是否有盆底器官脱垂。评价盆底肌功能及患者进行盆底肌收缩的能力。

棉签试验、诱发试验和膀胱颈抬举试验主要应用于女性压力性尿失禁患者。棉签试验是测量膀胱颈和尿道移动性的一种简单方法(图8-1)。步骤如下:将润滑消毒后的棉签通过尿道插入膀胱,手法应轻柔,一旦进入膀胱,将棉签退至阻力点即膀胱颈水平,记录相对水平面的静息角度,嘱患者用力加压,测量角度变化。尿道过度移动定义为加压角度超过30°。但是有多个研究得出的结论是单纯依靠棉签试验不能进行预测尿道的过度移动。

尿瘘不同于尿失禁。尿瘘指尿液自尿道以外的其他部位流出,也称为尿道瘘,主要包括尿道阴道瘘、膀胱阴道瘘、膀胱子宫瘘、输尿管阴道瘘等。

直肠检查主要评价肛门紧张度、盆底肌功能、大便的硬度等。直肠指诊可以通过观察及触摸检查直肠有无解剖异常,它是评估儿童及男性患者盆底肌肉最简单的方法。此外,直肠检查也是判断儿童尿失禁是否由于大便堵塞引起的必要检查。女性患者也需要进行直肠指诊来判断括约肌张力(包括休息和活动时),并检测有无粪便嵌塞或直肠肿块。

四、尿道检查

尿道外口可以观察形态、颜色,有无息肉、肉阜,有无异常分泌物,有无因长期尿失禁导致的尿道周围及会阴部皮肤的异常改变等情况。尿道内部情况一般需要通过膀胱镜进行检查,检查尿道通畅情况,有无狭窄、梗阻、息肉或憩室等异常状态,膀胱颈是否有抬高等情况。

部分先天性尿道憩室患者并无症状,无须治疗。有症状的患者可能会反复发生膀胱炎,有尿频、排尿困难、性交困难、尿失禁及排尿困难等症状。临床体检时可以在尿道下部发现肿块。通常尿道是很柔软的,如果憩室与尿道相通,它可能会分泌出脓性分泌物,有时憩室内会有结石形成。

五、盆腔脏器脱垂检查

阴道腔检查,包括前壁、顶部、后壁和会阴体。检查前壁时,嘱患者先处于截石位,张开窥阴器,用其后叶插入阴道并向后方退缩,示意患者用力和咳嗽来评价膀胱、尿道和宫颈移动及压力性尿失禁。接下来检查顶部及其支持结构,正常包括宫颈、子宫或子宫切除后的阴道残端。如果存在阴道脱垂,应该通过手法或子宫托使其复位以便显示潜在的压力性尿失禁。部分患者阴道脱垂未复位时不出现压力性尿失禁,但是阴道脱垂复位后又出现者称为隐匿性压力性尿失禁。检查完前壁和顶部,旋转叶片使阴道前壁慢慢退缩。检查后壁和穹隆观察有无后壁脱垂(直肠膨出)。慢慢后退窥阴器时,可以看到一条横沟将肠疝与其下方的直肠膨出分开,伸入直肠的手指可以"顶起"直肠膨出,而不能"顶起"肠疝。脱垂的程度可以通过Baden-walker系统(1~4级)或盆腔器官脱垂量化系统(pelvic organ prolapse quantification,POP-Q)来评估(图8-2),后者可以对每一部分分别评估。通过阴道和直肠触诊,可以检查会阴体和阴道直肠隔,来评价患者的盆

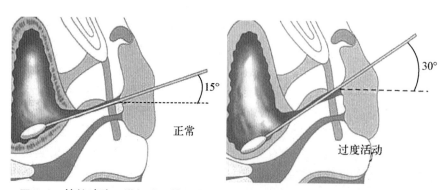

图8-1 **棉签试验,增加腹压棉签末端抬高超过30°,提示存在尿道过度移动**

底强度和自主收缩盆底肌的能力。如果患者有压力性尿失禁病史，但是截石位未诱出，应该于站立位重新检查。患者站立于检查者的前方，一只脚置于矮凳上，嘱其咳嗽和用力，观察有无尿液漏出及盆腔脏器脱垂情况。

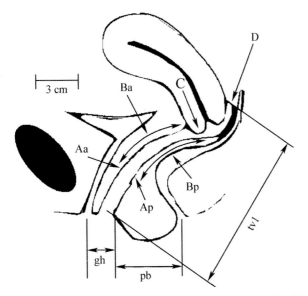

图 8-2　国际尿控协会盆腔器官脱垂量化分期法（POP-Q）

盆腔脏器从其正常位置向前或向下移位称为盆腔脏器脱垂（POP）。传统分类有子宫脱垂、膀胱膨出和直肠膨出。国际尿控协会盆腔器官脱垂量化分期法（POP-Q）：该法将阴道分成 6 个位点和 3 条径线，共测定 6 个解剖测量点与处女膜水平的关系，以量化阴道前后壁及子宫脱垂的程度，处女膜水平为 0，用处女膜上方（负数）、下方（正数）的厘米数表示。

点 Aa：位于阴道前壁中线距离处女膜上方 3cm 处，相当于膀胱尿道皱褶处。数值范围 − 3 ～ + 3cm。

点 Ba：位于阴道前穹隆顶端至 Aa 点之间阴道前壁脱垂的最明显处。无脱垂时，该点位于 − 3cm。

点 C：宫颈的最下缘，或全子宫切除后的阴道断端。

点 D：位于后穹隆，相当于子宫骶骨韧带在宫颈的附着处；如宫颈已切除，该点省略。

点 Ap：位于阴道后壁中线距离处女膜 3cm 处，数值范围 − 3 ～ + 3cm。

点 Bp：位于阴道后穹隆顶端到 Ap 点阴道后壁脱垂最明显处。无脱垂时，该点位于 − 3cm。

gh：生殖裂隙长度，即从尿道外口中点到处女膜后缘的中线距离。

pb：会阴体长度，从生殖裂孔后缘至肛门中点的距离。

tvl：阴道全长，是当 C 点或 D 点处于完全正常位置时阴道最大深度的厘米数。

ICS 推荐应用 3×3 九格表准确记录测量值（图 8-3）。

阴道前壁 Aa　cm	阴道前壁 Ba　cm	宫颈或阴道顶端 C　cm
生殖裂隙 gh　cm	会阴体 pb　cm	阴道长度 tvl　cm
阴道后壁 Ap　cm	阴道后壁 Bp　cm	后穹隆 D　cm

图 8-3　盆腔脏器脱垂的 3×3 九格表

ICS 推荐的 POP 分期如下：

0 度：无脱垂。点 Aa、Ap、Ba、Bp 都是 − 3cm。D 相当于 tvl 的负值，C 比 D 短 2cm。

Ⅰ 度：脱垂的最远端位于处女膜上 > 1cm。定量值 < − 1cm。

Ⅱ 度：脱垂的最远端位于处女膜平面上 1cm 或下 1cm 之间。定量值 ≥ − 1cm，≤ + 1cm。

Ⅲ 度：脱垂的最远端位于处女膜外 > 1cm，不超过阴道全长减去 2cm。定量值 > + 1cm，< + (tvl-2) cm。

Ⅳ 度：下生殖道完全翻出阴道口，脱垂的最远端至少在 (tvl-2) cm，定量值 ≥ + (tvl-2) cm（图 8-4）。

六、神经科查体

在患者首次进入检查室时，通过观察其步态和举止，神经系统的检查就开始了。轻度跛行、协调性缺乏、言语顿挫异常、面部不对称或其他异常都是神经疾患的微妙体征。骶神经的评价是通过检查肛门括约肌的紧张度和控制能力、生殖器感觉和球海绵体反射来完成的。对于下尿路功能障碍的患者，详细的神经学检查如感觉检查、运动检查等都是十分必要的。

详细的神经系统检查包括精神状态、感觉功能、运动功能、反射完整性，对于尿失禁患者神经系统检查重点在骶尾部的检查，包括双下肢的感觉运动、会阴区的感觉运动等，临床上一般以肛门外括约肌代表会阴部的横纹肌，通过肛门外括约肌的功能来评估尿道外括约肌的功能。

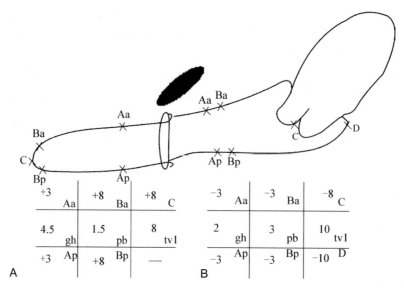

图 8-4 盆腔脏器脱垂的测量记录方法（按脱垂最严重计）

A. Ⅳ度脱垂阴道完全翻出的格表图：阴道前壁最远点 Ba，阴道顶端 C，阴道后壁最远点 Bp 在同一位置（+8），Aa 和 Ap 在最远（+3）。最大的脱出相当于阴道长度；B.0 度脱垂的格表图：生殖道支持组织正常，Aa 和 Ba，Ap 和 Bp 均在－3。宫颈最低点 C 在处女膜上 8cm（－8），后穹隆 D 在 C 点上方 2cm（－10）。阴道长度 10cm，生殖道裂隙和会阴体分别为 2cm、3cm

最常用的反射是轻触肛门黏膜皮肤交界处可以引起肛门外括约肌收缩，称为肛门反射，若该反射消失常提示骶神经损害，但有时在正常人该反射也可能不明显。肛门的自主收缩力检查有助于判断盆底肌肉神经支配，球海绵体反射可以反映骶髓的局部反射，该反射消失常提示骶神经受损。尿失禁患者神经学检查的目的是排除神经学病因引起的尿失禁。在老年人，还有智力和认知功能的评价、右手运动功能评价等。

七、尿垫试验

尿垫试验可以检测一定时间段内发生的尿失禁，并通过在标准化状况下测量尿垫重量变化来量化尿失禁。尽管未被国际尿控协会高度推荐，尿垫试验仍被认为是评估尿失禁的一个选择。尿垫试验可以诊断尿失禁但不能确定其原因。

尿垫试验的检测时间可以从不到 1 小时的短时间到 72 小时不等。短时的尿垫试验（1～2 小时）通常在医师诊室内设计特定状态下（活动或运动）进行。如果患者膀胱容量恒定，不超过 1 小时的短期尿垫试验结果大多数是可靠的。Hahn 和 Fall 报道了尿量在 50% 最大膀胱容量时的一个 20 分钟的尿垫试验，患者在 20 分钟内要攀登 100 步、咳嗽 10 次、跑步 1 分钟、洗手 1 分钟、跳跃 1 分钟。尽管患者对压力性尿失禁和尿垫试验结果的认知有 12% 的偏差，但在女性压力性尿失禁患者群未出现假阴性。

关于 1 小时尿垫试验的研究最多，如果膀胱的容量和设定运动方式恒定，1 小时尿垫试验可能是最可靠的尿垫试验，虽然其反映日常生活中的尿失禁不如长时间尿垫试验（24～48 小时）准确。

国际尿失禁咨询会推荐的 1 小时尿垫试验方法是：实验前 15 分钟让患者喝水 500ml，然后完成一系列的运动。1 小时尿垫试验把尿垫重量增加超过 1g 定义为结果阳性。

较长时间的 24 小时尿垫试验可以在家中进行，目的是使尿失禁的测定更接近现实生活。由于并未设定运动方式，24 小时尿垫试验对压力性尿失禁和急迫性尿失禁都可以进行量化。Lose 等发现，在 31 名女性压力性尿失禁患者中，其病史与 24 小时尿垫试验的相关性为 90%，明显优于 1 小时尿垫试验。Mouritsen 等认为家庭中进行 24 小时尿垫试验耐受性良好，在检测尿失禁方面与 48 小时尿垫试验相当。与此相似，还有研究发现在膀胱容量恒定时，24 小时家庭尿垫试验比 1 小时尿垫试验更灵敏。与较短时间的尿垫试验相比，24 小时尿垫试验重复性好，但依从性较差。

根据第三届国际尿失禁咨询会议意见，24 小时尿垫重量增加超过 1.3g 表示结果"阳性"（Tubaro，2005）。但也有人认为 24 小时尿垫重量增加不超过 8g 都为"正常"（Versi，1996）。

Groutz 等报道在 24 小时、48 小时及 72 小时尿垫试验中，尿垫重量增加值和更换尿垫的数量都是较可靠的参数。建议试验结束，就应该立刻询问患者实验结果是否与其主观感受相吻合，比日常情况是轻还是重。如果患者认为比日常状态有明显增多或减少则记录下相关信息，必要时重复试验。有文献表明，超过 24 小时更长时间的尿垫试验并不比 24 小时尿垫试验明显优越。

总之，尿垫试验是尿失禁常规评价中有价值的方法，还可用于临床和实验研究中的结果测定。如果要求短时间检测，可以在膀胱容量恒定条件下，在诊室或病房进行 20 分钟～1 小时的尿垫试验。如果要求更接近"现实生活"的精确检测，可以进行 24 小时或更长时间的尿垫试验。

八、染料试验

怀疑患者存在尿失禁，但无法证实患者所描述的漏尿症状时，可以用染料试验协助检测。当怀疑漏出物并非真正尿液（如阴道分泌物、术后的腹腔或盆腔血清液），或怀疑存在尿道外尿失禁（尿瘘）时，染料试验则用处更大。这里需要提醒的是，膀胱尿道镜检查不能完全替代染料试验，图 8-5 和图 8-6 为 1 例女性宫颈癌放疗后严重尿失禁患者的膀胱镜、阴道镜下亚甲蓝试验照片，经多家医院检查均诊断为冰冻尿道、膀胱挛缩，膀胱镜检查并未发现明显瘘口，经导尿管膀胱灌注亚甲蓝后发现大量蓝色液体经阴道流出，阴道镜检发现瘘口位于膀胱颈后方膀胱镜视野盲区以内，该患者如不进行亚甲蓝试验将会漏诊隐匿存在的膀胱阴道瘘。

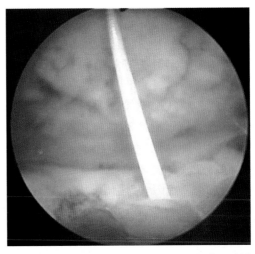

图 8-5　阴道镜下经膀胱阴道瘘口插导丝进入膀胱腔

如果怀疑存在膀胱阴道瘘，可以将亚甲蓝或靛胭脂注入膀胱，置一纱垫于阴道内，纱垫的里边部分蓝染表明存在膀胱阴道瘘。如果纱垫显示有漏尿但不被蓝染，应怀疑有输尿管阴道瘘，这时可行双染料试验，即口服非那吡啶（使肾脏尿液着色），同时膀胱内注入蓝色染料（使膀胱内容物着色）。

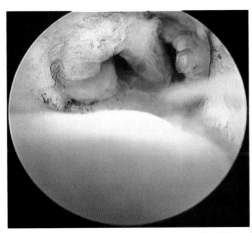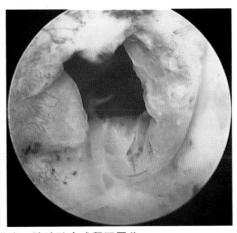

图 8-6　从阴道观察膀胱阴道瘘，膀胱腔内残留亚甲蓝

（吴　娟　付　光）

第三节　辅 助 检 查

一、尿液分析及尿细胞学检查

对于泌尿科的患者，尿液检查是最基本的检查，可以提供很多有用的信息。完整的尿液检查包括化学检查及镜检。对于尿失禁患者来说，尿常规检查不是特异性诊断检查，是一个筛查，可以用来检查有无血尿、蛋白尿、菌尿及脓尿。

膀胱癌、泌尿道感染、尿道狭窄、膀胱结石等均可引起膀胱过度活动症状。虽然血尿或脓尿在这些情况下不常出现，但还是要进行尿常规检查来排除这些疾病。尿液分析不是一个单一的测试，全面的尿液分析包括化学的和微观的检查。白细胞酯酶和亚硝酸盐正常提示患者可能存在尿路感染。很大比例的老年慢性病患者有膀胱过度活动症状时多伴有菌尿，有时伴有脓尿。男性患者尿路感染引起的膀胱过度活动症往往没有急迫性尿失禁的表现。

镜下血尿通过尿常规检测有红细胞可以很容易发现。这项检查非常重要，因为血尿在 3 年内有 4%～5% 转变为泌尿系统疾病或恶性肿瘤的可能。

建议对出现血尿的患者进行尿细胞学检查，特别是有吸烟史或肿瘤家族史的患者，这样有助于膀胱原位癌和膀胱癌的早期诊断。

二、血肌酐检查

膀胱过度活动症患者很少会出现慢性肾脏病，有研究表明存在下尿路症状的男性发生肾衰竭的概率＜1%，但对于老年高龄患者、合并糖尿病等内科疾病的患者必须监测肾功能。对于有长期大量残余尿的患者、神经源性下尿路功能障碍患者建议常规进行血肌酐检查。

三、残余尿测定

残余尿是指在一次正常排尿后仍残留在膀胱内的尿液量。残余尿可通过超声或导尿进行测量。残余尿量超过膀胱容量的 30%（通常超过 50～100ml）则有临床意义。

残余尿的测量可在排尿后即刻通过导尿法或使用便携式超声波扫描仪测量膀胱体积计算得出。有研究比较了应用超声波与导尿法测量的残余尿量两者之间的差异，发现便携式超声扫描获得的残余尿量的准确度为 85%～94%，所以两种测量方法准确性基本相当。

残余尿增加合并膀胱高压可能导致上尿路问题。如果残余尿量增多的同时伴随泌尿系统感染，可能需要治疗残余尿量增多，因为在感染的残余尿存在的情况下，尿路感染不可能被根除。残余尿的显著增多会降低功能性膀胱容量，同时会导致尿急/尿频、急迫性尿失禁及夜尿增多的出现。

目前没有循证医学研究确认残余尿量正常范围的上限。一般认为，如果残余尿量＜50ml 意味着膀胱排空完全，而残余尿量＞200ml 认为膀胱没有完全排空，并需要相应处理。国际前列腺增生委员会推荐将残余尿量在 50～100ml 作为正常值的上限。

四、膀胱镜检查

原发性尿失禁一般不需要进行膀胱尿道镜检查。膀胱尿道镜检查可考虑应用于：①急迫性尿失禁患者，用于排除导致镜下血尿的其他病因（如膀胱肿瘤、间质性膀胱炎、反复感染）；②复发的尿失禁术前评估；③怀疑膀胱阴道瘘；④下尿路术后尿失禁；⑤尿失禁手术过程评估膀胱损伤；⑥严重的前列腺增生、膀胱颈挛缩导致的膀胱出口梗阻，大量残余尿膀胱表现为充溢性尿失禁，术前用于评估下尿路情况。

（付　光　廖利民）

第9章

尿失禁的专科诊断与评估

第一节 尿失禁尿流动力学测定的价值

本节首先阐述尿流动力学测定在尿失禁临床中的价值及其研究进展。

一、尿流动力学在尿失禁中的作用与地位

尿流动力学测定（UDS）能否改善临床治疗结果？能否改变临床决策？这正是循证医学（EBM）在尿流动力学领域提出的问题。Glazener等发表的一篇 Cochrane 文献分析认为：UDS 对成人尿失禁治疗结果的影响尚不清楚。是否可以接受这一 EBM 结论，认为 UDS 没有临床重要性呢？如果 UDS 无临床用处，则了解下尿路功能以治疗功能障碍也就不重要了。国际尿失禁咨询委员会（ICI）则持相反观点，认为：UDS 研究能通过定性及定量参数对下尿路功能及功能障碍进行客观描述，为临床医师提供有用的客观资料，其作用体现在：①确定或排除尿失禁的原因；②获得下尿路功能障碍的其他情况；③预测上尿路功能障碍的后果；④预测治疗结果及副作用；⑤判断疗效及理解作用机制；⑥解释治疗失败的原因。UDS 应为尿失禁评估提供一个金标准，但测定必须遵循国际尿控协会（ICS）标准。

得出上述 EBM 结果可能的解释有：①相同症状的所有患者都患有相同疾病（显然不可能）；②选择了错误的 UDS 项目（不能揭示病理生理基础）；③实施了错误的治疗措施（没有充分理解病理生理）；④ UDS 质量很差，结果毫无意义（在许多国家较为普遍）。坚持对尿失禁患者行 UDS 的理由有：常规 UDS 包括了一系列测试，应选择相关测试以便再现症状、找出原因并加以

治疗。如果测试改善了结果或影响了治疗选择，该测试则被评价，并确定推荐等级，这是 EBM 的范畴。从更广的角度来看，EBM 的观点在 UDS 中是不完全的，它只适合一些简单的、确定的病理状态。但在尿失禁中，多数情况是复杂的，病理状态是可变的、不定和多因素的；UDS 的目的就是确定所有致病因素以便制订合理的治疗方法，这就是循证医学的要求。如在儿童尿失禁中，病理生理是可变的、不可预测的，治疗是必需的、不可逆的，所有能获得的资料都有助于合理治疗方案的制订，因此忽略 UDS 是不符合伦理的。UDS 对功能和功能障碍进行研究，是客观了解和确定功能障碍的唯一方法，以对疾病的全面了解和认识为基础来进行临床工作就需要 UDS，这就是 EBM 的要求。

二、对压力性尿失禁和急迫性尿失禁的尿流动力学评价

（一）压力性尿失禁（SUI）

从症状定义，SUI 是指一种症状。从 UDS 角度看，SUI 是指在缺乏逼尿肌收缩的情况下增加腹压所产生的非随意漏尿。更抽象地说，SUI 是指在静态时膀胱出口的闭合机制处于代偿状态，而在应力下则变为失代偿状态。目前对控尿及尿失禁的机制仍然了解很少。在尿失禁的病理生理学研究中，多是对结构的理解，对功能的了解很少；但结构也是复杂的、三维的。因此需要一种生物机械模型来测定各种作用力，并对结构的影像学进行研究。目前测量控尿机制的方法均存在理论或技术上的缺陷，因此需要一种能在应力状态下

测量尿道压力的新方法、新技术。阴道压力测定也许有助于建立一种新的生物机械模型。

（二）急迫性尿失禁（UI）

从症状定义，UI 是指非随意漏尿加突然出现的排尿欲望。从 UDS 角度看，UI 指非随意的逼尿肌收缩，即逼尿肌过度活动（DO）。准确地说，UI 是指 DO 加漏尿。UI 与 DO 既有联系，又有区别，DO 不等同于 UI，DO 可出现于正常人，而一些 UI 患者又不存在 DO。神经源性等原因可导致 DO，DO 也可以是生理现象。DO 提示膀胱控制功能差，必须通过测量传入感觉信号和大脑控制能力来测定膀胱控制功能，这也需要一些新方法。

（三）UDS 的变异性

变异性是 UDS 结果与症状相关性较差的原因之一。UDS 的变异性是大脑对排尿反射的控制导致了人体的适应性变化，因此大脑控制的目的就是产生变异性。我们需要研究不同人群的正常值及变异性，需要更多关注感觉传入通路，也需要更多研究大脑皮质对排尿功能的控制。

三、尿流动力学对不同尿失禁人群的临床评估

（一）女性尿失禁

在女性压力性和急迫性尿失禁患者中，通常使用的测试包括尿道压力、腹压漏尿点压（VLPP）、膀胱测压及压力 - 流率测定。该人群中 UDS 结果和症状的相关性较弱，目前尚无证据表明侵入性 UDS 能改善常规治疗的结果或影响治疗选择，但应该进行排尿日记、剩余尿量、尿流率等非侵入性 UDS。

（二）男性尿失禁

男性尿失禁情况较复杂，存在不同的病因和改变，治疗上应因人而异，无通用方法，每例患者均应进行侵入性 UDS，做到"量体裁衣"。

（三）儿童尿失禁

神经、解剖、功能异常等许多病因可导致儿童尿失禁，病情因人而异，治疗不及时会导致上尿路损毁。侵入性 UDS 是必需的，影像 UDS 有助于诊疗。对功能性异常的患儿，不必开始即行侵入性 UDS。

（四）成人神经性尿失禁

许多神经性病因可以影响排尿功能，保护肾功能是强制性治疗措施，侵入性 UDS 是必需的，

影像 UDS 有助于诊疗。

（五）老弱人群尿失禁

对于老年体弱人群，首先应进行非侵入性 UDS；如果非手术治疗失败，可行侵入性 UDS。

四、ICI 总体推荐意见

（一）总则

1. EBM 的要求 ①在尿失禁领域，UDS 是定量获得对功能和功能障碍认识的唯一方法。②任何以对功能和功能障碍认识为基础的尿失禁治疗均须以 UDS 评估为基础。③当病理生理学不清楚或不可预测，尤其是需要进行不可逆治疗时，尽可能地收集功能障碍的量化指标，以便做出合理的治疗选择是伦理道德的要求。④在上述情况下，UDS 评估目标是确定那些可预测或不可预测的、导致功能障碍的因素，评估必须全面进行。⑤在某些特定人群，如儿童和神经源性尿失禁患者，病理生理变化不可预测，因此根据 EBM 的要求，必须进行全套 UDS 评估。⑥在病因明确且病情不复杂的患者中，如那些无排尿困难、通过体征能确定的简单女性 SUI 患者，不需要 UDS 而进行治疗是可行的；而对病情复杂、病因不明确的患者则需行 UDS。⑦在这些病因明确的患者中，EBM 原则可以被应用。但目前以随机研究为基础的证据非常有限，在此情况下对功能障碍的量化认识可能对治疗选择和结果产生很大影响。⑧在未获得 UDS 支持就实施治疗的原因包括：缺乏对病因和病理生理的理解，因此非特异性、非量化的治疗方法或好、或不同等地被用于所有情况；缺乏对生物学机制的理解，UDS 项目的选择错误；UDS 的实施质量不高。⑨UDS 使情况更易混淆的原因包括 UDS 参数的变异性、与症状的相关性较差、尿流动力学检查质量差、对结果解释技巧差。⑩一些 UDS 参数的变异性并非测量所致，而是反映了神经控制，尤其是皮质控制能力，变异的起源尚不清楚，值得研究。

2. UDS 训练和资质 UDS 必须在可信任的专门中心进行，可信任的标准取决于人员培训（证书和培训过程的认可）、遵循 ICS 技术规范的操作、充足的检查数量。不必在初级医疗机构对所有患者施行全套 UDS，那些复杂病例或经非手术治疗尿失禁仍无变化的病例，必须到专业实验室接受检查。那些简单直观的经非手术治疗的病例是否需要行 UDS 尚存疑问，但可做一些简单的、

再现症状的项目。

（二）对尿失禁临床实践的推荐

推荐级别是以 EBM 证据为基础制订的，除特殊标注外，其他推荐均为 C 级。

1. 侵入性 UDS 必须在被认证的 UDS 实验室、由经过培训和有资质的人员施行，并进行质量控制。高度推荐建立被认证、有资质和质量控制的国家级培训计划。

2. 在评价下尿路功能的同时也应简单评估肛肠功能。

3. 排尿日记、剩余尿量、尿流率测定等非侵入性 UDS 必须在每一位尿失禁患者治疗前实施。

4. 推荐侵入性 UDS 项目必须针对具体患者来选定，至少包括充盈期膀胱测压（伴激发动作）和压力 - 流率测定。根据患者情况再选择 VLPP、尿道压力测定、简单的神经学检查或简单的肛肠检查。

5. 推荐行侵入性 UDS 的指征：①在对各种尿失禁患者进行侵入性、不可逆或再次治疗之前施行。除外简单女性 SUI 或 UI、男性尿后滴沥、无须外科治疗的男性 UI、行为治疗有效的儿童功能性排尿障碍和无须非手术治疗的老弱患者。②一些病理生理学基础有疑问的尿失禁，或对尿失禁简单性有怀疑时。③作为神经源性膀胱患者的初始评估，或长期随访的一部分（B 级推荐）。

6. 对儿童的推荐：①因神经或解剖异常而影响尿路功能者，在考虑行侵入性治疗或忽略治疗有导致不可逆尿路损毁的危险者，必须施行侵入性 UDS；②需评估肠道功能；③功能性疾患非手术治疗失败后必须接受全套 UDS。

7. 老弱尿失禁患者在药物或外科治疗之前，推荐测量剩余尿，可重复测定以监测疗效。

（三）对尿失禁研究领域的推荐

1. ICI 推荐，如果没有广泛的 UDS 评估某治疗对下尿路功能或功能障碍的影响，任何新疗法将不被介绍；UDS 必须构成对新疗法评估的必要部分。

2. 推荐对下列领域进行研究：①在一些特定人群中设计和开展随机控制研究，以提供 UDS 有用性的客观证据；②建立关于正常、异常盆底和膀胱出口机制的新的、完全的生物力学模型，以及测量尿道、阴道和直肠压力的新方法；③建立新的 UDS 方法，如一些以可靠技术和生理学知识为基础的尿道特性测定方法；④建立整合途径来研究和管理尿失禁与便失禁；⑤在正常人、一些特殊群体（如儿童和老年人）、神经源性膀胱患者中，研究 UDS 参数的重复性和生理变异性；⑥研究对下尿路功能的中枢皮质和情感控制；⑦研究在膀胱测压中记录传入信号的新方法。

（廖利民）

第二节 尿流动力学检查

尿流动力学检查是唯一一项能准确测定膀胱尿道功能的检查。对于不同病理生理机制导致的尿失禁，尿流动力学检查有助于明确诊断并选择合理的治疗方案。但是，对于每一个患者个体而言，尿流动力学检查仅是一项辅助检查，必须结合临床表现、体格检查及放射学检查结果才能进行准确分析。

一、尿流率测定

尿流率测定是一种简单、无创的诊断性检查方法，既可用于下尿路功能障碍患者的初筛、疗效评价和治疗后的随访，也可与其他侵入性尿流动力学检查项目同步联合测定，如压力 - 流率测定、压力 - 流率 - 尿道括约肌肌电测定等。对于有排尿困难症状的患者来说，尿流率测定应作为筛查项目，以确定是否需要进一步侵入性检查。由于一些尿失禁患者存在尚未意识到的隐匿性排尿障碍（腹压排尿、尿流缓慢等），故手术治疗前有必要进行尿流率检查，以免术后排尿障碍加重，出现完全或不完全性尿潴留。

（一）原理和方法

尿流率定义为单位时间内通过尿道排出的液体量，以时间的函数形式计算出排尿的速度，单位为 ml/s。其实尿流率是逼尿肌收缩力和膀胱流出道阻力相互作用的反映，所以尿流率下降既可能是由于流出道梗阻，也可能是因为逼尿肌收缩力受损或排尿量减少所致。检查时患者按日常排尿习惯和体位，将尿液排出到一个与电子测量设备相连的收集容器中。

（二）测量参数

最大尿流率（maximum flow rate，Q_{max}）：指人工修正赝像后尿流率的最大测定值。

平均尿流率（average flow rate，Q_{ave}）：指排尿量除以尿流时间所得的数值。

尿流时间（flow time，TQ）：指可测量的实际发生尿流的时间。

排尿时间（voiding time）：指整个排尿持续的时间，包括尿流中断的时间。

排尿量：指经尿道排出的尿液总量。

达峰时间（time to maximum flow，TQ_{max}）：指从排尿开始到最大尿流率所用的时间。对于连续排尿患者，TQ_{max}约为排尿时间的1/3（图9-1）。

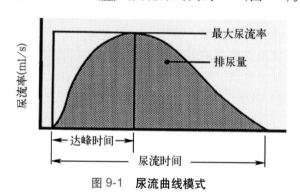

图 9-1 尿流曲线模式

（三）异常尿流曲线模式

1. 高流率尿流曲线 表现为正常尿流曲线放大，Q_{max}异常高，常见于逼尿肌过度活动（图9-2）。

2. 低长尿流曲线 表现为Q_{max}和Q_{ave}均降低，常见于膀胱流出道梗阻或逼尿肌收缩乏力（图9-3、图9-4）。

3. 间断尿流曲线 表现为排尿呈间断模式，排尿时间延长，常见于腹压排尿或逼尿肌括约肌协同失调（图9-5、图9-6）。

（四）尿流率测定的注意事项及质量控制

尿流率测定前，建议记录排尿日记3天以上以了解患者平常排尿状况。排尿量在150～400ml时测得的结果较可靠，故检查前应嘱受检查者适量饮水以获得满意的尿量。尿流率测定应充分尊重受检者的排尿隐私与排尿习惯，检查应在安静、隐蔽的环境中进行，检测程序后，医护人员回避。排尿体位：男性通常为立位，女性为坐位。采用转盘式尿流率计，尿线落点应尽量集中在容器侧壁。称重式尿流率计则应在每次检测完成后倒掉集尿杯内液体。

尿流率曲线持续时间＜2秒正负方向的变化应为赝像，需要人为校正，方法是以平均跨度超过2秒的光滑曲线加以校正。建议排尿后通过即刻导尿或B超进行残余尿测定，有助于评估膀胱排空功能（图9-7）。

二、充盈期和排尿期的膀胱压力测定

（一）定义

1. 充盈期膀胱压力 - 容积测定 指测定膀胱压力与容积之间关系的方法。通过测量充盈期逼尿肌压力来实现。充盈期膀胱压力容积测定用于评估受检者储尿期膀胱的测压容积、感觉功能、顺应性、稳定性等。

2. 排尿期膀胱压力 - 流率测定 是指通过测定排尿期尿流率来研究逼尿肌压力与尿流率之间的关系。

总之，充盈期和排尿期的膀胱压力测定是人为浓缩一次排尿周期，将充盈期、排尿期的压力变化与流率变化同步图形化、数字化。

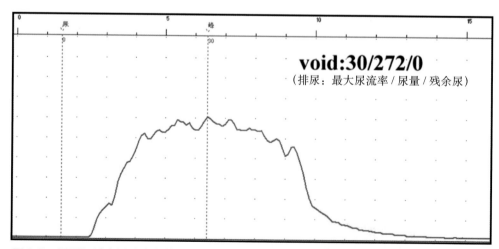

void:30/272/0
（排尿：最大尿流率 / 尿量 / 残余尿）

图 9-2 逼尿肌过度活动患者的尿流曲线，该曲线特征与正常尿流曲线类似，Q_{max}异常升高

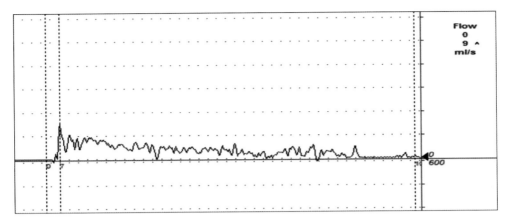

图 9-3　前列腺增生合并逼尿肌收缩乏力患者的尿流曲线，该曲线特点是 Q_{max} 和 Q_{ave} 均降低，TQ 延长

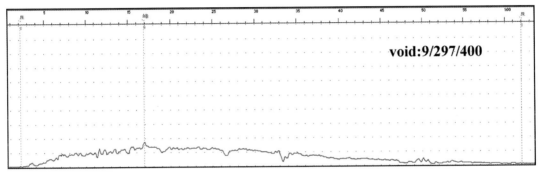

图 9-4　尿道狭窄患者的尿流曲线，该曲线特点是呈平坦状或盒子状，表现出相对恒定的尿流率及延长的排尿时间，尿流率上升后无显著变化，呈低水平延伸，Q_{max} 和 Q_{ave} 之间差别不大，TQ 延长

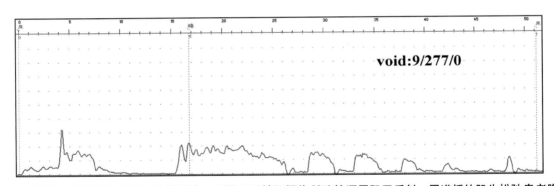

图 9-5　腹压排尿患者的尿流曲线，该曲线为一圆锥马尾神经损伤所致的逼尿肌无反射，尿道括约肌失松弛患者腹压排尿的尿流率曲线，排尿呈间断模式，曲线特点是呈多个间断波形，中间停顿，间断期膀胱压力可降到基线，排尿时间延长

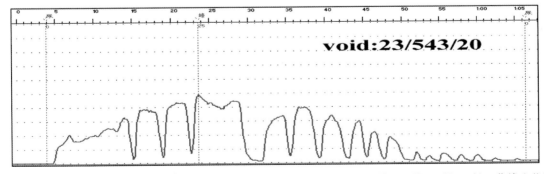

图 9-6　逼尿肌 - 括约肌协同失调患者的尿流率曲线，该曲线特点为排尿时多次停顿、排尿时间延长、曲线变化不一、波形变化较快。与腹压排尿的区别是在两次最大尿流率间的膀胱压高于基线

Uroflowmetry#1

最大尿流率	33.3ml/s	排尿时间	45s
平均尿流率	20.1ml/s	尿流时间	44s
排尿量	874ml	达峰时间	14s
延迟时间	15s		

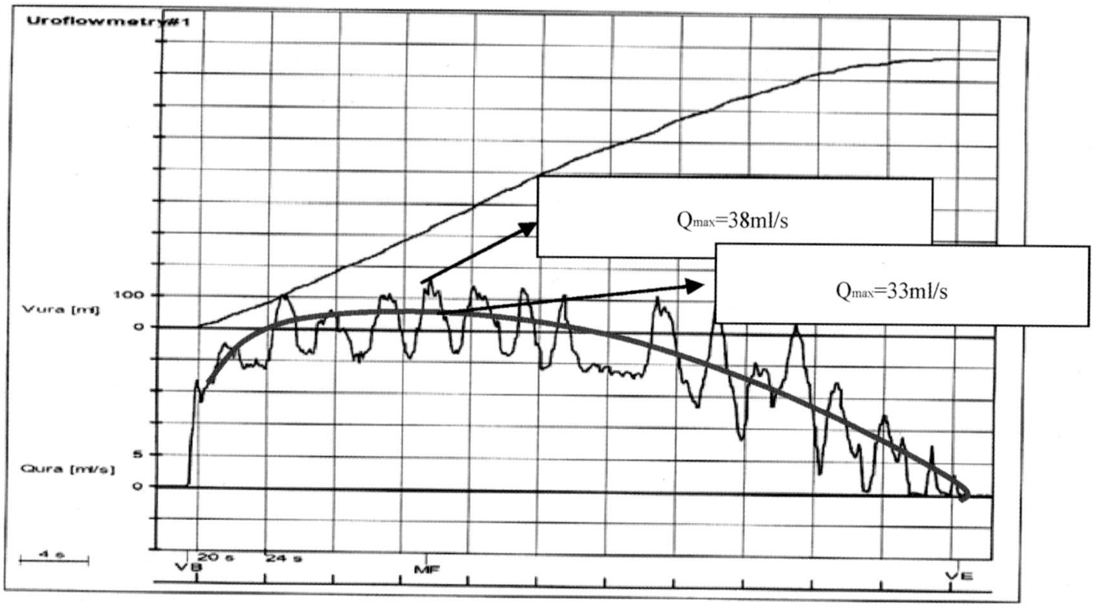

图 9-7　经过校正后的尿流曲线，Q_{max} 应该为 33ml/s

（二）充盈期测量参数

1. 膀胱压（intravesical pressure，P_{ves}）　指膀胱内的压力。

2. 腹压（abdominal pressure，P_{abd}）　指测定膀胱周围的压力。在目前的检查方法中，通常采用直肠内压、阴道内压，偶尔情况下采用腹膜外压或肠造瘘口内压。在监测膀胱压时必须同时测定腹压。

3. 逼尿肌压（detrusor pressure，P_{det}）　指膀胱压减去腹压所得的差值，代表逼尿肌收缩产生的压力。

4. 膀胱测压容积　指充盈期膀胱测压的末期，当受检者"允许排尿"时的膀胱容量。测压末期的时间点是特异性的，如受检者有正常排尿需求后停止膀胱充盈时刻。膀胱测压容量是排出尿量和所有残余尿量的总和。

5. 充盈期膀胱测压过程中膀胱感觉的测定

（1）膀胱充盈初感觉（first sensation of bladder filling）：在膀胱充盈测压过程中，受检者首次注意到膀胱充盈时的感觉。

（2）初次排尿感（first desire to void，FD）：在膀胱充盈测压过程中，受检者首次感受到的需

要在合适的时候排尿的感觉，但如果需要排尿亦可延迟。

（3）强烈排尿感（strong desire to void，SD）：在膀胱充盈测压过程中，持续存在排尿感，但没有漏尿的恐惧感。

（4）非特异性膀胱感觉（non-specific bladder sensation）：指腹部胀满感、压迫感或坠胀感等，可能是患者本人对膀胱充盈的一种觉察。

（5）膀胱疼痛（bladder pain）：在膀胱测压过程中出现的膀胱疼痛是一种异常表现。

（6）尿急（urgency）：在膀胱充盈测压过程中突然出现的强迫性排尿需求。

6. 充盈期膀胱测压过程中逼尿肌功能的测定

（1）正常逼尿肌功能（normal detrusor function）：在膀胱充盈过程中没有或仅有很小的压力改变。在诱发条件下亦无不自主性收缩。

（2）逼尿肌过度活动（detrusor overativity）：为一个尿流动力学检查过程中观察到的特性，即在充盈期自发或诱发产生的逼尿肌不自主地收缩。逼尿肌不自主收缩的幅度没有下限，但当幅度很低时需要有辅助信息以证实收缩的存在。这些信息包括突然的排尿感、括约肌肌电图活动的突然

变化或者出现尿失禁。

ICS 将逼尿肌过度活动分为两类。①期相性逼尿肌过度活动（phasic detrusor overativity）：是指波浪状的收缩波形，伴或不伴有尿失禁。②终末性逼尿肌过度活动（terminal detrusor overativity）：是指在达到膀胱测压容积前时发生的单一不自主的逼尿肌收缩，不能被抑制，必然导致尿失禁，直至膀胱完全排空。

逼尿肌过度活动也可以按照原因进行分类。①神经源性逼尿肌过度活动（neurogenic detrusor overactivity）：指由于神经性病变所致逼尿肌过度活动，这个名称取代了逼尿肌反射亢进。②特发性逼尿肌过度活动（idiopathic detrusor overactivity）：指由于非神经性病变所致逼尿肌过度活动，这个名称取代了逼尿肌不稳定（detrusor instability）。

7. 膀胱顺应性和逼尿肌漏尿点压力

（1）膀胱顺应性（bladder compliance，BC）：描述膀胱容量变化和逼尿肌压力变化间的关系。

（2）逼尿肌漏尿点压力（detrusor leak point pressures，DLPP）：是在无逼尿肌自主收缩及腹压增高的前提下，膀胱充盈过程中出现漏尿时的逼尿肌压力。在膀胱充盈过程中，因膀胱顺应性下降，膀胱腔内压力随着充盈量的增加超过尿道阻力时产生漏尿，此时记录的逼尿肌压力即为 DLPP（图 9-8）。主要用于评估因膀胱顺应性下降导致上尿路损害的风险。

DLPP ≥ 40cmH$_2$O 为造成上尿路损害的临界压力。在无逼尿肌自主收缩及腹压改变的前提下，灌注过程中逼尿肌压达到 40cmH$_2$O 时的膀胱容量为相对安全容量。相对安全膀胱容量越小，意味着膀胱内低压状态的时间越短，上尿路扩张发生越早，扩张程度也越严重。

存在膀胱输尿管反流及巨大膀胱憩室的患者，常可无明显的膀胱压力升高，在结果分析时应注意，可用影像尿流动力学检查进行确定。且在影像尿流动力学检查中发现有膀胱输尿管反流的患者，若输尿管反流出现在逼尿肌压达 40cmH$_2$O 之前，则相对安全膀胱容量并非为逼尿肌压达 40cmH$_2$O 时的膀胱容量，而是开始出现输尿管反流时的膀胱容量。

8. 腹压漏尿点压力 腹压漏尿点压力（abdominal leak point pressures，ALPP）又称应力性漏尿点压（stress leak point pressures，SLPP），在无逼尿肌收缩的情况下，患者进行各种增加腹腔压力的动作过程中出现尿液漏出时的膀胱腔内压，其实质是测量造成漏尿所需的腹腔压力的最小值（图 9-8），用于评价压力性尿失禁患者的控尿功能，代表和定量反映尿道固有括约肌功能的完整性，并为 SUI 的诊断与分类提供标准。人体在立位或坐位情况下，膀胱或腹腔内有 20 ～ 50cmH$_2$O 的基础压，ICS 推荐检测的压力值为产生漏尿时刻膀胱内压的绝对值，而非在初始膀胱压基础上的增加值。

按增加腹压的不同动作方式，ALPP 测定又可分为以下两类：Valsalva 诱发漏尿点压力测定（Valsalva-induced leak point pressures，VLPP）和咳嗽诱发漏尿点测定（cough-induced leak point pressures，CLPP）。

VLPP 是一种动态的激发试验，通过 Valsalva 动作增加腹压，模拟压力性尿失禁发生的条件并

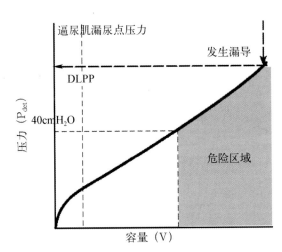
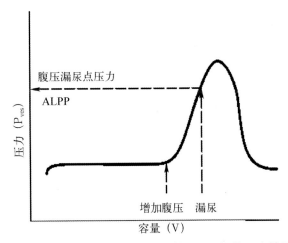

图 9-8 DLPP ≥ 40cmH$_2$O 以后为危险区域，VLPP 是测量造成漏尿所需的腹腔压力的最小值。用于评价压力性尿失禁患者的控尿功能，代表和定量反映尿道固有括约肌功能的完整性

诱发之。

CLPP 指受检者在不断咳嗽以增加腹压的过程中，出现尿液漏出时的膀胱腔内压（图 9-9）。CLPP 一般以两种形式出现：① 作为 Valsalva 动作的补充。在进行 VLPP 测定中，有时单靠 Valsalva 动作并不能获得漏尿，此时可以通过多次咳嗽来进行补充以期产生漏尿。② 单独作为 ALPP 的一种形式。

VLPP 操作方法：采用仰卧位安放直肠测压管及 6～7F 膀胱测压管，排空膀胱。妥善固定测压管后，患者改为坐位或站位，两腿稍分开以便观察尿液漏出情况。按前述方法进行体外置零。分别连接液体灌注系统、膀胱压力传感器和腹腔压力传感器。采取中速膀胱内灌注（50～70ml/min），在膀胱容量达到 200ml 或达到 1/2 膀胱功能容量时停止膀胱灌注。嘱患者做 Valsalva 动作，直到可见尿道口有尿液漏出。记录尿液开始漏出时刻的膀胱内压力即为 VLPP。若膀胱内压 > 130cmH$_2$O 尚未见尿液漏出，可嘱受检者做咳嗽动作。

CLPP 的操作方法：膀胱充盈至 300ml 时，嘱患者以逐渐增高的力量咳嗽直至漏尿被检出。其间共进行 3 组咳嗽，每组咳嗽间隔 15～20 秒，以 3 组咳嗽中出现漏尿的膀胱内压最低值及 3 组咳嗽中未出现漏尿的腹压最高值的平均值为 CLPP 值。

在正常情况下，由于尿道固有括约肌控尿功

能正常，即使腹压增加也不会发生漏尿。VLPP 是一个连续参数，一般认为其参考值范围为：① VLPP < 60cmH$_2$O，提示尿道固有括约肌关闭功能受损；② VLPP > 90cmH$_2$O，可以排除尿道固有括约肌关闭功能受损，即可以除外Ⅲ型压力性尿失禁，提示压力性尿失禁与尿道过度下移有关；③ VLPP 介于 60～90cmH$_2$O，提示尿道括约肌关闭功能受损和尿道过度下移同时存在；④ 若 VLPP > 150cmH$_2$O 仍未见尿液漏出，提示尿失禁有其他因素存在。

注意只有在无低顺应性膀胱及不稳定膀胱时的 ALPP 值才与尿道括约肌关闭功能直接相关。因此，在行 ALPP 检查前须先排除上述可能性。严重的膀胱尿道脱垂、膀胱憩室、膀胱输尿管反流等可以缓冲膀胱压力，降低了检查结果的可靠性。患者的体位对检查结果有显著影响，推荐采取站立位，可选坐位、半卧位，可采取病史中产生漏尿症状的体位，如坐位。需要在检查结果中标注检查体位。建议通过视觉观测漏尿的出现，亦可以通过尿流动力学仪自动漏尿事件。在以造影剂灌注膀胱时，漏尿点可以在同步影像记录中确定，结果最为准确。ALPP 随膀胱充盈的增加而呈进行性下降，因此确定检测时的膀胱容量十分重要。推荐进行 ALPP 测定的膀胱充盈容量应为 200～300ml，或者是达到由排尿日记获得的功能膀胱容量的 50%。当采用 200ml 的充盈体积，Valsalva 动作不能诱发漏尿时，可将充盈体积增

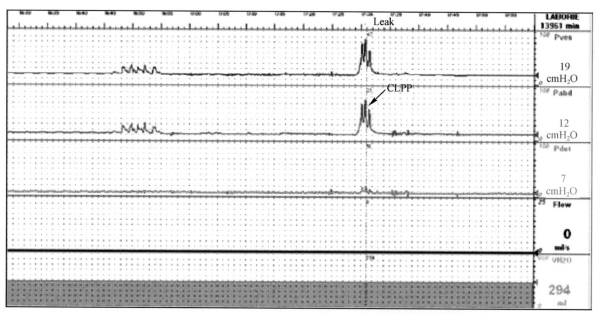

图 9-9　经过 3 个连续的咳嗽后患者漏尿，而逼尿肌压力保持稳定，该患者为典型的尿流动力学压力性尿失禁

加到 300ml 再重复检测。增加腹压的速度也影响 ALPP 的测定，一般同一患者 CLPP 值高于 VLPP 值，原因可能为盆底的反射性收缩所致。因而虽然 CLPP 能达到更高的腹压值，但在 ALPP 的检测中，首选还是 VLPP。当 VLPP 不能诱发受检者漏尿时，再采取 CLPP 作为补充。

（三）排尿期测量参数及分析方法

1. 排尿前压力　膀胱发生等容收缩之前测得的压力。

2. 开口压　尿流开始时所测得的膀胱压、腹压及逼尿肌压，流率延迟应予以考虑。

3. 开放时间　从逼尿肌压力开始增加到尿流开始所需的时间。

4. 最大压力　指在压力 - 流率测定过程中测得的腹压、膀胱内压及逼尿肌压的最大值。

5. 最大尿流率时的压力　指达到最大尿流率时所记录的压力，如果同样的最大值多次获得或持续一段时间，最大尿流率的点应确定在逼尿肌压力最低时相应的流率上，最大尿流率时的腹压、膀胱内压及逼尿肌压在同一点上获得。

6. 闭合压　指尿流停止时所记录的膀胱压、腹压及逼尿肌压。

7. 最小排尿压　指流率测定过程中的最小压

力值，可以等于开放压或闭合压。

8. 尿流延迟　指从膀胱压发生改变到尿流率发生改变的延迟时间（图 9-10）。

9. 膀胱排空时逼尿肌压力和相应尿流率　可根据最大尿流率时的逼尿肌压力计算压力 / 流率值，从而了解排尿期逼尿肌收缩力和膀胱出口梗阻情况。尿流动力学分析膀胱出口梗阻的焦点在于尿道阻力。随着尿道阻力模型从早期僵硬的管子模型转变到现代的弹性管腔模型，压力 - 流率曲线的列线图也发生了变化，目前应用比较广泛的列线图有 Abrams-Griffiths 列线图、Schaefer 列线图、ICS 列线图及 Blaivas-Groutz 列线图等。

（1）Abrams-Griffiths 列线图：AG 列线图由三个区组成，根据最大尿流率和最大尿流率时的逼尿肌压力，将下尿路划分为梗阻、可疑和非梗阻三类情况。AG 梗阻程度可以用 AG 数进行分级。AG 数 $= P_{det}Q_{max} - 2Q_{max}$。AG 值 > 40 定义为梗阻，< 20 则不存在梗阻，$20 \sim 40$ 为可疑。

（2）Schaefer 列线图：Schaefer 基于可扩张管道的尿道模型设计了 PURR 曲线，描述了压力和尿流在最低尿道阻力下的关系，并且反映了出口阻力或控尿结构的被动解剖因素的作用，同时将肌肉活动（如括约肌收缩）的影响减少到最

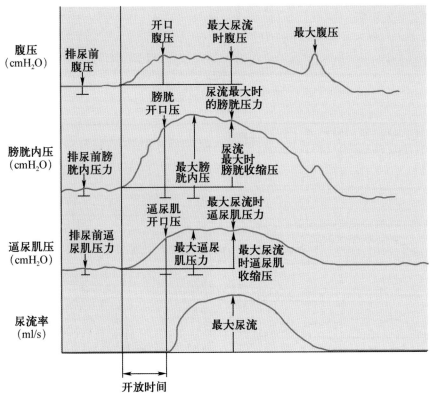

图 9-10　压力 - 流率测量参数

低。PURR 曲线计算复杂，需要计算机辅助进行适宜的分析。为了简化，Schaefer 发展出直线性（PURRlinPURR）。linPURR 列线图通过归纳连接 $P_{det}Q_{max}$ 与最小排尿期逼尿肌压而得到。linPURR 列线图将梗阻按程度分为 0（没有梗阻）~ 6 级（严重梗阻）、将逼尿肌收缩力强弱分为 N+（正常）~ VW（非常弱）。计算方法就是将压力 - 尿流曲线上的 $P_{det}Q_{max}$ 和 Q_{max} 点在 linPURR 图上描记，即能够确定梗阻的分类及逼尿肌收缩力的强弱（图 9-11 ~ 图 9-13）。

（3）ICS 列线图：针对各模式列线图相似性，ICS 提出一种对压力 - 流率数据标准化分析，即 ICS 列线图（图 9-14）。

通过计算膀胱排出梗阻指数（BOOI）对梗阻程度进行分度，计算膀胱收缩指数（bladder contractility index，BCI）对膀胱收缩力进行分级。BOOI = $P_{det}Q_{max}$-2Q_{max}，其本质就是 AG 值。BOOI > 40 定义为梗阻，< 20 则不存在梗阻，20 ~ 40 为可疑梗阻。BCI = $P_{det}Q_{max}$+ 5Q_{max}，其实质就是 Schaefer 线的斜率。BCI > 150 为收缩力强，< 100 收缩力弱，100 ~ 150 为收缩力正常。故在 ICS 列线图上，可以根据 3 种梗阻状态和 3 种收缩状态分为 9 类（图 9-14）。

Abrams-Griffiths 列线图、Schaefer 列线图、ICS 列线图都是用于诊断男性膀胱出口梗阻的，对于女性膀胱出口梗阻一直缺乏尿流动力学的诊断标准，直到 Blaivas 和 Groutz 于 2000 年建立了用于诊断女性梗阻的 Blaivas-Groutz 列线图。

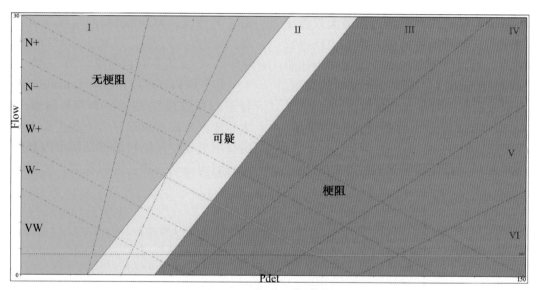

图 9-11　Scaefer 列线图

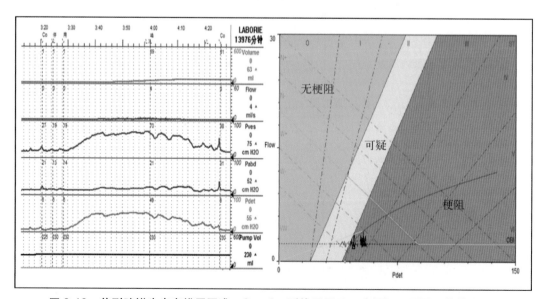

图 9-12　前列腺增生患者排尿困难，Scaefer 列线图显示Ⅲ度梗阻，逼尿肌收缩力 W-

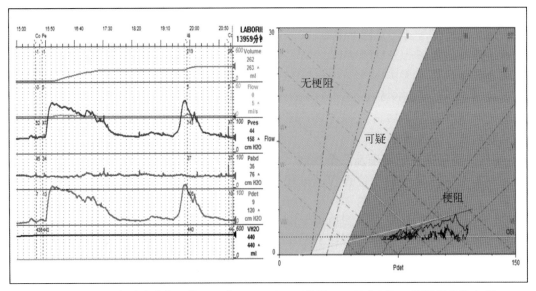

图 9-13　患者前列腺增生，排尿困难，Scaefer 列线图显示 V 度梗阻，逼尿肌收缩力 N-

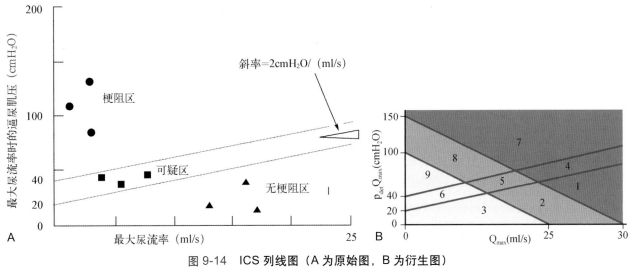

图 9-14　ICS 列线图（A 为原始图，B 为衍生图）

Blaivas-Groutz 列线图：该列线图运用 $P_{det}Q_{max}$ 和 Q_{max} 这一对参数，将女性梗阻分为 4 类：无梗阻，轻度梗阻，中度梗阻，重度梗阻。同时将患者主观症状感觉与列线图四种分类之间建立了有效的联系（图 9-15）。

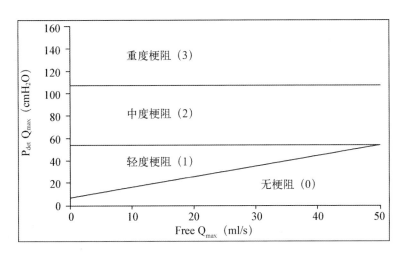

图 9-15　Blaivas-Groutz 列线图

（四）异常膀胱测压的曲线

1. 期相性逼尿肌过度活动　见图 9-16。

2. 终末性逼尿肌过度活动　见图 9-17。

3. 膀胱顺应性降低　见图 9-18。

4. 膀胱顺应性增高　见图 9-19。

5. 逼尿肌无收缩　见图 9-19。

6. 逼尿肌收缩乏力　见图 9-20。

（五）膀胱压力测定的注意事项及质量控制

膀胱测压前准备：尿流动力学检查前应排除泌尿系统感染。严格执行 ICS 制订的零点压力标准和参考平面，才能使压力结果在不同患者之间和不同中心之间具有可比性。零点压力和参考平面在尿流动力学中经常混淆，如被错误地写成"零点参考平面"。其实这是两个独立的概念，反映压力的不同特点，两者必须遵循推荐的 ICS 方法学标准。

零点压力是指周围大气的压力。零点压力是当传感器（不与任何导管连接）开放于大气压，或者当连接充满液体的导管的开放端与换能器在同一垂直水平时记录的压力值，只有此时才能进行调零。

参考平面为耻骨联合上缘。参考平面是指传感器放置的水平，也就是说传感器放置应与耻骨联合上缘保持在同一水平面。此时所有的尿流动力学压力值具有相同的静水压。

膀胱测压通常采用经尿道途径进行。经尿道插入 F8 以下的膀胱测压导管，向膀胱腔内灌注无菌水或生理盐水，灌注速度一般为 50～60ml/min。

膀胱灌注速度分为慢速（10～20ml/min）、中速（50～100ml/min）和快速（>100ml/min）3 种。一般情况推荐采用中速灌注。

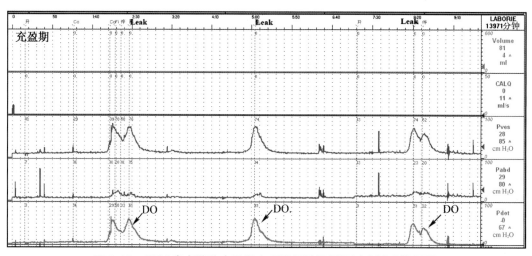

图 9-16　BPH 患者膀胱充盈期出现期相性逼尿肌过度活动伴漏尿

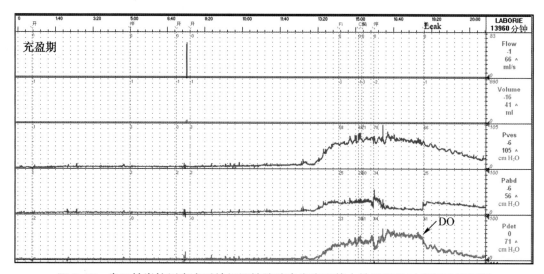

图 9-17　先天性脊柱侧弯术后神经源性膀胱患者出现终末性逼尿肌过度活动伴漏尿

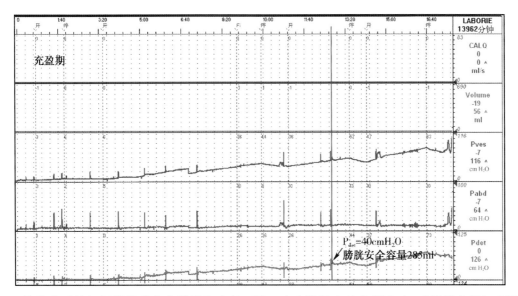

图 9-18　腰 3 外伤术后神经源性膀胱患者膀胱顺应性下降，安全膀胱容量为 285ml，当膀胱容量＞ 285ml，P_{det} ＞ 40cmH$_2$O 时，将对上尿路造成损害

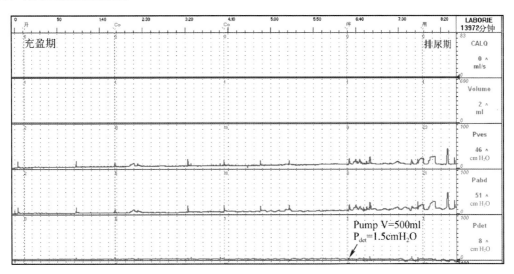

图 9-19　腰椎骨折致圆锥马尾神经损伤患者充盈期膀胱顺应性增高，BC ＝ 333ml/cmH$_2$O，排尿期逼尿肌无收缩

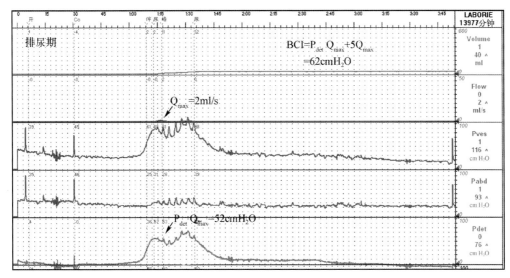

图 9-20　与图 9-16 为同一 BPH 患者膀胱排尿期出现逼尿肌收缩乏力，linPURR 示Ⅳ度梗阻，收缩力 W-，ICS 列线图位于梗阻区（第 9 区）

膀胱压力通过测压导管上的压力传感器来测量。膀胱内压升高可能是由鼓肚子、咳嗽、大笑等动作时腹压增高引起的，也可能继发于逼尿肌收缩。$P_{det} = P_{ves} - P_{abd}$。目前，腹压是通过直肠测压导管来测量的，插入深度为 $10 \sim 15cm$。P_{ves} 和 P_{abd} 只有在同一参考水平上调零后，其差值 P_{det} 才是有意义的。

尿流动力学检查过程中需要与患者互动，告知患者膀胱充盈过程中可能出现的各种感觉，并要求其描述充盈过程中出现的任何感觉。测定开始和整个过程要注意质量控制，包括体外标定和设置零点，嘱患者按指定时间间隔（每分钟）咳嗽。观察腹压与膀胱压升高是否相等，两者相减逼尿肌压力无改变。必要时用生理盐水冲管排出空气泡、调整测压管位置等。

廖利民指出，当遵守 ICS 调零标准时，检测开始前 P_{ves}、P_{abd} 的初始静息压应在典型值范围以内：平卧位，$5 \sim 20cmH_2O$，坐位，$15 \sim 40cmH_2O$，站立位，$30 \sim 50cmH_2O$。通常，P_{ves}、P_{abd} 两个记录的压力几乎完全一样，因此，P_{det} 初始静息压为 $0cmH_2O$ 或接近 $0cmH_2O$。除直肠活动以外，所有 P_{det} 出现负压都应立即纠正（表9-1）。

当患者感觉膀胱完全充满时应停止灌注，嘱患者排尿，并尽可能将尿液完全排空到尿流计中，记录排尿期逼尿肌压力和尿流率情况，从而了解排尿时收缩力和尿道开放情况。

三、尿道压力描记

尿道压力描记可用于评价尿道控制尿液的能力，分为静态尿道压力测定（rest urethral pressure profile，RUPP）和应力性尿道压力测定（stress urethral pressure profile，SUPP）。RUPP 主要用于反映储尿期女性近端尿道和男性后尿道的尿液控制能力，可为各种近端尿道和膀胱颈梗阻的诊断及梗阻定位提供参考依据。如膀胱出口梗阻、器质性及功能性膀胱颈梗阻、逼尿肌尿道括约肌协同失调等。也可用于尿道功能的药理学神经支配、排尿生理等试验研究。SUPP 则主要用于评估女性压力性尿失禁患者应力状态下尿道的尿控能力。由于测量结果变异较大，目前仅作为参考指标用于临床分析。

（一）测量参数

1. 尿道压（P_{ura}）　指开放尿道所需压力的大小，单位为 cmH_2O。

2. 尿道闭合压（$P_{ura.clo}$）　指尿道压减去膀胱压所得的差值。

3. 最大尿道压（$P_{ura.max}$）　指尿道压力描记过程中出现的最大压力值。

4. 最大尿道闭合压（$P_{ura.clo.max}$）　指尿道压与膀胱压差值的最大值。

5. 功能性尿道长度（functional urethral length，FUL）　指尿道压力描记过程中，尿道压高过膀胱压的一段尿道长度。

（二）静态尿道压力描记

静态尿道压力描记是指在膀胱及周围腹腔压力处于静止状态时描记尿道长度各点的压力及其分布图的方法。静态尿道压力描记的结果与技术密切相关，液体灌注速度、导管退出速度、患者体位、盆底肌活动等都会影响结果。女性患者静态尿道压力随着年龄的增长而逐渐减少，存在较大的个体差异。此外，尿道周围肌肉活动等因素也可影响结果，因此，要求临床上进行至少两次的静态尿道压力测定。

表 9-1　P_{det} 初始静态信号常见问题及校正措施

信号问题	可能的原因	校正措施
初始静态 P_{det} 为负值	P_{abd} 太高	如 P_{ves} 位于典型值范围以内，两压力曲线均为活信号，打开 P_{abd} 连接管阀门，从气囊内抽出 $1 \sim 2$ 滴水。如仍然无效，可以轻轻调整直肠气囊的位置，或将气囊中的液体放出少许
	P_{ves} 过低	膀胱导管内有气泡，或导管未放入膀胱，或导管堵塞、扭转、打结。可用少量液体缓慢冲刷 P_{ves} 管线
P_{det} 初始静息压过高	P_{abd} 过低	导管内有气泡，或导管堵塞、扭转、打结。可用 $1 \sim 2ml$ 水缓慢冲刷直肠气囊
	P_{ves} 过高	置管位置不对、导管扭转打结、导管侧孔紧贴膀胱壁。可用少量液体缓慢冲刷 P_{ves} 管线

（三）加压尿道压力描记

在尿道压力描记过程中嘱患者不断咳嗽，分析膀胱压力和尿道压力的变化，从而判断尿道闭合功能。加压尿道压力描记有助于判断女性压力性尿失禁，正常女性，尿道闭合压应大于零，而压力性尿失禁患者的尿道闭合压等于或小于零。

（四）尿道闭合压和压力传导率

1. 尿道闭合压（urethral close pressure，$P_{ura.clo}$）指尿道压与膀胱压的差值。咳嗽时，在正常女性 $P_{ura.clo}$ 应大于零，而对于压力性尿失禁患者则可以等于或小于零。

2. 压力传导率（pressure transmission ratio，PTR）　指咳嗽时尿道压增高值与膀胱压增高值的比值，$PTR = \triangle P_{ure} / \triangle P_{ves}$。PTR 可以在尿道的任何点获得，在尿道的单一点获得的 PTR 必须标明；而沿尿道多个点获得的 PTR 可以形成一条"压力传递描记图"，在咳嗽加压中，咳嗽的压力增幅应该被标明。在正常女性，PTR 应该大于 1，而对于压力性尿失禁的患者 PTR 则可以小于或等于 1（图 9-21）。

（五）异常尿道测压曲线

1. 尿道外括约肌以前的曲线异常主要出现于膀胱颈和前列腺病变。在女性膀胱颈硬化患者中，膀胱颈的压力曲线可以呈峰状；在男性 BPH 患者中，前列腺尿道压力曲线平台抬高而延长，可以是平坦的，也可呈峰状；前列腺尿道中部的压力增高提示侧叶增生、前部的压力呈峰状增高提示中叶增生，呈双峰状。

2. 尿道外括约肌的异常导致尿道曲线上的主要压力峰的改变（女性 RUPP 曲线的中部或男性前列腺尿道曲线的远端），该部压力过高或过低均与括约肌静止或随意收缩有关，也与体位及膀胱内液体量有关。

该部过低的压力与括约肌的损伤、萎缩及去神经支配有关。该部异常升高的压力通常与括约肌的非随意性过度活跃及括约肌肥厚有关。

（六）尿道测压注意事项

将测压导管插入膀胱，然后缓慢退出尿道，同时水泵以一定的恒定速度灌注导管，通过压力传感器测定尿道压力。在检查测定前告知患者检查内容，消除患者的恐惧；根据检查需要调整体位；连接各管道前，彻底排出管道系统内的气泡；设定水泵灌注速度与牵引器退管速度，保持恒定的灌注速度和退管速度。尿道压力单位为 cmH_2O，尿道长度单位为 cm。不同机型对压力轴及长度轴的刻度大小设置可能有所不同，操作者应当非常熟悉改变标准格值大小的步骤，以生成清晰的图形。压力轴的最大精度为 $1cmH_2O$。选择 4～10F 的测压管均可获得满意的结果，超过 10F 的测压管会减小尿道的扩展性而导致检测结果偏高。推

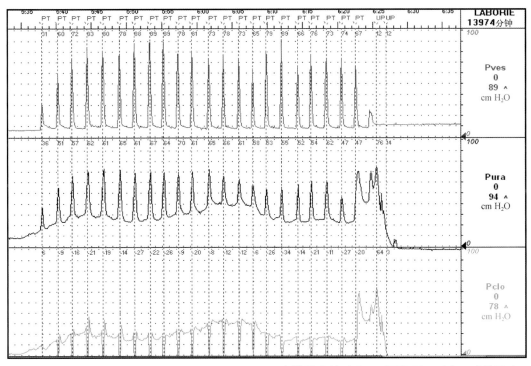

图 9-21　测定 SUPP，$PTR = \triangle P_{ure} / \triangle P_{ves}$，压力性尿失禁时 P_{clo}、PTR 则可以小于或等于 1

荐使用距顶端 5cm 处有两个相对侧孔的测压管。检查时测压管插入方法与常规导尿相同。插管后先排空膀胱，然后注入 50ml 液体，待测压管有液体流出时向外缓慢牵拉，直至无液体流出，再将测压管向膀胱内插入 1cm 即可。注意三通接头必须连接在与侧孔相通的管道上。灌注速度在 1～2ml/min 时可获得理想的尿道压力。最适合的牵引速度应当低于 7mm/s，常用的牵引速度为 1mm/s。尿道压力与检测过程中受检者的膀胱容量及患者的体位都有关系。推荐 RUPP 检测时膀胱内液体灌注量不应超过 50ml，SUPP 检测时膀胱内液体灌注量以 200～250ml 为宜。患者可取平卧位或坐位，书写报告时，应注明检查时的体位。SUPP 检测时，受检者必须通过反复咳嗽或者 Valsalva 动作增加腹压以模拟应力状态下进行检测。一般每隔 2 秒增加腹压 1 次。

（吴　娟　靖华芳　廖利民）

第三节　神经电生理检查

神经电生理学用于研究盆底和会阴的神经肌肉病变已经有 60 余年的历史，与四肢或躯干的神经电生理学检查相比，盆底的神经电生理学检查由于盆腔神经解剖学的特殊性而受到一定程度的限制。尿流动力学和肛肠动力学检查虽然可以明确盆腔器官的病理生理变化，但却不能检测出盆腔器官神经系统的支配情况。盆底神经电生理学检测可为盆底器官的病理学诊断提供依据。

神经电生理主要指人体周围神经、中枢神经及肌肉的相关生物电位检查。传统意义上的神经电生理包括肌电图、神经电图和诱发电位。

盆底神经电生理检查根据功能可以分为：①躯体运动系统检查，包括肌电图（EMG）、终末运动神经元潜伏期测定、躯体运动诱发电位（moter evoked potential，MEP）；②感觉系统检查，包括感觉神经病变、躯体感觉诱发电位（somatosensory evoked potentials，SEP）；③反射弧完整性测定，主要指阴茎/阴蒂-球海绵体反射；④交感/副交感自主神经系统功能测定，包括交感皮肤反应（sympathetic skin response，SSR）、膀胱肌电图等。

一、肌电图检查

盆底及尿道外括约肌的肌电活动反映了尿道外括约肌的功能状态。会阴和盆底的肌电图测定能为临床医师提供有关膀胱和尿道功能的重要信息。

（一）肌电图的电生理学基础

肌肉运动功能的基本单位称为运动单位，包括脊髓前角细胞、神经轴突、神经肌肉连接和由这些神经纤维支配的肌纤维。前角细胞去极化后产生神经动作电位，沿神经轴突传递到运动单位，激活运动单位而产生肌纤维收缩。动作电位到达神经肌肉接头导致乙酰胆碱释放，乙酰胆碱使肌纤维上的运动终板去极化，去极化电流沿肌纤维传播形成运动单位电位。肌电图所测定的电流就是在肌纤维上传导的运动单位电流。

运动单位的任何一部分出现病变都可以导致肌电图的异常。神经病变影响脊髓前角细胞、轴突，均可出现异常肌电图信号。肌肉去极化可以产生微电位，通过肌电图可以捕获这些微电位信号，并记录和分析其变化。临床可以采用插入肌肉内部的针状电极，也可以使用与皮肤或黏膜贴附的表面电极。表面电极容易放置，具有无创性等优点，但不能测定运动电位，而且收集到的是表面电极放置区域的所有肌肉电信号的总和，表面电极不能测定单一肌肉的肌电活动。

原则上肌电图描记能明确两个方面的情况：①肌纤维本身的疾病（肌源性改变）；②肌肉神经支配的变化（神经源性改变）。肌源性改变可能起因于肌肉疾病，也可能来源于直接损伤（如阴道分娩过程中肛门括约肌的撕裂）；神经源性改变可以源于任何水平的支配肛门外括约肌的下运动神经损伤，包括运动神经元、运动神经元延伸的神经、自骶神经根到达外括约肌的小分支。

（二）肌电图的电极

肌电图检查时，电极的选择应考虑多种因素。需要了解逼尿肌括约肌协调性时，可以选择表面电极。需要了解肌肉的神经分布情况时选择针状电极更为准确。对于儿童和活动不便的老年人，最好选用表面电极。

表面电极所测定的肌电活动为测定区肌电活动的平均信号，而针状电极所测定的范围仅在针尖周围的 $0.5mm^2$ 左右，因此可以测定少数甚至单个运动电位的肌电活动。

常用的表面电极包括皮肤电极、肛塞电极、阴道表面电极、尿道表面电极等种类。①皮肤表面贴片电极：可以记录贴附部位皮肤所覆盖区横纹肌的所有肌电活动。电极具有无创性，适合儿童肌电图检查。常用于尿流动力学检查时肛门括约肌肌电图的测定。②肛塞表面电极：常用的是海绵制成的活塞，电极贴附于肛塞表面，置入肛门后使电极贴附于肛门内黏膜表面，可以测定肛门周围横纹肌的肌电活动。③阴道表面电极：活塞状电极，置入阴道内，透过阴道黏膜测定盆底肌肉的肌电活动。④尿道表面电极：通过固定在导尿管上的电极组成，目的是测定尿道横纹肌的肌电活动，但临床上很难除外其他盆底横纹肌的影响，电极记录到的常是盆底肌肉的肌电活动。

针状电极可以评估单个运动单位功能的完整性。但针状电极的操作需要有一定经验和熟练的技术，有疼痛感，肌肉取样误差也会影响临床判断。单个运动电位的异常不能完全代表整块肌肉的功能。常规针状电极需要测定多个不同部位的运动单位才能反映整块肌肉的功能。针状电极的电位幅度取决于电极尖部的形状和大小，针状电极能准确记录肌电信号，但检查时患者的活动明显受限，因此针状电极不便于尿流动力学检查。

常用的针状电极有两种类型，即单极电极和同心圆电极。①单极电极：由一细小的导电针组成，置于所测定肌肉的皮肤表面，单极电极针尖面积小，能准确记录运动电位的肌电活动。②同心圆电极：电极内部有一单一的导丝记录肌电活动，针壳就作为参考电极。同心圆针电极记录表面积大于单级电极，但因不需要另外放置参考电极，使用起来更为方便。

（三）电极放置技术

1. 表面电极放置技术

（1）皮肤贴片电极：贴片上的黏附棉可以增加导电功能，使用皮肤贴片电极前应先备皮，并用酒精擦洗局部皮肤，减少表面导电阻力。

（2）肛塞电极：电极插入后需要适当固定，尤其是肛门括约肌松弛的患者，以防止电极脱出。同时在插入过程中应观察肌电活动，捕获满意的肌电信号。

（3）阴道电极：用阴道窥器在直视下将电极置入阴道，记录相应的肌电信号。

（4）尿道内电极：环形电极包裹在尿道远端，置入方式与插入导尿管方法一致，充气后固定导尿管，将气囊卡在膀胱颈，此时环形电极的位置在尿道括约肌部位。

2. 针状电极放置技术 针状电极一般临床上男性常选用海绵体肌，女性会选用会阴部肌肉进行测定。因为这些肌肉位置表浅，检查方便，也有足够的肌肉厚度以保证得到满意的肌电图像。

（四）检查方法

进行肌电图检查前应向患者介绍检查的步骤和方法，消除患者紧张和焦虑，取得患者的配合，以便顺利完成检查。患者检查姿势舒服，放松，保持检查室内温暖。患者取仰卧位，外展双腿。

对于男性患者，操作者将手指压在尿道球部，找到尿道球海绵体肌的位置，将针电极经皮肤穿入球海绵体肌，一般不需要局部麻醉，患者可以耐受，无明显不适感。根据肌电图信号和声音调整针电极的位置和方向。

女性患者进行肛门括约肌检查所测定肌肉主要是肛门浅层括约肌。先暴露肛门，在皮肤黏膜交界处穿入，也可以从侧面穿入，根据肌电活动信号判断位置。

（五）常见信号类型及其意义

1. 插入电位 正常肌肉电极插入时会出现一串高频放电现象，称为插入电位，一般持续数百毫秒。如果类似于插入电位的肌电信号持续存在，常提示可能存在去神经病变或肌病。若电极位于运动终板附近，可以记录到放电不规律、短小、持续 3 毫秒左右的电位，此时应移动针尖，调整记录部位。肌电记录首先观察静止状态下的肌电表现，正常横纹肌在静止状态下表现为肌电活动处于静息状态，但尿道横纹肌与其他部位的横纹肌不同，在静息状态下会阴部的横纹肌肌电信号具有低水平的肌电活动表现，运动单位电压为 $100 \sim 500\mu V$，放电频率 < 10 次 / 秒。

2. 纤颤电位 纤颤电位由一连串很低的运动单位电位组成，振幅在 $50 \sim 200\mu V$，持续间期在 $1 \sim 5$ 毫秒。纤颤电位可能与肌肉完全去神经化有关，这可能是由于去神经后产生的对乙酰胆碱超敏状态所致。但纤颤电位也可见于肌源性疾病或肌肉萎缩。去神经的肌肉也可以观察到正向尖波，这种双相电位带有明显向下的波形反折，之后有较长的负波间期，波形的产生机制尚不清楚。

3. 双相或三相波形的动作电位 肌肉收缩时正常肌电图常表现为双相或三相波形的动作电位。

如观察到的波形较大，其间明显延长的电位，常提示有神经再分布。神经损伤后，其他运动电位的神经纤维向受损部位生长，对受损运动电位进行再分布，结果使相同神经纤维所支配的运动电位数目明显增多，导致多相电位现象。神经损伤的肌电图诊断主要依靠是否出现具有特征性的多相电位。有时正常肌肉也会出现多相电位，若多相电位数超过总电位数的 15%，就支持神经系统受损的判断。

（六）尿流动力学检查中的肌电图描记

尿流动力学检查中对盆底肌和肛门括约肌进行肌电图检查，包括两个不同的目的：①在尿流动力学试验中，应用肌电图检查膀胱充盈或排空期的尿道括约肌活动情况；②在神经电生理学试验中，应用肌电图评估肌肉神经支配的完整性。

检查电极可选择皮肤表面电极、肛门电极、带导管的环形电极、阴道电极。皮肤表面电极为一次性黏附电极，可用于会阴皮肤，放置电极之前应先用酒精清洁局部皮肤，待干燥后将电极片粘贴在皮肤上。肛门电极直接插入肛门内。带导管的环形电极由缠绕在细圆柱体上的两根铂丝组成，细圆柱体安装在 Foley 尿管上，记录点放置在括约肌附近，这种装置既可以用于记录肌电活动，也可用于骶反射检测、皮质诱发电位检测时作为刺激电极。阴道电极一般为一次性电极，由一对装在有柔韧性乙烯泡沫上的氯化银电极组成，插入阴道后使电极点紧靠尿道括约肌附近。

膀胱测压过程中进行肌电图检查，尤其应用于有排尿期症状的患者（尿流缓慢、尿流中断、尿等待、腹压排尿）。逼尿肌括约肌协同失调是指逼尿肌收缩的同时伴有尿道和（或）尿道周围横纹肌收缩。逼尿肌括约肌协同失调多发生在骶上神经损伤患者。

应用同心圆针电极有助于精确地判断尿道和肛门括约肌的功能状态。男性患者应用同心圆针电极检查尿道外括约肌肌电图时，患者取侧卧、屈膝位，在会阴中线进针，经过直肠指诊引导电极至前列腺尖（图 9-22）。女性患者一般取仰卧截石位，进针前最好在尿道及周围区域进行局部麻醉，经尿道口外侧 1 ～ 2cm 处进针，同时监听肌电活动信号（图 9-23）。检测肛门括约肌肌电图时，患者可以取左侧卧位，于肛门皮肤黏膜交界处外侧约 1cm 处插入同心圆针电极，根据肌电活动的反应调整针状电极位置。

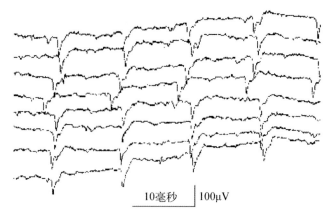

10毫秒　100μV

图 9-22　49 岁男性尿失禁，诊断为多系统萎缩。同心圆针极肌电图记录右侧球海绵体肌，显示病理的自发性活动（爆发的正相尖波）

同心圆针电极包括一个通过钢套管插入、位于中央的绝缘铂金属丝，尖端有一椭圆形区域，可以记录附近约 20 条肌纤维的活动，运动单位的数量记录依赖于包括肌肉束在内的运动单位的局部排列和肌肉收缩的水平。同心圆针电极通常使用放大滤波设置 5Hz ～ 10kHz，需要确定测量的运动单位电位参数。正常肌肉内，针状电极移动可以引出一个短时脉冲"插入活动"，这是由于机械刺激易兴奋的细胞膜。这个波在每个分区增益调整 50μV 时可以记录（扫描速度 5 ～ 10 毫秒 / 分区），这个条件也用于记录自发活动。如果针状电极插入位置恰当，但插入后活动却消失，常未检查肌肉完全性去神经萎缩。

肛门和尿道括约肌的运动单位电位比骨骼肌（横纹肌）的要小，肛门括约肌比其邻近的肛提肌纤维要小。将针状电极插入括约肌时，可以见到电活动爆发，然后，爆发活动逐渐消失，代之以持续的干扰电活动，这些肌肉具有 I 型纤维，因此有持续的活动，其运动单位一直呈持续性发放，甚至在睡眠和浅麻醉时也有这种持续性发放。

检查括约肌运动单位时应测量其波幅和时限。波幅的测量意义在于：病理性大波幅运动单位可以反映慢性神经再支配。一般情况下，时限也是有价值的参数，时限这一指标与针状电极的放置位置关系不大。在不同的研究中，括约肌的运动单位电位时限差异较大，多种因素可以影响时限的测量，包括放大器的滤波器设置、测量时所用的增益条件、在识别运动单位电位起始和终止的标准。

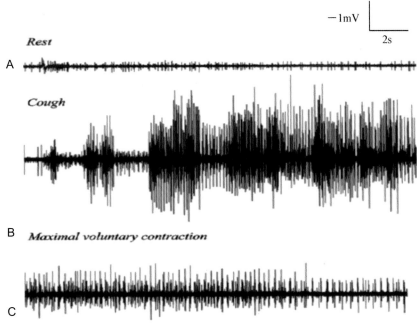

图 9-23　一位 43 岁女性患者提肛肌同心圆针电极肌电图
A. 患者完全放松静息状态时的运动单位肌电图；B. 咳嗽时的募集运动电位肌电图；C. 随意活动时的募集运动电位肌电图

二、阴部神经体感诱发电位测定

（一）定义

诱发电位指对神经系统某一特定部位给予刺激，兴奋沿相应的神经通路向中枢或外周传导，在传导过程中产生不断组合传递的电位变化，大脑对刺激进行信息加工，在中枢神经系统适当部位可以检测出与刺激有固定时间间隔和特定位相的生物学反应，借助电脑对重复刺激的信号进行叠加处理，并将其放大加以描记，对波形、主波的潜伏期、波峰间期和波幅等进行分析，能够反映出不同部位的神经功能状态。

阴部神经体感诱发电位（pudendal somato-sensory evoked potential，PSEP）：是电刺激阴茎/阴蒂背神经在皮质记录到的体感诱发电位。表示神经冲动从阴部神经刺激点到大脑皮质通过感觉轴索传导的时间。根据国际脑电图学会的规则，将向上的波定义为负波（Negative，N），将向下的波定义为正波（Positive，P）。

阴部神经体感诱发电位可以检测脉冲刺激通过阴茎背神经、阴部神经沿脊髓传导至大脑皮质的速度，从阴部神经刺激点到大脑皮质整个传导通路上任何一点存在损害，都可以导致 P 波波峰潜伏期、波幅的变化。

（二）临床应用

推荐应用于因脊髓损伤、糖尿病、多发性硬化等疾病导致的神经源性膀胱患者，用于判断阴部神经刺激点→阴茎/阴蒂背神经→阴部神经→脊髓→大脑皮质整个传导通路的完整性。

（三）检查方法

患者取仰卧位并放松，将两个环状电极缚于阴茎/阴蒂上，阴极置于阳极近端 2cm，按国际脑电图学会 10-20 系统规则，将记录电极放在头部中线 Cz 点后方 2cm，参考电极放在 Fz 点，电刺激阴茎背神经，刺激强度为感觉阈值的 2～4 倍，刺激频率 3Hz，叠加 200 次，重复 1 次。观察第 1 个正向 P 波是否消失，并测量 P 波峰潜伏期、波幅及其分化情况。目前国内外健康人群 PSEP 潜伏期尚无统一标准，以 2～4 倍感觉阈值的刺激强度刺激阴茎/阴蒂背神经，健康人群第 1 个正向 P 波潜伏期平均为 41 毫秒 ±2.3 毫秒，随后的负相波出现在平均 55 毫秒，由于负相波的波幅和潜伏期个体差异较大，目前不推荐应用负向波的波幅和潜伏期作为诊断指标。

（四）常见异常阴部神经诱发电位的意义

1. 潜伏期异常　神经完全损伤时，诱发电位一般表现为一条直线或有少许干扰波。神经部分损伤时，诱发电位可出现不同程度的波形改变、振幅降低、潜伏期延长或传导速度减慢，据此可判断有无神经损伤及损伤轻重。

2. 波幅异常 神经诱发电位是生理性检查，在正常人群波幅也存在较大变异，波幅的消失为异常，但单纯波幅降低意义不大。

3. 波形异常 包括波形离散、波形畸变或不能清晰测得（分化不良、重复性差），轻度波形离散，系疾病早期表现，较为重要，但目前难以定量。

三、骶反射检查

（一）定义

广义的骶反射检查是指用电生理学方法记录泌尿 - 生殖 - 肛门区域的盆底 / 会阴部肌肉对刺激的反应，它包括球海绵体肌反射和肛门反射、球海绵体肌反射和肛门反射的反射弧传入、传出纤维都位于阴部神经中。

球海绵体肌反射：指用电极刺激阴茎 / 蒂背神经皮肤，神经冲动沿阴部神经传入纤维到达骶髓同侧的后角细胞，经过中枢神经整合后，神经冲动再沿阴部神经传出纤维到达球海绵体肌，可以记录到球海绵体肌的收缩。同时也可以记录到尿道括约肌、肛门括约肌及盆底肌的反射性收缩，它反映了骶髓阴部神经反射弧的完整性（图9-24）。适应证主要用于下运动神经元损伤患者$S_2 \sim S_4$阴部神经反射弧完整性的评估、合并圆锥 / 马尾损伤的尿失禁患者下尿路排尿反射弧完整性的评估、神经源性膀胱患者下尿路排尿反射弧完整性的评估、协助脊髓损伤后逼尿肌 - 括约肌协同失调的诊断。

肛门括约肌反射：指刺激肛门黏膜或皮肤诱发肛门括约肌的反射性收缩。电刺激肛门周围皮肤，可以记录到不同潜伏期的反应。潜伏期在50毫秒的晚期部分为多突触反射的表现，短于15毫秒的早期部分可能是直接刺激导致。

（二）检查方法

检查时患者取仰卧位并放松，将刺激电极置于阴茎 / 阴蒂上，参考电极和接地电极分别置于两侧大腿中上 1/3 交界处皮肤表面。将同心圆针电极 / 表面电极分别插入 / 贴敷肛门外括约肌，男性还可应用表面电极贴在球海绵体肌皮肤上以记录该肌肉的反应。电刺激阴茎 / 阴蒂背神经，刺激持续 0.2 毫秒，刺激强度为感觉阈的 4 ~ 6 倍，刺激频率 3Hz。观测球海绵体肌 / 肛门外括约肌在放松时的电位变化，包括潜伏期、感觉阈、反射阈和波形的变化。鉴于神经系统经常存在单

侧病变或非对称性损伤，推荐测量双侧球海绵体肌 / 肛门外括约肌反射以增加判断的准确性。

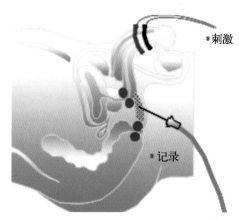

图 9-24 球海绵体肌反射检查模式图，刺激电极置于阴茎上，同心圆针电极插入肛门外括约肌

（三）检查结果及其意义

神经冲动在阴部神经纤维的传导速度、神经冲动通过神经 - 肌肉接头的速度、中枢神经的神经元之间神经冲动传导速度都可以影响球海绵体肌反射的潜伏期和波幅。刺激阴茎 / 阴蒂背神经皮肤得到的骶反射图形经常由两部分组成：第一部分即通常意义上的球海绵体肌反射（BCR），电刺激阴茎 / 阴蒂背神经皮肤测量到的健康人群第 1 个正向波 P1 潜伏期为 31 ~ 38.5 毫秒，平均 33 毫秒；第二部分类似于通过刺激肛门周围皮肤或后尿道得到的骶反射图形。第二部分由于准确性较差，目前不推荐应用于临床诊断。BCR 潜伏期以波形离开基线开始计算，健康个体左右两侧 BCR 潜伏期无显著性差异，双侧 BCR 潜伏期的差值应小于 3 毫秒。目前国内外健康人群 BCR 潜伏期尚无统一标准，一般所测 BCR 潜伏期超过均值 2.5 ~ 3 倍标准差或波形未引出视为异常。球海绵体肌反射潜伏期在正常范围并不能排除骶髓反射弧轴突存在损伤。脊髓栓系综合征和骶髓上脊髓损伤患者的 BCR 潜伏期经常缩短。

四、阴部神经传导速率

阴部神经运动终末潜伏期（PNTML）是评价阴部神经运动传导速率的唯一方法。是指从运动神经受到刺激的瞬间，到第一个可测量的肌肉反应出现的时间。这一数值可以反映支配该肌肉传导最快的运动纤维的传导速度，因此，对于肌肉失去神经的情况，运动潜伏期不是一个很好的指标。如果刺激点与肌肉间的神经发生脱髓鞘病变，

远端或末端运动潜伏期将延长。

通过特殊的 St Mark's 双极刺激电极检查时固定于指端，记录肛门外括约肌收缩反应的记录电极置于指根上方 3cm 处。将绑有双极刺激电极的示指插入直肠触及左右坐骨棘刺激阴部神经，该处即阴部神经穿过坐骨大切迹离开骨盆的部位。将刺激电极紧贴左侧坐骨棘，可感觉到肛门外括约肌收缩。手指下压，使两个刺激电极均接触阴部神经，沿骨盆壁缓慢移动检查手指，注意观察肛门外括约肌最大收缩反应。记录刺激开始至肛门外括约肌产生收缩反应的潜伏期（图 9-25）。

阴部神经终末运动潜伏期（PNTML）是阴部神经接受刺激开始至肛门外括约肌开始收缩的时间。PNTML 的正常值为 2.0 毫秒 ±0.2 毫秒，左侧与右侧阴部神经运动终末潜伏期可以略有差别，但只与平均值稍有不同。

阴部神经纤维的传导速率和肛门外括约肌的功能都可以影响阴部神经运动终末潜伏期，阴部神经运动终末潜伏期延长代表阴部神经受损，阴部神经运动终末潜伏期异常亦不代表肛门外括约肌功能异常，但阴部神经运动终末潜伏期正常并不能排除无阴部神经损伤。特发性便秘患者及会阴部下降患者常有阴部神经运动终末潜伏期延长。定量研究神经损伤时，则需要进行单纤维肌电图描记。

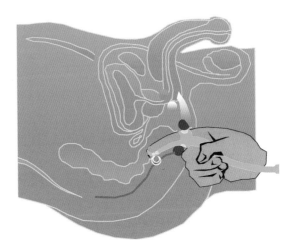

图 9-25　阴部神经运动终末潜伏期检查模式图

（吴　娟　靖华芳　廖利民）

第四节　影像学检查

影像学检查能够帮助我们理解对可能引起尿失禁症状的解剖和功能异常的认识。在临床研究中，放射影像用于明确解剖结构和功能之间的关系、中枢神经系统（CNS）或下尿路症状之间的关系，并研究下尿路症状及泌尿盆底影像和治疗结局之间的关系。

超声、CT 和磁共振成像（MRI）的普及在很大程度上取代了传统的 X 线成像。各种影像学检查能够互为参照和补充，临床上需要结合患者的病史、症状、体征个体化选择相应的检查。超声检查鉴于其简便、低廉、无 X 线辐射等优势，可以用于尿失禁患者的常规筛查，对于单纯的压力性尿失禁而言，超声优于 MRI，因为其能够以更低的成本产生盆底的三维和四维（动态）图像，并且其适用性更广泛。

上尿路影像学检查对于尿失禁并非常规检查项目，但在以下情况应进行上尿路影像学检查：①有肾损害高危因素的神经源性尿失禁；②慢性尿潴留伴尿失禁；③怀疑上尿路解剖异常导致尿道外尿失禁。一般而言，除非怀疑或诊断为膀胱内高压、重度 POP 或慢性尿潴留或观察到肾功能检查异常，否则无须进行上尿路成像。如果疑似上尿路异常或输尿管阴道瘘导致尿失禁，可能需要进行上尿路成像（静脉尿路造影、CT 或 MRI 扫描）。

一、X 线检查

动态膀胱显影录像可以动态和连续观察膀胱颈的变化。进行膀胱尿道造影应分别取正位和侧位，患者直立并用力增加腹压，正常情况下，尿道膀胱连接部在耻骨联合下缘与第 5 骶骨连线以下，后尿道膀胱角在 90°～100°（图 9-26），近侧尿道稍向后倾斜。

压力性尿失禁可有以下改变：①尿道角的改变，并可将其分为两型。Ⅰ型为尿道后角消失，尿道倾斜角正常；Ⅱ型为尿道后角消失伴尿道倾斜角＞45°。②膀胱尿道位置的改变。正常者在静止时膀胱颈位于耻骨联合中下 1/3 交接处，用力时向下移动 0.5～1.5cm，同时膀胱颈不处于膀胱最下缘，而压力性尿失禁者用力时下移范围大于正常，且膀胱颈位置低于膀胱任何部位。③膀胱颈形态的改变，压力性尿失禁者用力时膀胱颈开放如锥状。膀胱尿道造影诊断压力性尿失

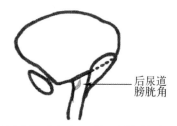

图 9-26　后尿道膀胱角主要用于判断膀胱颈后尿道下移程度

禁的评价，可概括如下：膀胱尿道形态位置正常时，99% 为非压力性尿失禁；后尿道膀胱角增大，膀胱颈呈漏斗状者，仅有 43% 为尿流动力学压力性尿失禁；无尿失禁的正常女性有 4% ～ 10% 可出现异常造影结果。

DeLancey 于 1994 年提出中段尿道吊床理论，该理论认为腹压增加时，伴随腹压增加引起的中段尿道闭合压上升是控尿的主要机制之一。Delancey 提出盆底功能的"阴道三个水平支持"理论，将支持阴道周围的筋膜、韧带等结缔组织分为上、中、下三个水平：上水平由主骶韧带复合体完成；中水平为阴道中段的侧方支持，包括盆腔筋膜腱弓及阴道直肠筋膜；下水平为远端的支持结构，包括会阴体和会阴隔膜。在此基础上，他又提出了"中段尿道吊床假说"，该假说将近端尿道和膀胱颈的周围结构，包括耻骨尿道韧带、耻尾肌、阴道前壁及连接各个部分的结缔组织，称为支持尿道的"吊床"，这些结构负责在静息或应力状态下尿道的闭合。腹压增加时耻尾肌收缩向前牵拉阴道，拉紧"吊床"结构，位于阴道和耻骨联合之间的尿道被压扁，尿道闭合压增高能有效抵抗腹压升高。如果"吊床"结构松弛，膀胱尿道活动度过大，腹压增加时尿道不能正常闭合就会发生尿失禁。当"吊床"功能缺陷时，可导致近端尿道高活动性或阴道前壁塌陷（膀胱膨出），腹压增加时压力不能传递到近端尿道和膀胱颈。这一理论将压力性尿失禁的治疗重点从提升尿道转至加强其支持结构。

如图 9-27 所示，阴道前部被耻骨尿道韧带（PUL）向前悬吊，阴道后部被子宫骶骨韧带（USL）悬吊，阴道向上被盆筋膜腱弓（ATFP）悬吊附着在筋膜上（F）。悬吊桥的强度是通过悬吊钢丝（白色箭头）的张力来维持的。结构中任何部位的削弱都可能扰乱整体的平衡、强度和功能。阴道和膀胱形态和功能的维持是因为其由韧带和筋膜悬吊在骨性骨盆上。当这些结构被肌力（黑色箭头）

伸展时，就形成了正常的功能解剖关系。

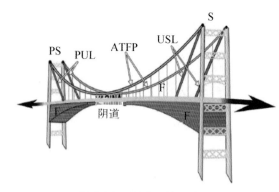

图 9-27　吊床理论示意图

PS. 耻骨联合；S. 骶骨；PUL. 耻骨尿道韧带；ATFP. 盆筋膜腱弓；USL. 子宫骶骨韧带

如图 9-28 所示，止血钳模拟了正常耻骨尿道韧带（PUL）的锚定作用。这使肛提肌板（LP）和肛门纵向肌（LMA）旋转并关闭近端尿道，耻骨尾骨肌（PCM）牵拉阴道吊床（H）关闭远端尿道。尿道腔从开放状态（O）转为闭合状态（C）。

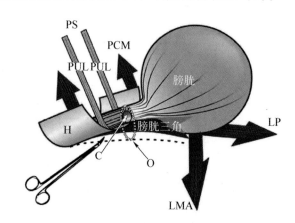

图 9-28　控尿机制模拟示意图

PS. 耻骨联合；PCM. 耻骨尾骨肌；PUL. 耻骨尿道韧带；H. 吊床；C. 闭合状态；O. 开放状态；LMA. 肛门纵向肌；LP. 肛提肌板

尿道位于盆腔内筋膜及阴道前壁组成的支持组织内，该组织通过盆筋膜腱弓（ATFP）依附于盆壁获得结构的稳定性，盆筋膜腱弓是悬接于耻骨与坐骨棘之间的牢固纤维组织，是由盆腔内筋膜、肛提肌部分肌纤维及腱膜融合而成一种弓状结构。连接腱弓的盆腔内筋膜、阴道壁、肛提肌在尿道下方延伸形成一"吊床"样的支持结构。在腹压升高时，可观察到近侧端尿道向后向下旋转，并将尿道紧贴在其下方的支持层上，尿道前后壁受压而使尿道腔关闭。尿道向下移动时，相邻的纤维拉紧，腱弓也被拉紧。如将腱弓从耻骨上切断或切断其与盆腔筋膜的联系，则可增加尿道的活动性，并使其下的组织结构松弛，从而导致膀胱尿道膨出。

如图 9-29 所示，吊带加强了耻骨尿道韧带，恢复了 3 块箭头所示肌肉的收缩力，尿道管腔在腹压增加时从开放状态（O）转变为闭合状态（C）。

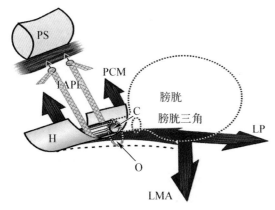

图 9-29　耻骨后中段尿道吊带作用示意图

H. 吊床；LMA. 肛门纵向肌；LP. 肛提肌板；PCM. 耻骨尾骨肌；PS. 耻骨联合；TAPE. 吊带；C. 闭合状态；O. 开放状态

图 9-30 ～图 9-32 显示了耻骨尿道韧带（PUL）在静息状态、应力状态和排尿状态下的作用下，分别于同一患者的静息状态（图 9-30）、应力状态（图 9-31）和排尿状态（图 9-32）下拍摄 X 线片。PUL 是静息状态和应力状态下肌肉作用力的关键锚定点（大箭头所示）。应力状态下，3 块肌肉（箭头所示）作用力对抗耻骨尿道韧带。排尿状态下，耻骨尿道韧带向前牵拉的作用减弱；向后向下的力量（斜箭头所示）牵拉对抗 PUL 开放尿道和膀胱颈。白色虚线为骨性标志连线。

二、超声检查

超声检查方法有经直肠、阴道超声及会阴超声检查，后者因避免了阴道、直肠气体对显像的干扰，预防探头对膀胱的压迫而广泛应用。受检者的膀胱适度充盈，为 200 ～ 400ml，患者取膀胱截石位，阴道探头置于前庭尿道口下方做矢状切面和冠状切面，可显示膀胱底、膀胱颈、尿道及耻骨联合，并可从静息及 Valsalva 加压动作时等不同时段进行观察，检测膀胱尿道后角、尿道倾斜角、膀胱颈活动度等（图 9-33）。

Mouritsen 等提出如以下三项指标中有两项以上符合，则可诊断为压力性尿失禁：①休息状态

的膀胱角≥ 95°；②膀胱角与耻骨弓距离≥ 2.3cm；③膀胱颈的活动度≥ 20°。B 超诊断压力性尿失禁的敏感度为 84%，特异度为 82%。

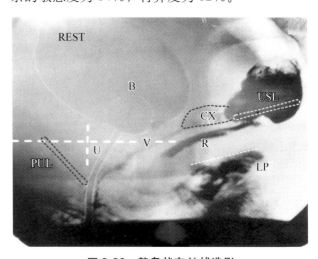

图 9-30　静息状态 X 线造影

B. 膀胱；CX. 宫镜；USL. 子宫骶骨韧带；U. 尿道；R. 直肠

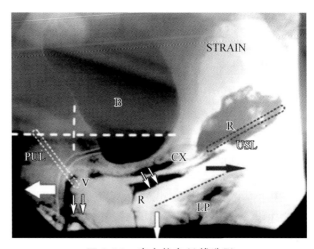

图 9-31　应力状态 X 线造影

V. 阴道；B. 膀胱；CX. 宫颈；R. 直肠；USL. 子宫骶骨韧带；

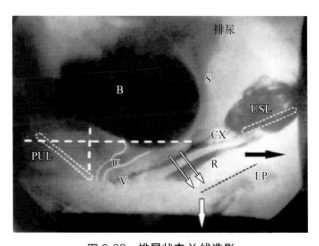

图 9-32　排尿状态 X 线造影

B. 膀胱；CX. 宫颈；R. 直肠；U. 尿道；USL. 子宫骶骨韧带；V. 阴道

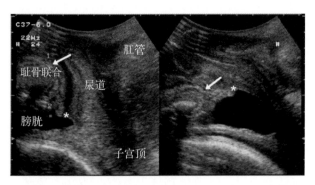

图 9-33 正中矢状面盆腔超声，左侧为静息状态声像图，右侧为做 Valsalva 动作时声像图

三、CT 检查

CT 是计算机辅助的 X 线成像技术，该技术利用一束很薄的 X 线，绕着身体快速旋转，产生横截面图像，就像身体"切片"。图像能够沿任何平面进行二维显示或三维重建。绝大多数现代 CT 设备采用螺旋式的连续图像，而不是一系列独立切面，这样可生成更好的身体各部位的三维图像。计算机断层成像（computer tomography，CT）或计算机轴位断层成像（computer axial tomography，CAT）常被用于评估神经源性下尿路功能障碍患者的上尿路情况（包括一线检查超声检查后），目前几乎完全替代了静脉尿路造影（intravenous urography，IVU）。一般来说，需要静脉注射造影剂来突显特定的解剖特征，但对于肾功能不好的患者，也可行无造影剂的 CT 扫描。在没有造影剂的情况下，尿液也可显示集合系统轮廓，检查到肾积水的存在，所以可以减少对造影剂的需求。CT 图像重建是利用一系列 X 线投影数据，进行数学计算并生成断层图像。图像重建对图像质量的提高和降低放射剂量有重

要影响。重建技术主要包括两种，即分析重建（analytical reconstruction，AR）和迭代重建（iterative reconstruction，IR）。重建的算法通常被整合进了 CT 设备中，并且可由用户调试来进行不同的图像重建。图 9-34 ~ 图 9-36 为 1 例 11 岁患儿骨盆骨折、尿道断裂术后尿失禁，曾行经耻骨联合会阴尿道吻合术 + 直肠瘘修补术，X 线提示左输尿管下段铸型结石、膀胱多发结石，CT 进一步证实了该情况。图 9-36 为一例神经源性膀胱、神经源性尿失禁患儿的 CT 图像，双侧上尿路重度积水，双肾皮质萎缩菲薄。

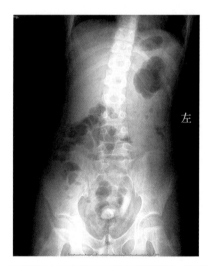

图 9-34 X 线提示左输尿管下段铸型结石、膀胱多发结石

四、MRI 检查

磁共振成像（magnetic resonance imaging，MRI）是一种显示包括体内结构生理过程的解剖成像技术。磁共振扫描仪使用主要来自氢原子发射产生的强磁场、无线电波和场梯度来生成图像。MRI 相较于其他检查的优势包括造影剂（钆造影剂）相

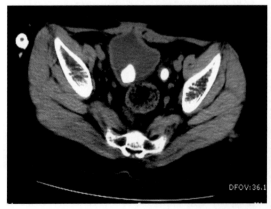
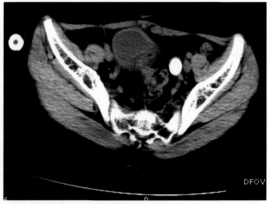

图 9-35 CT 进一步证实左输尿管下段铸型结石、膀胱多发结石的存在

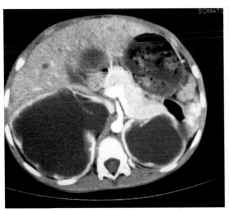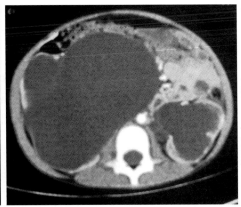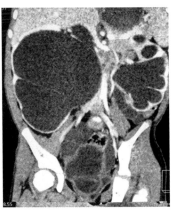

图 9-36　为一例神经源性膀胱患儿的 CT 图像，双侧上尿路重度积水，双肾皮质萎缩菲薄

对没有过敏反应，成像可以沿任何平面进行，并且可以在二维或三维空间中显示图像。有人曾对 MRI 使用的造影剂与肾功能不良和肾毒性的关系表示关注。高剂量的造影剂与肾源性系统性纤维化（nephrogenic systemic fibrosis，NSF）的发生有关。

MRI 应用于尿失禁的诊断具有一些独特的优势。它无须造影剂，可以提供清晰的整体盆底影像，显示膀胱尿道的形态及其静止与应力状态时的变化，可以更好地诊断和理解压力性尿失禁的病理生理机制。MRI 显示 SUI 患者尿道及其周围组织有显著形态学改变。尿道横纹肌层变薄，呈 Ω 形或高信号。尿道耻骨韧带明显扭曲，膀胱尿道角增大，耻骨后间隙亦增大。由此可见，MRI 对尿失禁患者术前术后评估有非常重要的作用，能准确发现其解剖学改变，对手术失败者及区分尿失禁病因应进行 MRI 检查。MRI 所获得的图像是静态的，不能真实反映尿失禁的动力学改变，即使"快速"的 MRI 图像也需要患者至少完全"静止"6 秒以避免"伪像"。许多患者无法保持盆底肌肉收缩或最大限度的屏气动作使得有足够的时间获得盆底图像，并且 MRI 价格昂贵，这些因素限制了 MRI 在尿失禁中的应用。

作为 IVU 和 CT 成像的替代和补充，MRI 最近被用于评估肾盂积水、尿路和盆底解剖异常。MRI 还主要用于尿失禁神经学病因的诊断及明确上尿路是否存在肾积水等病变。对于神经源性膀胱患者，上尿路 MRU 成像可以明确肾盂输尿管积水扩张程度及迂曲状态。廖利民教授依据 MRU 检查，提出一种新的 UUTD 分度标准。这一标准与基于超声检查的 SFU 和 Onen 分级标准相对应。依据 MRU 冠状面、横断面和最大强度投影（maximum intensity projection，MIP）对 UUTD 进行以下分度。① 0 度：MRU 示中央肾复合体无分离，输尿管无扩张。② 1 度：MRU 示中央肾复合体轻度分离，无可视化肾盏，输尿管直径小于 7mm。③ 2 度：MRU 示肾盂扩张，可见一个或多个肾盏呈可视化，但覆盏肾实质是正常的，输尿管直径 < 10mm。④ 3 度：MRU 示肾盂进一步扩张，液体充满全部肾盏，覆盏肾实质变薄，肾实质丢失 < 50%，输尿管迂曲，直径 < 15mm。⑤ 4 度：和 3 度类似，但 MRU 示覆盏肾实质显著变薄（肾实质丢失 > 50%），输尿管严重迂曲，直径 > 15mm。图 9-37 为 1 例 6 岁神经源性膀胱、双肾盂双输尿管重复畸形患儿的 MRU，右侧上尿路 4 度积水，左侧上尿路 2 度积水，该患儿同时有右侧膀胱输尿管反流。

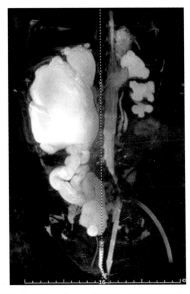

图 9-37　神经源性膀胱、双肾盂双输尿管重复畸形患儿的 MRU，右侧上尿路 4 度积水，左侧上尿路 2 度积水

（付　光　廖利民）

第五节　膀胱镜检查

原发性尿失禁一般不需要行膀胱尿道镜检查。膀胱尿道镜检查可考虑应用于：①急迫性尿失禁患者，用于排除导致镜下血尿的其他病因（如膀胱肿瘤，特别是存在膀胱原位癌、间质性膀胱炎、反复感染、膀胱异物）；②尿失禁复发的患者再次行术前评估；③可疑膀胱阴道瘘；④既往曾行前列腺增生切除或剜除术、前列腺癌根治术的术后尿失禁；⑤TVT等抗尿失禁手术过程中排除潜在膀胱损伤的可能性；⑥既往有膀胱颈或尿道的外伤手术史、可疑存在膀胱颈挛缩或冰冻尿道的患者；⑦既往曾接受过抗尿失禁手术史或盆底重建手术史、有新出现的下尿路症状、血尿或频繁复发的尿路感染、怀疑有网片或缝线穿孔、侵蚀的患者；⑧对于长期留置导尿管或膀胱造瘘的患者推荐定期行膀胱镜检查，推荐定期行膀胱镜检查以除外膀胱肿瘤。

膀胱尿道镜检查虽然是有创检查，但它可以获得影像学检查、尿流动力学检查等辅助检查无法提供的信息，同时膀胱尿道镜可以从形态和功能两个方面互相辅助确证患者的病理生理状态，对于发现影像学检查不能发现的膀胱病变（如膀胱原位癌、间质性膀胱炎），以及诊疗方案的制订具有重要的价值。下面是一些神经源性尿失禁患者的膀胱镜下典型图像供读者参考（图9-38～图9-51）。

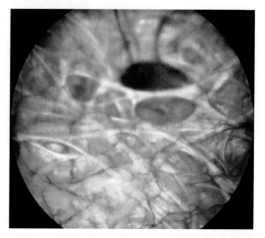

图 9-39　膀胱壁严重嵴梁化伴膀胱多发憩室 -2

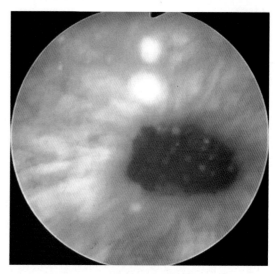

图 9-40　膀胱巨大憩室开口 -1

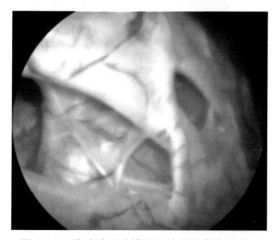

图 9-38　膀胱壁严重嵴梁化伴膀胱多发憩室 -1

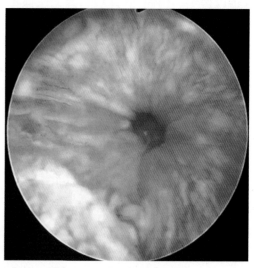

图 9-41　膀胱巨大憩室开口 -2

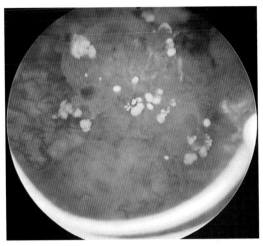

图 9-42　神经源性膀胱合并膀胱肿瘤表面钙化

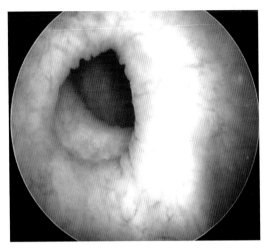

图 9-45　神经源性膀胱右侧膀胱输尿管反流的
呈洞穴样改变的输尿管口

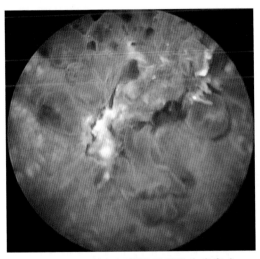

图 9-43　神经源性膀胱膀胱多发息肉

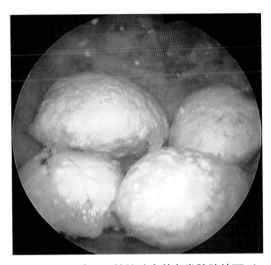

图 9-46　神经源性膀胱合并多发膀胱结石 -1

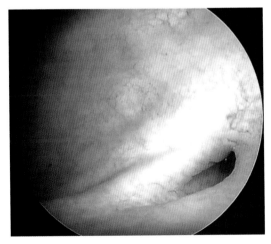

图 9-44　神经源性膀胱左侧膀胱输尿管反流的呈
洞穴样改变的输尿管口

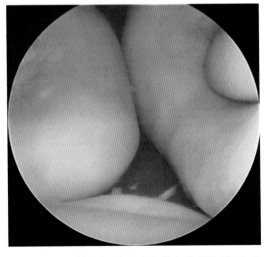

图 9-47　神经源性膀胱合并多发膀胱结石 -2

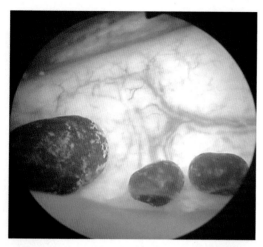

图 9-48　神经源性膀胱合并多发膀胱结石 -3

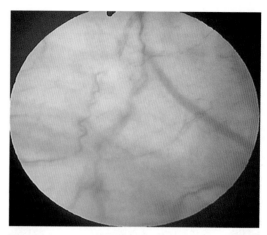

图 9-50　以顽固性尿频尿急症状为主诉的间质性膀胱炎患者，膀胱黏膜苍白、黏膜下僵硬呈弹簧圈样改变的血管壁 -1

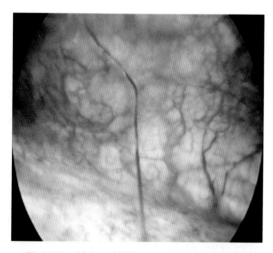

图 9-49　神经源性膀胱腔内异物（头发丝）

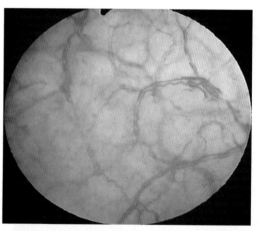

图 9-51　以顽固性尿频尿急症状为主诉的间质性膀胱炎患者，膀胱黏膜苍白、黏膜下僵硬呈弹簧圈样改变的血管壁 -2

（付　光　廖利民）

第四篇

4

尿失禁的治疗

第 10 章

尿失禁的药物治疗

第一节 压力性尿失禁的药物治疗

药物治疗压力性尿失禁的原理是通过增加尿道平滑肌和横纹肌的张力和紧张度，达到增加尿道闭合压的目的。目前压力性尿失禁治疗常用的有两类药物，即雌激素和α受体激动剂。尤其是绝经后女性尿道黏膜和黏膜下组织缺乏雌激素支持而萎缩，导致尿道黏膜和黏膜下组织闭合作用减弱或丧失，雌激素替代治疗后能部分恢复尿道黏膜和黏膜下组织，从而缓解尿失禁症状。α受体激动剂能收缩膀胱颈和后尿道平滑肌，增加尿道内压力而缓解压力性尿失禁症状。但该类药物有升高血压的副作用，高血压患者禁用，适合直立性低血压伴压力性尿失禁患者。

一、作用于尿道平滑肌括约肌的药物

（一）去甲麻黄碱

这类药物通过兴奋α肾上腺素能受体增加尿道平滑肌括约肌的紧张度，如α肾上腺素能受体激动剂去甲麻黄碱，但其疗效有限，并且其较大的副作用限制了药物的临床使用。1992 年 AHCPR 指南中报道了 8 项使用去甲麻黄碱 50mg 每日 2 次治疗女性压力性尿失禁的随机对照试验，治愈率为 0 ～ 14%，尿失禁改善率为 19% ～ 60%，不良反应的发生率和中途退出率分别为 5% ～ 33% 和 0 ～ 4.3%。

1994 年 Vick 等回顾总结了去甲麻黄碱的副作用，结论为：①在服用去甲麻黄碱的初期可能会出现血压升高，并可能导致危险；②用药者可能会产生快速耐受，但这反而为过量服用去甲麻黄碱的患者提供了某种程度上的安全保障；

③ 0.5 ～ 1mg/kg 的应用剂量相对安全，但如果患者的心血管健康状况不佳或摄入的药物剂量超过 1mg/kg，可能会带来潜在的副作用。因此在使用去甲麻黄碱时，选择患者时一定要谨慎。

（二）盐酸米多君

盐酸米多君是选择性 α_1 肾上腺素能受体激动剂的代表，盐酸米多君的活性代谢产物脱甘氨酸米多君的基本药理作用机制是通过激活平滑肌器官的 α 肾上腺素能受体，作用于尿道近端和远端括约肌中的平滑肌纤维、前列腺包膜平滑肌、尿道膀胱颈周围支托组织中的平滑肌肌纤维中的 α_1 受体，增强尿道收缩力，增大尿道关闭压，改善压力性尿失禁患者的尿控能力。

盐酸米多君是治疗 I 型、II 型女性压力性尿失禁的理想药物，对III型女性压力性尿失禁治疗效果较差。盐酸米多君单次用药对压力性尿失禁有较好的改善作用，对于那些不能长期服药而又需要外出的患者，可在外出前半小时单次服用以达到暂时控制尿失禁的目的。

盐酸米多君的初始剂量为每次 2.5mg，每日 2 ～ 3 次，口服，必要时可逐渐增加到每次 10mg。由于盐酸米多君对外周血管的 α_2 受体有兴奋作用，可引起血压升高，所以高血压患者应慎重用药，其他不良反应罕见，可表现为心律失常、寒战、皮疹等，剂量较大时可导致反射性心动过缓、头颈部出现"鸡皮疙瘩"或有排尿不尽感。其禁忌证为患有高血压、心律失常等严重心血管疾病，机械性尿路阻塞，急性肾功能不全，甲状腺功能亢进，青光眼，妊娠及哺乳期妇女等。

二、作用于尿道横纹肌括约肌的药物

这类药物通过兴奋烟碱样受体发挥作用，代表性药物如盐酸度洛西汀可以通过阴部神经末梢释放乙酰胆碱，该药在安全性和疗效上对于治疗压力性尿失禁具有很大潜力。

盐酸度洛西汀是一种 5- 羟色胺和去甲肾上腺素再摄取双重抑制剂，其在储尿期能够明显增加尿道括约肌的紧张性。横纹尿道括约肌被阴部神经所支配，阴部神经包含了细胞体位于 Onuf 核的运动神经元轴突。谷氨酸对运动神经元产生了增强刺激的效果，这种效果又被去甲肾上腺素（NA）和 5- 羟色胺所增强，分别作用于 α_1 肾上腺素能受体和 5- 羟色胺受体。当谷氨酸缺乏时 5- 羟色胺和去甲肾上腺素不会产生反应。因此，谷氨酸被认为是运动神经元的开关，而 5- 羟色胺和去甲肾上腺素被认为是效应控制器。以此推论，除非开关是开的，否则效应控制器没有作用。通过抑制去甲肾上腺素和 5- 羟色胺的重吸收，度洛西汀可以增加烟碱样受体收缩横纹括约肌的能力。然而，在排尿期当谷氨酸的作用停止时，度洛西汀可以完全松弛括约肌而形成排尿（图 10-1）。

该药的 I 期临床研究显示，度洛西汀在健康志愿者中耐受性良好。在美国 48 个中心进行的 II 期临床研究发现，度洛西汀可以显著减少压力性尿失禁的发作次数。随后在北美进行的 III 期临床研究也得出了类似的效果，度洛西汀可显著降低尿失禁的发作次数，与基线比较，度洛西汀组平均减少 50%，安慰剂组平均减少 27%。在研究结束时，度洛西汀组有 10.5% 的患者尿失禁完全治愈，而安慰剂组只有 5.9%。

度洛西汀的疗效在其他国家也得到了进一步证实，52% 的接受度洛西汀治疗的患者压力性尿失禁发作次数减少 50% ～ 100%，而安慰剂组仅为 34%。最近一项随机安慰剂对照研究表明，准备接受手术治疗的压力性尿失禁患者，经度洛西汀治疗后，20% 的患者不愿再接受手术，而安慰剂组无一例改变手术计划。同时该研究发现，度洛西汀改善尿失禁的次数呈现剂量依赖性，其耐受性良好，研究中未发现具有临床意义的不良反应。

一项研究报告结果显示，使用度洛西汀约有 10% 的患者可以治愈尿失禁。但以生活质量评分（I-QoL）为主要终点的研究没有发现生活质量的改善。在进一步的试验中，研究者将每天 80mg 的度洛西汀与单用盆底肌肉训练（PFMT）、PFMT 联合度洛西汀和安慰剂组分别进行比较，发现与 PFMT 或不治疗相比，度洛西汀治疗减少了漏尿的发生率。

很多关于度洛西汀的研究都有很高的停药率，是由于缺乏疗效和不良事件的高发生率造成的，不良反应包括恶心和呕吐（40% 或更多的患者）、口干、便秘、头晕、失眠、嗜睡和疲劳等。

一项 SR 显示，与安慰剂相比，杜洛西汀对患有 UI 的妇女显示出明显的疗效，但不良事件风险增加。

恶心是最常见的不良反应，发生率约 23%，通常是轻中度而且是暂时的，一般在 1 周到 1 个月后消退。其他不良反应有口干、疲乏、失眠、便秘、头痛、头晕、嗜睡等，度洛西汀比安慰剂

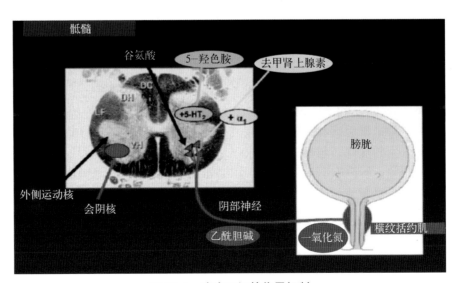

图 10-1　度洛西汀的作用机制

的不良反应明显要普遍，因不良反应而造成的停药率，度洛西汀组和安慰剂组分别为20%和4%。

综上所述，度洛西汀治疗压力性尿失禁的效果肯定，不良反应的发生率也在可接受范围以内。

三、雌激素类药物

雌激素治疗压力性尿失禁的作用尚存争论，近期一篇综述得到的结论是雌激素对压力性尿失禁的治疗没有效果。使用雌激素时必须注意其副作用，如心血管病、血液凝集、可能增加乳腺癌的发病率等。有研究显示，局部给雌激素不增加患者血栓、子宫内膜肥大和乳腺癌风险。但在临床疗效上，局部给雌激素与口服雌激素相比并没有明显差异。

绝经后的女性压力性尿失禁患者是否应用雌激素替代治疗目前尚存争议。从临床经验看，这种替代治疗在一定时期内会有部分疗效。雌激素可以使尿道黏膜、黏膜下血管丛及结缔组织增厚，增强尿道的闭合压力，增加功能性尿道长度，从而加强尿道的封闭机制。如无禁忌证，绝经后妇女单用雌激素治疗可以将压力性尿失禁症状缓解10%～30%，还可以减轻尿急、尿频等其他泌尿系统症状。

雌激素还可以通过增加α肾上腺素能受体的数量和敏感性提高对α肾上腺素能受体激动剂的疗效。因此，对于那些不适宜手术的患者或轻度压力性尿失禁患者，在锻炼盆底肌的同时应用雌激素治疗，可能疗效更好。Makinen等认为，雌激素可作为绝经后尿失禁患者的手术、物理及药物治疗的补充，能够提高绝经后尿失禁患者的生活质量。在雌激素的选择中，由于替勃龙（利维爱）是组织选择性雌激素活性调节剂，对泌尿生殖系统呈雌激素样作用，并且不刺激乳腺和子宫内膜增生，有较好的优势。应用雌激素联合周期性甲羟孕酮治疗中重度压力性尿失禁患者，76%的患者主观症状有所改善，因此认为雌激素是治疗绝经后中重度压力性尿失禁的一种有效辅助治疗手段。

但2001年Crady对1525例绝经后压力性尿失禁和（或）急迫性尿失禁患者进行了长达4年的随机、双盲、前瞻性的雌激素治疗对比研究，结果发现雌激素对压力性尿失禁和急迫性尿失禁的效果不如安慰剂。2002年Moehrer等针对28项临床研究共计2926例压力性尿失禁女性患者的分析发现，补充雌激素对压力性尿失禁的治疗作用非常有限。此外，最新研究表明，长期接受雌激素补充治疗还有增加卒中、心脏病发作及卵巢癌的风险，因此目前接受雌激素补充治疗逐渐呈减少趋势。

虽然国际尿失禁咨询委员会仍将雌激素补充作为可供选择的治疗方法之一，但同时也认为目前尚无确切的证据证实它的广泛有效性。建议可以对绝经后出现压力性尿失禁和外阴阴道萎缩症状的妇女进行长期的阴道雌激素治疗。对有乳腺癌病史的妇女，应咨询肿瘤治疗专家，谨慎使用雌激素。

第二节　膀胱过度活动症与急迫性尿失禁的药物治疗

一、膀胱过度活动症概述

根据国际尿控协会（ICS）最新定义，下尿路症状（lower urinary tract symptoms，LUTS）被分为储尿期、排尿期和排尿后症状。储尿期症状是指膀胱储尿期所产生的症状，包括尿急、尿频、夜尿、急迫性尿失禁等。为了突出储尿期症状，膀胱过度活动症（OAB）的概念被提出，并引起当今泌尿外科的重视。ICS于2002年对OAB的正式定义是：OAB是一种提示下尿路功能障碍的症状综合征，主要是尿急，可伴或不伴急迫性尿失禁，通常伴尿频和夜尿。这些症状提示逼尿肌过度活动，但也可发生其他形式的排尿或尿路功能障碍，无膀胱其他病理或感染的征象。

（一）流行病学

直到现在，OAB还经常与尿失禁混淆，使得流行病学发病率的数据在地区与地区之间、国与国之间变异很大。这导致估计的OAB的发病率范围很大，阻碍了OAB治疗措施的进一步提高。然而，可以说OAB是一常见的功能障碍，影响了世界范围内广大民众的生活质量。它发病率很高，给患者带来了一系列问题，包括生理、心理、性生活、社会及经济支出等。

2008年，北京大学人民医院泌尿外科在北京地区对 2973 名 18 岁以上女性进行了膀胱过度活动症患病情况问卷调查，被调查的对象为 18～90 岁。结果显示，北京地区 18 岁以上成年女性 OAB 的患病率为 4.7%，并随年龄的增长呈明显上升趋势，城区患病率为 2%，郊区为 8.1%。多因素 Logistic 回归表明，年龄、体重指数、居住地区及焦虑程度等是北京地区成年女性 OAB 患病的危险因素。OAB 在北京成年女性的日常生活、社交、运动、情感等多方面均存在着严重的负面影响。

2010 年，中华医学会泌尿外科学分会尿控学组发布了我国首个大规模 OAB 流行病学调查结果。本次调查覆盖我国六大地区（华北、东北、华东、中南、西南、西北）的 34 个城市，调查对象达 1488 人，年龄 18～80 岁。结果显示，我国 18 岁以上居民 OAB 的总体患病率为 6.0%，女性（6.0%）略高于男性（5.9%），且随年龄的增长呈明显上升趋势，40 岁以上人群 OAB 的总体患病率（10.5%）约为 40 岁以下人群患病率（1.8%）的 7 倍。六大地区中，华东地区患病率最高（7.4%）而华北地区的患病率最低（3.3%）。此外，肥胖、饮酒、体力劳动、教育程度低、已婚、绝经、阴道分娩，多次分娩及良性前列腺增生等都是 OAB 患病的促发因素。OAB 对患者的生理、心理、社交、性生活等多方面存在着严重影响，其中对睡眠和精力的影响最大。但是，OAB 患者的就诊率较低，调查显示，我国 OAB 患者中只有 1/2 的患者曾经就医，而未曾就医的患者中只有 1/4 的人表示将来有可能就医。大多数未就医的患者认为 OAB 是老年人的正常现象，不是大病，不治疗也没关系；另外，部分患者对于自己的症状感到羞涩而难以启齿，不愿意向医师讲述或与家庭成员和朋友讨论这一问题。

所以说，OAB 既是一种生理疾病也是一种心理疾病，虽然没有生命威胁，却严重影响生活质量，应呼吁患者和泌尿外科医师提高对 OAB 的关注和认识，通过专业、有效的治疗，解除疾病束缚，提高患者的生活质量。ICS 提出和采用的以症状为基础的定义为进一步的临床研究提供了框架和可能，可以保证将来在发病率估计、诊断和处理方面更加准确、真实。正常排尿需要神经系统、膀胱和括约肌机制的协调。OAB 致病机制的理论包括中枢神经系统、外周神经系统等不同水平及膀胱平滑肌本身的抑制失控和异常兴奋。虽然症状提示存在无抑制性膀胱收缩，但也可由其他形式的排尿和尿路功能障碍引起。采用 ICS 定义，OAB 是一经验性的诊断，可用于症状、体征、尿液分析和其他实验室检查之后的初始判断。只有在进行非侵入性和可逆性治疗时才适合使用此经验诊断。同时，只有在其他已知的病理情况如感染、膀胱结石、原位癌或膀胱癌等被除外后才能做出 OAB 的诊断。本节结合第三届国际尿失禁咨询委员会（ICI）的推荐意见，重点对 OAB 的治疗做一介绍（表 10-1）。

表 10-1　ICI 制订推荐依据的牛津分级原则

A 级：依据证据水平 1	（高度推荐）
B 级：由证据水平 2 或 3 组成	（推荐）
C 级：水平 4 的研究或"多数研究"	（可选择）
D 级：证据不充分或矛盾	（不推荐）

（二）OAB 的初步处理

全科医师、泌尿科医师和妇科医师可对 OAB 进行最初评估和处理。世界卫生组织（WHO）资助的第三届 ICI 咨询委员会对下尿路功能障碍的基本评价提出了推荐意见。评估包括详细的病史采集、既往治疗和结果、患者排尿日记和问卷调查、体格检查、尿液分析等。如果已决定由非专业人士进行最初的评价和处理，那么接下来的问题将是什么时候建议患者咨询专家。在下列情况下应寻求专家诊治：最初的行为和药物等非侵入性治疗的疗效很差、血尿不伴感染、反复症状性尿路感染以及复杂下尿路和盆底功能障碍者如：①膀胱排空差，表现为残余尿增加；②并发神经疾病或损伤；③严重的脱垂；④前列腺疾病。

（三）OAB 的治疗原则和流程

在诊断患者患有 OAB 后，医师在实施治疗前应仔细考虑患者是否需要或期望治疗。并非所有 OAB 患者希望或要求治疗。治疗的启动取决于 OAB 对患者生活质量干扰的程度，治疗启动前应与患者沟通以建立合适的期望值。

OAB 治疗方法主要包括行为调整、药物治疗或两者联合（表 10-2）。如果此联合治疗无效，而患者希望缓解症状，大多数医师将考虑各种形式的神经调控，包括骶神经或外周神经的电刺激。这些刺激将导致肌肉收缩、激活反射、调节一些中枢神经系统功能。神经调控无效，而患者具有严重的 OAB 症状时，可以考虑侵入性更大的治疗，如膀胱扩大术或尿流改道术。目前有两种有前景的治疗方法正在临床试验中：膀胱内直接灌注作用于香草类受体的药物以失活感觉神经元，以及逼尿肌注射 A 型肉毒毒素。已提出的其他治疗 OAB 方法（包括膀胱去神经或电磁治疗）的结果尚无一致性报道。

表 10-2　OAB 治疗方法

首选方案
行为调节
药物治疗（口服、经皮、膀胱内）
二线方案
神经调控
膀胱扩大成形术
逼尿肌肉毒毒素注射术
其他
去神经术
电磁治疗
膀胱内去传入药物治疗
尿流改道

二、膀胱过度活动症及急迫性尿失禁的药物治疗

治疗膀胱过度活动症（OAB）/ 逼尿肌过度活动（DO）的药物主要包括抗毒蕈碱类药物、作用于膜通道类药物、混合作用机制类药物、三环类抗抑郁药、前列腺素（PG）抑制剂等。一般认为人类膀胱收缩最主要是通过乙酰胆碱诱导刺激膀胱平滑肌中的节后副交感胆碱能受体引起的，抗胆碱能药物通过竞争性抑制乙酰胆碱从而抑制膀胱的不稳定收缩，故抗毒蕈碱药物是目前应用最广泛的一线用药。

现将 2009 年 ICI 推荐的用于治疗膀胱过度活动症（OAB）/ 逼尿肌过度活动（DO）的药物及推荐等级列举如下供大家参考（表 10-3）。

表 10-3　ICI 推荐的用于治疗 OAB/DO 的药物及推荐等级

药物类别	证据等级	推荐等级
抗毒蕈碱药物		
托特罗定（Tolterodine）	1	A
索利那新（Solifenacin）	1	A
曲司氯铵（Trospium chloride）	1	A
达非那新（Darifenacin）	1	A

续表

药物类别	证据等级	推荐等级
Toviaz（Fesoterodine）	1	A
普鲁本辛（Propantheline）	2	B
阿托品（Atropine）	3	C
作用于膜通道类药物		
钙拮抗剂（Calcium antagonists）	2	D
钾通道开放剂（K-Channel openers）	2	D
混合作用机制类药物		
奥昔布宁（Oxybutynin）	1	A
丙哌维林（Propiverine）	1	A
黄酮哌酯（Flavoxate）	2	D
抗抑郁药		
丙米嗪（Imipramine）	3	C
度洛西汀（Duloxetine）	2	C
α 肾上腺素能受体拮抗剂		
阿夫唑嗪（Alfuzosin）	3	C
多沙唑嗪（Doxazosin）	3	C
哌唑嗪（Prazosin）	3	C
特拉唑嗪（Terazosin）	3	C
坦索罗辛（Tamsulosin）	3	C
β₃ 肾上腺素能受体激动剂		
米拉贝隆（Mirabegron）	1	A
沙丁胺醇（Salbutamol）	3	C
特布他林（Terbutaline）	3	C
磷酸二酯酶 5（PDE5）抑制剂 [+]		
伐地那非、西地那非	2	B
环氧合酶抑制剂		
吲哚美辛（Indomethacin）	3	C
氟吡洛芬（Flurbiprofen）	3	C
其他药物		
巴氯芬（Baclofen）[*]	3	C
辣椒素（Capsaicin）[**]	2	C
RTX（Resiniferatoxin）[**]	2	C
肉毒毒素（Botulinum toxin）[***]	1	A
激素类		
雌激素（Estrogen）	2	C
去氨加压素（Desmopressin）[#]	1	A

[+]. 主要应用男性 ED 的治疗，不单独应用于 OAB/DO 患者；
[*]. 鞘内注射；[**]. 膀胱腔内灌注；[***]. 膀胱壁注射；
[#]. 夜尿症（夜间多尿），使用时注意低钠血症，尤其是老年人

（一）抗毒蕈碱类药物

1.毒蕈碱受体　逼尿肌的收缩主要是由于乙酰胆碱刺激毒蕈碱受体引起的。毒蕈碱受体可以被毒蕈碱受体阻滞剂所阻滞，因此毒蕈碱受体阻滞剂在膀胱过度活动症的药物治疗中起着重要作用（图 10-2）。

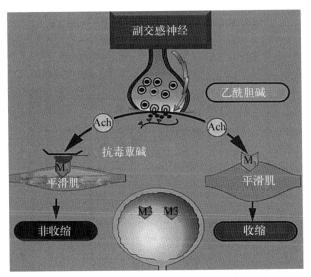

图 10-2　逼尿肌的收缩主要由乙酰胆碱激活 M_3 受体亚型引起

抗毒蕈碱药物作用在储尿期有减少尿急及增加膀胱容量的作用。正常情况下，在储尿期副交感神经没有神经冲动传入下尿路。抗毒蕈碱药物是一种竞争性拮抗剂，这意味着在排尿期当大量乙酰胆碱释放时，抗毒蕈碱药物的效果会相应减弱，因此治疗剂量的抗毒蕈碱药物不会导致排尿期逼尿肌收缩力的明显下降。

但是超高剂量的抗毒蕈碱药物会导致逼尿肌收缩力下降，如果同时存在膀胱出口梗阻很有可能诱发尿潴留。在应用抗毒蕈碱药物治疗膀胱过度活动症（OAB）／逼尿肌过度活动（DO）时所需的常规剂量范围内，几乎没有应用常规剂量的抗毒蕈碱药物会导致排尿期逼尿肌收缩功能明显降低的证据（图 10-3）。此外，有实验数据表明抗毒蕈碱药物还可以通过降低储尿期膀胱传入神经纤维活性（包括 C 纤维和 Aδ 纤维）起治疗作用。

治疗剂量的抗胆碱能药物阻断 M 受体可以治疗 OAB/DO 但不影响排尿期逼尿肌收缩力。目前还不明确除作用于逼尿肌外，抗毒蕈碱药物是否还存在其他作用机制，而这种作用对于治疗 OAB/DO 是否有所帮助。在 OAB/DO 相关疾病中，抗毒蕈碱受体的功能可能会发生改变，这提示在正常情况下临床上一些次要的（潜在的）作用机制可能会参与调节，并且参与了 OAB/DO 的病理生理过程。

在膀胱尿路上皮及尿路上皮下层均发现有 M 受体存在，并且 M 受体在膀胱尿路上皮层的密度高于其在逼尿肌内的密度。尿路上皮层在膀胱激活中的作用引起了大家的关注，但是尿路上皮层中的 M 受体是否参与并影响排尿过程目前还无定论。Yoshida 等发现在人类膀胱中有低度基础剂量的乙酰胆碱释放，这种活动能够不被河鲀毒素所抑制，而切除尿路上皮后的这种低度基础剂量的乙酰胆碱释放基本消失。因此，这种低度基础剂量的乙酰胆碱释放可能不是神经来源的，至少部分是由尿路上皮产生的。

在膀胱充盈期也有乙酰胆碱释放的间接临床

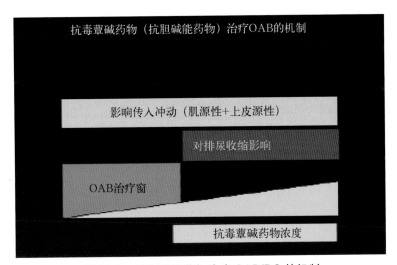

图 10-3　抗胆碱能药物治疗 OAB/DO 的机制

证据。1974 年 Smith 等发现在新发的脊髓损伤患者中，应用胆碱酯酶抑制剂来抑制乙酰胆碱的破坏，能够增加静息张力并诱导膀胱节奏收缩。2001 年 Yossepowitch 等应用依酚氯胺来抑制排尿功能障碍或尿失禁患者的乙酰胆碱降解，他们发现 78% 膀胱过度活动症患者的膀胱感觉发生了明显变化，膀胱容量减少，诱发或加剧了逼尿肌不自主收缩的幅度，逼尿肌顺应性明显降低。因此，在储尿期乙酰胆碱可能通过神经来源和非神经来源（例如尿路上皮）两条通路释放，通过增加逼尿肌张力直接或间接兴奋位于尿路上皮下层或逼尿肌内的传入神经。在 OAB/DO 的病理生理过程中，这是一个很重要的机制，可能会成为今后抗毒蕈碱药物的作用靶点（图 10-4）。

正常情况下，在储尿期副交感神经没有神经冲动传入下尿路，但膀胱中仍有低度基础剂量的乙酰胆碱释放，这种低度基础剂量的乙酰胆碱释放少部分是由尿路上皮所产生的。在 OAB/DO 时，由于神经损伤等因素导致乙酰胆碱泄漏，激活了膀胱传入神经纤维活性（包括 C 纤维和 Aδ 纤维），诱发了逼尿肌不稳定和排尿反射的提前。

通常，抗毒蕈碱药物被分为叔胺（三元化合物）和季胺（四元化合物）两大类。它们在亲脂性、分子电荷上差别较大，在分子大小上也有较大的差别。三元化合物通常比四元化合物有更高的亲脂性和更少的分子电荷。

阿托品（Atropine）、托特罗定（Tolterodine）、奥昔布宁（Oxybutynin）、丙哌凡林（Propiverine）、达非那新（Darifenacin）和索利那新（Solifenacin）都是三元的叔胺类化合物。它们通常能够从胃

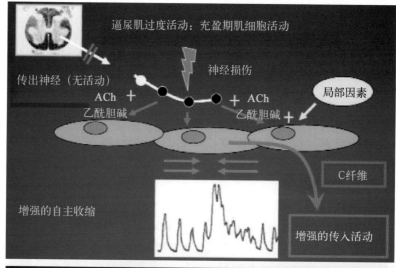

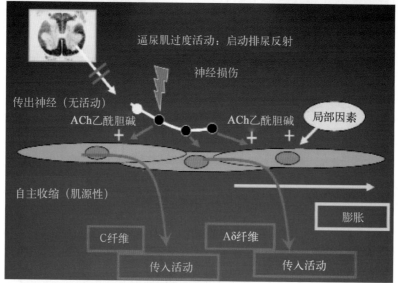

图 10-4　乙酰胆碱在 OAB/DO 中的作用机制假说

肠道良好吸收，理论上能够进入中枢神经系统，这取决于它们具体的物理、化学特性。高亲脂性、小分子和低电荷会增加药物通过血脑屏障的机会。

四元的季胺类化合物，如溴丙胺太林（普鲁本辛，Propantheline）和曲司氯铵（Trospium），不能被很好地吸收，不易透过血脑屏障，进入中枢神经系统的数量有限，很少发生中枢神经系统副作用。但它们还能导致常见的外周抗毒蕈碱副作用，如调节麻痹、便秘、心动过速和口干等。

许多抗毒蕈碱药物（包括所有目前使用的叔胺类药物）都能被 P450 酶系的代谢激活或灭活。最常涉及的 P450 酶是 CYP2D6 和 CYP3A4。抗毒蕈碱药物通过同一酶系代谢转化，理论上产生了药物之间相互作用的风险，导致抗毒蕈碱药物血浆浓度和作用效果的相互作用抑制或增加。理论上通过肾小管主动分泌排泄的抗毒蕈碱药物（例如曲司氯铵），可能由于这种代谢机制会影响其他药物的清除。

目前抗毒蕈碱药物仍然是治疗尿急和急迫性尿失禁应用最广泛的药物。但是，由于当前使用的抗毒蕈碱药物缺乏对膀胱的选择性，在使用中会对其他系统的器官产生副作用，从而限制了它们的使用。例如，所有未经治疗的闭角型青光眼患者都禁用抗毒蕈碱药物。

理论上，如果介导膀胱收缩的毒蕈碱受体亚型和产生抗毒蕈碱药物主要副作用的受体亚型不同，就有可能研发出针对膀胱有高度选择性的药物，而事实上却并非如此。能够避免诸多抗毒蕈碱副作用的方法是膀胱腔内给药，但膀胱腔内给药只能应用于一小部分患者。

目前人类被确定的毒蕈碱受体亚型有 5 种（$M_1 \sim M_5$）。这些受体存在于各种器官中，它们被激活后可以产生不同的作用，见表 10-4。

表 10-4 **毒蕈碱受体的亚型及其作用**

	分布器官	作用
M_1	大脑、唾液腺、交感神经节	认知功能
M_2	心脏、后脑、平滑肌	减慢心率
M_3	平滑肌、唾液腺、眼睛	平滑肌收缩、唾液腺分泌
M_4	大脑	未知
M_5	大脑、眼睛	未知

在膀胱中主要以 M_2 和 M_3 受体亚型为主。研究已经证明 5 种受体亚型在人类膀胱中都有分布，但 M_2 和 M_3 受体亚型占明显优势，其中 M_2 受体亚型占毒蕈碱受体总数的 80%，M_3 受体亚型占 20%。

M_2 受体在逼尿肌 M 受体中比例最多，但是它在正常膀胱组织中不能直接介导逼尿肌的收缩，一般认为 M_2 受体是与 Gi 蛋白偶联，减少了 cAMP 的产生，逆转了 β 肾上腺素能介导的舒张，间接介导逼尿肌收缩。但是 Minoru 等通过运用 M_3 受体基因敲除小鼠的研究，认为 M_2 受体在膀胱收缩中可以发挥作用，但不是主要作用。

逼尿肌的收缩主要由乙酰胆碱激活 M_3 受体亚型引起。M_3 受体亚型被认为是在介导人类膀胱逼尿肌收缩中起最重要的作用。M_2 受体亚型的作用目前还不是很清楚，在正常情况下 M_2 受体亚型的作用似乎并不显著，而在神经源性膀胱功能障碍中才会增加。Pontari 等进行了神经源性膀胱患者的逼尿肌肌条体外试验，根据逼尿肌肌条对不同拮抗剂的药理亲和力，认为在神经源性膀胱中 M_2 受体直接介导了膀胱逼尿肌的收缩。

2. *毒蕈碱受体阻滞剂的作用机制* 毒蕈碱受体阻滞剂是通过与乙酰胆碱相互竞争结合毒蕈碱受体而起作用的。毒蕈碱受体是与 G 蛋白相偶联的，但它的信号传导系统有多条途径。通常认为，M_1、M_3 和 M_5 受体优先与 Gq/11 偶联，能够使磷酸肌醇水解，并进而影响钙离子的跨膜活动。M_2 和 M_4 受体与百日咳毒素敏感的 Gi/o 偶联，抑制腺苷酸环化酶的活性。在人类逼尿肌中，2004 年 Schneider 等确定了介导卡巴胆碱诱导收缩的毒蕈碱受体亚型是 M_3 受体，也证明了尽管磷脂酶 C 抑制剂 U-73122 能够阻断 1，4，5-三磷酸肌醇脂生成，但并不能显著影响卡巴胆碱诱导引起的膀胱收缩。他们总结，卡巴胆碱诱导的人类膀胱收缩主要是通过 M_3 受体介导的，依靠硝苯地平敏感的钙离子通道和 Rho 激酶途径的激活。因此，逼尿肌中毒蕈碱 M_3 受体的主要激活途径可能是经 L 型钙离子通道的钙离子内流，以及通过激活 Rho 激酶来抑制肌球蛋白轻链磷酸酯酶，从而使收缩结构对钙离子的敏感性增加（图 10-5）。

毒蕈碱受体阻滞剂主要是在储尿期发挥作用的。在储尿期，乙酰胆碱的分泌量很少，毒蕈碱受体阻滞剂能够有效地与乙酰胆碱竞争结合胆碱能受体。在排尿期，乙酰胆碱分泌大量增加，毒蕈碱受体阻滞剂的作用被抵消。

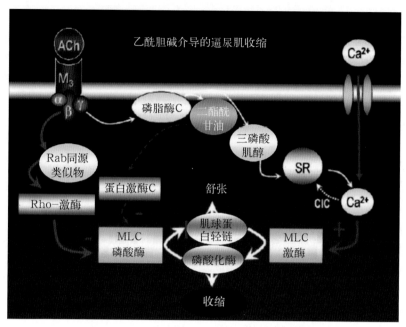

图 10-5　M₃ 受体引起逼尿肌收缩的主要途径

3. 常用毒蕈碱受体阻滞剂

(1) 阿托品：由于存在全身性副作用，目前阿托品很少被用于治疗 OAB/DO。但是，根据开放的实验研究结果，对于患有神经源性逼尿肌过度活动的患者，膀胱腔内应用阿托品可以有效增加膀胱容量而不引起明显的全身副作用。

(2) 普鲁本辛：普鲁本辛是一种季胺类化合物，对于毒蕈碱受体亚型没有选择性，有较低的生物学利用率并存在个体差异。它的血浆半衰期较短，通常剂量为一次给药 15～30mg，每日 4 次，但是为了获得最佳疗效，剂量通常需要个体化，因此常需要较大剂量。

Blaivas 在一项开放性研究中观察了应用普鲁本辛治疗 26 例逼尿肌过度活动患者的效果，该组患者用药剂量范围每次从 7.5mg 到 60mg 不等，每日 4 次，除 1 例患者无效外，其余患者临床效果均很明显。无效的患者是由于不能耐受每日 4 次、每次超过 15mg 的剂量。与此相反，Thuroff 等在一项随机双盲多中心试验中对 154 例由于 DO 导致尿频、尿急、尿失禁的患者进行了研究，该组患者被随机分为奥昔布宁组（奥昔布宁 5mg，每日 3 次）、普鲁本辛组（普鲁本辛 15mg，每日 3 次）和安慰剂组，作者发现普鲁本辛组和安慰剂组的治疗效果没有差别。在另一项交叉对比用药剂量的个体化试验中，Holmes 等发现奥昔布宁和普鲁本辛同样有效。

虽然目前还没有大样本的随机对照研究来证明普鲁本辛治疗 OAB/DO 的效果，但通常认为，如果根据情况个体化用药，普鲁本辛在治疗 OAB/DO 的临床应用上还具有一定价值。

(3) 曲司氯铵：曲司氯铵是一种去甲莨菪烷（植物生物碱）的季铵衍生物，它是一种生物利用率 < 10% 的季胺化合物。曲司氯铵服药后 4～6 小时出现血浆峰值浓度，血浆半衰期约为 20 小时。该药物很少从胃肠道吸收，80% 活性化合物经粪便排泄，其余主要通过肾小管分泌的形式由尿中清除。它是作用于 M 受体的乙酰胆碱竞争性抑制剂。该药通过血脑屏障的量有限，一般认为不会产生负性认知效应。该药不被细胞色素 P450 酶系代谢。

曲司氯铵对毒蕈碱受体亚型没有选择性。在离体的逼尿肌肌条试验中，曲司氯铵比奥昔布宁和托特罗定能更有效地对抗卡巴胆碱诱导的逼尿肌肌条收缩。曲司氯铵片的规格是 20mg/片，通常的推荐剂量是 20mg，每日 2 次。曲司氯铵在欧洲使用已经超过了 20 年，2004 年该药于美国上市。

许多随机对照临床试验都证明曲司氯铵对神经源性 DO 和非神经源性 DO 均有治疗作用。Stohrer 等应用曲司氯铵治疗神经源性 DO，并进行了一组双盲安慰剂研究，曲司氯铵组给予为期超过 3 周的曲司氯铵 20mg，每日 2 次，研究结束时曲司氯铵组最大膀胱测压容量较基线水平增加、最大逼尿肌压下降、膀胱顺应性得到改善，而安慰剂组较基线水平没有明显变化，两组的副作用发生率相当。Madersbacher 等应用曲司氯铵和奥昔布宁治疗了一组脊髓损伤导致的神经源性 DO 患者，结果显示曲司氯铵和奥昔布宁的治疗效果相当，但曲司氯铵的副作用更小一些。

已经有数个 RCT 研究证实了曲司氯铵对于急迫性尿失禁的治疗效果。Allousi 等在 309 例患者中对比了曲司氯铵和安慰剂的效果，曲司氯铵组给予为期 3 周的曲司氯铵 20mg，每日 2 次。研究结束时曲司氯铵组的最大膀胱容量和发生首次非随意收缩时的膀胱容量较基线水平显著增加。Cardozo 等在 208 例 DO 患者中对比了曲司氯铵和安慰剂的效果，曲司氯铵组给予为期 2 周的曲司氯铵 20mg，每日 2 次。研究结束时曲司氯铵组的最大膀胱容量（曲司氯铵组从 329ml 增加到 356ml，安慰剂组从 345ml 减少到 335ml）和发生首次非随意收缩时的膀胱容量（曲司氯铵组从 233ml 增加到 299ml，安慰剂组从 254ml 增加到 255ml）较基线水平显著增加。Junemann 等在 232 例 DO、急迫性尿失禁患者中对比了曲司氯铵和托特罗定的治疗效果。曲司氯铵组给予曲司氯铵 20mg，每日 2 次。托特罗定组给予托特罗定 2mg，每日 2 次。该研究结果显示，曲司氯铵组减少尿失禁发生次数的效果优于托特罗定组和安慰剂组，口干的发生率在曲司氯铵组和托特罗定组基本相当，分别为 7% 和 9%。

2003 年 Halaska 等对长期应用曲司氯铵治疗尿频尿急综合征、急迫性尿失禁的效果和耐受性进行了研究。共 358 例患者经过随机化分组后，曲司氯铵组给予为期 52 周的曲司氯铵 20mg，每日 2 次。奥昔布宁组给予为期 52 周的奥昔布宁 5mg，每日 2 次。在入组服药前、入组第 26 周、入组第 52 周研究结束时，各组分别进行尿流动力学检查监测最大膀胱测压容积的变化，通过分析排尿日记监测尿急次数、排尿次数、尿失禁次数的变化。曲司氯铵组在入组第 26 周后最大膀胱测压容积增加了 92ml，入组第 52 周研究结束时增加了 115ml（$P = 0.001$）。奥昔布宁组在服药后未发生有统计学意义的变化。曲司氯铵组副作用的发生率为 65%，奥昔布宁组副作用的发生率为 77%，主要的副作用为口干。

Zinner 等应用曲司氯铵（20mg，每日 2 次）及安慰剂对 523 例有 OAB 相关症状和急迫性尿失禁的患者，进行了长约 12 周、多中心、平行、双盲、安慰剂对照试验。主要观察指标是每 24 小时排尿平均次数和急迫性尿失禁发作次数的变化，次要观察指标是平均每次排尿量、尿急严重程度、昼夜排尿情况、排尿延迟时间的变化和尿失禁影响问卷评分的变化。与安慰剂相比，曲司氯铵能明显减少因尿急感而排尿的次数（曲司氯铵组平均减少 2.37 次、安慰剂组平均减少 1.29 次）和急迫性尿失禁发作的次数（曲司氯铵组平均减少 59%、安慰剂组平均减少 44%）。曲司氯铵还能明显增加平均每次的排尿量（曲司氯铵组平均增加 32ml、安慰剂组平均增加 7.7ml），同时减少了日间排尿频率，降低了尿急严重程度。治疗效果均在第 1 周开始出现，并且在整个研究过程中均有效。在第 4 周时，患者夜尿频率明显减少（曲司氯铵组平均减少 0.43 次、安慰剂组平均减少 0.17 次），第 12 周时尿失禁影响问卷评分提示症状得以改善。曲司氯铵的耐受性良好，最常见的副作用是口干（曲司氯铵组 21.8%、安慰剂组 6.5%）、便秘（曲司氯铵组 9.5%、安慰剂组 3.8%）和头痛（曲司氯铵组 6.5%、安慰剂组 4.6%）。在 Rudy 等进行的另外一项设计相似、规模较大，包括 658 例 OAB 患者的美国多中心研究中得到了与 Zinner 等相似的结果。

通过上述大宗临床研究已证明曲司氯铵治疗 OAB/DO 的效果满意，并且安全性和耐受性都在可接受范围内。

（4）托特罗定：托特罗定是一种叔胺类药物，能够被快速吸收，并且可以被细胞色素 P450 系统迅速代谢。主要的活性 5- 羟甲基代谢产物（5-hydroxymethyl metabolite，5-HMT）具有与其母体化合物类似的药理学作用，促进了托特罗定的治疗效果。托特罗定及其代谢产物的血浆半衰期是 2 ～ 3 小时，但是它对膀胱的效应持续时间似乎比根据药代动力学数据中所预期的时间更长。托特罗定相对低的亲脂性使其进入中枢神经系统的量有限，这可以解释其认知障碍副作用发生率较低的原因。

托特罗定对于毒蕈碱受体亚型无选择性，相对于唾液腺，托特罗定对于膀胱有更高的选择性。给予健康志愿者口服大剂量托特罗定（6.4mg）对排尿有明显的抑制作用，在服药 1 小时后也能减少唾液的分泌。在服药 5 小时后，对膀胱的作用仍然持续，而对唾液腺的影响基本消失。

托特罗定有速释型和缓释型两种剂型。速释型托特罗定片（TOLT-IR）一般用法为 1～2mg，每日 2 次。缓释型托特罗定片（TOLT-ER）一般用法为 2～4mg，每日 1 次。缓释型托特罗定片较速释型托特罗定片有更好的有效性和耐受性。

数个大型随机、双盲、安慰剂对照研究证实了托特罗定治疗 OAB/DO 的效果，应用托特罗定治疗后尿失禁发作次数和排尿次数都有了显著改善。

OPERA 研究（Overactive Bladder：Performance of Extended Release Agents）对比了托特罗定缓释片和奥昔布宁缓释片治疗女性急迫性尿失禁的效果。该试验的研究对象是每周急迫性尿失禁发作 21～60 次、每 24 小时平均排尿 10 次及以上的女性患者，奥昔布宁组每日服用奥昔布宁缓释片 10mg/d，托特罗定组每日服用托特罗定缓释片 4mg/d。通过 24 小时排尿日记记录基线和服药后第 2、4、8、12 周的尿失禁次数及排尿情况，进行分析比较，同时评估不良事件发生率。该试验共入组 790 例患者，其中奥昔布宁组 391 例，托特罗定组 399 例，服药后两组患者的急迫性尿失禁症状都得到了改善。16.8% 的托特罗定组患者尿失禁症状痊愈，23.0% 的奥昔布宁组患者尿失禁症状痊愈，但奥昔布宁组口干的副作用发生率更高。该研究认为，托特罗定缓释片和奥昔布宁缓释片在减少急迫性尿失禁发生率方面效果相似，但口干的副作用在奥昔布宁缓释片组更常见，总体上看两组的治疗耐受性相当，其中包括涉及中枢神经系统的不良事件。

2002 年的 ACET（antimuscarinic clinical effectiveness trial）研究包括了两个临床观察，1289 例 OAB 患者经过随机化后分别接受托特罗定缓释片和奥昔布宁缓释片治疗，托特罗定组每日服用 2mg 或 4mg 托特罗定缓释片，奥昔布宁组每日服用 5mg 或 10mg 奥昔布宁缓释片。4mg 托特罗定缓释片亚组、5mg 奥昔布宁缓释片亚组、10mg 奥昔布宁缓释片亚组分别有 12%、19%、21% 的患者提前结束试验。经过 8 周治疗，2mg 托特罗定缓释片亚组、4mg 托特罗定缓释片亚组中患者膀胱功能的改善率分别为 60% 和 70%，5mg 奥昔布宁缓释片亚组、10mg 奥昔布宁缓释片亚组中膀胱功能改善率分别为 59% 和 60%。两种药物的口干发生率都与服用剂量呈正相关。4mg 托特罗

定缓释片亚组中患者口干发生率明显低于 10mg 奥昔布宁缓释片亚组。该研究提示 4mg 托特罗定缓释片的治疗效果优于 10mg 奥昔布宁缓释片。

OBJECT 试验（Overactive Bladder：Judging Effective Control and Treatment）对 378 例 OAB 患者进行了为期 12 周的随机、双盲、平行对照研究，该试验比较了奥昔布宁缓释剂型（奥昔布宁缓释片 10mg，每日 1 次）和托特罗定速释剂型（托特罗定速释片 2mg，每日 2 次）的疗效。患者入组前每周急迫尿失禁发作 7～50 次，24 小时排尿 10 次或更多。将用药第 12 周试验结束时的急迫性尿失禁发作次数、总尿失禁次数，以及排尿频率与入组前的基线值进行比较。在研究末期发现奥昔布宁缓释片比托特罗定速释片效果稍显著。口干是最常见的不良事件，奥昔布宁缓释片组发生率分别为 28%，托特罗定速释片组发生率为 33%。中枢神经系统和其他不良事件的发生率在两组中都较低且相似。作者总结认为：奥昔布宁缓释片略优于托特罗定速释片，口干和其他不良事件的发生率在两个治疗组中相似。

Zinner 等对托特罗定缓释片治疗年龄 ≥ 65 岁和 < 65 岁的 OAB 患者的疗效、安全性、耐受性进行了研究。这项为期 12 周的 RCT 研究共纳入了 1015 例有尿频、急迫性尿失禁症状的 OAB 患者，患者被随机分入托特罗定缓释片组（托特罗定缓释片，4mg，每日 1 次）和安慰剂组。结果显示，与安慰剂组相比，托特罗定缓释片组的治疗效果与年龄没有相关性。口干是最常见的副作用，< 65 岁的托特罗定缓释片治疗组的口干发生率为 22.7%，安慰剂组的口干发生率为 8.1%。≥ 65 岁的托特罗定缓释片治疗组的口干发生率为 24.3%，安慰剂组的口干发生率为 7.2%。约不到 2% 的患者有严重口干症状，该组患者未发生中枢神经系统、心血管系统的不良事件，因口干等副作用的中途退出率在 < 65 岁年龄组为 5.5%，在 ≥ 65 岁年龄组为 5.1%。

OAB 的核心症状是尿急。2003 年 Freeman 等对托特罗定缓释片治疗 OAB 尿急症状的效果进行了为期 12 周的研究。纳入研究的患者都有尿频（24 小时排尿 8 次或以上）和急迫性尿失禁（每周发作 5 次或以上）症状，患者被随机分入托特罗定缓释片治疗组（托特罗定缓释片 4mg，每日 1 次）和安慰剂组，结果显示 12 周后托特罗定缓释片治疗组中 44% 的患者认为尿急症状得到改善，

安慰剂组中 32% 的患者认为尿急症状得到改善。因不能抑制的尿急感而被迫出现急迫性尿失禁的发生率，在托特罗定缓释片治疗组降低了 58%，而在安慰剂组仅降低了 32%（$P < 0.01$）。

2004 年 Millard 等研究对比了 480 例 OAB 患者接受盆底肌训练配合托特罗定的联合治疗与单用托特罗定治疗的效果。应用托特罗定治疗 24 周可以明显改善尿急、尿频和尿失禁等症状；但是，同期联合进行简单的盆底肌肉训练与单纯应用托特罗定相比并没有显示出额外的优势。2006 年 Song 等进行的一项前瞻性开放研究，对比了单纯应用托特罗定、单纯膀胱训练，以及托特罗定联合膀胱训练治疗 OAB 症状的效果，结果显示这三种方式都有治疗效果，但托特罗定联合膀胱训练组的治疗效果要优于单纯应用托特罗定和单纯膀胱训练组。

通过上述研究提示，无论是速释型还是缓释剂型的托特罗定，其治疗 OAB/DO 均有良好的效果和耐受性。

（5）索利那新：索利那新是新型高选择性膀胱 M_3 受体拮抗剂，主要通过肝脏代谢消除，也有一些药物经尿液排泄。索利那新（5mg 或 10mg，每日 1 次）能显著减少 24 小时内尿急和急迫性尿失禁发生的平均次数，减少 24 小时内的平均排尿次数和增加每次排尿的平均排尿量。成人常规剂量：口服给药推荐初始剂量每次 5mg，每日 1 次。如耐受良好可增至每日 10mg。最佳有效和耐受剂量为每次 5 ～ 10mg，每日 1 次。更大的剂量（如 20mg，每日 1 次）会更有效，但不良反应的发生率也更高。严重肾功能损害者（肌酐清除率 < 30ml/min），一日用量不应超过 5mg。中度肝损害者应减量，一日用量不超过 5mg，重度肝损害者不推荐使用。

2004 年 Cardozo 等进行了一项为期 12 周的随机对照研究，其将 911 例 OAB 患者随机分为索利那新 5mg 组、索利那新 10mg 组和安慰剂组，主要观察指标为 24 小时平均排尿次数，次要观察指标包括 24 小时的尿急、尿失禁及夜尿次数、平均排尿量。与安慰剂组相比，12 周时索利那新 5mg 组和 10mg 组的 24 小时平均排尿次数、尿失禁次数、尿急次数、平均排尿量都有了显著改善，索利那新 10mg 组的夜尿次数较安慰剂组有了显著改善，索利那新 5mg 组和 10mg 组约 50% 的尿失禁患者治愈可以完全控尿。口干的发生率

在索利那新 5mg 组为 7.7%，在索利那新 10mg 组为 23%，安慰剂组为 2.3%，索利那新显示出了良好的疗效和耐受性。此项研究表明，索利那新 5mg 或 10mg 每日 1 次能显著改善膀胱过度活动症的主要症状，如尿频、尿急、尿失禁，索利那新 10mg 还能减少夜尿次数。因此，索利那新治疗膀胱过度活动症疗效确切，耐受性好，并且采用 5mg 剂量开始治疗时口干的发生率也较低。

Chapple 等进行的 STAR 是一项为期 12 周的前瞻性、双盲、双模拟、平行对照研究，其对比了应用 5mg 或 10mg 索利那新每日 1 次、托特罗定缓释片 4mg 每日 1 次治疗 OAB 的有效性和安全性。主要观察指标为排尿次数，在治疗 4 周后，根据治疗效果，患者有机会要求增加药物剂量，但只有接受索利那新治疗组才能实际增加药量。结果显示，弹性剂量的索利那新在主要评估指标排尿次数方面与托特罗定缓释片的疗效相当，索利那新在降低尿急、总尿失禁和急迫性尿失禁发生次数、尿垫使用和增加每次排尿量方面优于托特罗定。但随着索利那新剂量的增加，索利那新组口干、便秘等副作用的发生率要高于托特罗定组，口干的发生率索利那新组为 30%、托特罗定组为 23%，便秘的发生率索利那新组为 6.4%、托特罗定组为 2.5%。

2005 年 Abrams 等分析了 4 个 RCT 研究资料，结果显示索利那新对于干性 OAB 的尿频、尿急、夜尿症状有确切的治疗作用，2007 年 Brubaker 和 Fitzgerald 等通过分析 4 个 III 期临床试验的结果后认为，5mg 或 10mg 索利那新对 OAB 的夜尿症状有显著疗效。

总之，索利那新可以灵活地调整用药剂量，临床疗效和耐受性良好。

（6）达非那新：达非那新于 2004 年在美国和欧盟上市，它是一种具有中等亲脂性的叔胺类药物，为新型选择性 M_3 受体阻滞剂的代表，对 M_1、M_5 受体具有轻度亲和力。达非那新有 7.5mg 和 15mg 两种剂量，达非那新已经开发出控释剂型，可以每日给药 1 次，推荐剂量是 7.5 ～ 15mg/d。该药有速释片和缓释片两种剂型，速释片吸收迅速而又完全，控释片受其释放速度的影响，吸收延迟，吸收的主要部位是由上消化道转到结肠。口服后能够被胃肠道很好地吸收，在肝脏能够给被细胞色素 P450 亚型 CYP3A4 和 CYP2D6 代谢。如果与 CYP3A4 酶的抑制剂（如酮康唑）共同给

药，能够增加达非那新的循环浓度。达非那新具有较大的血浆清除率和表观分布容积，控释片约7小时后达到 C_{max}，6天后形成稳定的血药浓度，肾脏的清除率很小，因此美国和欧洲均未建议在肾功能损害情况下调整剂量。

数个RCT研究均证实了达非那新的临床疗效。2004年Haab等报道了一项多中心、双盲、安慰剂对照、平行研究，在超过6个月的时间里共纳入561例OAB患者，包括曾经使用抗毒蕈碱药物的患者。在经过洗脱期和应用2周安慰剂后，患者被随机分为4组，分别给予每日1次口服达非那新控释片3.75mg、7.5mg、15mg或相当量的安慰剂。患者在第2周、第6周和第12周的排尿日记中记录每天尿失禁发作次数、排尿次数、膀胱容积（平均排尿量）、尿急次数、尿急的严重程度、因尿失禁导致更换衣服或尿垫的次数及由于OAB导致的夜间觉醒等，耐受情况通过不良事件报告进行评估。首次临床随访时（2周）与安慰剂组相比，达非那新组大多数症状都有明显改善。达非那新7.5mg组和15mg组在改善排尿次数、膀胱容量、尿急次数和严重程度、因尿失禁导致更换衣服或尿垫的次数方面都明显优于安慰剂，但是由于OAB导致的夜间觉醒并没有显著减少。最常见的不良事件是轻中度的口干和便秘，对中枢神经系统和心脏的安全性与安慰剂相当。没有患者因为口干而停药，因便秘停药者也很少，在安慰剂组和达非那新组分别为0.6%和0.9%。

4. 毒蕈碱受体阻滞剂的副作用　毒蕈碱受体阻滞剂的副作用是由于分布在膀胱以外其他组织内的毒蕈碱受体同时被抑制所致。副作用的轻重程度取决于以下因素：受体的选择性、膀胱的选择性、药物的理化性质（亲油性、分子大小、极性）、药物渗透和通过血脑屏障的能力等（表10-5）。

抗胆碱能受体药物常见副作用有口干、便秘、视物模糊等。这些副作用是由于唾液腺、肠道平滑肌、眼睛中的 M_3 受体被阻滞导致的。其他副作用是由于 M_1、M_2 受体被阻滞导致的。中枢神经系统分布有 M_1 受体，当 M_1 受体被阻断时会引起失忆、注意力下降等症状。那些既能够阻滞 M_1 受体，又能够通过血脑屏障的抗胆碱能药物才会发生中枢神经系统副作用。心血管系统有 M_2 受体存在，因此当其被阻滞时会引起心悸和心动过速等症状。选择性 M_3 受体阻滞剂类药物理论上有很好的疗效，并且可能会减少由于阻滞其他胆

碱能受体亚型发生的相关不良事件。M受体阻滞剂主要的应用禁忌证为青光眼。

表 10-5　胆碱能受体阻滞剂的副作用

症状	有关的受体	注释
口干便秘 视物模糊	M_3	临床常见，大部分是轻到中度不良反应
认知障碍	M_1	临床少见，但危害较大
失忆		
注意力下降		
心血管影响	M_2	
心悸		
心动过速		

使用抗胆碱能受体药物治疗OAB及急迫性尿失禁临床上常见的问题是患者由于副作用或无效导致停药。表10-6总结了临床试验中各种抗胆碱能受体治疗急迫性尿失禁的有效性和依从性。

（二）混合作用机制类药物

一些药物可能有多种作用机制抑制DO，此外它们都有部分抗胆碱作用。其中代表性药物是盐酸奥昔布宁。奥昔布宁从上市至今已有30多年治疗OAB的历史，在托特罗定上市之前一直作为治疗OAB的主要药物。奥昔布宁属于三铵类药物，具有亲脂性，口服生物利用度高，平均半衰期为1.6小时，是唯一有经皮制剂治疗OAB的药物。奥昔布宁对 M_1、M_3 受体的亲和力分别是对 M_2 亲和力的7倍和10倍。奥昔布宁对腮腺M受体的亲和力要强于对膀胱M受体的亲和力，也就是说它对唾液分泌的影响要大于对逼尿肌收缩的影响，因而口干是其应用过程中的主要不良事件，故限制了奥昔布宁速释片在临床上的应用。现在已有奥昔布宁控释片和缓释片，疗效与速释片相当，但副作用的发生率明显比速释片低。

奥昔布宁速释片有较强的平滑肌解痉和抗胆碱能作用。速释片作用于膀胱逼尿肌，降低膀胱压、增加容量、减少膀胱的不自主性收缩，从而缓解尿急、尿频和尿失禁等症状。成年患者应用奥昔布宁建议初始剂量为每日1次，每次5mg，然后根据疗效和耐受性逐渐增加剂量，每次增加5mg。成人常用量为每次5mg，每日2～4次，最大剂量为30mg/d。奥昔布宁的另外两种给药方

表 10-6　抗胆碱能受体药物治疗急迫性尿失禁的有效性和依从性

药物	试验数量	患者数量	相对危险度（95%CI） （治愈急迫性尿失禁）	获得一个治愈需要治疗的患者 人数（95%CI）
治愈尿失禁				
非索罗定	2	2465	1.3（1.1～1.5）	8（5～17）
奥西布宁 （包含速释剂型）	4	992	1.7（1.3～2.1）	9（6～16）
丙哌维林 （包含速释剂型）	2	691	1.4（1.2～1.7）	6（4～12）
索利那新	5	6304	1.5（1.4～1.6）	9（6～17）
托特罗定 （包含速释剂型）	4	3404	1.2（1.1～1.4）	12（8～25）
曲司氯铵	4	2677	1.7（1.5～2.0）	9（7～12）
由于副作用退出			相对危险度（95%CI） （退出试验）	退出一人需要治疗的患者人数 （95%CI）
达非那新	7	3138	1.2（0.8～1.8）	
非索罗定	4	4433	2.0（1.3～3.1）	33（18～102）
奥西布宁 （包含速释剂型）	5	1483	1.7（1.1～2.5）	16（8～86）
丙哌维林 （包含速释剂型）	2	1401	2.6（1.4～5）	29（16～77）
索利那新	7	9080	1.3（1.1～1.7）	78（39～823）
托特罗定 （包含速释剂型）	10	4466	1.0（0.6～1.7）	
曲司氯铵	6	3936	1.5（1.1～1.9）	56（30～228）

式是膀胱腔内给药和经皮肤途径给药，这两种给药方式均比口服给药的不良反应少。

奥昔布宁皮肤贴片是一种轻薄柔软的透明贴膜，贴覆于腹部或臀部皮肤，每周 2 次。经皮肤给药的一个不良反应是有些患者可能会发生皮肤过敏。用于急迫性或混合性尿失禁的治疗，奥昔布宁皮肤贴片与托特罗定缓释片效果相当。奥昔布宁皮肤贴片每贴含奥昔布宁 36mg（每日恒速释药 3.9mg）。奥昔布宁皮肤贴片 1 次给药疗效维持 3～4 天。对口服给药治疗失败的患者或不能耐受口服给药不良反应的患者，可以尝试经膀胱腔内灌注途径给药。

（三）作用于膜通道的药物

1. **钙离子拮抗剂**　逼尿肌激活可以通过毒蕈碱受体和非肾上腺素能、非胆碱能两种途径进行，需要细胞外钙离子通过钙通道内流，以及细胞内钙离子的动员激活。细胞外钙离子内流能被钙离子拮抗剂所阻断，钙拮抗剂能阻断 L 型钙离子通道，理论上这是抑制 DO 的一种方式。在临床上，这种抑制效果已经在 DO 患者中得到证实。虽然实验数据为使用钙离子拮抗剂治疗 DO 提供了理论依据，但很少有关于应用钙离子拮抗剂治疗 DO 患者的临床研究。2002 年 Naglie 等在一项随机、双盲、安慰剂对照的交叉试验中评估了尼莫地平对老年急迫性尿失禁的疗效，结果尼莫地平与安慰剂的疗效没有显著性差异，因此作者认为每日 2 次应用尼莫地平 30mg 对治疗老年急迫性尿失禁无效。目前尚无高水平的证据表明使用钙离子拮抗剂，通过阻断 L 型钙离子通道可以有效治疗 OAB/DO。

2. **钾离子通道开放剂**　钾离子通道的开放和随后的钾离子外流是各种平滑肌（包括逼尿肌）

产生超极化的基础。钾离子通道的开放将减少钙离子通道开放的可能性，导致钙内流减少，引起平滑肌的舒张或抑制收缩。理论上，这种药物在膀胱充盈期可能有效，可以抑制 DO，而对正常膀胱收缩没有影响。钾离子通道开放剂理论上是一种治疗 DO 的方法，由于它可以在不影响正常排尿的同时抑制膀胱不正常收缩，所以很具吸引力。

但是钾离子通道开放剂（如克罗卡林）的实际临床效果并不令人满意。第一代 ATP 敏感的钾通道开放剂如克罗卡林，对血管的抑制作用比对逼尿肌的抑制作用更强。在临床试验使用这些药物时，已经使血压降低的药物剂量尚不能引起任何膀胱的反应。最近有报道，带有 K_{ATP} 通道开放性质的新型药物可能在膀胱过度活动症治疗中有效。目前，还没有来自临床随机对照试验的证据表明钾通道开放剂可以用于治疗 DO。

（四）其他用于急迫性尿失禁（OAB）治疗的药物

1. 去氨加压素　去氨加压素是一种合成的抗利尿激素类似物，有显著的抗利尿作用，广泛用于治疗原发性夜间遗尿症。去氨加压素的抗利尿作用是通过增加肾小管集合细胞对水的渗透重吸收来完成的，这导致了尿液的浓缩、减少了夜尿次数。

在成人夜尿症中应用去氨加压素已经证明具有肯定的疗效。由于逼尿肌过度活动造成的夜间尿频和遗尿，可以鼻内应用去氨加压素治疗。口服去氨加压素也被证明治疗遗尿症有效。随机化的临床试验显示 46% 的患者应用加压素治疗可以显著减少夜尿次数（与基线相比改善 50%），而安慰剂组约只有 7% 的改善。尽管副作用罕见，但还是应该警惕发生低钠血症和水潴留的风险，特别是对于中年以上的患者，推荐在治疗前后监测血清钠离子浓度。去氨加压素治疗儿童夜间遗尿症和由于多尿导致的成人夜尿症同样有效。

2. A 型肉毒毒素（BTX-A 膀胱壁注射）　肉毒毒素有 7 种不同亚型，但目前主要是 A 型肉毒毒素被用于泌尿科的临床治疗。A 型肉毒毒素可以阻滞来自神经肌肉接头神经末梢突触前的乙酰胆碱和其他神经递质的释放，BTX-A 膀胱壁注射抑制了逼尿肌收缩，这种化学性去神经支配作用是一个可逆的过程，3～6 个月后随着新的神经末梢重生，治疗效果逐渐降低直至失效。肉毒毒素分子不能通过血脑屏障，因此不会影响中枢神经系统。

大量开放研究和少量的双盲研究表明，膀胱壁内注射 A 型肉毒毒素后效果肯定，其适用于许多泌尿科疾病，如逼尿肌括约肌协同失调、神经源性逼尿肌过度活动、盆底痉挛、良性前列腺增生和间质性膀胱炎。另外，膀胱壁注射 A 型肉毒毒素治疗顽固的特发性逼尿肌过度活动也有效。初步研究显示肉毒毒素的治疗非常有前景，疗效一般在注射后 1 周内出现，可持续 6～9 个月，然后须进行再次注射，药物的安全性令人满意。

3. α 肾上腺素能受体拮抗剂　虽然应用 α 肾上腺素能受体拮抗剂能够改善良性前列腺增生患者的下尿路症状的观点已被广泛接受，但目前仍没有临床对照研究证实它们是治疗 OAB/DO 的可选药物。在一项开放性研究中，Arnold 评估了应用坦索罗新 0.4mg 每日 1 次，对改善良性前列腺增生引发的患者下尿路临床症状和压力 - 流率指标的效果。发现坦索罗辛可以使存在梗阻和下尿路症状患者的逼尿肌压力明显降低、尿流率增加、症状改善。α 肾上腺素能受体拮抗剂已被用于治疗神经源性 DO 患者，但只获得了部分成功。对女性而言，应用 α 肾上腺素能受体拮抗剂类药物可能会引起压力性尿失禁。总之，虽然 α 肾上腺素受体拮抗剂对某些 DO 患者可能有效，但仍缺乏来自 RCT 研究的可靠结论。

4. β₃ 肾上腺素受体激动剂　像异丙肾上腺素那样的无亚型选择性 β 肾上腺素受体激动剂对人类离体膀胱有明显的抑制作用，使用这类药物能够增加人类膀胱的容量。但是，由于人类膀胱中的 β 肾上腺素受体可以被普萘洛尔阻断，而不能被普拉洛尔、美托洛尔（β₁ 肾上腺素受体阻滞剂）或丁氧胺（β₂ 肾上腺素受体阻滞剂）阻断，所以认为人类膀胱不表达典型的 β₁ 或 β₂ 肾上腺素能受体的功能。

在早期有关 β 肾上腺素受体拮抗剂的研究中曾反复报道非典型 β 肾上腺素受体介导反应是 β₃ 肾上腺素受体发挥的功能，β₃ 肾上腺素受体的结构已被测序、克隆，并在动物模型中检测到了它的表达，其功能广泛。在人类正常逼尿肌和神经源性膀胱逼尿肌中都检测到了 β₁、β₂ 和 β₃ 肾上腺素受体的 mRNA，选择性 β₃ 肾上腺素受体激动剂可以有效地使各种逼尿肌松弛。因此，人类膀胱中的非典型 β 肾上腺素受体可能是 β₃ 肾上腺素受体。

米拉贝隆是临床上第一个可以使用的 β₃ 受体激动剂，自 2013 年开始应用于临床。米拉贝隆已经进行了 II 期和 III 期临床试验。3 个系统性回顾研究结果显示，米拉贝隆 25/50/100mg 对比安慰剂在尿失禁发生、尿急发生和 24 小时排尿次数上都有明显减少，同时一般副作用发生率没有明显差别。安慰剂组的患者保持干燥率是 35%～40%，米拉贝隆是 43%～50%。在所有治疗急迫性尿失禁试验中，米拉贝隆都有明显改善。使用米拉贝隆治疗以往用过抗胆碱能药物的患者和没有用过的患者在尿失禁发生率和 24 小时排尿次数上没有明显差别。一项系统回顾显示米拉贝隆和大部分抗胆碱能药物在减少急迫性尿失禁发生率上有效率相似。

米拉贝隆最常见的副作用是高血压（7.3%）、鼻咽炎（3.4%）和泌尿系统感染（3%），总体副作用发生率与安慰剂相似。

在一项 12 个月的米拉贝隆 50/100mg 与托特罗定缓释剂型 4mg 的 RCT 试验中，所有试验组在 12 周可以观察到改善，并在 12 个月的疗效评估中均得到持续改善。随机对照试验的事后分析表明，米拉贝隆在 OAB 治疗的效果也改善了 Qol 评分。并且在尿失禁程度更严重的患者中能保持疗效。

研究显示，在米拉贝隆增加剂量达到 100mg 时，并没有观察到心电图 QTc 间期延长和眼压升高的风险；但是，不受控制的高血压或心律失常患者被排除在这些试验之外。不同剂量米拉贝隆的副作用率没有显著性差异。来自加拿大大型私人药物计划数据库的数据表明，米拉贝格隆的依从率高于抗胆碱能药物。同时服用某些药物（如甲硝普洛尔）的患者需要进行咨询，由于代谢途径的原因，他们的药物剂量可能需要调整。对于服用美托洛尔的患者，应在米拉贝隆开始后监测血压，如有必要，应改变美托洛尔的剂量。

对合并膀胱出口梗阻（BOO）和 OAB 的男性患者的尿流动力学参数评估得出结论：与安慰剂相比，米拉贝隆（50mg 或 100mg）对尿流动力学参数没有不利影响。

在 12 个月时，托特罗定和米拉贝隆的依从性相当（5.5% vs 3.6%），尽管托特罗定组的口干发生率明显高于对照组。

对单用 5mg 索利那新治疗反应不足的患者进行的随机对照试验表明，与增加索利那新的剂量相比，联合米拉贝格隆 50mg 治疗有更多的机会在急迫性尿失禁治疗方面获得有临床意义的改善。

5. 环氧合酶抑制剂　在逼尿肌和膀胱黏膜局部都有类前列腺素生成，其合成既可以由各种生理刺激（如牵拉逼尿肌）所启动，也可由膀胱黏膜损伤、神经刺激及一些刺激因子，（如 ATP 等炎症介质）所启动。

类前列腺素由膀胱中的环氧合酶合成，这种酶存在两种亚型，一种是组成形式，另一种是诱导形式。已表明在膀胱中，组成形式负责正常生理情况下的生物合成，而诱导形式在炎症时被激活。

即使类前列腺素能引起人类膀胱平滑肌的收缩，但目前仍不清楚它们促发 OAB/DO 的机制。除了对膀胱平滑肌直接作用外，对感觉传入神经的致敏作用可能更重要，即由于膀胱传入冲动的增加诱导膀胱产生了一种错误的感觉，因此较小的膀胱容量就能够激发膀胱不自主收缩。如果这是一个很重要的机制，使用环氧合酶抑制剂治疗将会有效。但是目前应用环氧合酶抑制剂治疗 OAB/DO 的临床对照试验有限，目前还无法评价其确切治疗效果。

6. 二甲基亚砜　二甲基亚砜是一种结构相对简单、在自然界存在的有机化合物，很多年来一直被用作工业溶剂。它具有多种药理学作用，被用于治疗关节炎和其他骨骼肌肉疾病。浓度 50% 的二甲基亚砜溶液可以用于人类膀胱内灌注，Sant 应用二甲基亚砜溶液灌注膀胱治疗间质性膀胱炎，50%～90% 的患者认为效果满意。但在非间质性膀胱炎患者中，二甲基亚砜对因神经源性或特发性 DO 导致的尿急 - 尿频症状没有治疗作用。

7. 多突触抑制剂　巴氯芬是一种 GABA 受体激动剂，能够抑制脊髓中单突触和多突触运动神经元和中间神经元，它还表现出能够抑制脊髓损伤继发的神经源性 DO 的能力。在一项双盲交叉研究中，Taylor 和 Bates 报道在特发性 DO 患者中，巴氯芬对减少白天和夜间尿频和尿失禁症状有效，但膀胱测压检查结果并没有发现变化，而且在安慰剂组中患者也获得了显著性改善。Kums 和 Delhaas、Steers、Bushman 等报道了鞘内使用巴氯芬治疗神经源性 DO 的有效性，但最近 10 年这类报道很少。

8. 卡巴喷丁　卡巴喷丁最初是一种 GABA 类似物，用于抗惊厥，能够通过血脑屏障。但是，卡巴喷丁似乎不是通过与 GABA 受体作用而发挥其功能的,其作用机制仍然存在争议。卡巴喷丁由于毒副作用发生率低而被广泛应用,目前不仅用于治疗癫痫和神经性疼痛,还用于治疗焦虑、睡眠障碍等疾病。

在一项初步研究中,Carbone 等研究了应用卡巴喷丁治疗神经源性 DO 的效果。发现应用卡巴喷丁治疗后,患者的症状和尿流动力学参数均有明显改善,建议进一步研究应用该药物治疗神经源性和非神经源性 DO 的效果。对于抗毒蕈碱类药物治疗无效的 OAB 和夜尿增多患者,Kim 等研究了应用卡巴喷丁对其的治疗效果。结果显示患者对药物的耐受性良好,所以作者建议在传统治疗失败时,可以选择性应用此药。

(付　光　许克新　谢克基　廖利民)

第 11 章

成人尿失禁的非手术治疗

第一节 生活方式的调节

生活方式因素在尿失禁的发病及病情发展中起着重要的作用，然而已发表的大部分研究只报告了生活方式与尿失禁的相关性，并没有评估应用行为治疗的实际效果，关于调节生活方式治疗尿失禁的效果只有少量随机化研究。

一、减肥

肥胖是目前威胁健康的首要问题，肥胖与尿失禁相关的假设很久以前就存在，有研究显示，尿失禁的患者中，65%～75%表现超重或肥胖。体重指数增加每5个单位，尿失禁危险性增加60%。尤其是压力性尿失禁，原因在于肥胖导致的过度负荷可潜在、并持续地破坏膀胱及盆腔器官的支持结构。在尿失禁的治疗中经验性地采取减轻体重的方法，能改善手术效果。然而有关肥胖对尿失禁的真实影响程度人们仍是所知甚少，其危害性是同中度肥胖还是病态肥胖相关，减轻体重能否作为治疗尿失禁的有效方法还未得到确证。

肥胖与尿失禁之间根据已有流行病学资料证明存在因果关系。目前有两项随机对照试验研究女性尿失禁患者减肥与尿失禁之间的关系，还有一项随机对照试验研究糖尿病的肥胖女性患者通过生活方式干预（即减肥）能否改善尿失禁，四项前瞻性研究来评估减肥的疗效，其他研究设计均为回顾性的研究或个案报道。2003年Dallosso等进行的一项为期1年的纵向队列研究表明，在6424名40岁以上的妇女中，体重指数（BMI）与膀胱过度活动症（OAB）及压力性尿失禁（SUI）存在明显的相关性。其他人群的研究亦不断肯定肥胖与尿失禁的关系。以上研究说明肥胖与尿失禁成线性关系，并有力地证明肥胖是尿失禁的一项重要的危险因素，并且可以进行改变。

然而目前尚无有力证据证实减轻体重可治疗尿失禁。虽然有一些关于病态肥胖妇女的阳性研究，但仅有一篇随机研究调查减轻体重对尿失禁疗效的报道。2005年Subak等将48名患有尿失禁及体重指数（BMI）在25～45kg/m^{2}的妇女随机分组，入组患者中位体重为97kg（87～106kg），尿失禁频率平均每周21次（11～33次）。其中一组立即开始全流质饮食的减肥疗程，而另外一组3个月后才开始减肥，3个月后先开始减肥疗程的妇女平均可减掉16kg，另外一组的体重则无变化。研究发现，立即减肥组尿失禁的次数可减少60%，后者仅为15%，无论是压力性尿失禁还是急迫性尿失禁均有改善。当后组进行相应减肥疗程后亦获得了相同的效果，此项研究提示无论是压力性尿失禁还是急迫性尿失禁均对减肥有反应。2009年ICI委员会总结认为：病态肥胖妇女在减轻体重后能改善尿失禁属于二级循证医学证据；而中度肥胖妇女减轻体重后也可以改善尿失禁则属于介于一级和二级之间的循证医学证据。减轻体重对病态肥胖超重的尿失禁妇女最为适当。

综上所述，肥胖是发生尿失禁的独立危险因素之一。病态肥胖的妇女减轻体重可以明显改善尿失禁，中度肥胖的妇女减轻体重也可以减少尿失禁的发生。对于病态肥胖及中度肥胖的女性患者，减轻体重是降低尿失禁发生率的重要手段。根据目前的证据，保持正常的体重是预防尿失禁发生的重要因素。由于女性肥胖及尿失禁的发生率都很高，因此今后要进一步研究如何科学减肥及预防肥胖。

二、降低咖啡因的摄入

众所周知，咖啡因是神经系统刺激物，在体内和体外试验中均证实对逼尿肌有刺激作用，促进逼尿肌不稳定收缩。1999 年 Tomlinson 等在一项对社区老年妇女的研究中发现减少咖啡因及增加液体摄入量，将有助于增加排尿量及减少排尿异常情况的发生。2000 年 Aryaet 等的研究表明在女性压力性尿失禁患者，高浓度咖啡因摄入（平均摄入咖啡因 > 400mg/d 相比与正常摄入量 < 200mg/d）和尿流动力学检出的逼尿肌过度活动相关。

目前认为，咖啡因是诱发 OAB 症状的原因之一，因此建议所有 OAB 患者减少咖啡因的摄入量，但目前尚无明确的流行病学资料。在一些小规模的饮食干预研究中发现相反的结果，其原因是其关注的是饮品类型而不是真实人体咖啡因的摄入量。1999 年 Tomlinson、2002 年 Bryant 等进行的小规模研究表明减少咖啡因的摄入与尿失禁的减少相关。虽然这一观点有待于更大规模的进一步研究，但是对于那些摄入咖啡因过多的患者建议其减少咖啡因摄入量还是适当的。

咖啡因和尿失禁之间关系的资料是相互矛盾的。大量横向数据观察显示咖啡因和尿失禁之间没有联系，但是少量临床试验提示减少咖啡因摄入量会改善尿失禁。因此建议尿失禁的患者减少其咖啡因的摄入量，今后开展大规模的随机对照试验来评估咖啡因及其他饮食因素的对尿失禁的影响非常重要。

三、减少液体的过度摄入

建议对有过量饮水情况的压力性尿失禁(SUI)或膀胱过度活动症（OAB）患者减少饮水量，限制液体摄入。其基本原理是腹压漏尿点的压力与膀胱容量相关，因此膀胱尿量较少时升高腹压引起尿失禁也较少，即使出现漏尿时量亦较少。与此类似，OAB 被认为是一个容量驱动现象，缓慢充盈膀胱有助于提高膀胱的顺应性并维持低压状态，这个概念已被广泛接受。

但另一方面，过度的限制液体摄入会导致尿液浓缩，后者刺激膀胱导致逼尿肌过度活动和便秘，危害膀胱功能。因此，目前对于限制液体摄

入的作用尚存在争议，Wilson 等认为最合适的方法是保证正常的液体消耗量，而对于液体摄入量高出正常的患者建议进行液体限制。

摄入液体的种类亦可能是重要的，目前认为含咖啡因的饮品、酸性果汁和酒精对膀胱存在刺激性。在 EPINCONT 研究中提及茶类饮品与尿失禁有关，而酒精及咖啡饮品与尿失禁无关。虽然咖啡因可能不是关键因素，但是并没有一个假说能清楚地解释为什么与尿失禁相关的饮食因素是茶而不是咖啡(尽管茶内的咖啡因浓度低于咖啡)。除非得到其他研究的确认，否则认为可能是统计偏差的结果。2005 年 Song 等的研究表明，酒精与女性压力性尿失禁有相关性而不是与之前认为的急迫性尿失禁有关，然而也有其他研究显示酒精摄入与尿失禁无关。流行病学资料证据显示碳酸类饮料与 SUI 及 OAB 相关，尿失禁患者可减少饮用含二氧化碳的碳酸类饮料。

建议尿失禁患者避免摄入酒精类饮品、碳酸类饮料、酸性食品、高盐等。有研究发现食用蔬菜有利于降低 OAB 的风险，食用水果有利于降低 SUI 的风险，但这份报道尚未得到重复证实。2004 年 Dalosso 等进行的一项研究 SUI 与饮食因素关系的回顾性研究报告，大量进食脂肪、饱和脂肪酸和单不饱和脂肪酸 1 年后可增加 SUI 的发生危险性。在相关微量元素研究中，锌和维生素 B_{12} 都与 SUI 发生呈正相关。因为该研究并未提供假说解释此现象，因此在未得到证实之前不建议推广。

综上所述，考虑到减少液体摄入量可能会增加泌尿系统感染、便秘、脱水等的风险，对于液体摄入量高出正常的患者建议进行液体限制。对于尿失禁患者建议遵从已有的人群健康饮食指南，饮用适度的酒精类饮品，食用充足的水果和蔬菜。恰当的液体摄入量对减少尿失禁是有益处的，但是尿失禁和 OAB 患者应注意限制饮用碳酸类饮料。

四、摄入富含纤维的食物以治疗便秘

因便秘而长期用力排便、过度增加腹压是导致盆腔器官脱垂和尿失禁的一个危险因素。目前尚无随机对照研究来评估便秘等肠道功能障碍对尿失禁的影响。有一项回顾性人口学研究观察评估了尿失禁的危险因素，该研究比较了成年有泌尿生殖系统症状的患者其儿童时期是否有便秘症

状，其中儿童时期有便秘症状的受检者成年后30%有压力性尿失禁、60%有盆腔脏器脱垂。而无便秘的受检者仅有4%有泌尿生殖系统的症状。在一项1154例年龄＞60岁女性患者的大规模调查中，存在尿失禁的女性组同时患便秘的比例较无尿失禁组的比例要高（31.6% vs 24.7%）。将人口学资料和产科的干扰因素校正后发现，便秘的女性发生压力性尿失禁和急迫性尿失禁的可能性更大，这可能与持续增加腹压引起盆底肌肉下降从而造成盆底阴部神经终末运动潜伏期延长有关，而其余存在阴部神经病变的患者中只有25%有盆底结构下降，这项大规模的排便功能障碍研究得出的结论是盆底结构下降和神经病变可能是两个独立的因素。

便秘和长期用力排便是引起尿失禁的危险因素，但关于治疗便秘对治疗尿失禁的有效性则没有资料报道。在严重病例，粪便的压迫能够阻碍正常的排尿，导致充盈性尿失禁，或者成为一个导致膀胱过度活动的刺激因素。有报道便秘能加重尿失禁，经常进行排便训练计划是有益的，包括指导正常的水分摄入及饮食纤维（或补充物），保持正常的粪便硬度及规律性肠道运动。当纤维摄入不足时，可用缓泻剂刺激每天规律排便。

今后需要进一步研究便秘在尿失禁发病机制中所起的作用。如果两者之间确实存在联系，那么对儿童的父母及儿科医师普及在儿童时期治疗便秘的意义就显得尤为重要。

五、戒烟、治疗肺部疾病及咳嗽

吸烟除了是膀胱癌的主要危险因素外，目前还推测吸烟可能是诱发压力性尿失禁（SUI）和膀胱过度活动症（OAB）的一个危险因素。吸烟过度引发的咳嗽可以诱发压力性尿失禁，尿中排泄的尼古丁和其他毒素可能刺激膀胱导致OAB。

到目前为止，有关烟草对SUI和OAB影响的流行病学研究结果并不一致。一些研究提示，吸烟增加女性尿失禁的危险性或至少对重度尿失禁有影响，但也有研究却提示吸烟并不增加尿失禁的危险性。有研究发现尿失禁的女性目前是否吸烟与尿失禁的严重程度呈正相关，将研究者的年龄、胎次、分娩的方式及妊娠前的体重指数校正后，在妊娠16周时吸烟者发生尿失禁的概率较非吸烟者高1.3倍。Hannestad等进行的一项大规模的调查发现，吸烟可以增加重度尿失禁的发

生率，但对于轻度尿失禁没有影响。该研究发现，剧烈咳嗽可能引起患者盆底解剖缺陷，容易诱发患者产生尿失禁。而另外一项对照试验却得到了相反的结论，该研究发现，吸烟反而是反复尿失禁患者进行抗尿失禁手术治疗后的保护因子，该研究推测吸烟的尿失禁患者相比于不吸烟的尿失禁患者会有更强的尿道括约肌张力，从而能够使整体尿失禁复发风险降低。

最近的为期1年的纵向队列研究发现6424例年龄＞40岁的女性吸烟者与非吸烟者比较，前者发生SUI和OAB的危险性较高，但只有OAB的结果具有统计学意义，已戒烟者存在中等度危险性。Dallosso研究小组对4887例男性的研究结果却显示吸烟与OAB症状没有相关性。另一项Hannestad研究小组以人口学为基础的研究表明，尿失禁的危险性仅与每年吸烟超过15包或每日吸烟超过20支的人群有关。

尽管这些结果存在争议，但如果从大众健康的角度考虑，还是推荐戒烟以降低发生膀胱癌的可能性。另外，对于那些患有压力性尿失禁，尤其是与咳嗽相关的压力性尿失禁的患者戒烟是有益的。有关戒烟对于尿失禁的治疗效果影响及吸烟与OAB的关系，还需要更多的研究加以证实。吸烟可能增加重度尿失禁的发生概率，吸烟者和不吸烟者发生尿失禁的机制不同，肺部疾病如哮喘及一些咳嗽性疾病和呼吸性窘迫均可加重女性尿失禁。另外，尼古丁可以直接诱发膀胱肌收缩。建议今后开展前瞻性的研究来观察戒烟能否预防尿失禁的发生，或发生尿失禁后戒烟能否改善患者症状。

六、避免剧烈运动

目前还没有随机对照试验研究重体力劳动或剧烈运动与尿失禁发生之间的关系。经常锻炼的青年女性常伴有轻度压力性尿失禁。体校内参加高强度活动的运动员较之于参加低强度活动的运动员在活动中发生压力性尿失禁的概率更大。Caylet等研究了157名女运动员及426名普通工作者，发现运动员组存在尿失禁的人达到了28%，而对照组仅有10%的人存在尿失禁，尿失禁发生率在运动员组与对照组之间没有显著性差异。Eliasson等比较了665名剧烈活动量组、中等活动量组及少活动量组的妊娠36周女性的产后1年尿失禁发生率，这项前瞻性研究发现，剧

烈活动量组的妊娠期女性在产后 1 年尿失禁的发生率比妊娠期一般活动量组的女性要高。

关于剧烈运动能否直接引起尿失禁的研究非常少。在一项 104 名 25 岁左右的女运动员研究中发现，体操及田径运动员发生尿失禁的概率和游泳运动员没有显著性差异。少数特定的诱因可能会引起压力性尿失禁。1996 年 Davis 报道了 9 名女性在跳伞训练时发生尿失禁。但是 2007 年 Larsen 发现女跳伞运动员发生尿失禁的概率与进行其他训练项目的女运动员之间没有明显区别，然而女跳伞运动员在体检中发现患有盆腔脏器脱垂的比例较高。EPICONT 研究报道了 27 936 名剧烈活动量、一般活动量及少活动量的女性，发现尿失禁的发生与运动量无直接关系。相反，Nygaard 等报道剧烈活动的女性比活动量少的女性发生尿失禁的比例高，此外，当对入选者年龄、并发症及其他因素进行校正后发现，尿失禁程度重的患者反而其活动量较少。

剧烈运动有可能引起压力性尿失禁，但现在还没有确凿的证据证明这个观点，虽然确实有一部分患有尿失禁的女性除了剧烈运动外没有其他已知的危险因素。有前瞻性研究表明，适量的运动可以减少中年及老年妇女的尿失禁发生率，这可能与运动控制了体重从而减少尿失禁的发生有关。有个别研究表明，进行重体力劳动的女性较易患盆腔脏器脱垂及尿失禁，尽管医务人员经常会建议曾接受尿失禁及盆底器官脱垂手术的妇女要限制活动，但是目前没有证据能说明活动能够影响手术效果。考虑到有大量女性在从事重体力劳动，而运动与尿失禁之间相关性研究很少，因此需要进一步研究两者之间的相关性。今后特别需要研究剧烈运动是否会导致尿失禁，改变运动习惯能否缓解尿失禁的症状。

七、规律排尿（定时排尿）

与主动排尿训练或如厕训练方法相反，规律排尿这一训练方法适用于生活认知能力完全的患者。膀胱训练是 OAB 和急迫性尿失禁患者最常进行的基础治疗。开始膀胱训练时，患者根据制订的固定时间间隔表定时排尿，大部分时间，患者在将要发生尿急和尿失禁之前排尿。随着临床症状的改善，排尿间隔将逐渐延长，目的是在超过膀胱最大容积之前将尿液排空。填写排尿日记能增强患者对排尿及漏尿情况的了解，有助于促

进患者对活动及漏尿之间关系的认识，特别是明确急迫情况下的漏尿，使患者最大限度地应用行为疗法控制尿失禁。

排尿日记是由患者自己记录的关于每天排尿量、排尿时间及每次排尿时是否有漏尿等异常情况的记录，排尿日记能够帮助临床医师判断漏尿的类型及严重程度，对制订适宜的治疗计划有重要意义。应用排尿日记能够回顾患者尿失禁发生的情况以及针对患者的情况制订适宜的指导意见。在尿失禁非手术治疗开始前，建议患者完成 3 天的排尿日记，排尿日记应至少记录排尿时间、排尿量及每次漏尿情况。在治疗过程中，监测尿失禁的发生次数能够判断治疗的有效性，指导进一步的干预措施。要求患者记录白天及夜间的排尿时间，有助于确定在锻炼期间能够从增加排尿次数、避免膀胱充盈中获益的妇女。还可以发现排尿次数过多的病例，并且有助于鉴别膀胱容积减少的病例以及急迫性尿失禁患者可以接受膀胱训练，以提高排尿间隔及膀胱容积。

八、分散注意力训练

当患者在排尿间隔期间感到尿急时，可指导她们采用控制尿急的方法，有效分散注意力的方法包括思维锻炼（如数学题）、深呼吸、无声地"唱"一首歌。主要目的是避免在严重尿急时快速跑向洗手间。另一方法是快速收缩盆底肌数次，这样通常能减轻尿急感。

九、改变体位

有循证医学证据显示可以通过改变体位来减少腹压增加引起的漏尿，当咳嗽或用力时，通过双腿的交叉或双腿向前屈曲交叉，可以减少腹压增加诱发的漏尿。另外，坐在椅子扶手上也可以帮助防止尿失禁。

十、控尿辅助装置

通过尿道插入物封闭尿道口，应用尿道插入物机械性地阻塞来预防漏尿。这些装置分为两大类，包括简单的阻塞性塞子或有阀门样结构的尿道内置入物。尿道内置入物是阻塞性装置，通常在白天使用，日常活动活跃的压力性尿失禁妇女可以在白天间断使用。这些装置是自己置入式、一次性使用的。

Reliance 尿道插入装置（UroMed Inc, Needham,

MA）及 FemSoft 尿道置入装置（Rochester Medica Corp, Stewartville, MN）是安全、有效、可耐受的，可极大提高患者的生活质量。患者需要熟练的手法才能应用这类装置。对于长期使用者必须进行特殊的培训，才能获得满意效果。关于有效性的研究报道，通常在第 1 次随访观察中漏尿率即显著下降。中断使用的相关原因包括：自己不能顺利将装置插入尿道、对防漏尿效果不满意，以及装置不能在尿道内维持固定好位置等。常见的副作用包括尿道不适感、血尿、泌尿系统感染及膀胱激惹症状。尿道插入装置的禁忌证包括妊娠、明显的急迫性尿失禁及膀胱过度活动、神经源性膀胱、反复膀胱下泌尿系统感染史、长期应用抗凝剂等。

应用这些装置培训时使患者在自我置入装置时感觉舒适十分重要。患者的训练包括：对尿道、盆腔解剖结构的了解，手把手辅助训练，以及女性患者在镜子辅助下的自我操作。在第 1 周内电话随访，帮助患者保持使用的主动性与依从性。

（王阳赟）

第二节　行为治疗

正常的下尿路功能有赖于完整的解剖和神经肌肉机制的相互协调，但控尿能力还需要后天的学习和正确的行为调节。行为治疗的核心是指教育患者了解自身情况，制订一系列根据自己的情况定制化的治疗方案以达到减少或根治尿失禁的目的。有时行为治疗不仅仅只是限制饮水和定时排尿的组合，实际上行为治疗的内容更为丰富。现在并没有最好的行为治疗标准方案或方法，尽管不同的医师对行为治疗有各自的侧重点，但任何治疗方案均需教育患者了解正常的泌尿道功能。有观点认为，膀胱过度活动症一部分是由于不良的后天行为所致，因此行为治疗的目的是再学习。行为治疗的各种基本元素均以教授基本技巧为中心，例如用模拟活动的方式去重新培养正常行为，重建尿控功能。盆底肌训练既属于行为治疗（教育患者认识肌肉的解剖和功能、学习训练肌肉保持下尿路功能），也属于物理治疗（训练肌肉收缩力、增强控尿功能）。在任何情况下，患者教育与各种技巧结合在行为治疗中起到核心作用。行为治疗可以减少尿失禁的次数，且没有副作用。另外，行为治疗可以辅助其他治疗方式应用，如配合药物或手术治疗。

一、膀胱训练

（一）方法学

膀胱训练是指对自身排尿行为的修正，使自己重新获得控尿的能力。这种训练需要患者能控制尿急、延迟排尿或按时排尿，通过指导患者记录每天的饮水和排尿情况，填写膀胱功能训练表，有意识地延长排尿间隔，使患者学会通过抑制尿急而延迟排尿，其目的是通过控制尿急和减少排尿次数，从而增加膀胱容量，改善膀胱过度活动症。

膀胱训练的关键部分是制订排尿计划，膀胱训练一般结合排尿时间表提醒患者不要过早地对尿急做出反应，回顾分析患者的排尿日记后，初步选择适当的最长排尿间隔，然后指导患者醒来后排空膀胱，白天时每当排尿时间来临（例如每 30～60 分钟）排尿；有意识地延长排尿间隔，最后达到每 2.5～3 小时排尿 1 次，逐渐使每次排尿量 > 300ml。患者在膀胱训练前后各填写 3 天的排尿日记，以评价膀胱训练的效果。

帮助减少尿急的常用方法有：①消除外界刺激，如关掉水龙头；②更换体位，屈腿站立并交叉双腿会对一些患者有帮助；③压迫会阴，如尝试坐在一些压迫会阴尿道的物质上，如一卷毛巾上；④收缩盆底肌，努力保持 20 秒；⑤思考一些复杂问题来分散你的注意力，例如深入思考一个数学问题忽略其他想法，直到排尿感觉消退；⑥踮脚站立可能会对部分患者有帮助。

上述方法需要患者主动参与，并以下面 3 种理念为基础：①再教育；②定时排尿；③积极的强化反馈。通过再教育可以让患者了解尿失禁的机制，以及可以控制尿急的方法，如分散注意力、放松情绪、自主收缩盆底肌等。膀胱训练一般先训练患者每小时排尿 1 次，在两次排尿间歇期患者必须控制和忍耐尿急感。对于那些排尿日记提示平均排尿间隔少于 1 小时的女性，训练最初的排尿间隔可以更短一些（如 30 分钟或更短）。当两次排尿间隔达到 1 小时后，每周逐渐增加排尿

125

时间间隔，直到达到每间隔 2～3 小时排尿 1 次。积极的强化反馈包括使用排尿日记自我监测，如自我监测是否按进度训练、评价改善程度、是否需要调整排尿时间间隔等。临床医师应该在治疗期间检测训练进展，测定调整排尿间隔，每周至少 1 次提供积极的强化治疗计划。如果接受膀胱训练 3 周后仍然无效，医师应该重新评估患者，并考虑采取其他治疗措施。

（二）作用机制

膀胱训练的作用机制尚不明了，目前有几种假说，主要包括：①膀胱训练增加了大脑皮质对逼尿肌收缩的抑制作用；②当膀胱充盈时，增加了皮层对尿道关闭的控制作用。

（三）疗效

从少数临床试验看，膀胱训练对于有尿急、压力性尿失禁或混合性尿失禁的女性是有效的。由于各实验治疗介入时间、训练方案、评价方法的不同，结果导致治愈率和改善率的不一致。文献报道 6 个月的治愈率为 52%～86%，改善率为 75%～87%，而对照组只有 12%～23% 的患者能够控尿。

美国 Burgio 等对影响膀胱训练效果的因素进行了分析，258 例尿失禁患者接受了膀胱训练，结果显示病情的严重程度和膀胱训练前的治疗方法对膀胱训练效果有一定影响；而年龄、种族、尿失禁的类型、产科病史、盆腔检查、体重指数、尿流动力学检查结果及有无精神压抑等，对膀胱训练效果无明显影响。膀胱训练适用于有尿频、尿急症状及急迫性尿失禁或混合性尿失禁的患者。

二、盆底肌肉锻炼

（一）方法学

盆底肌肉锻炼（PFMT）又称凯格尔运动，是指患者有意识地对以耻骨 - 骨肌肉群为主的盆底肌肉群进行自主性收缩锻炼，以增强尿道的阻力，从而加强控尿能力。盆底肌肉锻炼于 1948 年由德国医生 Arnold Kegel 提出，半个多世纪以来一直在尿失禁治疗中占据重要地位，目前仍然是 SUI 最常用和有效的非手术治疗方法。

盆底肌肉锻炼的主要内容是反复进行缩紧肛门的动作，具体操作为：收缩耻骨尾骨肌，保持 3 秒，放松 3 秒，重复坚持练习，每天 3 次，每次 10 分钟；熟练以后可以把收缩和放松的时间都延长到 5～10 秒。准备姿态：自然站立，颈部向上伸，下颌微抬，双目前视，双肩下沉，挺胸、收腹、收胯，双脚并拢，双膝伸直。正确找到盆底肌群位置：寻找正确盆底肌群时，建议腹部、臀部、大腿不用力，将阴道、肛门向脐方向上提收紧，保持。若在排尿过程中，将阴道、肛门向脐方向上提收紧能使排尿停止，将阴道、肛门放松能使排尿继续进行，即找到了正确的盆底肌群。女性也可以将手洗干净后，试着将 1～2 个手指放入阴道，试着用力收缩，感受用力的方式。2011 年国际妇科泌尿协会提出的新锻炼方案则要求患者每天 3 组，每组收缩肛门（或憋尿动作）8～12 次，每次都尽力达到自身最长的收缩时间，3～6 周后患者即能发现膀胱的控制能力得到了提高，此时应鼓励患者继续坚持练习。指导患者正确找到盆底肌群位置：腹部、臀部、大腿不用力，将阴道、肛门向脐方向上提收紧，保持。若在排尿过程中，将阴道、肛门向脐方向上提收紧能够使排尿停止，将阴道、肛门放松能够使排尿继续进行，即找到正确的盆底肌群。

目前国内也有学者对于传统的盆底肌训练进行改良，将传统的盆底肌训练与东方舞相结合，通过运动力学对机体的调节作用制订出《赟式盆底优化训练疗法》，使得盆底肌肉训练被患者更好地坚持与使用。它包括 12 式 219 个动作，分为快肌训练 6 式及慢肌训练 6 式。适应证为轻、中度压力性尿失禁；膀胱过度活动症；产后盆底康复；性功能障碍；盆底功能障碍疾病；泌尿、妇产、肛肠手术术后康复。设计原则是先训练慢肌（Ⅰ 型）纤维，提高综合肌力及盆底肌群的稳定性、控制性，在慢肌（Ⅰ 型）纤维肌力达到三级以上开始快肌（Ⅱ 型）纤维的训练，随后进行整体肌肉功能增强及随意控制能力的训练及场景训练。通过运动力学对机体的调节作用，在盆底肌群训练基础上，加上脊柱伸肌、髂腰肌、腰方肌、腹肌（腹直肌、腹外斜肌、腹内斜肌、腹横肌）、大腿内收肌、大腿前外侧、后侧肌群、臀肌等的训练，使得女性性生活常见体位下所需要使用到的骨骼肌得以锻炼。它可有效唤醒女性深、浅肌层收缩的本体感觉，增加阴道壁的压力和阴道的血流，提升女性性功能相关指数，尤其在性欲、性唤起、性满意度、性高潮方面改善显著。也可在改善尿失禁、膀胱过度活动症等基础上提升女性性功能指数，增强幸福感。

（二）注意事项

通过盆底肌肉锻炼来减轻压力性尿失禁受多种因素影响，锻炼时要正确、规律、维持一定时间。教会患者如何进行 PFMT 非常重要，需要注意以下几点。

1. 让患者了解耻骨 - 尾骨肌肉群的位置。让患者将两只手指放入阴道内，感觉上述肌群的收缩，如果指尖受到来自侧方的压力，则说明收缩有效。同时将另一只手放在腹部，感知腹部肌肉是否处于放松状态。

2. 正确的收缩。较有力的收缩更重要，盆底肌肉位置较深，患者难以感知肌肉收缩是否正确。在训练过程中可通过阴道压力计、阴道重物、阴道放入球形导管、生物反馈等方法提高阴道的触觉敏感性，避免患者收缩臀大肌及腹肌，而专注于训练阴道、肛门周围的肌肉力量。运用不同姿势（如躺着、坐着或站立）练习，找出最容易操作的姿势，并持续地加以训练。

3. 即使症状已经改善，仍需要坚持锻炼，并让患者有意识地训练情境反射，做到咳嗽、打喷嚏或大笑之前，能主动而有力地收缩盆底肌肉，从而预防尿失禁的发生。

4. 还可以让患者尝试在排尿过程中停止排尿，以感受盆底肌肉如何发挥作用。当这些肌肉收缩时，排尿应能中断，放松后又能继续排尿。需要强调的是，PFMT 的目的不仅在于加强肌肉力量，适度地放松也非常重要，盆底肌肉收放自如才是目的。

（三）作用机制

1. 在腹压突然增高时，盆底肌肉快速有力地收缩关闭尿道，增加尿道阻力从而阻止漏尿。

2. 升高的腹压会对膀胱和尿道施加一个向下的作用力。肛提肌收缩通过施加一个向上的反作用力，抬举盆内筋膜，维持其上的尿道位置，并向上方的耻骨联合挤压尿道，使尿道压力上升。

3. 盆底肌肉收缩可以反射性抑制膀胱，目的是获得学习性的反射作用。因此，这种盆底肌肉训练与锻炼能够增加对尿道括约肌和逼尿肌的支持，对于大部分接受训练的压力性、急迫性及混合性尿失禁患者均有效。

（四）疗效

虽然 Kegel 等认为 PFMT 能达到 80% 的治愈率，所有患者均有不同程度的症状改善，但根据其他报道，55% ～ 67% 的患者症状得以改善，

30% 的患者能够被治愈，患者的生活质量均有不同程度的提高。尽管 PFMT 原理简单，患者也容易接受，但能否正确掌握盆底肌肉的收缩，以及训练能否持之以恒是两个关键。理论上，训练强度越大，治疗效果越好，但患者的依从性会降低；如果患者配合度高、治疗意愿强，则治疗成功的可能性大。此外，对于合并老年痴呆症、中枢神经疾患、严重肥胖、糖尿病的患者，通过 PFMT 获得治疗成功的机会较低。

一项对 45 例经过 PFMT 治疗的 SUI 患者进行的为期 10 年的随访，结果发现 53% 的患者有效，疗效可持续 10 年。近期一项共计 8485 名女性参加的前瞻性随机对照试验结果表明，既往未患 SUI 的妊娠期女性若在产前进行 PFMT，比未进行 PFMT 的女性发生 SUI 的风险减少了 30%；而对于产后第 3 个月即出现 SUI 症状的女性，于产后第 12 个月罹患尿失禁的风险可通过 PFMT 减少 40%。对于产妇，如果能在医师指导下在产后迅速进行为期 8 周的 PFMT 锻炼，则能有效预防和治疗 SUI，其作用可持续 1 年。另一项长达 10 年的随访调查显示，有效的 PFMT 对于盆底肌肉功能的正面作用有 66% 的概率持续至少 10 年。

三、阴道负重训练

阴道负重训练是生物反馈技术的一部分，又称阴道哑铃训练。主要是指导患者如何收缩盆底肌肉，并增加盆底肌肉力量。负重物为圆锥形物体，重量逐渐增加。患者将其塞入阴道，携带其行走 15 分钟，如果在此时间内保持不掉出，则增加负重物重量，直至增加至一定重量后，重物脱出为止。在增加重量的同时，患者还应练习在咳嗽、跑跳和任何能引起尿失禁的动作下保持重物。理论上，当重物在阴道内时，会提供感觉性反馈，并使盆底肌肉收缩以维持其位置。这种方法对于治疗女性压力性尿失禁有效。

四、定时排尿

（一）方法

定时排尿治疗自始至终要有一个固定的排尿时间表保持不变。定时排尿的作用是通过规律排空膀胱，在发生尿失禁前就排空膀胱以防止尿失禁发生。定时排尿主要应用于不能单独如厕的患者，这需要有基本的公用设施，并且需要有在夜间每隔 2 ～ 4 小时提醒患者定时排尿的照护人员。

这种方法也可以应用于无尿频、排尿不规律的女性尿失禁门诊患者。

（二）疗效

每隔 2～4 小时定时排尿有益于那些仅有轻度尿失禁但没有尿频的女性患者。它对其他治疗方法也是一种有益的辅助疗法，目前报道改善率达到 79%。

膀胱训练应与控制尿急的训练相结合，并经常联合使用抗胆碱能药物，特别是症状严重的患者和神经源性膀胱患者。与"膀胱训练"不同的是，"定时排尿"是指训练患者在整个周期中始终按固定的时间间隔表排尿，通常每 2～4 小时 1 次，从而使那些排尿次数减少和（或）膀胱感觉减低的患者达到正常的排尿频率。压力性尿失禁患者可以进行定时排尿，当膀胱内储尿量减少时，即使腹压增加，漏尿的量也较少。膀胱容量正常的急迫性尿失禁患者也可以使用这种技术，

典型例子是糖尿病所致的神经源性膀胱患者，他们没有正常的膀胱感觉，因此会不适当地延迟排尿。

目前没有证据显示哪种膀胱训练方案在所有方案中是最佳的。膀胱训练的典型设计一般由排尿间隔 1 小时开始（或根据排尿日记选定更适当的间隔时间），在达到控尿目的后，间隔时间每次增加 15～30 分钟，最终目标是控制排尿间隔时间在 2～4 小时区间内，且无尿失禁发生。Wilson 等认为，如果膀胱训练 3 周之后症状仍没有改善，应重新评估患者并考虑选择其他治疗方法。虽然目前有关膀胱训练效果证据的文献数量较少，但是专家普遍建议将膀胱训练作为女性尿失禁的一线治疗方法。药物治疗通常最先使用，所有患者应该在个体化的基础上将药物治疗与行为治疗相结合。

（王阳赟）

第三节　磁刺激治疗

磁刺激是一种利用磁能调节人体神经系统的非侵入性治疗方法，这种刺激可以作用于大脑、脊髓、神经根或周围神经和肌肉，通过磁信号无衰减地透过皮肤、颅骨而刺激大脑神经、外周神经、肌肉。自从 1985 年首次报道磁刺激在人体的应用，迄今为止，磁刺激已获得美国食品药品监督管理局（FDA）批准用于治疗重度抑郁症、偏头痛和强迫症等。在许多研究中，磁刺激还用于治疗包括神经源性膀胱、尿失禁、帕金森病等在内的神经肌肉疾病。

一、构成和原理

（一）磁刺激器的构成

磁刺激的主要部件包括主机和刺激线圈，主机主要用于设置频率、强度、刺激持续时间、间隔时间等刺激参数。线圈用于实施刺激的部件，可以分为圆形线圈、蝶形线圈等不同类型。进行磁刺激治疗时，需要在主机上设定好刺激的频率及刺激模式，然后将刺激线圈定位于颅骨表面或其他刺激部位的表面来进行刺激治疗。

（二）磁刺激原理

磁刺激根据法拉第电磁感应定律。当电流在线圈内流动时，就在垂直于线圈的平面产生磁场，磁场无创伤地穿透皮肤、软组织、头颅或骨后到达大脑皮质、脊髓或周围神经。外界的电磁场刺激通过驱动电流进入组织，引起生物电流在组织中传递，从而使神经纤维、神经元和肌肉去极化。由于生物组织磁导率基本均匀，磁场容易穿过皮肤和颅骨达到深部组织，因此磁刺激技术可以用于脑神经刺激及深部组织刺激。磁刺激线圈不需要与身体密切接触，也不需要对皮肤进行任何预处理就可以直接刺激。而且磁刺激产生的磁场诱发电流不会引起疼痛等不适，诱发的电磁场进入组织后不衰减，可以对 4～5cm 深的组织进行刺激。

磁刺激产生的磁场效应可以改变神经突触效率，诱导类似于使突触效率增加的长时程增强和抑制机制，促进侧支发芽、轴突和髓鞘再生，并能逆转传导阻滞，促进神经再生，从而易化神经功能重组。突触可塑性被认为是大脑可塑性的基础，是在整个生命过程中通过形成新的神经连接弥补由于损伤或疾病造成的神经缺损的能力。动物研究结果表明，磁刺激对突触效率的改变似乎是通过改变神经递质来介导的。然而，磁刺激作用效率有限，不应该成为单一的治疗方法，当磁刺激与其他康复模式如物理治疗或作业治疗结合时可以增强长期和永久性结构重组方式。

（三）磁刺激频率

临床常用的磁刺激频率有 4 种频率模式。

1. 单脉冲磁刺激　指一个脉冲刺激，一般由手动控制脉冲输出，每次给予一个刺激脉冲，也可以激发多个刺激，但是刺激间隔较长（如 10 秒）。单脉冲刺激多用于常规电生理检查。

2. 双脉冲磁刺激　双脉冲刺激是以极短的间隔，使用同一个刺激线圈在同一个刺激部位连续给予两种不同强度的刺激。双脉冲磁刺激多用于研究神经的易化和抑制作用。

3. 重复磁刺激　重复磁刺激是指以有规则时间间隔的脉冲组进行刺激。重复磁刺激分为高频重复刺激和低频重复刺激，5Hz 或更高频率的重复刺激称为高频重复刺激，1Hz 或更低频率的重复刺激称为低频重复刺激。不同刺激参数（模式、频率、强度、间隔、持续时间、刺激位点、刺激方向等）的重复刺激可产生不同的神经生理效应，低频刺激模式引起皮层的抑制，高频刺激模式则引起兴奋，通过改变刺激频率而分别达到兴奋或抑制局部大脑皮质功能的目的，重复刺激在临床上主要通过捕捉和利用这种生物效应来达到诊断和治疗的目的。

4. θ 爆发磁刺激　θ 爆发刺激包括 3 个 50Hz 的爆发脉冲，每 200 毫秒重复 1 次。θ 爆发刺激可以对运动皮质产生抑制作用，也可以产生兴奋性作用。

二、刺激部位

根据临床治疗和研究的需要，磁刺激可以在大脑、脊髓或周围神经上进行刺激。在大脑上施加磁刺激时，称为经颅磁刺激（transcranial magnetic stimulation，TMS），该技术通过脉冲磁场作用于中枢神经系统，使皮质神经细胞产生感应电流，从而影响脑内代谢和神经电活动，引起一系列生理生化反应的磁刺激技术。在周围神经上施加磁刺激，则称为外周磁刺激（perpheral magnetic stimulation，PMS），外周磁刺激研究报道主要应用于神经康复领域。

三、磁刺激的禁忌和副作用

磁刺激是相对安全、无创的治疗方法，据报道，磁刺激最常见的副作用是头痛和颈部疼痛，占 20%～40%。一般认为这种疼痛可能是由刺激本身产生的或者是在长期治疗过程中维持固定姿势产生的。

少数人因为低血糖、脱水、焦虑、身体不适或心理不适等原因可能出现晕厥。在磁刺激期间或停止的瞬间，少数患者可能诱发短暂的癫痫发作。此外，磁刺激线圈产生的噪声（120～140dB）可导致听力损害。可以通过治疗期间佩戴耳塞的方式来防护。

磁刺激的绝对禁忌证：脑内有金属置入物者（含耳蜗置入物）；置入心脏起搏器者、心脏支架者；有癫痫发作史或强阳性癫痫家族史患者禁止使用高频率和高强度刺激；颅内压明显增高者不能使用这种方法治疗。

磁刺激的相对禁忌证：3 个月内不受控制的癫痫发作、妊娠、儿童、酒精、巴比妥类药物、苯二氮䓬类药物、甲丙氨酯和（或）水合氯醛可以显著降低受试者的癫痫发作阈值。药物相互作用：某些药物可能会降低癫痫发作阈值，如酒精、阿米替林、氯丙嗪、氯氮平、更昔洛韦、丙米嗪、去甲替林和茶碱。

四、临床应用

磁刺激已经广泛应用于临床研究和治疗，经颅磁刺激主要用于脑研究和临床神经生理学，外周磁刺激也逐渐应用于外周神经和肌肉的康复治疗。

（一）尿失禁

磁刺激是美国 FDA 批准用于尿失禁非手术治疗的新工具，刺激线圈置于盆底位置给予刺激。使用磁刺激对 83 例压力性尿失禁（SUI）女性进行治疗，用 5Hz 刺激 10 分钟、50Hz 刺激 10 分钟，每周 2 次，持续 6 周，结果表明每天使用的尿垫数量减少，每天漏尿事件的发生频率降低并且逼尿肌稳定性增加。此外，研究显示，对女性压力性尿失禁和膀胱过度活动症患者进行磁刺激治疗 9 周后，两组的泌尿生殖障碍简表和尿失禁影响问卷简表总分均有显著改善。2015 年的系统评价显示，磁刺激可以短期改善女性的尿失禁症状，但没有强有力的证据支持在尿失禁患者中长期使用磁刺激有益。

（二）神经源性膀胱

目前，磁刺激治疗在脊髓损伤导致的神经源性膀胱中的研究有限。一项研究调查了 22 例脊髓损伤患者，磁刺激患者的骶神经或耻骨上区域。通过刺激骶神经，膀胱压力有显著的变化，骶神经刺激导致的膀胱压力变化大于耻骨上刺激。17例患者可以排空膀胱。因此，膀胱磁刺激有可能成为神经源性膀胱患者膀胱排空和膀胱训练有效的非侵入性技术。

研究显示，磁刺激治疗后，伴随神经源性膀胱过度活动症的脊髓损伤患者的最大膀胱测压容量、首次不可抑制的逼尿肌收缩时的容量和最大尿流率有显著增加。有学者利用磁刺激帮助排尿和脊柱损害患者的训练，也有报道对于逼尿肌反射亢进的脊髓损伤患者进行骶骨外进行磁刺激有一定疗效。该研究提出，磁刺激可以激活盆底肌的传出神经和运动终板，从而提供更好的肌肉力量和耐力。此外，磁刺激影响支配骨盆肌和括约肌张力的躯体神经放电率。

此外，作用于骶神经根的磁刺激可以直接刺激骨盆，支配逼尿肌的阴部神经传出神经和尿道括约肌，从而增强收缩机制。此外，磁脉冲刺激骶神经传入神经，可能诱发脊髓反射弧或球海绵体反射弧的神经元内变化，从而抑制在神经损伤条件下成为主导的 C 纤维活性，从而抑制膀胱过度活动。

耻骨上区域的磁刺激直接刺激腹部肌肉，腹部肌肉又压迫膀胱并激活膀胱的传入纤维，传入信号到达脑桥排尿中枢并随后通过盆神经引起反射性排尿，类似于耻骨上叩击。

（三）腰骶丛病变

一项研究评估了 15Hz 腰骶磁刺激对腰骶神经丛病相关尿失禁的改善情况，通过每疗程 1500脉冲，在 S_2 水平进行了 10 个疗程的治疗，结果表明，磁刺激治疗可以减少白天和夜晚排尿频率及改善尿失禁症状长达 1 个月。磁刺激的机制可能是直接刺激支配尿道外括约肌和肛门括约肌的

阴部神经传出支，也可能直接激活外周传入纤维并唤起对脊髓的感觉输入。此外，磁刺激可以调节皮质 - 肛门通路的兴奋性，并驱动大脑皮质内的代偿性变化。

（四）帕金森病

以 1Hz 磁刺激治疗伴有逼尿肌过度活动的帕金森病患者 10 天，结果显示排尿症状得到改善。然而，对于排尿症状改善效果的持续时间、最佳刺激参数和适应证等问题仍在研究中。其机制可能是磁刺激诱导了与下行皮质脊髓束对逼尿肌调节作用相反的作用，导致膀胱过度活动减少。

（五）其他

在临床上，磁刺激治疗还被应用于其他领域。因为人类皮质脊髓细胞对大量脊髓中间神经元发挥调节作用，通过磁刺激治疗能激活脊髓神经元电路的变化。在多发性硬化和卒中患者中，有证据表明高频磁刺激可有效减少痉挛。

此外，磁刺激也被观察到能显著改善其他神经肌肉疾病的临床症状，包括脑瘫、外周多发性神经病、糖尿病性神经病、神经性疼痛、神经根病、肠易激综合征、痛经、肌筋膜疼痛综合征等。但大多数影响是短暂的，长期疗效评估有待进一步调查研究。

磁刺激以其特殊的物理特性在临床诊断和治疗中得到应用，不仅可以治疗抑郁症、强迫症、创伤后应激障碍等精神疾病，在尿失禁、脊髓损伤、帕金森病、癫痫、卒中后康复、外周神经康复、神经性疼痛等疾病的治疗中也有不错效果。磁刺激以其独特的技术优势已被证明是一种安全且耐受良好的治疗方式，进一步的研究和开发其治疗功能，将具有更广阔的临床应用价值和前景。

（吴　娟　廖利民）

第四节　电刺激治疗

电刺激治疗是指用低频电流对盆底神经和（或）肌肉进行刺激，进而对下尿路及盆底功能进行治疗的方法。机体细胞兴奋的产生、兴奋的传递都是通过生物电的形式完成的。当合适的刺激兴奋细胞膜（如电刺激）时，膜上钠离子通道打开，钠离子内流，膜两侧产生动作电位。这就是电刺激疗法的基础。

电刺激除了直接引起盆底肌收缩外，由于神经纤维兴奋阈值比肌纤维低得多。因此可以通过

神经反射引起盆底肌广泛收缩，加强肌肉的功能。由于电刺激引起的盆底肌广泛收缩和正确进行的Kegel 训练的是同一组肌肉，因此还可以帮助患者正确认识盆底肌，准确定位盆底肌。长期电刺激后还可增加盆底横纹肌中抗疲劳的肌纤维数量，并增强其活性。电刺激引起的较大幅度的肌肉收缩，向中枢神经系统提供了大量本体的、运动的、皮质感觉的输入冲动，到相应的大脑中枢，促进了运动皮质功能的重建，使大脑中枢逐渐恢复对

萎缩的肌肉的控制，促使中枢神经系统形成新的连接和重塑神经通路。经过一段时间电刺激后通常相关肌肉的意志性活动增加，证实了这种功能重塑的发生。

一、操作方法

电刺激主要通过使用电池或电源动力的刺激器完成（图 11-1）。阴部神经是电刺激治疗改善盆底功能的关键神经（图 11-2）。电刺激可以选择不同的波形、频率、强度、电极放置位置的组合，提供多种治疗方案。高频（50 ～ 200Hz）交流电刺激通过阴道或肛门电极治疗压力性尿失禁，其目的是直接刺激盆底和尿道的肌肉以引起其收缩。电刺激亦能用于治疗急迫性或混合性尿失禁患者。低频（5 ～ 20Hz）刺激用于激活抑制膀胱的神经及减少逼尿肌的过度活动。具体方法：将电极置于阴道或直肠，一般每次 20 分钟，每周 2 次，6 周为 1 个疗程。临床上多应用肛门探头电极、阴道探头电极或皮肤表面电极等。虽然大部分装置采用阴道或肛门电极，但采用肛周或胫后神经支的贴片电极的外周刺激亦可达到效果，男性患者觉得这种治疗方式较肛门电极治疗更容易接受。应根据患者不同的盆底功能障碍病理和发生机制选择与之相适宜的、有效的电刺激电流参数。

电刺激适用于：①盆底肌薄弱者；②压力性、急迫性及混合性尿失禁和膀胱过度刺激症患者；③原发性括约肌功能不全者。对于压力性尿失禁患者使用间断的脉冲频率为 35 ～ 50Hz 的刺激时，盆底肌肉通常会产生很好的收缩。对于急迫性尿失禁患者，建议使用持续的低频（5 ～ 10Hz）交流电刺激来抑制逼尿肌过度活动。电刺激治疗禁忌在月经期或妊娠期进行。

二、疗效

电刺激治疗尿失禁的治疗效果不一，其作用原理尚不明确，很难区分其疗效为电刺激治疗效果还是安慰剂效应。Yasuda 把电刺激分为体内、体外电刺激治疗，体内电刺激将探头电极置于阴道和肛门内刺激骶神经根，体外电刺激一般将贴片电极置于会阴部肛门周围，与安慰剂随机对照研究发现，电刺激组治愈率为 30% ～ 60%，改善率为 60% ～ 90%。但 Spruijt 等的研究认为电刺激治疗老年尿失禁患者有效率较低，故不建议向老年尿失禁患者推荐此项治疗。而且，对混合性尿失禁的双重刺激方式的疗效仍未被确切评估，在这种双重刺激方式中，使用高频刺激括约肌、低频刺激膀胱似乎较理想。

St Paul 等进行了三项随机对照研究。第一项研究针对 121 例经尿流动力学检查证实逼尿肌过度活动的女性急迫性尿失禁患者，电刺激治疗组 49% 的患者治疗后逼尿肌过度活动消失，但是没有任何临床参数（尿频、尿失禁、主观症状改善等）出现明显变化，而对照组（假治疗组）则无明显改变。在第二项对女性压力性尿失禁患者的研究中，电刺激治疗组疗效明显优于对照组（假治疗组）。电刺激治疗组患者在家中进行连续 12 周、每天 2 次、每次 15 分钟的阴道电刺激治疗，治

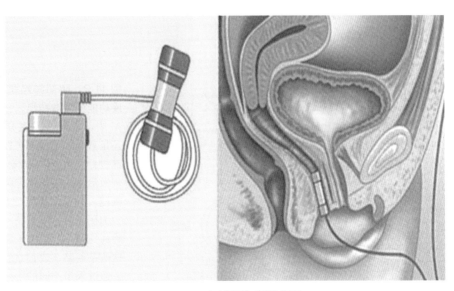

图 11-1　电刺激治疗模式图

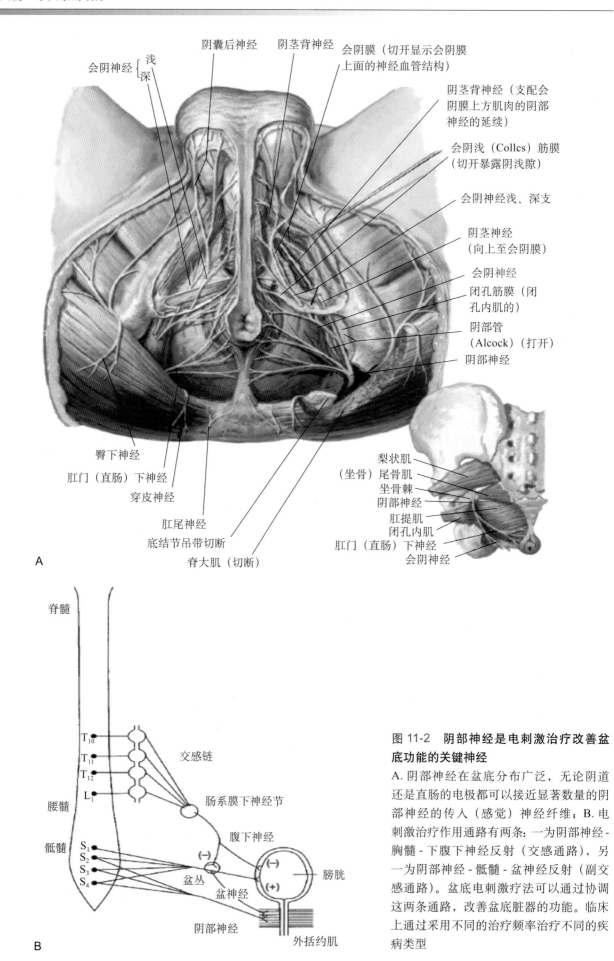

图 11-2　阴部神经是电刺激治疗改善盆底功能的关键神经

A. 阴部神经在盆底分布广泛，无论阴道还是直肠的电极都可以接近显著数量的阴部神经的传入（感觉）神经纤维；B. 电刺激治疗作用通路有两条：一为阴部神经-胸髓-下腹下神经反射（交感通路），另一为阴部神经-骶髓-盆神经反射（副交感通路）。盆底电刺激疗法可以通过协调这两条通路，改善盆底脏器的功能。临床上通过采用不同的治疗频率治疗不同的疾病类型疗后尿失禁次数由平均每天 3.1 次减少至每天 1.8 次，尿垫使用量由平均每周 6.2 片减少至每周 4.1 片；而对照组中这些指标则出现没有统计学意义的升高。Richardson 等进行的最后一项研究确定了最佳电刺激治疗方案；每天刺激或隔天刺激的疗效并无差别。1996 年 Payne 等回顾了 361 例急迫性尿失禁、逼尿肌过度活动及神经源性逼尿肌过度活动患者的电刺激治疗效果，治疗后 20% 的

患者完全控尿，另外 37% 的患者症状明显改善。

女性压力性尿失禁及膀胱过度活动症患者可以选择电刺激治疗，建议女性膀胱过度活动症患者居家隔日采用 4 ～ 10Hz 的电刺激治疗，压力性尿失禁患者居家每日采用 50Hz 电刺激治疗。电刺激治疗尿失禁的效果不一，其疗效还需要大规模的临床研究来证实。

（李佳怡）

第五节　激光及其他治疗

一、激光治疗

外来光子诱发处于特定高能级上的粒子，可使之发出与外来光子完全相同的光子，这一过程称为受激辐射。这两个完全相同的光子又去诱发其他处于该特定高能级上的粒子继续产生受激辐射，如此下去，可使光的强度增大，引起光放大。所谓激光，就是指受激辐射光放大。光子不会残留在体内。

光生物调节作用（photobiomodulation，PBM）是激光或单色光对生物系统功能的刺激或抑制作用，不会引起生物系统损伤，相应的疗法称为弱激光疗法。其强度数量级一般在 $10mW/cm^2$ 左右，通常是细胞的膜分子介导的。强度数量级在 $10^{2～3}mW/cm^2$ 的弱激光，只要照射时间足够短，也会产生 PBM，通常是通过活性氧来介导的。正常机体通过负反馈调节机制维持内环境相对稳定状态，即稳态。当生物系统处于稳态时，生物系统的功能可以正常发挥，对弱激光疗法没有响应；当生物系统偏离稳态时，弱激光疗法具有双向调节作用，通过 PBM 促进生物系统恢复稳态，由于 PBM 具有细胞特异性，因此弱激光疗法具有细胞特异性的康复作用。

当激光剂量超过刺激阈值后，开始时刺激组织产生兴奋，但这种兴奋性并不随剂量增加而增加，达到一定值以后，兴奋性反而随剂量增加而降低，变成了抑制作用，剂量继续增加，当超过损伤阈值时，可对机体造成损伤。当功率密度过低时，无论作用时间延长多久，甚至剂量值很大，也不会引起兴奋或抑制。生物组织对刺激剂量具有适应性，使生物组织兴奋或抑制的剂量随治疗次数的增加而增加。通常在开始的几次用较小剂量，治疗 3 ～ 5 次后就需要逐渐加大剂量才能维

持原来要求的兴奋或抑制的治疗目标。

用激光每天照射 1 次，虽然每次照射的剂量都一样，但引起的生物作用却不同，常从照射 3 次以后才开始"见效"，而且这种效果随照射次数的增加而增加，至 10 ～ 17 次（天）时达到最大值，以后作用逐渐减弱，以至起相反作用。这就是激光疗效的抛物线规律（图 11-3）。

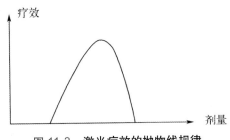

图 11-3　激光疗效的抛物线规律

因此，我们做激光治疗时，每次剂量需适度，一个疗程 10 天左右，两个疗程之间要休息几天。机体有修复功能，受刺激（如一次照射）后经过一段时间即可恢复到原来状态。若修复完毕后再施以第 2 次刺激，则将重复以上过程，并无积累作用。如果在第 1 次刺激后，修复完毕前就给予第 2 次刺激，则将产生积累效应（图 11-4）。因此，使用弱激光治病时，必须连续多次照射才能奏效；同时，考虑到疗效的抛物线规律，连续照射一定次数后必须停照一段时间方可再做第 2 个疗程的治疗。

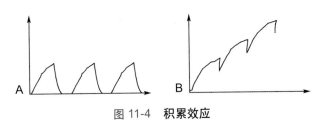

图 11-4　积累效应

部分消融 CO_2 激光和非消融铒激光均可在阴道组织产生形态学改变，非随机临床研究发现，激光治疗可以减轻阴道干燥和性交困难。经阴道 CO_2 点阵激光治疗轻度 SUI 时无须麻醉，整个操作过程 < 5 分钟，通过产生可控的热损伤及损伤再修复，在生理学上刺激纤维母细胞产生新生胶原纤维。激光可以产生胶原变性、重塑和新生，治疗后快速形成紧致的胶原纤维和更具弹性的组织。研究发现，弱激光可以不影响人皮肤成纤维细胞（human skin fibroblast，HSF）增殖，但促进 HSF 胶原蛋白合成（最高可达 36 倍）。研究进一步发现，如果 HSF 胶原蛋白合成能力健全（处于胶原蛋白合成内稳态），弱激光没有 PBM；对于胶原蛋白合成能力低下的 HSF，弱激光可以促进胶原蛋白的合成。一般认为，CO_2 激光（10.6μm）对人体的损伤阈值为 $0.3W/cm^2$（光功率密度）。

经阴道使用部分热消融 CO_2 激光（$TACO_2L$）可以激活胶原，促进弹性蛋白形成，并在分子水平调节金属蛋白酶的激活。$TACO_2L$ 生物刺激效果重建大部分阴道功能，包括分泌、吸收、弹性和润滑，以及阴道上皮增厚。此外，近期的 PILOT 研究显示经激光能治疗后，SUI 显著改善，包括与尿道关闭压机制相关的黏膜下血管丛恢复和尿道周围肌张力增加。病理检查发现治疗前上皮下层胶原蛋白组成比较单一，治疗后上皮下层可见较多新生不同类型和生长阶段的胶原蛋白，胶原蛋白组成多样化。有研究总结了 161 例绝经期女性伴 SUI 接受点阵式 CO_2 激光治疗的长期疗效，研究发现点阵式 CO_2 激光治疗效果明显，术后 3 年随访时，疗效仍然显著。CO_2 激光的使用有近 50 年的历史，在各种阴道或下生殖道手术患者中，尚未观察到异常的细胞学或组织学改变，也没有相关基因毒性的结果。铒激光可用于改善 SUI 和阴道脱垂。即使缺乏大型随机研究，在考虑手术治疗前，证据显示了铒激光作为激素替代治疗压力性尿失禁的安全性和有效性。激光治疗和其他治疗方式的随机对照研究、长期疗效，重复治疗的安全性尚有待进一步研究。

二、其他治疗

1. 膀胱内气囊　膀胱内气囊（Vesair 气囊）是治疗女性压力性尿失禁的全新方法，通过在膀胱内置入可自由浮动的、充满可压缩气体的气囊，直接降低膀胱内压峰值，相当于在膀胱内置入了一个液压减震器。McCammon 等进行的 3 个月 Ⅲ期多中心前瞻性随机对照研究显示，Vesair 气囊治疗轻中度 SUI 安全有效。该治疗方式似乎更适用于膀胱顺应性下降导致膀胱高压的神经源性膀胱，可用于降低储尿期膀胱内压力，保护上尿路的功能，当然还需要更多的大样本试验数据的支持。

2. 针灸治疗　针灸是针法和灸法的总称。其中，针法是指在中医理论指导下把针具（通常指毫针）按照一定的角度刺入患者体内，运用捻转与提插等针刺手法对人体特定部位进行刺激，达到治疗疾病的目的，是一种"内病外治"的医术。针灸学起源中国，具有悠久的历史和独特的优势，有广泛的适应性，疗效迅速显著，操作方法简便易行，医疗费用经济，副作用极少。2006 年中国中医科学院申报的针灸，经国务院批准列入第一批国家级非物质文化遗产名录。

最近刊载于 JAMA 的多中心随机对照研究报道，自 2013 年 10 月到 2015 年 5 月，12 家中国医院入组的 504 名受试者按照 1∶1 比例随机分组接受为期 6 周、每周 3 次共计 18 次的治疗，治疗组采用骶部电针刺激中髎（BL33，第 3 骶后孔中）、会阳（BL35，尾骨外上方，后正中线旁开 0.5 寸）穴位，针刺用具采用长度 0.30mm×75mm 芒针针灸针，中髎穴针刺方向为中间偏下 30°～45°，会阳穴针刺方向朝上向外侧，针刺深度为皮肤下 50～60mm。针刺后通过均匀提插捻转获得酸麻胀痛针感，中医学称之为"得气"，方能取得疗效。将上述两穴位配对设置电针正负极回路，电针刺激 30 分钟，电流控制在 1～5mA，治疗区域皮肤以有感觉而无疼痛为宜。对照组即假电针组采用 0.30mm×25mm 钝头安慰剂针刺激非穴位且不突破皮肤，链接电针导线内断路，并不产生实际电流。该研究的主要评价指标为 1 小时尿垫测试，次要评价指标为 72 小时排尿日记。6 周随访发现，与对照组相比，治疗组 1 小时尿垫测试较研究初期明显改善，具有统计学意义，并具有持续效应。治疗后 24 周，鲜有不良反应和副作用。超过 60% 的电针受试者在治疗后漏尿症状改善程度超过 50%。

文献统计学分析指出，针灸治疗压力性尿失禁取穴部位以腹部和腰骶部最多，集中于足太阳膀胱经穴位为主，而针刺腰骶部相应穴位，仅采用一般针刺难以通过收缩盆底肌以增强盆底肌肉力量。*JAMA* 文献所采用的骶部四个穴位均是足太阳膀胱经穴位，宜采用特殊芒针针刺方法（针尖向特定方向）并加以电刺激能直接兴奋阴部神经传出纤维，诱发盆底肌（包括尿道括约肌）节律性收缩，从而增强盆底肌肉力量，恢复膀胱颈部和近端尿道的正常位置，提高尿道关闭压来改善控尿能力。

针灸治疗压力性尿失禁的疗效机制尚未完全明确，目前认为，骶部电针刺激引发肌肉收缩类似盆底肌肉功能锻炼，而这两项途径均被证明确有疗效，也有人认为骶部电针刺激第 3 骶神经和阴部神经可以重塑神经功能，改善尿失禁症状。

由于长期疗效仍有待进一步研究评估，目前对女性压力性尿失禁行骶部区域电针刺激治疗漏尿可能有一定效果，然而业界内循证医学证据有限，故尚存在争议。

曾有国内荟萃分析提示针灸治疗女性压力性尿失禁有较好的疗效，其临床疗效优于单纯康复训练和单纯用药，但是纳入研究质量有限，仍需设计严格、多中心、大样本且随访时间足够的高质量随机双盲对照试验进一步验证，也使得这一疗法的有效性接受度受限。

（李佳怡）

第 12 章

女性压力性尿失禁的外科治疗

治疗女性压力性尿失禁的术式主要包括填充剂注射术、膀胱尿道悬吊术、无张力中段尿道吊带术、经典的自体筋膜吊带悬吊术、人工尿道括约肌植入术。膀胱尿道悬吊术是治疗女性压力性尿失禁的传统术式。自无张力中段尿道吊带(TVT、TVT-O、TOT)引入女性压力性尿失禁的手术治疗以来，女性压力性尿失禁的手术治疗术式发生了深刻变化。

女性控尿的解剖基础是尿道壁本身结构及其周围支持结构的功能。女性压力性尿失禁的发病机制主要有两大类：①尿道周围支持结构受损——解剖型压力性尿失禁；②尿道本身功能受损——尿道固有括约肌功能障碍型压力性尿失禁。不同术式对不同发病机制的压力性尿失禁疗效不同，临床上女性压力性尿失禁常见的多为混合性发病机制，以无张力中段尿道吊带术创伤最小、疗效

最佳。

解剖型压力性尿失禁是指膀胱颈尿道周围支持结构缺陷或功能丧失，导致压力传导障碍，使得腹压增高时膀胱压超过尿道压而出现压力性尿失禁（图 12-1）。

尿道固有括约肌功能障碍型压力性尿失禁是指尿道括约肌自身控尿功能障碍，阴部神经支配的完整性、横纹肌括约肌数量及功能、尿道平滑肌功能、尿道黏膜及黏膜下结缔组织的密封性都影响控尿能力。随着年龄增长，尿道壁内平滑肌及横纹肌逐渐减少，尿道横纹肌括约肌逐渐老化。绝经后雌激素的减少及放疗等因素都可能导致尿道黏膜及其黏膜下疏松结缔组织萎缩。事实上多数女性压力性尿失禁同时存在膀胱颈尿道周围支持结构缺陷和尿道固有括约肌功能障碍。

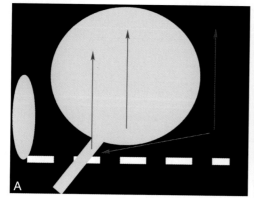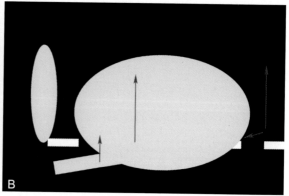

图 12-1　解剖型压力性尿失禁发生机制示意图

A. 支持结构正常时腹压传导情况；B. 支持结构受损时腹压传导情况

第一节　传统开放术式

在 DeLancey 于 1994 年提出了"中段尿道吊床理论"之前，压力性尿失禁手术治疗多以传统开放手术为主。在近百年历史中出现了百余种术式。目前仍在使用的有三类术式，包括：①阴道前壁折叠术（Kelly 折叠术）；②以 Burch 为主的膀胱尿道悬吊术；③以自体筋膜为主的尿道吊带术。

Burch 手术，特别是经改良后的腹腔镜入路手术，因其较稳定的疗效，近年来仍受到业内人士的青睐，具体内容在本书后面章节再详细讲述。

传统的尿道吊带术，在 TVT、TVT-O 等新术式出现后几乎很少再被使用。但随着新吊带术后复发病例数量逐渐累积、吊带材料的暴露等问题的出现，很多专家重新开始使用自体材料作为吊带，特别是在再次手术时，自体材料的优势十分明显。腹直肌筋膜和阔筋膜是最常用的两种材料。

阴道前壁折叠术（Kelly 折叠术），作为第一个真正治疗压力性尿失禁的传统手术，是由 1913年 Kelly 的阴道前壁缝合术演变而来的。此手术通过折叠尿道下筋膜来加强尿道和膀胱颈后方的支撑结构，提高膀胱颈，从而达到改变尿道松弛的目的。本术式因操作简练，很少存在并发症，故在 20 世纪中叶前一直是压力性尿失禁的标准首选手术方式。但很多患者在手术 1 年后疗效逐渐下降，长期疗效不佳。因此 Kelly 折叠术已经不再是压力性尿失禁患者的一线手术方式。

目前 Kelly 手术主要用于阴道前壁脱垂伴轻度压力性尿失禁，在阴道前壁修补术的同时辅助行 Kelly 手术，或者在经阴道其他手术时的辅助操作。笔者认为在基层医院或老年患者中，此类术式是一种安全的手术备选方案。

（吴士良）

第二节　填充剂注射术

在过去的 30 余年间，尿道填充剂曾用于治疗女性压力性尿失禁。报道过的安全有效的注射填充剂有很多种，主要包括戊二醛交联的牛胶原蛋白、聚四氟乙烯、硅氧烷、猪真皮填充物、碳涂层的锆颗粒、透明质酸 / 聚糖醛、羟基磷灰石，以及自体组织如脂肪、软骨细胞、成肌细胞等，这些填充剂有着各不相同的生物物理学特性，而这种特性会影响组织兼容性、增殖趋向、放射密度、耐久性及安全性等，究竟哪种是最理想的尿道填充剂，这一点尚未得到公认。

尿道填充剂在控尿方面发挥作用的确切机制还没有明确。有学者认为填充剂的作用可能是通过增加尿道黏膜封闭能力（增加水密封性）提高尿道对抗腹压增加的能力。最初的报道认为，尿道填充剂仅在尿道固有括约肌功能缺陷患者中发挥作用，但需要膀胱容量、顺应性等功能正常，膀胱尿道有正常的解剖结构支撑。随后的报道认为，其在解剖型压力性尿失禁患者中也有一定的临床疗效。

大多数尿道填充剂是在膀胱镜下经尿道或尿道周围进行注射。局部麻醉下，通过膀胱镜操作通道置入特殊注射针，将填充剂注射在后尿道膀胱颈 4 点和 8 点的位置，注射完成后应看到膀胱颈隆起，后尿道接近对合状态（图 12-2 ～图 12-6）。注射路径、技术方法、注射器材及麻醉部位没有统一的标准。理想的注射部位并没有明确的结论，报道过的注射部位包括膀胱颈部和中段尿道之间的任何位置。注射的剂量、注射起始位置、每种填充剂反复注射次数（直到发现临床效果不佳）这些仍然没有定论。

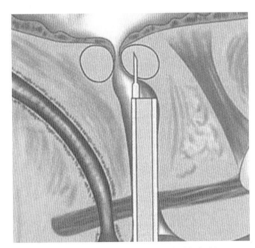

图 12-2　经尿道途径注射填充剂

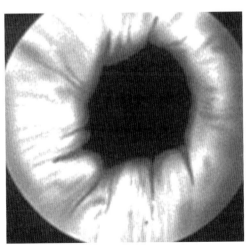

图 12-3　注射前尿道膀胱颈

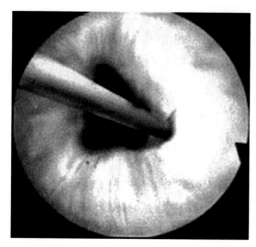

图 12-4　膀胱镜监视下注射

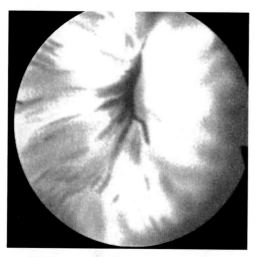

图 12-5　注射后的尿道接近对合状态

尿道填充剂注射治疗压力性尿失禁的近期有效率约 30%，由于复发率较高，因此广泛应用受到限制，患者需要反复注射才可以达到疗效，并且疗效随着时间的延长而减退。远期疗效与治疗时膀胱镜下观察到的注射效果或治疗后尿流动力学参数无明显关联。

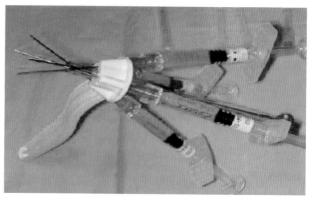

图 12-6　经尿道周围途径注射装置

2001 年 Lee 等做了一项自体脂肪尿道填充剂注射和盐水安慰剂之间的对比研究。结果发现注射 3 个月后两组症状改善率皆为 21%，两组的尿失禁评分和尿垫试验结果没有显著性差异，一名患者死于脂肪栓塞。2005 年 Corcos 等进行了尿道填充剂注射与传统手术治疗的对比研究表明，尽管在主观治愈率和患者满意程度上两组无显著性差异，但传统手术组的客观指标表现更佳。

有报道称部分种类的尿道填充剂与尿道周围假性囊肿形成有关，可以引起一系列临床症状，包括疼痛、排尿困难、尿潴留等。最终的治疗方法包括经尿道切除增生组织、经阴道尿道周围囊肿穿刺引流或经阴道囊肿切除。

总体来看，尿道填充剂注射治疗女性压力性尿失禁的有效率较低，并且疗效是短期的。尽管传统的外科手术治疗创伤相对大一些，但术后症状的改善效果及长期疗效优于尿道填充剂注射术。如果选择尿道填充剂注射术，术前应告知患者需要反复注射才可能达到疗效，并且疗效随时间的延长而减退。

（吴士良）

第三节　膀胱尿道悬吊术

传统上认为，大多数女性压力性尿失禁患者存在盆底解剖和功能的缺陷，膀胱颈、尿道周围支持结构缺陷或功能丧失，导致压力传导障碍，使腹压增高时膀胱压超过尿道压而出现压力性尿失禁。膀胱颈、后尿道支撑减弱导致腹压增加时膀胱颈活动度过大，增加腹压时膀胱颈、后尿道向下、向后移位，发生尿失禁。

膀胱尿道悬吊术的治疗目的在于纠正并重建近端尿道和膀胱颈的解剖位置，并增强阴道支撑结构的吊床作用。但对尿道固有括约肌功能减退或丧失的患者来说疗效较差。膀胱尿道悬吊术的主要指征为盆底训练等非手术治疗无效的中度压力性尿失禁，以及既往无大范围盆腔和耻骨后手术史的患者。

膀胱尿道悬吊术涵盖的术式：①耻骨后膀胱尿道悬吊术（Burch 术）；②细针穿刺悬吊术；

③腹腔镜膀胱尿道悬吊术。其中耻骨后膀胱尿道悬吊术（Burch 术）应用范围最广，长期效果最好。细针穿刺悬吊术与 Burch 术相比并未表现出明显优势。

一、耻骨后膀胱尿道悬吊术（Burch 术）

患者取截石位，常规消毒铺巾，经尿道留置 Foley 尿管。取下腹正中切口，依次切开皮肤、皮下脂肪和腹直肌前鞘，钝性分离腹直肌进入耻骨后间隙，钝性游离膀胱颈和后尿道及耻骨后间隙，当尿道、膀胱及阴道充分下移时，就可以清晰见到两侧髂耻韧带（Coopers 韧带）。Foley 尿管的水囊在中央成为膀胱尿道交界的参考点。在膀胱尿道交界水平和中段尿道水平旁开 1cm 的位置，应用 2-0 铬制肠线在上述 2 点缝合阴道前壁和髂耻韧带（Cooper 韧带），每侧各缝 2～4 针，所有缝线线端穿过髂耻韧带（Cooper 韧带）后，将阴道提起缚紧缝线，注意阴道壁不必与 Cooper 韧带相接触，悬吊过度可能会导致术后的排尿障碍（图 12-7～图 12-9）。

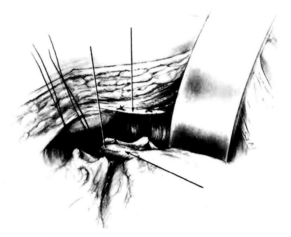

图 12-9　悬吊的阴道前壁支撑了膀胱尿道交界处（侧面观）注意尿道在耻骨后是游离的，而不是被压迫于耻骨上，阴道壁并不与 Cooper 韧带接触

二、腹腔镜 Burch 悬吊术

患者全身麻醉，取截石位，常规消毒铺巾，经尿道留置 Foley 尿管，于脐下 0.5cm 做绕脐弧形切口，切开皮肤、皮下组织、腹直肌前鞘后，钝性游离腹直肌至腹膜外脂肪。用腹腔镜或卵圆钳沿腹膜外脂肪层游离出一隧道至耻骨后间隙。在 16F 普通尿管头上套一橡胶指套，制成一个自制的气囊以备扩张耻骨后间隙用，将其沿着已扩张好的隧道放入耻骨后间隙，气囊内注入生理盐水约 300ml 来扩张耻骨后间隙，保留 10 分钟以便压迫止血。抽出气囊内生理盐水，取出气囊导管，放入腹腔镜，观察耻骨后间隙的大小，并可用腹腔镜稍做游离，游离腹膜外耻骨后间隙到足够的空间以便穿刺。于耻骨联合上 2 横指，中线左右旁开 5cm，穿刺置入另外两个操作鞘。助手将阴道前壁顶起，便于腹腔镜下观察阴道壁的位置。腹腔镜下游离尿道和阴道前壁，缝针穿过阴道壁全层（但不要穿透阴道黏膜），并将悬吊线缝合在 Coopers 韧带上，共缝合 4 针，最近端第 1 针悬吊线位于膀胱颈两侧，近端第 2 针位于膀胱尿道结合部，第 3 针和第 4 针位于近端尿道两侧，各针悬吊线间隔 0.5～1.0cm。缝合线以 2-0 铬制肠线或 10 号丝线为佳。松紧以能将阴道前壁明显向上悬吊为度。术后冲洗手术野，无明显渗血，即可去除操作鞘和观察鞘，缝合皮肤切口（图 12-10～图 12-13）。

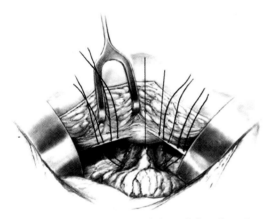

图 12-7　膀胱尿道交界水平和中段尿道水平旁开 1cm，应用 2-0 铬制肠线在上述 2 点缝合阴道前壁和 Cooper 韧带

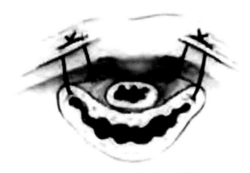

图 12-8　悬吊程度示意图

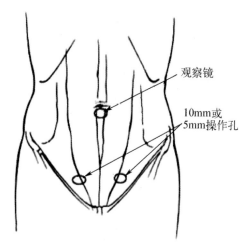

图 12-10　腹腔镜 Burch 阴道前壁悬吊术的穿刺部位

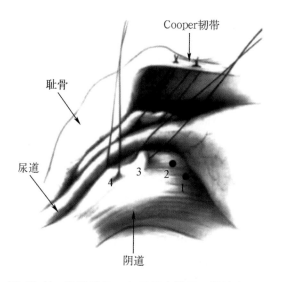

图 12-11　腹腔镜 Burch 悬吊术的悬吊线缝合位置

三、Burch 阴道悬吊术的疗效和并发症

Cochrane 回顾了 Burch 阴道悬吊术在治疗女性压力性尿失禁中的地位，其结论为开放途径 Burch 阴道悬吊术是治疗女性压力性失禁的最有效术式，特别是就远期效果而言。在 33 项共 2403 例女性压力性失禁患者的研究中，Burch 阴道悬吊术比穿刺阴道悬吊术更有效，术后 1 年的主观失败率在开放途径 Burch 阴道悬吊术为 14%，而在穿刺悬吊术则为 26%。开放途径 Burch 阴道悬吊术的主观尿控率与腹腔镜 Burch 阴道悬吊术相仿，随访 6～18 个月，主观尿控率为 85%～100%。Burch 阴道悬吊术与尿道中

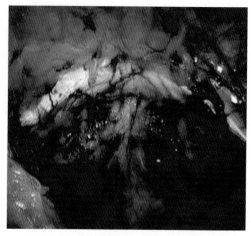

图 12-12　腹腔镜 Burch 悬吊术

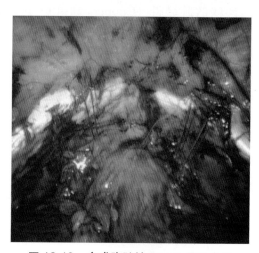

图 12-13　完成腹腔镜 Burch 悬吊术后

段吊带术比较，两者的短期尿控率相近。

Burch 阴道悬吊术常见手术并发症有膀胱和尿道损伤、术中出血、悬吊线脱落、排尿困难、感染等。一旦发生膀胱和尿道损伤，应及时修补并延长术后留置导尿管时间至 2 周左右。腹腔镜手术因出血影响手术野时应改为开放手术。悬吊线脱落或线结松动是导致手术失败的主要原因。应嘱患者术后 3 个月内避免剧烈活动以防悬吊线断裂或脱落。同时养成良好的生活习惯，避免增加腹压的生活习惯，如长期站立、蹲位、负重、吸烟、咳嗽、便秘等。注意适当锻炼，增强体力，对于合并慢性咳嗽、便秘的患者，指导其及时治疗。

术后排尿困难虽然主要与术中悬吊张力过大有关，但患者的精神状况、膀胱尿道功能恢复状况亦对排尿也有一定的影响。可嘱患者放松心态、规律饮水、有尿意及时如厕等，同时监测残余尿量（应＜100ml）。此外，术后约 22% 的患者有

阴道后疝及直肠膨出，但大部分患者并无症状，约 5% 需要进一步重建手术治疗。目前并无明确证据表明 Burch 阴道悬吊术的同时将阴道直肠陷凹封闭可有效预防阴道后疝的形成。

（肖云翔　廖利民）

第四节　经阴道无张力中段尿道吊带术

通过阴道前壁切口于中段尿道下方置入无张力吊带，对女性压力性尿失禁患者来说是安全有效的微创手术。无张力中段尿道吊带术已成为治疗女性压力性尿失禁的金标准。

按吊带放置的位置可分为耻骨后尿道中段吊带术（retropubic mid-urethral sling）、经闭孔尿道中段吊带术（transobturator mid-urethral sling）和单切口尿道中段吊带术（single-incision mid-urethral sling）。耻骨后途径的手术简称 TVT 术，按吊带穿刺方向又分为 down-up 术式和 up-down 术式。经闭孔途径的手术按吊带穿刺方向又分为 in-out 术式和 out-in 术式，简称为 TVT-O 和 TOT。

一、女性压力性尿失禁的病理生理

女性压力性尿失禁的病理生理机制有多种相关理论。

（一）女性盆底整体理论

尿道支持结构（图 12-14）来源于：①尿道侧方韧带、耻骨尿道韧带；②阴道及其侧方韧带；③盆底筋膜腱弓；④肛提肌。Petros 及 Ulmsten 于 1990 年提出盆底整体理论（the integral theory）。该理论认为，尿道闭合及开放机制是尿道周围韧带、阴道壁和耻骨尾骨肌相互作用的结果。具体过程中，由耻骨尾骨肌和盆底肌肉分别产生的向前和向后的力量，伸展阴道上方的尿道，使之在一个平面上围绕耻骨尿道韧带成角（弯折），这种状态下尿道是关闭的。因此随着衰老、盆底产伤等原因导致耻骨尿道韧带变得薄弱，或者阴道壁（阴道吊床）的松弛，不能有效维持腹压增加时的尿道闭合压，从而出现压力性尿失禁。

（二）吊床理论

1994 年 Delancey 通过研究尸体的解剖结构，提出"吊床"理论（hammock hypothesis），该理论更加强调尿道周围支撑组织的重要性。正常情况下，随着腹压增高，尿道被紧压于"吊床"（图 12-15）样阴道前壁、盆腔内筋膜组成的支撑结构上，不会漏尿。当这种支撑结构减弱、腹压增高时，膀胱颈和近端尿道会旋转下移，如果同时伴有尿道开放，就会发生尿失禁。如果这些支撑结构正常，即便存在膀胱颈和尿道过度下移，仍可以保持控尿。如果在腹压增加时，为尿道提供一个支撑结构，使膀胱颈和近端尿道被紧压在上面，就可以防止尿失禁的发生。因此认为，中段尿道复合体和尿道下方的"吊床"机制对保持控尿功能有重要作用。

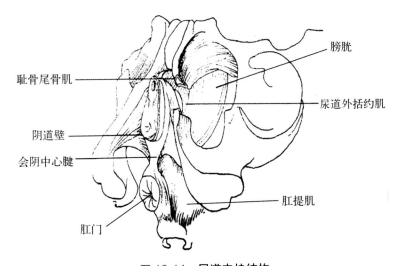

图 12-14　尿道支持结构

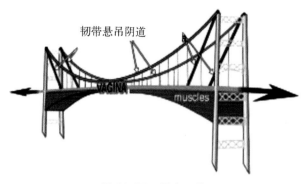

韧带悬吊阴道

图 12-15 吊床理论

（三）尿道固有括约肌缺陷（intrinsic sphincter deficiency, ISD）

1981 年 McGuire 等通过研究压力性尿失禁手术失败患者的尿流动力学检查结果，发现最大尿道闭合压（maximum urethral closure pressure）< 20cmH$_2$O 时提示Ⅲ型压力性尿失禁。ISD 是指尿道固有括约肌的功能缺陷，无论其解剖位置是否正常。目前理论认为，所有女性压力性尿失禁患者均有不同程度的 ISD，包括尿道平滑肌、尿道横纹肌、尿道周围横纹肌功能退变及受损等导致尿道闭合压下降。

（四）尿道黏膜的封闭功能减退

正常尿道黏膜皱襞有密封垫作用，可阻止尿液的渗漏。随着年龄的增长，尿道黏膜萎缩变薄、弹性下降，导致其封闭功能减退。尿道炎症及损伤等原因造成尿道黏膜广泛受损，导致黏膜纤维化，也可使尿道黏膜的封闭功能减退或消失。

（五）支配控尿结构的神经系统功能障碍

尿道周围的支撑组织相关的神经功能障碍均可导致尿道关闭功能不全而发生尿失禁。阴部神经损伤学说认为，支配尿道外括约肌的阴部神经损伤，导致尿道阻力下降，产生压力性尿失禁。目前一些学者已经通过切断阴部神经成功建立了压力性尿失禁动物模型。

二、适应证

女性压力性尿失禁手术治疗的主要适应证包括：①非手术治疗效果不佳或不能坚持的女性压力性尿失禁患者；②中重度女性压力性尿失禁，严重影响生活质量的患者；③伴有盆腔脏器脱垂等盆底功能病变需行盆底重建者，同时存在压力性尿失禁时。

术前应注意告知患者：压力性尿失禁本身并不致命，只是影响患者的生活质量。在征询患者

及其家属的意愿及充分沟通的基础上做出是否手术的选择。术前注意全面评估膀胱、尿道、盆底功能，必要时应行尿流动力学检查。术式选择要综合考虑到尿失禁的分类及分型、潜在可能的并发症及手术费用，尽量选择创伤小的术式，术前应嘱咐患者术后坚持盆底训练和保持体型。

TVT 手术的主要禁忌证包括：①术前急迫性尿失禁未获得良好控制的混合性尿失禁患者；②由于膀胱收缩无力或膀胱出口梗阻导致的充溢性尿失禁；③未完成发育的患者；④妊娠或计划妊娠的患者；⑤近期抗凝治疗或正在服用抗凝药物的患者。

三、手术方法

（一）术前准备

1. 术前评估 对患者专科状况和全身伴随疾病进行充分评估，并预定应对措施。治疗并控制伴发的一些慢性病，排除感冒与慢性支气管炎咳嗽症状，以免引起腹压频繁增加导致漏尿，影响手术效果。

2. 医患沟通 主动与患者进行沟通，注意患者微小的心理变化，增加医患双方的信任感。加强与患者家属的沟通，鼓励并帮助患者树立信心。

3. 术前常规检查 完善对心、肺、肝、肾功能的检查；出、凝血功能的测定，了解有无出血倾向疾患等，为诊断和治疗提供确切有效的临床依据。

4. 专科与体格检查 如阴道抬举试验、棉签试验、尿常规、自由尿流率、B 超测量残余尿，必要时还可行膀胱造影和尿流动力学检查。

（二）常用的手术器械

常规的阴道手术器械、TVT 穿刺系统（导引槽、穿刺针和推针器）。此外还有膀胱镜、导尿管、生理盐水等（图 12-16）。

（三）手术步骤

患者采用连续硬膜外麻醉或全身麻醉，取截石位，大腿弯曲到 70° 以上。充分消毒外阴及阴道，尿道插入 18F 双腔气囊导尿管，气囊内注入 10～20ml 生理盐水固定导尿管并排空膀胱内尿液，经阴道触摸导尿管气囊以了解膀胱颈的位置和尿道的长度。于阴道前壁距尿道外口 1～1.5cm 处做一纵行切口（图 12-17），切开阴道黏膜层，用解剖剪在术者示指的导引下分离尿道两侧至耻骨下缘（图 12-18）。于耻骨上 1 横指距正中线 2～

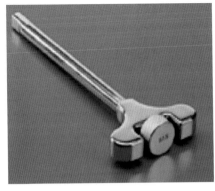 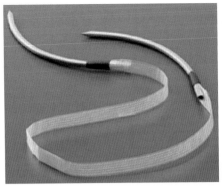 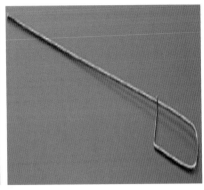

图 12-16　TVT 器械：导引槽、穿刺针和推针器

4cm 处各做一 0.5cm 的皮肤切口（图 12-19）。经导尿管插入导引杆然后插入膀胱（图 12-20），先将膀胱推向左侧，并将连接了吊带的穿刺针于阴道切口右侧，紧贴耻骨穿出耻骨上腹壁切口；同法穿出左侧吊带（图 12-21）。行膀胱镜检查（最好应用 70°膀胱镜），确认膀胱无损伤后拔出两侧穿刺针，从腹壁引出吊带（图 12-22，图 12-23）。两侧同时向上撮起吊带，调节悬吊张力，

将吊带无张力地置于尿道中段下方（图 12-24），并往膀胱内注生理盐水 250ml 后按压腹部至有少量尿液从尿道口漏出即可。将解剖剪头部置于尿道和吊带之间，以避免张力过紧或过松，抽出吊带外的塑料外膜，剪去多余部分吊带，关闭腹壁皮肤和阴道前壁切口（图 12-25），阴道内填塞碘伏纱布，24 小时后拔除阴道内留置的碘伏纱布，术后 2 ～ 3 天拔除导尿管。

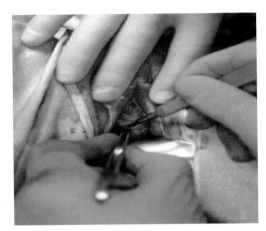

图 12-17　阴道前壁中线据尿道外口 1 ～ 1.5cm 处做直切口

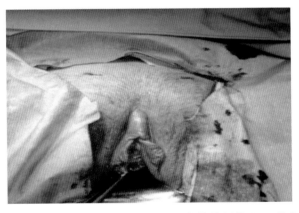

图 12-19　在耻骨联合水平稍上方中线外侧约 2cm 处分别做 2 个耻骨上皮肤穿刺切口

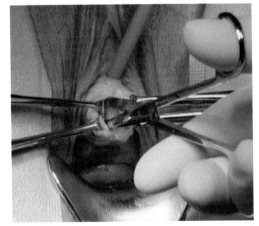

图 12-18　在阴道与尿道下方之间进行分离、有部分术者习惯在阴道尿道之间打水垫辅助分离

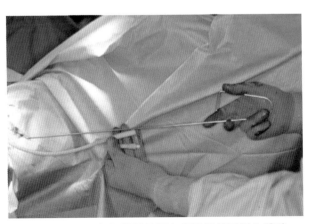

图 12-20　预备经导尿管插入导引杆然后插入膀胱

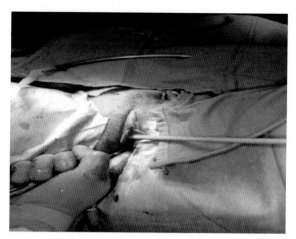

图 12-21　穿刺时通过将置入导尿管内的导引杆向穿刺对侧偏斜，使膀胱偏离穿刺路径以避免穿刺过程中损伤膀胱和尿道

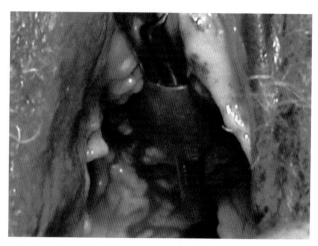

图 12-24　将解剖剪头部置于尿道和吊带之间，调整吊带张力

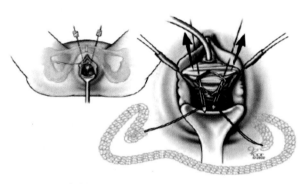

图 12-22　穿刺针置于阴道皮片与下方尿道软组织之间解剖好的通道内，针尖紧贴耻骨下支向上穿过骨盆内筋膜，进入耻骨后间隙穿过腹直肌和耻骨上皮肤切口穿刺出腹壁

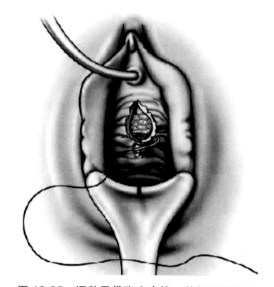

图 12-25　调整吊带张力完毕，关闭阴道切口

四、常见并发症及其防范与处理

（一）出血

对于尿失禁手术，高超的手术技巧和正确的解剖路径可以把出血控制到最小，但是不可能完全避免。盆底有许多血管穿过，在耻骨后间隙还有一些大静脉。闭孔窝中的一些血管沿着盆壁走形，包括髂血管，还有通向膀胱的血管蒂。由于经阴道手术缺乏良好的手术视野，这些血管很可能被针刺损伤。若出现大血管损伤而术中未发现，有可能会出现危及生命的大出血，或在术后出现巨大的耻骨后血肿。

澳大利亚的研究人员在对 5000 多例尿道悬吊术的调查中发现，出血的发生率为 2.7%。但多数出血都可以经非手术治疗（压迫止血）控制，

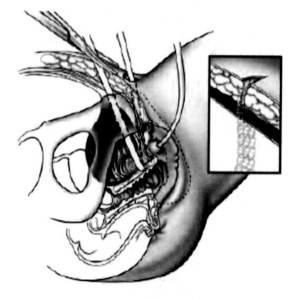

图 12-23　穿刺完成后侧面观

仅 0.8% 的患者需要再次手术止血，需要输血的患者也不到 1%，没有一个患者因为出血而死亡。Kuuva 等对 1400 多例 TVT 报道，出血 > 200ml 的发生率仅为 1.9%。对于术中出血，一般予以阴道内纱布填塞、腹壁阴道双合诊压迫止血即可。

（二）尿道损伤

对于经阴道入路，尤其是再次手术的患者，过深地切开阴道前壁和尿道周围筋膜时会损伤尿道。该损伤出血量较少，故较易忽略。术前留置导尿管有助于术中对尿道的定位。一旦出现尿道损伤，则会发现在损伤处导尿管外露。若怀疑有尿道损伤，可以行尿道镜检查。一旦确认，须立即用可吸收线分两层修补。若尿道损伤没有被及时发现或修复不完全，将会导致尿道阴道瘘，吊带材料（尤其是人工合成吊带材料）突入尿道内，还会导致感染等一系列问题。

（三）膀胱损伤

无论经腹或经阴道尿失禁手术都可能发生膀胱损伤，损伤的概率主要取决于外科医师的经验。Kuuva 等发现，经阴道尿道中段吊带术术中膀胱穿孔发生的概率主要取决于外科医师的手术经验，已有 80 例手术经验的外科医师手术时发生穿孔的风险要比那些手术经验不到 20 例的外科医师小50% 左右。其次，若患者为再次手术，其发生尿路损伤的风险较第一次大为提高。Jeffrey 等对接受 TVT 手术患者的调查中发现，再次手术时膀胱穿孔的发生率为 71.4%，远大于初次手术时的 7.6%。同样，Deval 等也发现，在接受过 SPARC 吊带术治疗的患者中，初次手术尿路损伤的发生风险为7.5%，而多次手术者高达 36.6%。Hodroff 等还报道了 445 例耻骨后尿道中段吊带术，膀胱穿孔的总体发生率为 6.7%（图 12-26，图 12-27）。

分离耻骨与尿道膀胱颈间隙时，应尽可能紧贴耻骨后侧壁，将组织推向膀胱侧，这样可减少出血与膀胱穿孔概率。穿刺时注意紧贴耻骨内侧缘弧形穿刺，遇到阻力时适当调整穿刺方向，在通过膀胱侧壁区时应有轻松无阻之感，这样可有效防止膀胱损伤的发生。穿刺针有厚实感预示穿入膀胱壁，应调整方向。

若怀疑出现膀胱损伤，应使用 70° 膀胱镜对膀胱和膀胱颈进行仔细检查。检查过程中膀胱必须保持充盈，这样才不会因为膀胱壁褶皱而隐藏一些小创伤。为防止穿刺过程中的损伤，除了熟悉解剖以外，还应排空膀胱并清晰触及尿道。一

般膀胱穿孔最常见部位是膀胱颈部两侧和膀胱左右顶侧壁，膀胱穿孔的早期征兆包括血尿及从耻骨上穿刺口或沿吊带胶套溢出较多液体。一般来说，膀胱损伤通常不需要一期缝合，术后留置Foley 尿管 5 天引流尿液，就可以防止尿性囊肿、尿瘘和盆腔脓肿的发生。

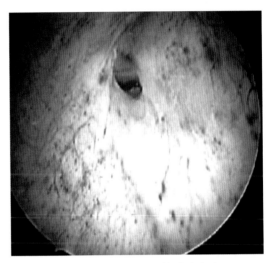

图 12-26　穿刺导致的膀胱穿孔

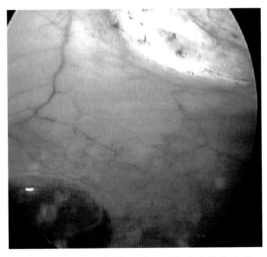

图 12-27　移除穿刺针后显示膀胱壁的小穿孔

（四）输尿管损伤

尿失禁手术中输尿管损伤并不常见。在尿道中段吊带术中，由于放置吊带的位置是尿道中段，一般很少会损伤输尿管。然而在 TVT 术合并妇科脱垂手术中，可能会发生输尿管扭转和梗阻。术中膀胱镜发现输尿管损伤，有时可以静脉注射有色染料，如靛蓝胭脂红，可以更清晰地观察尿液从输尿管中流出的情况，以确保输尿管通畅。逆行肾盂输尿管造影也可以确诊可疑输尿管损伤。一旦发现损伤，应拆除侵犯输尿管的缝线，必要

时放置临时输尿管支架。若输尿管断裂，应行膀胱输尿管吻合术。

（五）肠道损伤

该并发症十分罕见。尿道中段吊带术中行细针穿刺时，有可能损伤肠道。肠道损伤会导致败血症、脓肿，甚至死亡等严重后果。因为术中大多数的肠道损伤容易遗漏，直到术后产生严重症状时才被发现。刚开始时肠道损伤的表现轻微，包括低热、腹痛、肠梗阻等。若怀疑有肠道损伤，应立即拍摄腹部立、卧位X线片，若有腹腔积气，应进一步行CT检查，剖腹探查术修复损伤或切除肠段，在某些情况下，还需行肠造口改道术。

（六）排尿困难和尿潴留

压力性尿失禁术后可能并发下尿路梗阻（bladder outlet obstruction，BOO），表现为排尿时间延长、尿潴留、膀胱残余尿量增加，以及尿频、尿急、尿痛，急迫性尿失禁等。多项研究发现，2%～25%的患者在吊带术术后出现不同程度的排尿困难，包括尿潴留、尿道刺激症状和急迫性尿失禁等。对于行尿道中段吊带术的患者，术后出现排尿困难或尿潴留并需要手术干预者占0～5%。相比于耻骨后尿道中段吊带术，经闭孔吊带术术后较少出现下尿路梗阻。

除手术之外，许多与操作无关的非医源性因素也可导致术后BOO，例如术后手术区疼痛会抑制排尿反射而产生排尿延迟。对于这种疼痛引起的排尿延迟，镇痛药往往有效。这种作用只是暂时的，绝大多数患者在术后数天拔除导尿管后都可以正常排尿。此外，可引起术后排尿困难的原因还包括长期卧床、手术区水肿、耻骨后血肿等。

术后长期排尿困难的治疗方法包括排尿训练、重复尿道扩张、间歇导尿及手术干预（吊带松解和尿道游离术）。一些研究者建议若非手术治疗3个月症状仍无明显改善，应及时行手术治疗。大多数尿失禁手术患者在术后1～2天都会出现轻度排尿困难，有些患者可延长至1～2周，那些有尿失禁手术史或术中同时行阴道脱垂手术的患者，术后恢复正常排尿的时间将更长。

尿道中段吊带术的术后BOO患者，吊带松解术通常可以很快改善术后的排尿功能，常作为BOO的首选治疗。吊带术后超过3个月，剪去吊带后尿道周围瘢痕组织仍有部分提升尿道的作用，大部分患者不会发生再次尿失禁症状；如果剪去吊带后患者重新出现尿失禁，可以再次行TVT吊带术。

（七）吊带阴道侵蚀及尿道侵蚀

阴道侵蚀是指经阴道吊带术后，吊带材料经切口或其他途径脱出至阴道。而尿道侵蚀即排除术中尿道损伤的情况下，术后吊带侵蚀尿道壁而裸露于尿道腔内。吊带的脱出可能与手术技巧、感染及吊带材料的物理和化学性质有关（图12-28）。

对于并发阴道侵蚀的患者，常在术后数天至数月主诉白带异味、阴道出血、性交疼痛等。常规窥阴器检查常可以看到脱出的吊带，但也可能有阴性结果，异常肉芽组织增生常提示阴道侵蚀的存在。

小的阴道侵蚀可行非手术治疗修复，如外用雌激素软膏等。大的阴道侵蚀应手术充分清理侵蚀的创面及再次缝合，去除脱出的吊带材料也可部分缓解病情。为预防吊带侵蚀阴道，应在术后4～6周避免性交和使用卫生棉条。

与阴道侵蚀不同的是，尿道侵蚀很难靠手术完全修复。对于尿道侵蚀的原因，究竟是术中发生尿道穿孔的疏漏还是术后继发吊带向尿道挤压侵蚀，目前还不清楚。发生尿道侵蚀的患者可在术后出现尿路刺激征、反复尿路感染、血尿、排尿困难、盆腔感染等。最终诊断还需依赖内镜检查。对于这类患者，可在尿道镜下用器械或激光去除侵蚀突出入尿道中的吊带材料。如果该手术失败或不可行，应行开放手术去除侵蚀的吊带材料，缝合尿道并充分引流。

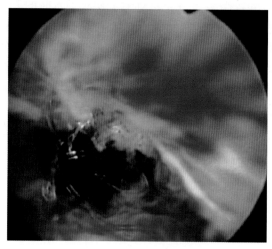

图 12-28　TVT 术后尿道侵蚀

（八）神经损伤

在盆底中有一些神经穿过，尿失禁手术可损伤这些神经。在固定吊带时还可导致股神经的拉伸和受压。其常表现为髋关节屈曲时腹股沟水平的股神经受压，导致大腿前部的感觉障碍，极少数情况下还可影响髋关节屈曲。术中避免髋关节过度外展和外旋可预防股神经损伤的发生。

术中长时间取膀胱截石位还可导致腓骨颈处腓总神经受压，造成腓总神经麻痹和足下垂。因放置足托时可对双腿过度外旋，所以腓总神经损伤常可由于腓骨头受压于足托，特别是使用劣质足托时引起。另外，耻骨上区置入穿刺针或切开时可损伤髂腹下神经和髂腹股沟神经而引起术后该区疼痛。

（冷　静　文　伟）

第五节　经闭孔无张力中段尿道吊带术

一、经闭孔无张力中段尿道悬吊术的背景与发展

鉴于传统的经耻骨后 TVT 手术有发生膀胱穿孔、尿道损伤、耻骨后血肿、肠道损伤及大血管和神经的损伤等潜在并发症的风险。为了增加手术安全性，避免耻骨后盲目穿刺而可能造成的上述并发症，2001 年 9 月，法国医师 Emmanuel Delorme 首次使用了经闭孔穿刺的无张力尿道中段悬吊术，经闭孔由外向内穿刺路径，即 TOT 术式。最初，Delorme 医师从大腿皱褶处皮肤进针，经过闭孔中下部，最后从阴道切口出针，两侧相同方法的穿刺后固定吊带，完成手术。早期的研究资料表明，其治愈率和耻骨后的方法相似，膀胱损伤、尿道损伤、肠道损伤及耻骨后血肿发病率相对减低。之后，为了进一步提高经闭孔手术的安全性，Jean de Leval 应用螺旋导引器自阴道内经由闭孔向外的穿刺术，路径一致，即 TVT-O 术式，从大腿皮肤处作为出针标志。许多研究表明，经闭孔路径与耻骨后路径有着相当的治疗效果，且更易操作，并发症更少。

从解剖上讲，经闭孔的无张力阴道吊带术的优势是减少了膀胱、大血管和肠道损伤的风险，因为手术设计中避开了耻骨后间隙，以及盆腔大血管和肠道，从而减少了上述组织潜在的损伤。TVT-O、TOT 的基本原理和指征同 TVT。目前有两种经闭孔的吊带放置路径，从闭孔穿刺至阴道或者反向而行之。

当采用由外至内的路径（TOT）时，穿刺针经由平尿道水平，大腿内侧皱褶处切口，依次经过股薄肌腱、短收肌、闭孔外肌、闭孔膜、闭孔内收肌的内侧缘以及尿道周围的结缔组织，最终经过阴道穿出。而由内到外的路径（TVT-O），经过的解剖途径与此逆向而行。TVT-O 为经闭孔由内向外穿刺，由于与 TVT 穿刺路径不同，减少了穿刺造成的尿路损伤发生率。闭孔动脉前支位于坐骨耻骨支的外缘，TVT-O 手术穿刺时紧贴闭孔内缘进针可以减少闭孔动脉、静脉、神经的损伤（图 12-29 ～图 12-32）。

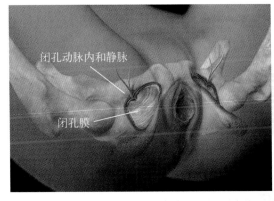

图 12-29　闭孔动脉、静脉、神经与闭孔的关系

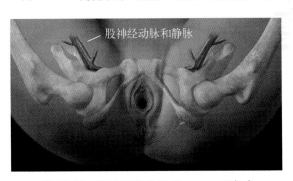

图 12-30　股动静脉位于 Scarpan 三角内

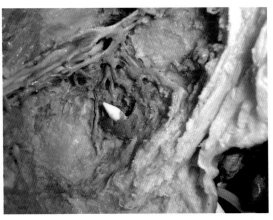

图 12-31　TVT-O 穿刺针紧贴闭孔内缘进针穿过闭孔膜
（本图片由北京协和医院朱兰教授提供）

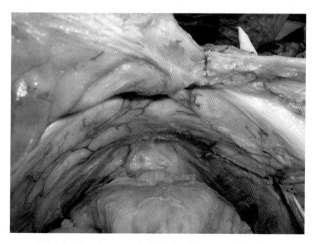

图 12-32　TVT-O 穿刺针与耻骨后间隙的关系
（本图片由北京协和医院朱兰教授提供）

二、TVT-O、TOT 手术的主要步骤

TOT 术式的吊带走行路线为横行，依次穿过皮肤、皮下组织及内收肌群后，吊带紧贴耻骨下支，并沿着耻骨下支方向穿过闭孔内肌及闭孔膜，进入到坐骨直肠窝前面的会阴区域，是一个无重要血管结构的所谓"安全区"，也没有穿过肛提肌，在肛提肌的前端悬吊在尿道中段。在吊带穿行过程中，其距离大隐静脉、股动静脉、股神经及阴部的血管神经较远，增加了手术的安全性，但术中需要充分游离闭孔方向的尿道阴道间隙，直至可容纳术者 1 示指伸入，并触及耻骨降支，有利于引导穿刺针通过阴道切口引出。

TVT-O 术式在阴道前壁的切口更小，穿刺路径与 TOT 相似，但方向相反。在阴道尿道间隙内，穿刺针朝向两侧闭孔方向，利用蝶形引导器，指引穿刺针绕过耻骨降支，接着穿刺通过闭孔，从两侧大腿根部穿出，最后在尿道中段的下方放置吊带，调整至适当张力便可。

下面以 TVT-O 为例简述其手术步骤。可以选择硬膜外麻醉或腰硬联合麻醉，患者取截石位，尿道内留置导尿管，排空膀胱。首先平尿道外口画第 1 条水平线，距第 1 条水平线上方 2cm 处标记第 2 条水平线。第 2 条线在股部与大腿交界点皱襞外侧 2cm 处分别标记两侧 TVT-O 出口（导引器穿出点位于大阴唇皱褶外侧 2cm 处）（图 12-33）。

在阴道前壁尿道外口下方 1.0cm 处做长约 1.0cm 的纵形切口（图 12-34），将阴道壁与尿道分开后，持弯剪继续使用"渐次推进分离"的手法进行分离。侧面分离为偏离中线的 45°角方向。一旦到达耻骨体和耻骨下分支，穿破闭孔膜。将翼状导引器插入被分离的路径，穿破闭孔膜（图 12-35）。沿翼状导引器的通路插入螺旋状推针器。将器械推入，转平，然后紧贴闭孔内缘穿过闭孔膜，完成后取出翼状导引器。之后，将螺旋状推针器手柄推向中线，同时转动手柄（图 12-36）。推针器的顶端应该从先前确定的 TVT-O 穿出点穿出。抓住塑料管的顶端使其稳定，然后反转螺旋状推针器，将其取出（图 12-37）。从皮肤上拉出塑料管和网带。同样过程穿刺对侧，确保网带平放在尿道下。当网带放置好之后，剪掉塑料外套。为避免悬吊的过紧，在剪掉塑料外套时，在尿道和网带中间垫一剪刀或大镊子的尖部，调整好松紧度后（图 12-38），缝合阴道前壁切口，阴道内填塞碘伏纱布。在大腿内侧皮肤切口处剪去网带。关闭皮肤切口。

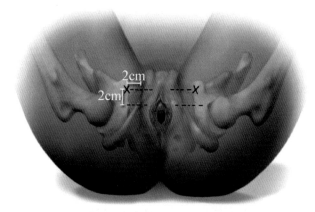

图 12-33　导引器穿出点体表

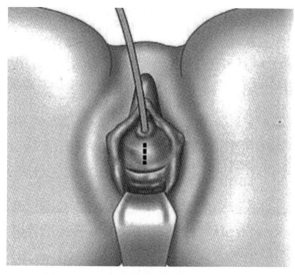

图 12-34　阴道前壁做 1.0cm 纵形切口

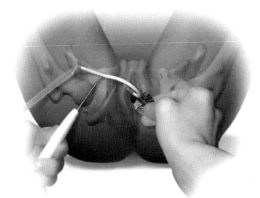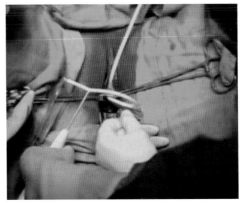

图 12-35　沿翼状导引器的通路插入螺旋状推针器，左图为示意图，右图为手术实景图

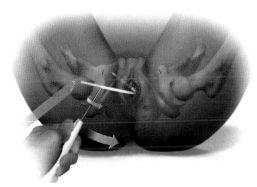

图 12-36　紧贴闭孔内缘穿过闭孔膜

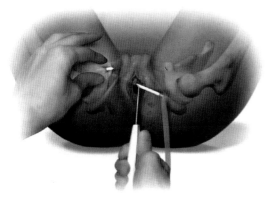

图 12-37　抓住塑料管的顶端然后反转螺旋状推针器

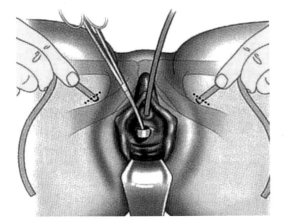

图 12-38　在尿道和网带中间垫一把剪刀尖部或大镊子尖部调整吊带松紧

三、TVT 和 TVT-O 疗效的对比

Tamussino、Kuuva 和 Nilsson 等分别报道了 2795 例和 1455 TVT 病例，该大宗病例表明 TVT 手术中膀胱损伤的发生率分别为 2.7% 和 3.8%。为了避免 TVT 手术可能导致的膀胱损伤，2001 年 Delorme 发明了由外至内的路径（outside-in transobturator tape procedure，TOT），2003 年 De Leval 进一步将其改进为由内之外的路径（Tension-free Vaginal Tape - Obturator，TVT-O）。

Meschia、Laurikainen、Rinne 等先后比较了 TVT 和 TVT-O 的疗效和并发症发生率，他们的结果表明术后随访 6～12 个月时 TVT、TVT-O 的总体主观和客观治愈率无差异。而 Araco 的研究结论有所不同，他们的结果表明对于重度压力性尿失禁的治疗效果，TVT 的疗效要优于 TVT-O，两种术式的治愈率分别为 100% 和 66%。

Novara 和 Latthe 等对 TVT、TVT-O 的疗效和并发症进行 meta 分析表明，随访 2～12 个月，TVT、TVT-O 两种术式的治愈率和并发症发生率无显著性差异，两种术式的长期疗效差异尚有待进一步观察。

经闭孔尿道中段吊带术使血管、神经及膀胱的损伤率大大降低，手术过程中不再需要行膀胱镜检查，使手术过程大大简化，但由于穿刺损伤内收肌群，术后常并发大腿根部及腹股沟区疼痛。

近些年又出现了一些新的改良术式，其中以 TVT-A 和 TVT-E 为代表，TVT-A 术式是在 TVT-O 基础上改进的短吊带，其吊带长度缩短为 12cm，新增了定位环定位于吊带的中点，方便术中操作，使两侧的吊带长度相等，从而保证吊带的两端刚好穿过两侧闭孔肌群和闭孔膜，而不损伤更多的大腿内侧肌群，且对闭孔神经的刺激减小，同时吊带的长度刚好可以保证其支持的作用，初步的临床效果满意，但仍缺乏长期的临床数据分析。TVT-E 则是在 TVT 基础上改进的，采用更细的穿刺套件，悬吊角度更接近生理，以减少膀胱损伤、耻骨后血肿等并发症。

（冷　静　文　伟）

第六节　女性人工尿道括约肌置入术

1972 年 6 月，F Brantley Scott 与 William E Bradley 和 Gerald W Timm 一起为 45 岁的女性置入了所谓 Scott 原型的人工尿道括约肌（artificial urinary sphincter，AUS）。这种利用充气袖套压迫尿道原理并且置入物完全在体内的形式逐渐成为治疗严重压力性尿失禁的标准方法。1973 年美国学者在此基础上又做了进一步研究，设计出了 721 型 AUS（图 12-39），广泛应用于临床，但该装置结构复杂，使用期限不长，易出故障。有报道 228 例患者使用 721 型 AUS，其成功率仅为 50% 左右。后来经过不断改进又研制出了 761 型 AUS，但报道的临床效果与 721 型 AUS 无明显差异。1978 年 791/792 型 AUS 研制成功（图 12-40）。该型号在控制泵上做了改进，又名半自动控制型 AUS。成功率可达到 77%，较前有了很大的提高。此后，经过不断实践和改进，1983 年研制成 800 型 AUS（图 12-41）。近年来，AUS 设计逐渐成熟，它由 3 个部分组成：一个压力调节球囊，一个充压袖套和一个控制泵。AUS 的优势在于患者可以自行控制启动排尿。

目前，AUS 已成为男性前列腺术后严重尿失禁治疗的金标准，也常用于治疗尿道外伤术后尿

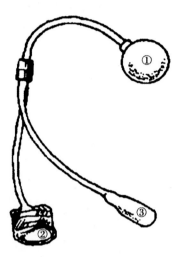

图 12-40　AS 791 型 AUS
①储液球囊；②包绕尿道的袖套；③控制泵

失禁及神经源性压力性尿失禁。AUS 在男性尿失禁患者中应用广泛，因手术入路及解剖复杂等原因在女性患者中使用较少。AUS 置入很少用于治疗女性压力性尿失禁的首选方法，常在吊带等治疗方法失败后才选择使用。AUS 用于女性的临床经验大部分来源于神经源性膀胱患者，来自非神经源性女性压力性尿失禁患者的数据相当少。一项来自美国单中心报道对比男性及女性患者 AUS 置入手术，平均随访时间 8.1 年，女性患者术后完全干燥比例更高，且女性患者装置使用时间更长。

一、AUS 的设计原理和指征

目前国际上正在广泛应用的是 AMS 800 型 AUS 装置，主要由套袖（cuff）、储液球囊（ballon fluid reservoir）和控制泵（pump）三部分组成，在控制泵上有一制动按钮，通过两根连接管将三部分连为一体。其工作原理为：手术将套袖置入膀胱颈（女性、儿童）或球部尿道（男性）周围，控制泵置于女性的阴唇皮下或男性的阴囊内，储液球囊置入膀胱附近的耻骨后间隙（图 12-42）。由控制泵调节套袖内液体的充盈与排空，液体充盈套袖时压迫球部尿道或膀胱颈防止尿失禁，套袖内的液体排空时解除对球部尿道或膀胱颈的压

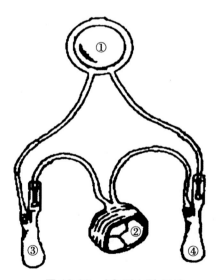

图 12-39　AS 721 型 AUS
①储液球囊；②包绕尿道的袖套；③充液泵；④减液泵

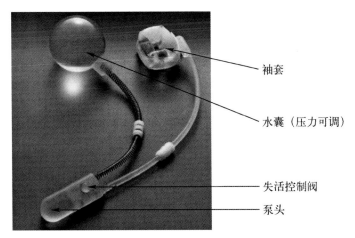

图 12-41　AMS 800 型装置

迫从而尿液排出。当患者需要排尿时，用手指挤压控制泵，液体便自袖套回流至水囊内，待尿液排尽，约 2 分钟，袖套内便会重新充满液体，又起到尿道括约肌的作用。

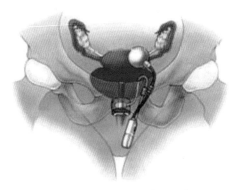

图 12-42　AUS 女性植入示意图

袖套压迫闭塞尿道的程度取决于水囊中的液体量及水囊壁的厚度表（表 12-1）。水囊壁的厚度有 5 种型号，水囊的容量可以根据 AUS 装置中压力 - 容量关系在 16 ～ 24ml 进行选择表（表12-1），从而确保装置中的压力可以维持在预设范围内（图 12-43）。

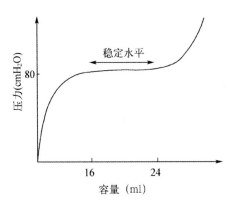

图 12-43　AMS800 型 AUS 水囊容量与压力关系

表 12-1　袖套尺寸及水囊压力范围

袖套尺寸 (cm)	4.0 ～ 7.5	0.5 一个号递增
	8.0 ～ 11.0	1.0 一个号递增
水囊压力范围 (cmH₂O)	51 ～ 60	通常应用于有过放疗史的患者
	61 ～ 70	标准的，应用广泛的压力范围
	71 ～ 80	与膀胱颈袖套联用，也用于纠正顽固性的尿失禁

引自廖利民，付光 . 尿失禁诊断治疗学 . 北京：人民军医出版社，2012

AMS 推荐用 22ml 液体充盈单袖套装置，但许多临床医师用到 25ml，并在使用双袖套时将液体增加到 28ml。袖套的长度要与尿道和膀胱颈的直径相适合，从 4cm 到 11cm 不等，但所有袖套宽都是 2cm。

控制泵的核心部件是由失活开关、活塞及再灌注延迟器组成的，当 AUS 工作时，袖套充满液体压迫尿道从而维持控尿。反复挤压和放松控制泵的泵头，排空袖套和泵中液体，使之单方向地流入水囊，解除尿道压迫开始排尿。随后，袖套会自行再灌注，但由于再灌注延迟器的作用，袖套在 2 分钟左右重新充满液体。如果 2 分钟内没有排空尿液，可以重复上述步骤直到尿液完全排空（图 12-44）。按下失活开关后控制泵、水囊及袖套之间将不能进行液体流通。通常在刚置入 AUS 后暂时将开关失活，从而使袖套达到半排空状态，有利于尿道组织愈合。术后 4 ～ 6 周，可以猛力按压泵头来激活 AUS 装置。刚开始使用 AUS 的患者常在使用过程中会误碰失活开关导致 AUS 装置失灵。因此，应该及早指导患者如何应对这种情况的发生。

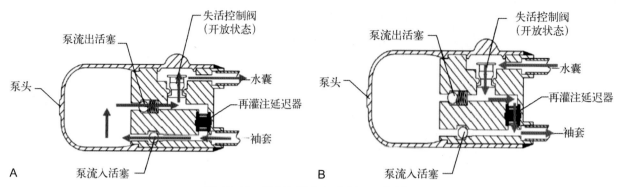

图 12-44　控制泵结构示意图及工作原理

A.挤压和放松控制泵的泵头，袖套和泵中的液体单方向流入水囊；B.停止挤压泵头，由于再灌注延迟器的作用，袖套自行再灌注充满液体

　　AUS 置入术的适应证为：严重的Ⅲ型压力性尿失禁、尿道固有括约肌受损或张力减退导致的尿道括约肌功能不全、尿道括约肌丧失神经支配导致的完全性尿失禁、高顺应性神经源性膀胱、先天发育异常所致的尿失禁（如膀胱外翻等）、子宫全切术后接受放疗的尿失禁等。接受 AUS 置入的患者，其膀胱逼尿肌功能应正常，如膀胱容量应在 400ml 以上、充盈期膀胱压应 < 40cmH$_2$O，AUS 置入术患者的选择十分重要，选择合适的、符合标准的患者可以减少术后并发症，提高患者满意率。传统意义上讲，女性患者 AUS 置入禁忌证为：泌尿系统畸形或先前的盆腔放射治疗史，因为上述情况会增加术后装置侵蚀风险。此外，未控制的逼尿肌过度活动、严重膀胱顺应性下降、皮肤感染、皮炎和皮疹及尿道或阴道病变是 AUS 的相对禁忌证。

　　所有准备接受 AUS 置入术的患者术前均应接受影像尿流动力学检查，以评估尿失禁的类型和程度以及膀胱的感觉、容量、顺应性和稳定性、收缩力。术前应通过尿流动力学检查证实膀胱容量、顺应性、稳定性良好，排除膀胱出口梗阻和膀胱输尿管反流等异常。术前通过膀胱尿道镜检查证实膀胱颈和尿道的腔内结构正常。术前必须排除泌尿生殖系统感染，可能导致感染的诱因如泌尿系统解剖畸形、泌尿系结石等必须在术前予以纠正。准备接受 AUS 置入的患者必须具有正常智力及生活自理能力，双上肢功能良好，能够独立使用 AUS 装置。术前应告知部分患者术后存在间歇导尿的可能性。部分患者接受 AUS 置入术后，由于膀胱出口阻力增加，逼尿肌漏尿点压力（detrusor leak point pressures，DLPP）达到 40cmH$_2$O 时的膀胱相对安全容量可能降低，因此术后应及时复查

影像尿流动力学检查，必要时可通过牵拉导尿管气囊、暂时封闭尿道增加膀胱流出道阻力，判断术前膀胱安全容量。

二、经阴道途径 AMS 800 型 AUS 置入术

　　女性传统置入方式为经阴道途径，但因为手术需要切开阴道前壁，术后袖套侵蚀发生率更高，故这种术式逐渐减少。

　　手术常选择在硬膜外麻醉下进行，患者取截石位，常规消毒铺巾后，在阴道前壁中段尿道和膀胱颈之间做直切口，沿阴道壁下方层面向两侧锐性剥离（图 12-45），剥离完成后可以围绕膀胱颈放置一根细引流管（图 12-46），牵引膀胱颈，以便下一步操作。根据患者膀胱颈直径的实际大小选择相应长度的袖套。将套袖环绕膀胱颈周围置入，并将套袖锁扣置于膀胱颈前方以避免影响阴道切口的愈合（图 12-47）。

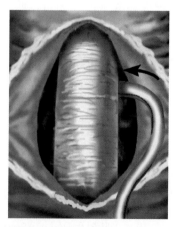

图 12-45　在阴道前壁中段尿道和膀胱颈之间做直切口，沿阴道壁下方层面向两侧锐性剥离

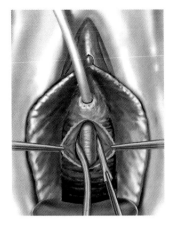

图 12-46　剥离完成后可以围绕膀胱颈放置一根细引流管

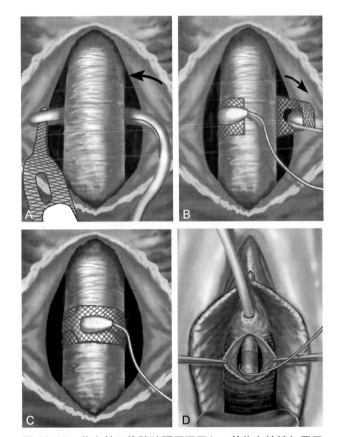

图 12-47　将套袖环绕膀胱颈周围置入，并将套袖锁扣置于膀胱颈前方以避免影响阴道切口愈合（引自 Female urology 第 47 章 Surgery for refractory urinary incontince）

　　将套袖置入膀胱颈（女性、儿童）或球部尿道（男性）周围，控制泵置于女性阴唇皮下或男性阴囊内，储液球囊置入膀胱附近的耻骨后间隙。储水囊注入 22 ～ 24ml 生理盐水或 22ml 优维显与蒸馏水的混合剂（57ml 优维显 +3ml 无菌蒸馏水），储水囊压力为 61 ～ 70cmH_2O，置入膀胱附近耻骨后间隙。应用连接管将三部分连接起来。并检查装置的密闭性。

　　术后控制泵制动于失活状态，2 ～ 3 日拔除导尿管，第 4 ～ 6 周拍片观察 AUS 的位置，激活控制泵，观察袖套造影剂充盈情况。既往盆腔曾接受放疗患者可延迟到术后 12 周激活装置。教育患者正确使用 AUS 装置。

三、经腹部途径 AMS 800 型 AUS 置入术

　　经腹部途径 AUS 置入方式更容易分离暴露膀胱颈及减少分离阴道损伤发生率。手术常选择在硬膜外麻醉下进行，患者取低水平截石位，这样可以同时从下腹部和会阴途径显露。常规消毒铺巾，尿道内留置 14F 双腔尿管。在腹部切开，经膀胱前间隙切开盆腔内筋膜至尿道，沿尿道周围筋膜自尿道阴道间隙游离尿道约 2cm，分离阴道前壁和膀胱颈，环形游离膀胱颈。拔除导尿管，经测量后选用合适的尿道袖套，环绕膀胱颈周围置入见图 12-48 ～图 12-58。

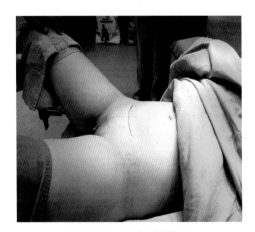

图 12-48　下腹弧形切口

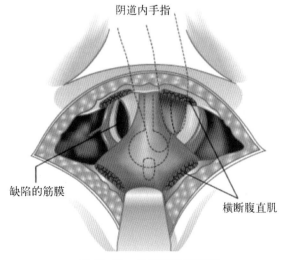

图 12-49　分离膀胱颈周围

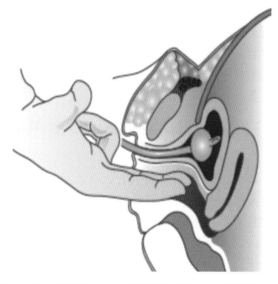

图 12-50　手指阴道内触摸尿管气囊有助于膀胱颈定位

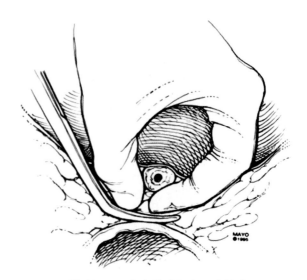

图 12-51　分离膀胱颈和阴道前壁

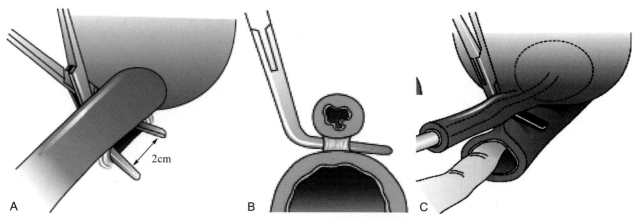

图 12-52　分离阴道前壁和膀胱颈，环形游离膀胱颈

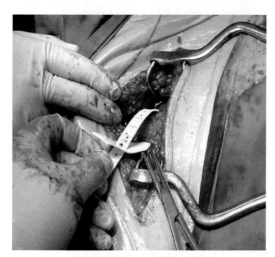

图 12-53　测量膀胱颈周径，选择套袖

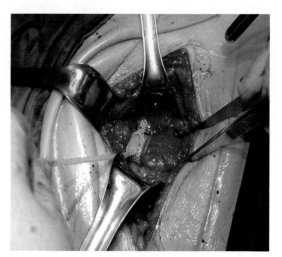

图 12-54　将套袖环绕膀胱颈周围置入

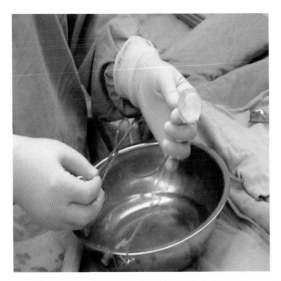

图 12-55 体外连接各部件并检查密封性

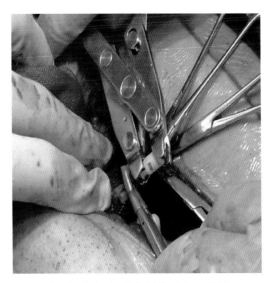

图 12-58 连接各部件后关闭切口

经腹部途径 AUS 置入术的其余操作同经阴道途径 AMS 800 型 AUS 置入术。术后当日应轻度充盈袖套 1 ～ 2 次，导尿管留置 24 小时后拔除，一般术后 4 ～ 6 周可膨胀袖套控尿。

四、腹腔镜途径 AMS 800 型 AUS 置入术

国外文献有报道女性患者经腹腔入路腹腔镜途径置入 AMS 800 型 AUS。这种置入方式为参考腹腔镜下膀胱颈悬吊的手术入路。主要手术适应证为尿道闭合压低及腹压漏尿点压力降低合并尿道多度移动，诊断为固有括约肌功能受损的女性患者。

患者取膀胱截石位，常规消毒铺巾。置入 20F 尿管。取脐部上缘或下缘切口 10mm，刺入气腹针。建立 CO_2 气腹，使腹压达到 12 ～ 15mmHg（1mmHg = 0.133kPa）。10mm 戳卡穿刺后置入 0° 腹腔镜，调节体位至 30° 头低臀高位，以获得小肠和乙状结肠的手术空间。先探查腹盆腔：观察膀胱及子宫和双附件的大小和形状及盆腔有无粘连。再取左、右下腹髂窝相当于麦氏点的位置及脐至耻骨中线分别做 3 个 10mm 穿刺孔，置入 10mm trocar 用于引入袖套和压力球囊。第一步，膀胱前入路游离膀胱颈，沿腹膜壁层从一侧脐内侧韧带到另一内侧韧带，从周围组织中充分游离膀胱。必须清扫膀胱周围组织筋膜及膀胱颈上的脂肪，打开膀胱腹膜反折才能清楚地暴露膀胱颈部和尿道。然后沿盆腔内筋膜游离膀胱颈，分离至两侧 2cm 处。第二步，分离阴道、尿道间隙，钝、锐性分离膀胱颈周围组织，充分暴露耻骨后间隙，

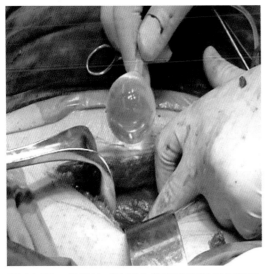

图 12-56 将储液球囊置入膀胱附近耻骨后间隙

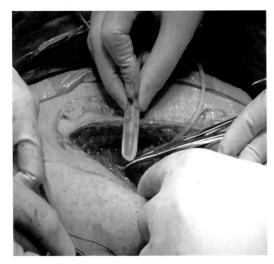

图 12-57 将控制泵置于女性阴唇皮下

手术医师助手的两个手指放在阴道内抬高阴道，暴露阴道膀胱间隙。主刀医师继续经尿道周围筋膜分离，直至阴道完全可见。从尿道周围筋膜下方的阴道中分离膀胱颈。随后触诊阴道壁，检查阴道完整性并确保手套上没有血迹。第三步，测量尿道，用 12F 导管代替原导尿管，用尿道测量带测量尿道周径选择置入合适尺寸的袖套。第四步，置入压力球囊，充分游离膀胱周围组织，将压力球囊置入耻骨后盆腔内区域。一般在膀胱的左侧空间置入压力球囊。最后放置控制泵，用钳子握住上方肌肉，从内侧切口开始，使用 trocar 单极电钩环分离至左侧阴唇大段。在正中切口外将控制泵同压力球囊及尿道袖套的管道进行串联，测试系统正常工作后对装置进行失活。

术后注意事项：常规术后第 7 天拔除导管，以避免术后即刻拔除导管时在袖套附近出现水肿的风险。术后应用抗生素 2～3 天，24～48 小时下床活动，避免做增加腹压的动作。如果患者术后无法自行排空膀胱，可选择小尺寸导尿管开展间歇导尿。装置在 6～8 周后激活使用。

一项来自欧洲多中心研究报道机器人技术置入 AUS 治疗重度压力性尿失禁女性患者的经验。术中并发症主要为膀胱颈及阴道损伤，发生率为 16.3%；术后平均随访时间 18.5 个月，其中完全干燥率达到 81.6%，术后并发症发生率为 18.3%。机器人技术置入 AUS 的术后并发症较开放手术更低。

五、女性 AUS 置入术的疗效和并发症

很多作者认为，无论是经腹部途径还是经阴道途径，哪种途径置入更好主要取决于术者的手术技术，包括对袖套置入部位的分离暴露。但这种观点并没有强有力的证据支持。经阴道术式在置入部位分离暴露和袖套的置入方面有优势。经腹术式被认为可以更好地暴露膀胱颈的位置，从而保证袖套从尿道筋膜和阴道壁之间穿过。腹腔镜下操作可以降低经腹术式的相关并发症。

总的来说，女性 AUS 手术成功率为 60%～90%。神经源性排尿障碍患者群的成功率较非神经源性排尿障碍患者群相对较低，返修率较高。Costa 报道了 207 例平均随访时间为 4 年的女性 AUS 置入患者，非神经源性排尿障碍患者手术成功率为 89.7%，而神经源性排尿障碍患者手术成功率为 81.8%，术后达到社交控尿比例两类患者分别为 7.7% 及 9.1%。围手术期出现周围器官损伤的患者，术后出现并发症导致取出装置发生率更高。Thomas 报道的一项为期 12 年的女性 AUS 置入术后长期随访结果显示干燥率达 81%，其中 37% 的患者在术后平均 7 年仍然使用初始置入的括约肌装置并达到完全控尿。45% 的患者因感染或侵蚀更换过装置。这项研究中神经源性膀胱患者手术成功控尿率达 90%（其中 82% 患者联合膀胱扩大术），而非神经源性膀胱患者术后控尿率为 82%。盆腔放射治疗的患者手术后均因侵蚀、感染等因素取出装置并行尿流改道术。

AUS 置入术后常见并发症包括术后尿失禁、尿道萎缩、机械故障、尿道侵蚀和感染等，这些原因可能同时存在。侵蚀和感染是两个重要并发症，最终导致 AUS 装置的取出。这两种并发症常作为一种并发症合并报道，发生率从 0 到 22.2% 不等，约 2/3 的侵蚀发生于术后第 1 年。有多种诱因可导致侵蚀，如局部组织受压缺血坏死、感染、袖套硅胶与尿道的组织相容性差产生异物反应、术中游离尿道过多、术中和术后膀胱镜检查损伤等。可通过使用尽可能低的水囊压力、在球部尿道的袖套下方包裹网膜来减少侵蚀的发生。袖套内压力必须适中，压力过高可产生尿道侵蚀，压力过低难以纠正尿失禁，所以袖套的大小和张力是减少侵蚀发生的关键。袖套放置的部位也很关键，既往手术史会增加侵蚀的风险。侵蚀最初常表现为感染和尿失禁复发，如会阴疼痛、袖带周围肿胀、尿道口滴血和血尿等。一部分神经源性膀胱尿失禁患者在安装 AUS 后尿道侵蚀发生率较高，主要因个体原因需间歇导尿，患者会阴区感觉消失及患者需乘坐轮椅导致会阴局部压迫等。一些 AUS 置入术联合膀胱扩大术患者，发生感染概率较高。一旦发生感染或侵蚀现象，积极抗感染无效后应摘除人工尿道括约全部装置或根据情况仅摘除袖套。感染控制后 3 个月才能考虑第二次置入手术。术中用含抗生素的生理盐水冲洗，严格执行无菌操作是预防感染的主要手段。

AUS 置入后尿失禁复发的原因有膀胱功能的改变、尿道的萎缩、装置的机械故障，这些原因可能同时存在。膀胱功能的改变包括新发的逼尿肌不稳定收缩、膀胱顺应性下降、膀胱高压状态等，进而引起尿失禁、肾积水及最终的肾衰竭。尿道萎缩多发生在袖套部位，继发于对尿道周围和尿道组织的长时间机械压迫。因尿道萎缩导致装置翻修的发生率为 3%～9.3%。

机械故障包括部件的穿孔、泵功能障碍、导管连接不良或扭曲等。其中液体泄漏是机械故障最常见的原因，袖套泄漏最为常见，其他两组件或连接导管均可发生泄漏。由于预先在储水囊内注入造影剂，通过腹部 X 线片即可诊断。其他机械故障有水泵失灵和袖套松弛。后者由于长期压迫尿道，造成尿道萎缩所致，需再次手术调整袖套的长度。另外，盆腔放疗是增加并发症和翻修率的危险因素，但并不是置入 AUS 的禁忌。

（张　帆　潘铁军　廖利民）

第七节　女性压力性尿失禁的其他术式

压力性尿失禁的治疗经历了自 20 世纪 90 年代以来的 10 年实践，经阴道无张力尿道中段悬吊带术与耻骨后膀胱颈悬吊（Burch）术被公认为是有效的金标准手术方法。因微创、操作简易，世界范围内经阴道无张力尿道中段悬吊带术是目前主要的一线治疗方法，单纯 SUI 的治愈率为 85%～90%。7 年的随访研究，已经证实 81.3% 的患者得到了治愈，16.3% 的患者有缓解。

经阴道尿道无张力尿道中段悬吊带术是通过对耻骨尿道韧带、尿道下方的阴道组织及耻骨尾骨肌的提升起到控制尿道闭张的目的的。第一代是经耻骨后路径完成吊带放置，第二代是 2003 年推出的经闭孔路径放置吊带，10 年来 100 多万个有关经阴道尿道无张力尿道中段悬吊带术手术并发症的研究中，有血管、肠道、神经损伤，甚至死亡的报道。为了减少手术风险，2007 年出现最新一代的 TVT Secur 系统（强生公司）。北京协和医院妇产科目前已经完成 7 例 TVT Secur 手术，现介绍如下。

一、TVT Secur 系统

新一代的 TVT Secur 系统仅长 8cm，明显小于耻骨后和经闭孔路径的吊带长度。系统由吊带、置入翼、指垫、保护套和释放丝组成。它和以往的产品最大的区别是设计了一个丙交酯 910（薇乔）和聚二氧六环酮（PDS 缝线）的可吸收缝线纱，起到局部固定吊带的作用，可吸收的缝线纱在 12 周内慢慢吸收，使得吊带能和组织结合在一起。

吊带的放置有 U 形和吊床（Hammck，H）形两种方式（图 12-59，图 12-60），H 形吊带是将网片的翼固定在闭孔内肌上，而 U 形吊带是固定在耻骨后的筋膜。

二、手术步骤

手术可在局部麻醉或静脉麻醉下进行。下面以 H 形 TVTSecur 放置步骤为例说明手术步骤。

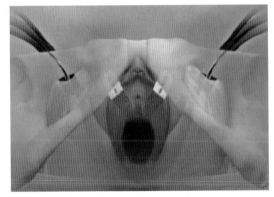

图 12-59　U 形

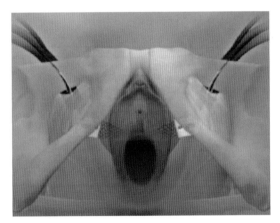

图 12-60　H 形

1. 患者取截石位。插导尿管排空膀胱。

2. 在尿道外口下约 1cm 处行 1.5cm 长的纵切口，钝、锐性分离尿道旁组织达耻骨降支后缘及闭孔内肌。

3. 去除 TVTSecur 保护盖，用标准的持针器夹住 TVTSecur 装置的特制释放线上方的直槽，插入预先切开的纵切口，将插入物方向调整至距离矢状中线 45° 并朝向坐骨耻骨支，进一步达耻骨降支下缘，紧贴耻骨降支下缘插入闭内肌，使左右插入物顶端在 3 点和 9 点的位置。

4. 吊带应无张力地放置在尿道中段下方，但较标准的 TVT 和 TVT-O 吊带放置应稍紧些，松紧度是通过持针器对吊带位置进行最终调整的。

吊带放置满意后，通过下拉特制释放线，使吊带和插入物分离，在保留吊带不移动位置的情况下将插入物取出。

5. 有活跃出血，局部压迫之。再检查无活跃出血，阴道黏膜切口常规缝合。

6. H 形如放置规范可不做膀胱镜检查。当有不确定因素时需要行膀胱镜检查。

TVTSecur U 形放置基本同 H 形放置，不同点为插入物位置向内移动直接到达耻骨后缘，使插入物顶端倚靠到耻骨后侧，并需行膀胱镜检查了解有无损伤。TVTSecur 操作的要点是在放置时需保持吊带一定的张力，也就是说不是完全无张力的，要给予轻度的张力。

三、疗效

1. TVTSecur 的机制和疗效　经阴道无张力尿道中段悬吊带术的精髓是在尿道中段放置一吊带，加强耻骨尿道韧带、尿道下方的阴道组织及耻骨尾骨肌，达到控制尿道闭合的抗尿失禁作用。最早的经耻骨后路径（TVT）完成吊术远期效果非常肯定，但有损伤膀胱、肠管、大血管和发生耻骨后血肿的风险。第二代经闭孔路径放置吊带（TVT-O）是从闭孔的路径穿刺，因此减少了膀胱损伤、耻骨后血肿、肠管和大血管损伤的风险。对 3 年的 TVT-O 术后随访结果表明，术后 1 年时的治愈率为 90.9%，术后 3 年为 87.9%。对比 TVT 和 TVT-O，TVT-O 系统发生脏器损伤和血肿的概率较小，但是患者大腿及腹股沟部位的疼痛较 TVT 更严重。为进一步减少耻骨后路径和闭孔路径手术的并发症，减少吊带在体内，尤其在肌肉内的穿行路径，TVTSecur 产品应运而生，2007 年在全球上市，2008 年进入中国大陆市场。由于 TVTSecur 吊带在体内明显短于 TVT 和 TVT-O 吊带，故为保证良好的抗尿失禁作用，TVTSecur 吊带放置时需保持吊带一定的张力，也就是说 TVTSecur 吊带并不是完全无张力的，要给予轻度的张力。

截至目前，随机对比 TVTSecur 和 TVT 或 TVT-O 的研究并不多，在国际妇科泌尿协会（IUGA）2008 年的年会上 Roovers 报道了在荷兰和比利时 6 个中心进行的多中心 RCT 研究结果，提示在术后 6 周的治愈率与 TVT-O 相当，术后疼痛率更低，患者的满意度较高，但是 UDA 评分提示在 6 周会有下降。Meschia 等在意大利进行的多中心研究，平均随诊 9 个月，提示 TVT Secur 术后患者的主观和客观治愈率分别可达 78% 和 81%。术后生活质量评分有显著提高，但是该作者同时指出，与此前他们进行的 TVT-O 的结果来比较，TVTSecur 的成功率要低 10%。Debodinance 等报道了法国进行的多中心 RCT 研究结果提示 2 个月的治愈率为 60.9%，1 年为 70.6%，但是有 18.9% 的患者在术后 1 年发生新的急迫症状。

北京协和医院妇产科自 2008 年开展了 TVT Secur 手术，截至目前已经完成 7 例手术（均为 H 形），从初步手术情况来看，手术操作相对简单，均可在 15 分钟内完成，患者对手术耐受较好，术后 1 个月随访均治愈。术后均进行视觉（VAS）疼痛评分，疼痛较轻，患者视觉（VAS）疼痛评分均小于 3 分，术后 1 天即出院，远期效果正在评价中。

2. TVTSecur 的优点和缺陷　TVTSecur 在阴道内只需要做一个很小的切口，在皮肤上没有切口。因此和前两代的 TVT 相比较，TVTSecur 具有以下的优点：①创伤减小；②局部麻醉下即可进行；③疼痛较轻；④调整吊带较为容易。

H 形术后产生尿路梗阻症状较轻，也较少发生新的急迫症状。总体上 TVTSecur 的并发症较低。2008 年全球登记的 352 例 TVTSecur 结果显示，手术并发症主要包括阴道撕裂伤（0.3%）、出血过多（0.3%）、吊带侵蚀（1.1%）、排尿困难（0.9%）、血肿（0.9%）、新发生的尿路急迫症状（0.6%）。

由于 TVTSecur 操作要求放置吊带较传统的 TVT 和 TVT-O 要紧贴尿道，而且在穿刺方式上不同，因此有学者认为 TVTSecur 有一定的学习曲线。Neuman 报道由于初始时对 TVTSecur 的方法掌握不佳，最初 50 例的失败率较之后的 50 例要高。为减少手术失败率，有学者建议采用以下措施：减少水分离、减少尿道旁组织的分离、在操作时注意穿刺的方向，尤其是要注意在取出置入翼时采用金属片固定网片，这样可以尽可能地减少网片位置的变动。TVTSecur 不似 TVT 和 TVT-O 吊带长，吊带成功率相对来说也较小，远期效果尚有待循证。

（朱 兰）

第13章

尿失禁相伴随的妇科脱垂的外科治疗

一、概述

盆底膨出是老年女性常见盆底疾病，据流行病学调查，我国成年女性罹患盆腔脏器脱垂的概率为 9.6%，并且其患病率随年龄的增长而增加。尽管我们都知道老龄化导致的盆底功能衰退是盆腔脏器脱垂的主要原因，但有关盆底的神经、肌肉、结缔组织及其相互关联是如何导致脱垂发生的尚待研究。

一般认为盆腔脏器（膀胱、子宫、直肠）是受盆底肌肉支撑的，盆底肌松弛将导致盆腔脏器脱垂，其实盆腔脏器应当同盆底肌一样是盆腔的一个组成部分，它通过覆盖其表面的腹膜、周围的盆底筋膜及盆底肌固定于骨盆上而获得稳定结构，其中主韧带和骶韧带是起稳定作用的最重要结构。

盆腔器官脱垂常伴随压力性尿失禁同时出现，据报道，脱垂患者中有 33% ～ 55% 的女性同时存在压力性尿失禁。在很多情况下，压力性尿失禁可能在盆腔器官脱垂减轻或缓解以及脱垂术后新发，同时单纯脱垂手术也有减轻或改善压力性尿失禁症状的作用，因此对于伴/不伴有压力性尿失禁的盆腔器官脱垂患者来说，治疗方案是选择脱垂手术的同时实施尿道中段吊带手术，还是先行脱垂手术，推迟/分步（术后 3 个月）二期再行尿道中段悬吊术尚存在一定争议。

二、发病机制

盆底膨出发生时，盆腔脏器均会经过生殖裂孔，而生殖裂孔的大小和张力是靠肛提肌的活动来完成的；同时我们也了解到，盆内筋膜组织是固定盆腔脏器的主要方式，因此肛提肌与盆内筋膜组织的协同作用丧失是导致盆腔脏器脱垂的发生机制。

如果盆底肌（肛提肌）功能正常，当腹压增加时，其强有力的收缩可以暂时关闭生殖裂孔，同时阴道内压力会随之增加，这样可以对抗盆腔脏器下垂的压力，从而减轻对盆内筋膜、韧带的牵拉作用，长久保持器官的正常位置；如果盆底肌（肛提肌）受损，不能很好地提供关闭生殖裂孔的作用，短时间内靠盆内筋膜组织、韧带的牵拉作用尚可维持盆腔脏器的位置，但长期劳损最终会造成不可逆的损伤，形成脱垂，所以产后盆底肌功能恢复训练非常重要。

20 世纪 90 年代初到中期 Petros 和 Ulmsten 通过一系列研究提出了盆底整体理论（integral theory），此理论对盆底功能障碍性疾病发生机制做了分析，核心思想为盆底各功能分区中的筋膜、韧带受损会引起患者相应的脱垂、大小便排泄异常，甚至盆底疼痛。与上述发病机制叙述的主要差别在于："整体理论"强调筋膜、韧带受损是发病的主要因素，盆底肌对盆腔器官的支撑是通过附着在其上的筋膜、韧带来起作用的。

虽然我们可以怀疑整体理论描述的盆底筋膜、韧带解剖结构改变与相应的症状、体征是否存在必然联系，但已经从尿道中段悬吊术的治疗效果中得到了肯定的答复。

三、分类

盆底膨出的分类方法以膨出发生的部位为原则，但其中反映的实质问题应当是盆底支撑结构的损伤部位，下面列举临床中最常见的分类疾病。

（一）前盆腔（腔室）：阴道前壁膨出

前腔室包括膀胱及尿道，主要接受阴道旁筋

膜组织形成的 Ⅱ 水平支撑维持正常形态。尿道的脱垂还与耻骨尿道韧带有关，临床上习惯称为尿道下移，与压力性尿失禁的发生有关，已在其他章节描述。膀胱膨出习惯称为阴道前壁膨出，分为中央型缺陷、旁侧缺陷两类。中央型缺陷的原因与阴道壁自身壁张力下降有关，临床表现为阴道壁中央呈膨胀样膨出，其实质为膨入的膀胱壁。旁侧缺陷顾名思义就是阴道旁筋膜组织受损，临床表现大多为阴道前壁整体下移，与中央型缺陷的主要区别为阴道黏膜皱褶仍然保持，但上述两种缺陷常同时存在。阴道上部接受Ⅰ 水平支撑，当子宫脱垂时阴道上部也会随之出现下移，其下移程度由下部阴道壁的支撑程度决定。

（二）中盆腔（腔室）：子宫及穹隆膨出

子宫处于中腔室，接受主韧带与骶韧带为主构成的 Ⅰ 水平支撑固定。当子宫全切后，阴道顶端，也称穹隆端，仍会出现脱垂，称为穹隆脱垂。

（三）后盆腔（腔室）：阴道后壁膨出

阴道后壁中段的膨出，也称直肠膨出，与阴道前壁旁侧缺陷膨出相类似，但阴道后壁下段的膨出有所不同，因为阴道远端是直接与肛提肌融合而固定的（Ⅲ 水平支撑），所以对于因产伤所致的阴道后壁下段膨出，只需缝合损伤的肛提肌即可。

四、评估

由于女性压力性尿失禁与盆底膨出的发病机制有相同之处，均为相应的盆内筋膜、韧带松弛所致，两种情况也常同时发生，相互影响。所以在对女性压力性尿失禁尿道状况评估的同时，也需要对盆底状况做出评估，以便作出正确的治疗选择。

盆底膨出的种类较多，患者主要描述的症状是阴道内有"肿物"脱出，同时还可能伴发尿失禁、排尿困难，甚至肾脏积水等症状。盆底膨出的诊断并不困难，难点在于对膨出程度的正确估计，按照"整体理论"的要求，需要通过对脱垂程度的检查推断出盆底筋膜、韧带组织的受损类型。此前妇科习惯用阴道半程评价方法（half-way vagnal profile）（表 13-1）来评估盆底膨出程度，此方法简单，受到临床医师的喜爱，但新的盆腔脏器脱垂定量表（POP-Q）（表 13-2）因其对各

膨出部位更加精确的描述，对手术方式选择有一定的指导作用，并且不同医师做出的评价效果一致性好，从而成为目前全世界共同认可的盆底膨出程度的评估方法。

根据 POP-Q 的评估结果，可将盆底膨出进行不同程度的分级，分级结果有利于判断患者是否需要接受手术治疗。分级结果见表 13-3。

泌尿科医师在对女性压力性尿失禁的诊治过程中，必然会经常遇到阴道前壁膨出的患者，截石位查体所得到的评估结果可能会小于术中评估结果，如果估计膨出需要同期修复，术前应当向患者提前沟通，以避免术中更改手术方案。

表 13-1　阴道半程评价方法（half-way vagnal profile）

分级	膨出最低点的位置
0	没有膨出
Ⅰ	最低点不到阴道长度一半
Ⅱ	最低点接近处女膜缘水平
Ⅲ	最低点超出处女膜缘，阴道外露不及一半
Ⅳ	阴道几乎完全膨出

表 13-2　盆底膨出 POP-Q 评分表（Pelvic Organ Prolapse Quantification）

参照点	定位点定义	变化值
Aa	阴道前壁距处女膜缘 3cm 处固定点	变化范围 −3cm ～ +3cm
Ba	Aa 点以上阴道前壁最低点	变化范围 −3cm ～ 阴道全长
Ap	阴道后壁距处女膜缘 3cm 处固定点	变化范围 −3cm ～ +3cm
Bp	Ap 点以上阴道后壁最低点	变化范围 −3cm ～ TVL
C	宫颈或宫颈阴道瘢痕最低点	变化范围 − TVL ～ +TVL
D	后穹隆高点（子宫保留时）	
生殖器裂孔（genital hiatus，gh）		尿道外口至处女膜后缘距离
会阴体距离（perineal body，pb）		处女膜后缘到肛门口距离
阴道全长（total vaginal length，tvl）		C 点或 D 点在正常位置时的阴道长度

表 13-3　POP-Q 评估结果分级方法

分级	POP-Q 评估结果
0 级	Aa、Ba、Ap、Bp = − 3cm; C 和 D ≤ − (TVL − 2) cm
Ⅰ级	最低点 < − 1cm
Ⅱ级	− 1cm ≤最低点≤ +1cm
Ⅲ级	+1cm <最低点< + (TVL − 2) cm

五、压力性尿失禁与盆底膨出合并发生的治疗原则

在我国目前的就诊模式下，尽管多数单纯盆底膨出患者会首先选择去妇科就诊，但多数压力性尿失禁患者会首先选择去泌尿门诊就诊，由于压力性尿失禁与盆底膨出相同的发病机制，泌尿外科医师肯定会面临如何处理压力性尿失禁合并盆底膨出的问题。目前文献资料报道显示，盆腔器官脱垂患者合并压力性尿失禁或隐匿性尿失禁，脱垂手术同时实施尿道中段吊带手术能够改善术后主观压力性尿失禁发生率；但考虑到单纯脱垂手术术后尿失禁症状可能减轻或改善，并且同期手术可能出现严重并发症，因此在处理此类患者时应遵循以下原则，同时术前应与患者充分沟通。

（一）压力性尿失禁伴随阴道前壁膨出

在对压力性尿失禁患者进行查体评估时，如果发现阴道前壁 POP-Q 评分达到 Ⅱ 度，我们应当意识到患者在麻醉状态下 POP-Q 评分可以增加下降 2cm 左右，所以应当术前告知患者有可能在行尿道中段无张力吊带悬吊时同期进行阴道前壁膨出手术，如果单纯行抗尿失禁吊带手术，随着阴道前壁膨出的加重，患者可能很快会出现排尿困难症状。

（二）盆底膨出与隐匿的压力性尿失禁

在阴道前壁（膀胱）膨出的程度大于尿道下移（膨出）时，膀胱与尿道会形成扭曲成角，造成原本存在的压力性尿失禁症状被掩盖。因此，我们应当对以盆底膨出为主诉的患者就下列情况做出正确判断。

1. 存在压力性尿失禁症状时　如患者目前或既往有明确的压力性尿失禁症状主诉，应当建议患者在接受盆底膨出重建手术的同时，同期接受抗尿失禁手术，以避免盆底膨出修复后压力性尿失禁症状重新出现或加重。

2. 无压力性尿失禁症状时　对此类患者不主张同期行抗尿失禁手术，但应当告知患者术后仍可能有约 10% 的患者会出现不同程度的压力性尿失禁症状，其中可能有少数患者需要再行抗尿失禁手术。

六、盆底脱垂外科治疗方式选择

盆底膨出治疗的总原则是重建正常的阴道解剖、恢复因盆底膨出而引发的异常症状。尽管盆底膨出可以引起相关的盆底症状，比如尿频、排尿困难、便秘、下腹坠胀等，术后上述症状也可能会得到改善，但是我们很难判断患者主诉的症状就与我们发现的盆底膨出存在一定相关性，有时在消除脱垂症状后，临床其他症状还是很难得到改善的，此点术前必须和患者详细交代沟通。

根据患者盆底膨出的程度及患者主诉的盆底症状，其主要治疗原则为：POP-Q 评级 Ⅰ 度及 Ⅱ 度无症状患者给予观察或非手术治疗；Ⅱ 度有主诉相关症状及以上级别膨出患者应当积极考虑手术治疗。在国内，由于非手术治疗主要归于妇科盆底康复管理，以下主要讨论手术治疗盆底膨出的原则，重点是手术方式的选择。

盆底膨出的手术治疗方式选择受下列因素的影响：首先是盆底膨出的类型，其次是手术医师对手术的熟悉程度及患者的需求。选择的项目包括经阴手术或经腹手术，选择何种修补材料。已经证实传统盆底修补手术存在较高的膨出复发率，并且有的术式由于存在操作难度较大、破坏阴道结构多、泌尿系并发症较多等缺陷，在临床上的运用已在逐渐减少，故本节内容不予讨论。另外，子宫脱垂是否切除子宫目前已经受到极大质疑，主流观点为修补手术同期切除子宫除了增加手术难度外，由于切除子宫的同时也破坏了主、骶韧带的自身支持作用，有可能增加术后复发的概率，还会增加术后相关并发症，比如合成网片暴露率明显增加，所以除非同时伴有子宫病变，不主张修补手术同期切除子宫，从卫生经济学的角度理解也应该如此。

尽管经阴合成网片修补术因网片造成的阴道网片暴露、阴道壁僵硬等并发症受到美国 FDA 的多次警示，并且美国也于 2019 年撤销了经阴合成网片的市场推广，此举也引发了妇科泌尿领域对该网片应用的广泛讨论。当然，我们也要看到传统手术与骶前固定术也有相应并发症发生，不能将经阴修补术的全部并发症完全归于合成网片

的运用。因此多个专业组织，包括国际尿控学会（ICS）、国际妇科泌尿学会（IUGA）均认为不应当完全限制经阴合成网片的运用，需要根据患者膨出情况做出恰当选择，同时对相关术者进行严格的培训，培训内容包括术前的医患沟通、经阴手术技术及术后与网片相关并发症处理能力的培训。目前经阴合成网片修补术仍作为治疗盆腔脏器脱垂可选择的主要术式之一在国内广泛应用，但应对术者和医院级别有一定要求，同时应增强风险意识，加强与患者的沟通，建立规范的手术流程，进一步减少其并发症。

（一）阴道前壁膨出

阴道前壁膨出，也称膀胱膨出，是盆底膨出中最常见的一种表现，分为中央型缺损和旁侧型缺损两种类型。由于两类缺损术前查体难以完全区分，中央型缺损经腹修补难以达到手术部位，加之目前修补材料套装化程度非常高，经阴途径行前盆腔重建可以很好地完成对两类缺损的治疗，故阴道前壁膨出的治疗原则应当首选经阴途径的网片重建。如果患者明确以旁侧缺损为主，同时存在需要经腹处理的病变，在经腹处理病变的同时，可行耻骨后阴道旁侧修补术给予治疗。

（二）子宫脱垂及穹隆脱垂

临床中单纯的子宫脱垂不多见，常伴有阴道前壁和阴道后壁的膨出，目前因子宫良性病变切除子宫的患者较多，随着女性平均寿命的提高，可以想到穹隆脱垂患者会明显增加。尽管经阴合成网片置入术可以治疗子宫及穹隆脱垂，但对于复发患者、重度脱垂及较年轻的患者而言，较多学者主张经腹阴道骶前固定术是首选治疗方案。经腹腔网片的置入更有利于加强局部组织，降低了复发率，我们在这里主要介绍子宫脱垂手术治疗的腹腔镜改良阴道骶前固定术及 Dubuisson 术的手术方式。

1. Y 形网片腹腔镜改良阴道骶前固定术 患者取截石位，麻醉状态下再次评估脱垂程度，手术区域消毒、铺单，留置导尿管排空膀胱。①脐上 2cm 取 1cm 切口逐层切开进入腹腔，置入 12mm 戳卡建立气腹，在双侧脐下腹直肌外缘置入 5mm 戳卡，在右侧戳卡向下约 8cm 处置入 12mm 戳卡。②钝、锐结合分离适当膀胱阴道间隙和直肠阴道间隙，至膨出的下方放置 Y 形网片，可吸收线缝合网片固定于阴道前后壁肌层，间或采用不可吸收线缝合固定，避免穿破阴道全层。③在骶

岬水平上 2cm 处纵向打开后腹膜直至子宫直肠凹陷，钝性分离直肠后间隙，暴露骶岬、右侧输尿管、右侧髂内静脉及第 1 骶椎椎体范围，识别骶正中血管的类型，设定骶前区相对安全区域。④助手用纱布缠绕的卵圆钳上举阴道顶端，帮助恢复阴道的正常长度和解剖位置，镜下评估网片悬吊位置并将网片无张力平铺于后腹膜内，用不可吸收缝线将网片另一端缝合固定于第 1 骶椎体前方的骶骨前纵韧带，用可吸收线缝合关闭骶前间隙及侧腹膜，使腹膜完全覆盖网片。⑤检查创面无明显出血，留置骨科引流管，退镜，戳卡取出后逐层关闭切口。

2. 经腹壁人工网片无张力双侧顶端悬吊盆底重建术（Dubuisson 术）（图 13-1） 患者取截石位，麻醉状态下再次评估脱垂程度，手术区域消毒、铺单，留置导尿。①脐上 2cm 处取 1cm 切口逐层切开进入腹腔，置入 12mm 戳卡建立气腹，在双侧脐下腹直肌外缘置入 5mm 戳卡，在右侧戳卡向下约 8cm 处置入 12mm 戳卡。②助手用纱布缠绕的卵圆钳上举阴道，使阴道保持张力，从子宫宫颈连接处往下分离至膀胱尿道连接处，可以把导尿管的气囊作为参照点，左右分离 5～6cm 至可以平铺网片。③准备网片，将钛乐 T4 剪裁，放入网片，顶端固定时使用不吸收缝线，网"舌"使用可吸收缝线。④从髂前上棘上 4cm，往外 3cm 处，做穿刺，穿过腹部脂肪层和肌肉层，沿着腹膜外往圆韧带方向潜行，隧道在圆韧带下，并与圆韧带保持 40°～45° 夹角。⑤将网臂从隧道拉出至皮肤外，剪掉多余部分，皮下无须固定。⑥调整网臂，根据脱垂的情况调整顶端高度，关闭腹膜。⑦检查创面无明显出血，留置引流管，退镜，戳卡取出后逐层关闭切口。

（三）阴道后壁膨出

阴道后壁膨出，也称直肠膨出，常随子宫脱垂一并发生，也常在前盆底重建术后数年出现阴道后壁膨出加重而出现症状。由于经腹途径较难处理较低位的阴道后壁膨出，一般不单独采用经腹途径来修复后壁膨出，故经阴合成网片置入是治疗的首选。

（四）全盆底重建术

任何有损盆底结构的因素都可能导致三个水平的支撑筋膜、韧带受损。一般子宫Ⅲ度以上膨出及穹隆膨出基本预示需要进行全盆底重建术。

经阴合成网片修补手术流程（图 13-2）如下：

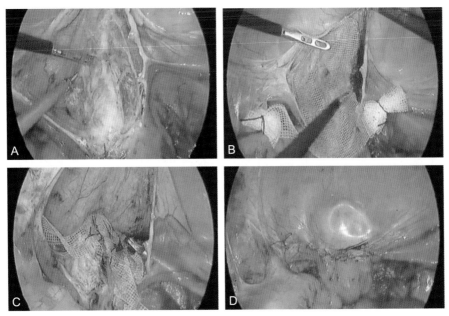

图 13-1　Dubuisson 手术操作流程

A. 充分暴露宫颈及阴道前壁；B. 展平网片并缝合；C. 腹膜外间隙潜行并牵拉网片臂于腹膜外；D. 调整网臂并缝合膀胱返折腹膜

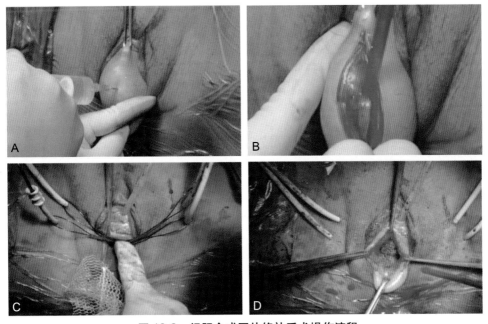

图 13-2　经阴合成网片修补手术操作流程

A. 膀胱阴道间隙注水；B. 阴道壁全层剥离；C. 穿刺套管置入网片；D. 网片无张力平铺于膀胱下方

患者取截石位，麻醉状态下再次评估脱垂部位及程度，手术区域消毒、铺单，留置导尿管。前盆底重建：①打水垫分离膀胱阴道间隙，于膀胱颈下方 1cm 处纵行切开阴道前壁全层，钝性分离膀胱阴道间隙，达双侧闭孔内肌；②左右各做两个皮肤切口作为网片深浅两翼出口；③穿刺置入网片；④调整并固定网片；⑤修剪皮肤切口处网片，缝合切口；⑥阴道前壁切口使用可吸收线连续扣锁缝合；⑦术毕建议行膀胱镜检查排除膀胱损伤。

后盆底重建：①打水垫分离直肠阴道间隙，由阴道后壁上 1/3 ～中 1/3 纵行切开阴道后壁，分离阴道和直肠旁间隙达双侧坐骨棘和骶棘韧带；②于肛门双侧外下方各做一皮肤切口；③穿刺置入网片；④调整并固定网片；⑤修剪皮肤切口处网片，缝合切口；⑥阴道后壁切口使用可吸收线连续扣锁缝合；⑦术毕行肛门指检，排除直肠损伤。

七、并发症及其处理

(一)术中损伤

1. 血管损伤 术中与术后出血的发生率主要取决于穿刺的方式和术者的经验,由于手术为"盲穿"操作,可能会伤及闭孔动静脉和周围静脉丛。术后注意监测患者的生命体征,当发现活动性出血且非手术治疗无效时,应积极采用手术止血或行血管栓塞治疗。

2. 膀胱、尿道、输尿管损伤 常见表现为血尿,膀胱损伤时膀胱镜下可见穿刺针或网带,而尿道损伤的征象还包括阴道血性液体溢出及分离阴道时可见到或触到导尿管。研究认为既往有下腹或盆腔手术史的患者,因盆腔局部的炎症反应可使泌尿系周围组织粘连,穿刺中易误伤尿道及膀胱;而输尿管损伤的主要原因则是脱垂可能会造成输尿管位置的改变而更加容易在术中造成损伤;同样术中还可能与医师的正确操作及熟练程度等有关。

术前充分评估,严格筛选患者,对于既往有下腹或盆腔手术史的患者保持高度注意,尽量分离阴道壁全层,在套管针通过之前将保持膀胱空虚,网片放置平整等有利于减少术中泌尿系损伤。发现膀胱尿道损伤,尽量修补,并留置导尿管充分引流;出现输尿管损伤且经阴道修补困难时,可以考虑经膀胱置入支架管或行输尿管膀胱再植术。

3. 直肠损伤 经阴合成网片修补术可能造成直肠穿孔,尤其是后盆重建术和全盆重建术,若术中发现直肠损伤可经阴道进行修补,往往能得到恢复,避免该损伤进一步引起其他并发症。

4. 神经损伤 主要为受累侧的一侧下肢活动障碍和大腿根部疼痛,部分患者表现为肌肉无力。神经系统并发症的3种可能机制主要是由于:①神经直接损伤;②出血对神经根的刺激;③由于在网片和邻近组织中活动的自主神经的伸展,对体神经根产生了刺激。神经损伤症状往往具有迟发性,若出现腹股沟区域疼痛不适,治疗以药物止痛和局部理疗为主。若经非手术治疗无效,可能需要手术治疗。

尽管术中各类损伤发生原因不尽相同,但总的来说,与术者的正确操作以及熟练程度存在一定关联,因此,术中正确的患者体位,规范化的操作,术者技能及熟练程度的加强是减少术中损伤的有效方法。另外,出现术中损伤后最重要的在于及时发现与处理,这是减少术中损伤对患者造成更严重伤害的要点。

(二)术后并发症

1. 感染 一般包括伤口感染和尿路感染两大类,前者主要与糖尿病控制不佳、会阴部局部慢性炎症、长期服用免疫抑制剂、术中无菌操作及术后伤后护理不当等因素相关;后者可继发于膀胱排空障碍、残余尿过多、留置导尿管或尿路器械操作等。随着重视程度的不断提高和预防性抗生素的使用,术后感染的总体控制较为理想。对于一般感染的控制口服敏感抗生素即可,若局部脓肿形成可采用外科引流。

2. 新发膀胱过度活动症(OAB)及急迫性尿失禁(UUI) 术后患者可能出现新发的尿频尿急症状,甚至出现UUI。其发生可能与网片过紧有关,或者与网片改变了膀胱颈解剖位置有关;也有可能是患者出现的特发性OAB。长期随访其发生率逐年增加可能与年龄增长、膀胱功能老化、肥胖、便秘、激素水平有关。术后新发的OAB和UUI,如证实网片过紧,须及时减除部分网片,解除梗阻;如排除梗阻等继发因素,则按照特发性OAB采用抗胆碱能药物、β_3受体激动剂等对症药物或其他治疗手段。

3. 排尿困难及尿潴留 暂时性尿潴留在手术后较为常见,这与网片放置位置、麻醉方式、逼尿肌收缩无力及尿道水肿有关,而远期尿潴留可能是由术后膀胱出口梗阻、尿路感染、网片收缩及脱垂复发等造成的。手术后出现严重的排尿困难或尿潴留,早期需要间歇导尿或留置导尿管及定期尿道扩张,晚期患者考虑网片过紧,需要手术切断或切除网片。

4. 网片暴露 暴露是阴道合成网片置入术最突出的并发症,往往需要手术治疗,也是美国FDA禁止美国境内阴道网片销售的最主要原因之一。主要包括阴道网片暴露、膀胱/尿道网片暴露和直肠网片暴露。其中,阴道网片暴露最为常见,可通过妇科检查明确诊断,患者往往伴有阴道分泌物增多、异味、血性分泌物、慢性盆腔疼痛、性交痛或性伴侣不适等症状,也有部分患者无不适主诉。膀胱/尿道网片暴露可表现为阵发性血尿、反复泌尿系统感染、排尿费力等,并可能形成附壁结石,在超声检查时膀胱或尿道内异常回声进一步行膀胱镜检查证实。直肠内网片暴露,患者可有盆腔疼痛、排便困难、便中带血等表现，多数通过直肠指诊可确诊，也可经肛门镜直视下确诊。目前，阴道网片暴露的原因尚不清楚，可能是由网片局部细菌定植、慢性炎症反应引起网片收缩导致的。近年来，越来越多的学者认为网片的暴露与术者的操作技巧有关。因此，分离阴道全层、掌握正确的穿刺路径是避免网片暴露的关键。

网片暴露的处理要个体化。对于阴道网片暴露面积小（< 1cm²）且无症状的患者可尝试非手术治疗，但非手术治疗失败或网片暴露面积较大者往往需要手术治疗，去除的面积要大于暴露的面积，游离周围的阴道黏膜，缝合时避免张力过大。对于伴有疼痛的网片暴露应尽可能去除全部网片。膀胱 / 尿道网片暴露需要手术治疗，可行膀胱镜下剪除暴露的网片、钬激光去除网片，也有经阴道、开腹行膀胱切开去除网片加膀胱修补术的报道，尽管膀胱镜下的手术可能需要重复手术，但更微创，效果可靠。直肠网片暴露的文献报道不多，可尝试经阴道将网片剪短，经直肠经暴露的网片牵拉取出，必要时行肠道修补术。

5. 疼痛、性交痛　阴道网片相关疼痛表现多样，可能术后立刻出现，也可能术后远期出现；可呈持续性，也可能为间歇性；程度可轻可重。可表现为盆腔疼痛、臀部或大腿部位的疼痛、新发性交痛等。长期疼痛的患者往往合并有不同程度的精神心理障碍。需要明确的是，不论是否应用网片，盆底重建手术都有一定的疼痛发生率。术后短期内出现的疼痛多与手术损伤有关，可能由于术中损伤神经或血肿刺激压迫神经、网片穿过神经等因素；远期疼痛则多与网片暴露、挛缩、感染有关，因此网片相关疼痛主要与手术技巧有关，此外也与网片的材质、网片置入体内后的异物反应有一定关系。

网片相关疼痛临床上处理比较复杂，应积极寻找病因，根据患者的具体情况个体化处理。治疗措施包括口服非甾体镇痛药物、局部神经阻滞、物理康复治疗及手术治疗。疼痛时间长合并焦虑抑郁等症时请相关科室会诊联合治疗。药物或物理康复治疗效果不佳者可行手术去除部分或全部网片。值得注意的是，手术去除网片后多数患者的疼痛会减轻但不会完全消失，也有患者网片取出后疼痛持续存在。

经阴道合成网片修补术因其并发症受到美国 FDA 的两次警示，甚至在 2019 年美国全面禁止该网片应用，此举引发了大量反对该网片运用的声音，也引起了对于经阴道合成网片应用安全性问题的担忧。但我们必须注意的是：首先，相对自体筋膜的盆底重建术，经阴道合成网片修补术最大限度地简化了手术操作，通过标准化和规范化的流程，同时纠正了盆底中央缺陷和侧方缺陷，显著降低了解剖学复发率；其次，传统手术与骶前固定术等也有相应并发症发生，除了网片暴露以外，疼痛、感染、出血、性交疼痛、脏器穿孔和排尿问题均会在其他手术中出现，不能将盆腔脏器脱垂手术的全部并发症完全归结于经阴道合并网片的运用。同时，并发症的发生与新型网片、技术欠缺等也存在很大的关系，在经阴道合成网片修补术急速发展的阶段，许多商业公司盲目进入市场，其产品的品质自然良莠不齐，并且一些经阴道手术经验不足的医师盲目开展该术式也容易造成较高的并发症发生率。因此，应用轻质、大孔径、单丝编织、具有良好组织相容性的网片，加强手术培训，建立规范的手术流程，增强风险意识，术前与患者良好沟通，深化临床研究，掌握好最佳适应证有利于减少经阴道合成网片修补术并发症的发生。

（罗德毅　沈　宏）

第 14 章

膀胱过度活动症与急迫性尿失禁的外科治疗

目前普遍认为逼尿肌过度活动是导致膀胱过度活动症和急迫性尿失禁的主要原因之一，有约1/3的膀胱过度活动症患者出现相关的尿失禁症状。急迫性尿失禁患者中的绝大多数都可以通过非手术措施治疗成功，包括行为治疗、盆底物理治疗和药物治疗（具体详见尿失禁非手术治疗章节）。手术治疗仅适用于极少数经过系统非手术治疗无效的患者。总体而言，由于非神经源性逼尿肌过度导致的急迫性尿失禁的手术治疗研究病例数较少，同时缺乏大样本、前瞻性、随机、有安慰剂（或假手术）对照的高质量研究报告，在疗效的评估方面缺乏系统、客观、连续的评估程序。因此对于非神经源性急迫性尿失禁患者采用外科治疗要慎重，对于神经源性尿失禁详见第8章。

第一节　A型肉毒毒素膀胱壁注射术

肉毒毒素（botulinum neurotoxin）又名肉毒杆菌毒素，是由肉毒梭状芽孢杆菌繁殖过程中产生的嗜神经毒素，由于其强效的神经阻滞作用，现在已被广泛运用于神经、康复及泌尿等临床治疗领域，并取得了很好的效果。A型肉毒毒素因其稳定性好，易于制备和保存而被普遍应用于临床。

1820年德国医师Justinus Kemer首次描述了食物源性肉毒中毒的临床症状，1970年美国眼科医师Alan Scott采用肉毒毒素成功治疗儿童斜视，开启了肉毒毒素的临床应用。1989年12月美国FDA批准世界上第一个用于临床治疗的肉毒毒素——onabotulinum toxin A（Botox）上市。1991年英国的Dysport上市。1993年中国研发的肉毒毒素——lanbotulinum toxin A（BTX-A）获批试生产文号。有文献认为Botox、BTX-A、Dysport三种产品的效价比约为1：1：2.5，但由于不同厂家的生产工艺及产品批次不同，大多数专家认为上述各规格的A型肉毒毒素之间不能以简单的剂量互相推算。

一、作用机制

肉毒毒素（BoNT）由二硫键连接的重链和轻链组成。A型肉毒毒素（BoNT/A）轻链的氨基酸序列构成了催化的锌依赖性内肽酶结构域。重链分为3个部分，包括HN、HCN和HCC，但是只有两个具有明确的功能：HCC与神经元特定区域的识别和毒素内在化都相关。HN负责轻链从突触小泡向神经元细胞质的转运。在突触间隙中，BoNT/A主要与突触小泡蛋白或SV2（SV2C）的同工型C结合，或FGF受体3。后者毒素受体的重要性仍不清楚。

研究最深入的过程涉及SV2结合，在突触小泡的循环过程中被神经末梢内化（图14-1）。然后将两条链裂解，轻链进入胞质裂解，并与突触小泡融合至神经递质释放所必需的细胞质膜的机制有关的附着蛋白。附着蛋白（SNARE或可溶性N-乙基马来酰亚胺敏感的融合附着蛋白受体）包括突触小体相关蛋白25kD（SNAP-25）、突触小泡蛋白（囊泡相关膜蛋白-VAMP）和突触前膜蛋白。BoNT/A切割SNAP-25，使SNARE复合物失活（图14-2）。B型亚型优先通过灭活VAMP发挥作用。有趣的是，BoNT/A总是将SNAP-25切割在同一位置，从而切割了蛋白质C末端的9个末端氨基酸。

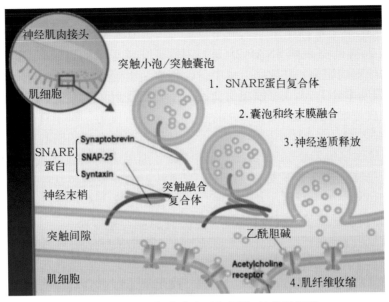

图 14-1　肉毒杆菌毒素（BoNT）的作用机制

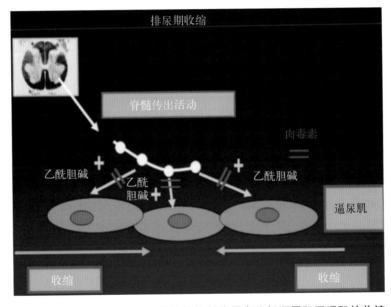

图 14-2　BoNT/A 对 ACh 释放的抑制作用会降低逼尿肌平滑肌的收缩

BoNT/A 应用在横纹肌中得到了广泛评估。在这种组织中，通过抑制胆碱能运动神经末梢释放乙酰胆碱（ACh）而发生麻痹。包含突触小泡的神经递质逐渐积累，随后引起轴突末端变性。横纹肌麻痹可在 2 ～ 4 个月恢复。在此期间，轴突发育出侧芽并最终完全再生。

在人膀胱中，SV2 和 SNAP-25 在副交感、交感和感觉纤维中得到了表达。几乎所有的副交感神经都表达这两种蛋白。由于这些神经在排尿期间逼尿肌收缩中起着基本作用，因此，在膀胱内注射 BoNT/A 后，对 ACh 释放的阻滞在影响逼尿肌收缩中起着至关重要的作用。

早期文献显示 BoNT / A 可抑制支配膀胱的副交感神经释放 ATP 和乙酰胆碱。随后证实了纯化的 A 型肉毒杆菌神经毒素对胆碱能、肾上腺素能和非肾上腺素能抗阿托品的影响自主神经肌肉传递。BoNT / A 抑制突触前神经末梢摄取后囊泡释放乙酰胆碱和 ATP（图 14-3）以及 SNARE 蛋白质 SNAP-25 的蛋白水解，阻止突触小泡在神经肌肉接头处对接和融合。BoNT / A 最初在临床上用于膀胱，以治疗脊髓损伤引起的神经源性膀胱过度活动症。自那时起，BoNT / A 膀胱内注射已被证明对膀胱过度活动症患者是一种非常有效的治疗方法，许多研究报道其尿急和尿频的感觉症状得到改善。由于乙酰胆碱可从尿路上皮释放，因此 BoNT / A 可能在此水平上发挥作用，以调节感觉信号。此外，最近有证据表明 SNAP-25 是 BoNT / A 蛋白水解的细胞内靶标，在尿路上皮中表达。这与实验数据表明 BoNT / A 在脊髓损伤动物模型中抑制 ATP 释放并增加尿路上皮中 NO 的释放相一致。其他研究表明，在离体小鼠模型中，BoNT / A 的应用直接减弱了传入放电。BoNT / A 的其他潜在靶点包括尿路上皮下感觉神经末梢，据报道，在这方面用 BoNT / A 治疗后，人膀胱中 P2X3 和 TRPV1 的尿路上皮免疫反应降低。

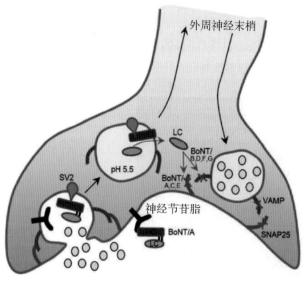

图 14-3 介导传入肉毒杆菌毒素作用途径的假设

二、适应证与禁忌证

（一）适应证

近年美国神经病学会（American Academy of Neurology，AAN）先后两次将 A 型肉毒毒素治疗的疾病进行了证据更新，同时，A 型肉毒毒素超适应证的应用研究也有较大进展。本节内容主要参考 AAN 的证据分级和推荐分级方法。

5 项 1 级证据和 2 项 2 级证据研究显示 A 型肉毒毒素可以显著改善神经源性膀胱过度活动症（A 级），治疗后可显著改善膀胱容量、膀胱顺应性、逼尿肌稳定性。4 项 1 级证据研究表明 A 型肉毒毒素注射可明显改善特发性膀胱过度活动症（A 级），治疗后可明显减少每日平均尿失禁的发生次数、每日平均尿急发生次数，增加最大膀胱容量，提高生活质量。成人膀胱过度活动症的常用 A 型肉毒毒素剂量为 100 ~ 200U，可通过膀胱镜分 10 ~ 20 个点均匀注射于膀胱顶、体壁两侧的逼尿肌内。

3 项 2 级证据研究表明对于脊髓损伤或多发性硬化等导致的逼尿肌 - 括约肌协同失调，肉毒毒素注射治疗有效（B 级），A 型肉毒毒素尿道外括约肌注射可明显改善患者残余尿量和排尿期最大逼尿肌压力。对于脊髓脊膜突出儿童选择逼尿肌和膜部尿道括约肌的同时注射可以获得更佳疗效（排尿后残余尿量减少）。肉毒毒素膀胱及尿道注射的并发症包括尿路感染、排尿困难或尿潴留等，术前应充分告知患者。

（二）禁忌证

用于治疗时应对 A 型肉毒毒素的安全性充分考虑。猴子静脉或肌内注射 A 型肉毒毒素的半数致死量约为 40U/kg。一般治疗不会发生远隔部位的肌肉无力，但即使是进行低剂量注射，在远离注射部位的肌肉也能发现广泛的单纤维肌电图异常，这就反映了 A 型肉毒毒素对全身神经肌肉接头传递的抑制性影响。所以当患者应用某些如吗啡、氨基糖苷类抗生素和奎宁等损害神经肌肉接头的药物，或合并某些如重症肌无力、Lambert-Eaton 综合征、运动神经元病等神经肌肉病变时，注射 A 型肉毒毒素可能加重神经肌肉接头的异常，诱发临床上远隔部位的肌无力症状，应该慎用。对于 A 型肉毒毒素制品中任何成分过敏者应禁忌注射。目前尚无充足证据证明孕妇应用 A 型肉毒毒素的安全性，不主张对孕妇及哺乳期妇女使用（孕期药物安全分级 C 级）。

三、注射方法

A 型肉毒毒素剂型大多为冻干粉剂型，除 Rimabotulinum toxin 为液体剂型，并且不同 A 型肉毒毒素制剂添加的辅料差异不大。鉴于本品属于医疗用毒性生物制剂，有剧毒，必须严格按照药品说明书要求进行运输、保存和管理，须有专人保管、发放、登记造册，并且必须按规定适应证、规定剂量使用。临床使用前根据不同注射部位及适应证需求采用 0.9% 氯化钠溶液进行配制，常用浓度范围为 2.0 ~ 5.0U/0.1ml，相同剂量 A 型肉毒毒素作用效果可能会受到配制浓度的影响。配制过程中应避免剧烈振荡影响毒素效力，配制后在 4 小时内使用。使用过程中应备有肾上腺素和其他抗过敏措施。

一般推荐治疗成人特发性逼尿肌过度活动患者的应用剂量为 BTX-A 或 BOTOX 50 ~ 100U，

使用时将 50 ～ 100U 的 BTX-A 或 BOTOX 溶于 5 ～ 10ml 注射用生理盐水中。治疗时患者取截石位，常规消毒铺巾，经尿道插入膀胱镜观察有无器质性梗阻等，随后注入生理盐水 200ml，观察膀胱黏膜是否存在明显感染迹象，确认无感染后注射肉毒毒素。在膀胱镜下通过特制的注射针分 10 ～ 20 个点将其从顶部经两侧至底部均匀注射于膀胱顶部、体部、两侧壁的逼尿肌内，并且注射时应注意避开膀胱壁内的大血管和输尿管口周围组织（图 14-4，图 14-5）。

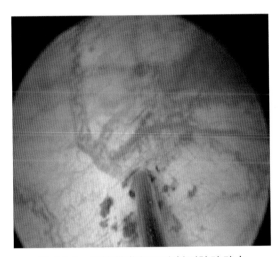

图 14-4 膀胱镜监视下注射到膀胱壁内

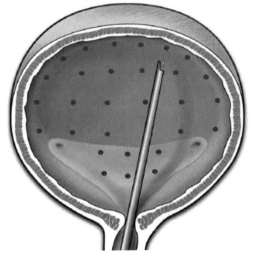

图 14-5 注射位点均匀分布膀胱顶体部、两侧壁

四、疗效及并发症

不同品牌及不同血清型 A 型肉毒毒素的效力均采用单位（mouseunit，U）计量，由于不同生产厂家评价毒素效力的实验条件不同，即使相同血清型的不同品牌肉毒毒素剂量也不能进行简单换算。本文中所用剂量均为 A 型肉毒毒素参考剂

量。A 型肉毒毒素注射后 3 ～ 14 天起效，作用通常持续 3 ～ 6 个月，随神经末梢处的神经芽生，递质传递功能恢复，A 型肉毒毒素的神经阻滞作用逐渐消失。部分患者术后需配合间歇导尿，因此术前应告知患者术后存在间歇导尿的可能性并提前加以训练。使用 A 型肉毒毒素治疗特发性逼尿肌过度活动（IDO）/ 膀胱过度活动症（OAB）时，术前必须告知患者可能术后间歇导尿的准备，并在术前给予患者间歇导尿方面的指导和训练。

术后排尿困难的发生率目前尚无定论，治疗的最佳收益 / 风险比尚有待深入研究。注射 1 周后应规律监测患者的残余尿量。应告知患者药物疗效持续时间存在个体差异，平均疗效持续时间 6 ～ 9 个月。初步观察表明重复注射仍然有效。

2011 年 Pierre Denys 等报道了应用 50U、100U、150U 的 BOTOX 治疗特发性膀胱过度活动（idiopathic overactive bladder）的多中心、随机、双盲、安慰剂对照研究的结果，注射 3 个月后，100U、150U 的 BOTOX 治疗组分别有 65% 和 56% 患者的尿急、急迫性尿失禁症状较基线水平改善 50% 以上，100U、150U 的 BOTOX 治疗组有 40% 的患者尿急、急迫性尿失禁症状较基线水平改善 75% 以上，完全控尿率在 100U、150U 的 BOTOX 治疗组分别有 55% 和 50%，尿频症状和 QOL 评分在注射后 6 个月内持续改善，150U 的 BOTOX 治疗组有 3 例患者的残余尿量超过 200ml。该研究认为 100U 和 150U 的 BOTOX 治疗特发性膀胱过度活动效果良好，然而 100U 的 BOTOX 具有更好的效价比，高残余尿量的发生率更低。

成人接受 A 型肉毒毒素膀胱壁注射后罕见不良反应发生，成人 1 次接受 300U 以内的 A 型肉毒毒素膀胱壁注射是安全的。文献曾个案报道的并发症有注射后一过性全身肌肉无力、流感样症状等。临床上治疗用肉毒毒素（100U）仅有注射中毒剂量的 3% ～ 5%；头颈部肌张力障碍单次治疗多在 300U 以内，肢体痉挛一般不超过 600U/ 次，远低于中毒剂量（约 3000U）。因存在伪劣仿制药，有接受肉毒毒素注射后出现中毒症状的病例报道。A 型肉毒毒素中毒常表现为急性、下行性、对称性弛缓性瘫痪，可表现为复视、构音障碍、发音困难和吞咽困难等。对疑似中毒患者应密切监护生命体征，尽早做好营养和呼吸支持治疗。最好在暴露于毒素 24 小时以内使用抗毒素，病程超过 48 小时抗毒素效果减退，但仍应尽早使用。抗毒素可采用马源性七价抗毒素血清等，使用前需行血清敏感试验，过敏者需脱敏处理。若无继发感染，不推荐使用抗生素。胆碱酯酶抑制剂可能有效。

少数患者在 A 型肉毒毒素治疗后，临床症状的缓解可以长达数年，甚至完全消失，但是绝大多数患者在单次治疗数月后疗效减退，需要再次注射以维持疗效。1 项长期随诊研究观察了每年至少治疗 1 次、至少连续治疗 12 年的患者，在多次治疗后，患者的总体疗效、最佳疗效及最佳疗效的持续时间均优于首次治疗；不良反应也有减轻。其他的多项研究也证实了肉毒毒素长期治疗的安全性和有效性。少数患者长期治疗后出现疗效减退情况，首先应确定治疗方案是否恰当、肌肉选择是否准确、注射剂量是否充分。在排除上述影响因素后要考虑继发性无应答的可能。肉毒毒素中和性抗体的产生是导致继发性无效的重要原因。肉毒毒素本质为异体蛋白，具有免疫原性。目前认为大剂量、频繁注射是产生抗体的主要危险因素，长期治疗中应合理延长治疗间隔（原则上治疗间隔不应短于 3 个月）。

（卫中庆）

第二节　逼尿肌切除术

一、原理和指征

逼尿肌切除术（自体膀胱扩大术）通过切开（detrusor myotomy）或剥除（detrusor myomectomy）部分膀胱壁肥厚增生的逼尿肌组织，同时保留膀胱黏膜的完整性，形成一"医源性黏膜隆起或人工憩室"，从而改善膀胱顺应性、降低储尿期膀胱内压力，达到减少尿失禁、保护上尿路的目的。

逼尿肌切除术（自体膀胱扩大术）治疗顽固的特发性逼尿肌过度活动应严格掌握指征。逼尿肌切除术（自体膀胱扩大术）的主要指征是经系统保守治疗无效的、顽固的特发性逼尿肌过度活动（idiopathic detrusor overactivity，IDO）或神经源性逼尿肌过度活动（neurogenic detrusor overactivity，NDO）。由于术后存在终身间歇导尿、膀胱穿孔、膀胱黏膜缺血纤维化容量萎缩的可能性，术前必须与患者进行充分沟通，患者需要做好终身间歇导尿或进行二次手术治疗（如行肠道膀胱扩大术）的思想准备。需要特别指出的是，该术式的主要目的在于抑制顽固性逼尿肌过度活动，而并非扩大膀胱容量，因此膀胱已经严重萎缩纤维化和膀胱基础容量过低的患者不适合该术式。

二、手术方法

取下腹正中切口，腹膜外分离膀胱，分离范围应超过膀胱上半部。逼尿肌切除术（自体膀胱扩大术）治疗成人特发性逼尿肌过度活动有两种术式：一种方法为逼尿肌切开，指单纯切开肥厚增生的逼尿肌而不剥除。另一种方法为逼尿肌剥除，沿膀胱黏膜与逼尿肌之间的层面钝性与锐性分离相结合，应仔细剥除脐尿管周围膀胱顶、后壁、两侧壁的约占总量 20% 的逼尿肌组织，以期更完全地抑制逼尿肌过度活动。必要时术中调整膀胱充盈程度有助于保持正确的分离层面。如果术中不慎分破膀胱黏膜可应用 5-0 或 6-0 的可吸收线缝合破口，一旦分破膀胱黏膜术后效果将受到影响。逼尿肌剥除术周围的区域可以使用网膜或腹直肌来保护，以防止膀胱穿孔。

自体膀胱扩大术治疗成人非神经源性急迫性尿失禁只有极少数报道。一组 5 例接受自体膀胱扩大术治疗成人急迫性尿失禁患者的小型研究结果显示，术后短期所有患者都有一定效果，但随访 3 个月后，5 例患者中有 4 例发生临床症状恶化或治疗失败。虽然平均膀胱容量较术前有所增加，但出现首次逼尿肌不稳定收缩时的平均膀胱容量下降。术后膀胱测压 5 例患者中 4 例仍然有逼尿肌不自主收缩。

有学者通过回顾性研究比较了 61 例逼尿肌切除术（自体膀胱扩大术）和肠道膀胱扩大术的疗效及并发症发生率，该组患者既包括了男性患者和女性患者，又包括了神经源性及非神经源性排尿功能障碍患者。该作者报道这两种术式临床成功率相当，但是 27 例接受肠道膀胱扩大术的患者中有 22% 的严重并发症发生率，33 例接受自体膀胱扩大术患者中只有 3% 的严重并发症发生率。目前没有随机对照试验或队列研究自体膀胱扩大术治疗成人非神经源性急迫性尿失禁的有效性和安全性。

自体膀胱扩大术的主要并发症有膀胱穿孔、膀胱萎缩、保留的膀胱黏膜缺血纤维化等。

（黄 海）

第三节 肠道膀胱扩大术

膀胱扩大成形术通过附加肠补片扩大膀胱容量，它可能通过破坏原有逼尿肌解剖结构，来达到增加膀胱容量、减少逼尿肌过度活动的目的。对于膀胱过度活动症患者，行为疗法、药物治疗和电刺激都是可用的治疗选择，在极少数情况下，可以考虑对严重、难治、复杂的膀胱过度活动症患者行膀胱扩大术或尿流改道（AUA指南）。

对于顽固性逼尿肌过度活动的患者，如果遵循以下原则，肠道膀胱扩大成形术是有效的：①肠段必须沿对系膜缘切开进行去管化；②肠段应重组成近似半球形肠补片；③半球形肠补片与膀胱的吻合口必须宽敞；④应获得足够大的膀胱容量。

El-Azab AS 等研究表明 A 型肉毒毒素 A 和膀胱扩大术均能有效改善难治性 OAB 症状和生活质量，但患者对膀胱扩大术的满意度高于 A 型肉毒毒素疗法。但肠道膀胱扩大成形术也存在一些并发症，早期并发症包括肠粘连、肠梗阻、感染等，而长期问题包括代谢紊乱、菌尿、尿路结石、尿失禁、储尿囊穿孔和癌变、需要自家间歇导尿等。一项评估难治性尿急和急迫性尿失禁的外科治疗文献综述表明：相比于 Ingelman-Sundberg 膀胱神经支配术，膀胱扩大术具有更高的有效率，但早期和晚期术后并发症的可能性更高。

目前应用肠道膀胱扩大术治疗成人非神经源性急迫性尿失禁患者的报道只有少数文献研究。

从有限的资料看，肠道膀胱扩大术治疗成人非神经源性急迫性尿失禁的患者满意度明显低于治疗神经源性尿失禁患者，因此应用肠道膀胱扩大术治疗非神经源性逼尿肌过度活动导致的急迫性尿失禁要十分慎重！术前要与患者进行充分的沟通，将患者的期望值控制在合理范围内，特别对于术后终身间歇导尿的可能性术前一定要与患者进行沟通，以避免不必要的纠纷。

Awad 等报道了 51 例因难治性非神经源性尿失禁接受肠道膀胱扩大术的女性患者，术后 18% 的患者仍然有持续尿失禁症状，只有 53% 的患者对手术结果感到满意。另外，有学者观察到随着术后随访时间延长治疗效果逐渐消退，在这组混合病例资料中，术后 3 个月 83% 的非神经源性尿失禁患者症状有改善，但平均随访 38 个月后，症状改善率下降到只有 58%。与此相反，在这个系列中 92% 的神经源性膀胱患者报告有"显著"或"中度"改善，并对最后的治疗结果感到满意。因此，肠道膀胱扩大术应用于神经源性膀胱（神经源性尿失禁）患者中的满意度明显优于非神经源性膀胱（非神经源性尿失禁）患者，为何会产生这样的差异原因还不十分清楚。

鉴于肠道膀胱扩大术患者的年龄往往要低于因膀胱癌行膀胱替代的患者，因此肠道膀胱扩大术后的长期随访十分重要。

（史本康 李 岩）

第四节 神经调控术

一、神经调控术概述

（一）神经调控术的发展历史

盆底不仅是解剖学整体，更是受同一神经网络支配的功能整体。当部分盆底疾病经非手术治疗、药物治疗、手术治疗效果不理想时，神经调控治疗有可能取得显著疗效。

世界神经调控学会将神经调控定义为：在神经科学层面，利用置入性和非置入性技术，依靠电或化学手段来改善人类生命质量的科学、医学及生物工程技术。神经调控是一门新兴学科，相对于原先的毁损和切除而言，它重点强调的是调控，也就是说该过程是可逆的，治疗参数是可被体外调整的。它是借助置入设备（电极和泵），通往电刺激和药物来发挥作用的。

神经电刺激和神经调控的发展依赖于两大重要的探索性研究，即对神经肌肉生理学的理解及电学的临床应用。Magendie 是最早研究脊髓神经根生理功能的研究者之一。他发现，将幼犬脊髓后角（背侧）横断可导致感觉缺失，但是其运动功能仍继续存在；将脊髓前角（腹侧）横断，运动功能缺失，但感觉继续存在。这两个重要的实验结果奠定了我们所理解的排尿神经生理功能的基础。

神经调控最早可追溯至公元46年古罗马医生斯克里波尼乌斯·拉杰斯（Scribonius Largus）在著作中记载使用电鳐鱼放电给他的患者以缓解各种症状，包括痛风和头痛。几个世纪后，在Franklin、Volta、Faraday等的研究基础上，电池得以问世，此时电刺激治疗更像是马戏团的神秘表演。1841年，德国生理学家Juliu Budge使用电刺激诱发膀胱收缩，同时证实了第3、4对骶神经前根包含支配膀胱的运动神经。1863年，Gaiffe在巴黎组装了第一台经皮神经电刺激器（TENS）：由一个手工打造的樱桃木外盒、可拆卸电池、法拉第感应器、导线和电极组成，一度成为神经调控的主流。1960年，心脏起搏器取得成功后，人们开始研究通过电刺激驱动身体其他器官工作。20世纪70年代初，美国国立卫生研究院（NIH）开始了一系列研究，目标是通过电刺激获得协同排尿。虽然这个目标没有完全实现，但获得了间歇性排尿，也标志着骶神经调控的黎明已经到来。

神经调控技术在欧美等国家发展迅速，已经广泛应用于运动障碍性疾病、顽固性疼痛、癫痫、精神障碍性疾病、脑类疾病、成瘾症及神经系统受损后的功能恢复治疗方面。随着认识的加深，其适应证已经逐渐拓展至心绞痛、外周血管疾病、泌尿系统障碍、糖尿病、腹部疾病如肠激综合征等多学科、多种疾病的治疗，并且取得了不错的效果，今已广泛应用于临床，包括脊髓刺激（spinal cord stimulation，SCS）治疗疼痛，脑深部刺激（deep brain stimulation，DBS）治疗帕金森病、震颤、肌张力障碍和强迫症，迷走神经刺激（vagus nerve stimulation，VNS）治疗癫痫和抑郁，骶神经调控（sacral nerve neuromodulation，SNM）治疗尿失禁、尿频尿急综合征和大便失禁，置入式药物输注系统（implantable drug delivery system，IDDS）治疗疼痛和痉挛等。

（二）神经调控在盆底、排尿障碍的历史及发展

神经电调节技术是目前临床应用的重要技术，在盆底疾病的治疗方面也历史悠久。在美敦力公司的资助下，Dr Tanagho和Dr Schmidt等于1979年开始在美国加州大学旧金山分校开展骶神经调控（sacral nerve stimulation，SNM）的动物实验，1981年又在加州大学率先启动了SNM的临床研究计划，1985—1992年启动多中心临床研究，并于1989年首次报道了22例患者应用SNM治疗慢性排尿功能障碍的成功经验（图14-6）。

在欧洲，1994年SNM通过了CE认证，并应用于治疗盆底功能障碍；同年Matzel等报道了SNM在大便失禁患者中的成功经验。1997年美国FDA批准了InterStim用于治疗急迫性尿失禁，1999年批准用于治疗尿频尿急综合征和尿潴留，InterStim Ⅱ在美国上市，2011年又批准用于排便功能障碍，2014年Verify体验治疗系统在美国上市，至今已约35万人接受了SNM治疗。

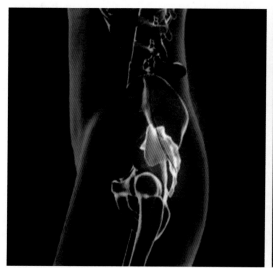
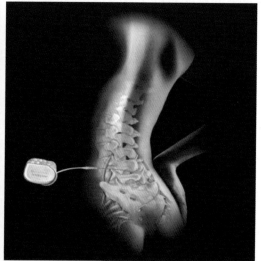

图 14-6　骶神经调控（SNM）示意图

发现电刺激胫神经可抑制 OAB 并提出了胫神经电刺激的概念。胫后神经刺激（posterior tibial nerve stimulation，PTNS）是治疗 OAB 的一种新型微创的外周神经刺激疗法。PTNS 最早是 Stoller 教授在 20 世纪 90 年代后期提出的，并用于治疗膀胱过度活动症。总之，现有的研究还不能完全揭示 PTNS 的机制和作用部位；这种治疗的结果可能是由于对中枢神经系统不同区域的影响，也可能是对靶器官的周围效应。目前，除了通过针电极或表面贴片电极电刺激胫神经外，可置入式胫神经刺激器也正在研发。

1999 年我国学者廖利民、卫中庆、杨勇等开展骶神经调控手术，2001 年成功引进 InterStim，2011 年 iCon 新患者程控仪在我国上市，2014 年 InterStim Ⅱ上市，并且获批大便失禁适应证，2014 年发布中国骶神经调控专家共识。至 2021 年 Verify 测试系统上市，全国骶神经调控置入超过 2500 例，中国骶神经调控专家共识更新版得到发布。2020 年骶神经调控疗法作为强烈推荐写入中国膀胱过度活动症（OAB）诊疗指南。中国已成立骶神经调控联盟，以骶神经调控中心形式形成多家培训中心，并开展多项多中心研究成果（图 14-7）。

随着人们不断的努力和尝试，在过去的十几年中，SNM 经历了较大的技术革新。

1. 倒刺自固定电极（Tineline 电极）及刺激器的埋置部位　最初，在测试阶段使用的是临时测试电极；置入阶段需要拔除临时电极，在全身麻醉下将永久四极电极和刺激器同时埋入体内。由于后一阶段使用全身麻醉，术中无法观察到患者对刺激的感觉应答。2003 年，Spinelli 等将新型倒刺电极应用于临床，这种电极带有 4 个硅胶倒刺，能够自固定。测试阶段就可以经皮穿刺放置此种电极，同时术中结合 X 线透视技术明显提高了电极放置的精确率。使用新型倒刺电极后，电极的移位率由原来的 50% 减少到 10%，测试阳性率由原来的 29% 提高到 90%，测试的时间可以延长，测试成功后，不用更换电极，因此具有很大的优越性。

近年来，刺激器的埋置部位也发生了变化，由原来埋置在前腹壁改为埋置在臀部，因此减少了疼痛等不良反应，同时因为术中不用重新摆体位而缩短了手术时间。

2. 小型化刺激器的应用　2006 年欧洲和美国都批准了 Interstim Ⅱ刺激器应用于临床。Interstim Ⅱ刺激器的体积和重量都比原来减少了 50% 以上，且可以不用延长线而直接同电极连接，使永久置入更简单更微创。欧洲的多中心研究表明，使用 Interstim Ⅱ刺激器能明显缩短手术时间、减轻患者的不适。目前，采用"一拖二"方式同时刺激双侧骶神经的刺激器也在开发中。

3. 定位技术改良　常规可采用坐骨切迹手触定位法、经尾骨尖测量定位法、X 线透视下"十"字定位法等。术中几种方法可以结合运用，以进一步确定 S_3 骶孔的位置。近年在术中 X 线透视技术、超声引导穿刺技术以及 3D 打印辅助电极置入作出有益的贡献，大大加快测试效率，减少 X 线对人体的伤害，电极移位率得到了显著降低，测试阳性率显著提高，同时刺激器埋置位置的变化既减少了术中重新摆体位的时间耗费，又大大

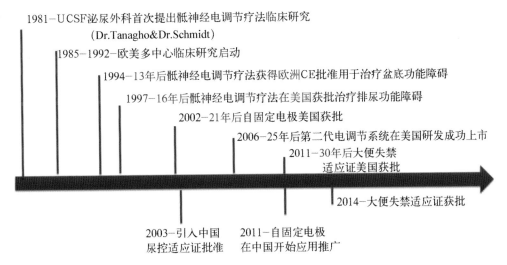

图 14-7　骶神经调控的发展历程

减少了患者的创伤及疼痛等不良反应。

与此同时国产品牌清华"品驰"的产品，走出一条自主化研发之路，于 2017 年完成临床试验入组，2018 年获批上市并得到广泛应用，在变频、远程调控等方面也不断在突破。国产品牌"承诺"的产品以多名海归博士为核心的研发，6 触点电极骶神经刺激系统也在临床得到了良好应用。

随着 SNM 应用技术的不断革新，其临床适应证也在不断扩展，目前除了经典的适应证以外，还越来越多地应用于间质性膀胱炎 / 慢性盆底痛（IC/PBS），以及神经源性膀胱、女性的性功能治疗中，并取得了一定的疗效。

（三）盆底相关神经调控的种类简要介绍

1. 骶神经调控术 骶神经电调节（SNM），即用较低的电压兴奋骶神经根中的传入纤维，经脊髓和脑桥反射后再作用于排尿、排便盆腔器官，调节平衡其储存与排尿功能，属于神经调控术（neuromodulation）的范畴。它可以恢复尿路控制系统内兴奋与抑制之间的正常平衡关系，改善排尿功能障碍的两种相反症状，即急迫性尿失禁和尿潴留，但具体神经机制尚不明确。作用机制：SNM 刺激骶髓神经根并没有激活横纹肌运动及内脏神经甚至 Aδ 纤维的反应，因此推断其主要通过影响传入神经成分发挥作用。

在膀胱过度活动症患者中，SNM 通过刺激骶神经的躯体传入成分抑制膀胱传入活动，阻断异常感觉向脊髓和大脑的传递；抑制中间神经元向脑桥排尿中枢的感觉传递；直接抑制传出通路上的骶副交感节前神经元；同时还能抑制膀胱 - 尿道反射，关闭膀胱颈口。这种机制阻止了非随意排尿（反射排尿），但并不抑制随意排尿。

适应证：SNM 的适应证是难治性膀胱过度活动症（OAB）、非梗阻性尿潴留（NOR）和大便失禁。我国专家将 SNM 探索性应用于神经源性下尿路功能障碍（NLUTD）、间质性膀胱炎 / 膀胱疼痛综合征（IC/BPS）和其他排便功能障碍。

2. 阴部神经调控 阴部神经调控主要包括盆底肌群电刺激及阴茎背神经电刺激。

（1）盆底肌群电刺激：盆底肌电刺激多采用经阴道或肛门插入电极，以间歇式电流刺激盆底肌肉群。作用机制：盆底肌群在尿液控制中起重要作用，其功能状况影响着尿液储存和排放，同时盆底肌群通过复杂的神经联系尿路其他器官，尤其是与膀胱的相互作用。其主要通路有两条：

①阴部神经 - 胸髓 - 腹下神经反射（交感通路）；②阴部神经 - 骶髓 - 盆神经反射（副交感通路）。其主要作用机制为电流通过刺激尿道外括约肌及阴部神经，一方面加强尿道括约肌收缩，增强尿道关闭功能；另一方面形成神经冲动，通过局部神经回路及神经反射，产生对膀胱及尿道的双重作用，通过抑制膀胱逼尿肌，激活尿道括约肌从而达到控尿目的。

适应证：盆底肌群电刺激的适应证主要包括急迫性尿失禁、压力性尿失禁、混合型尿失禁。

（2）阴茎背根神经电刺激：阴茎背根神经电刺激电极分为阴极、阳极，男性患者将阴极置于阴茎的根部，阳极置于距阴极 1cm 处；女性阴性置于阴蒂处，阳极置于耻骨联合处。通常电刺激参数为 15Hz，持续 90 秒，恰好未引出逼尿肌反射亢进是最理想的，建议使用电脉冲的波宽范围为 150 ～ 300usec。作用机制：Kondo 等研究报道挤压阴茎头部可以产生膀胱逼尿肌的抑制现象，现在普遍认为膀胱收缩抑制的机制是阴部 - 盆神经反射引起的，刺激阴部神经后可以经由 β 肾上腺素系统而激活交感神经，或是激活骶髓的中间神经元（其可释放抑制性神经递质）从而抑制膀胱收缩。阴茎背根电刺激的适应证与盆底肌群电刺激相同。

3. 胫神经调控 胫神经调控主要包括经皮电刺激器及置入性电刺激器，通过电刺激胫神经抑制膀胱不自主收缩，改善膀胱功能。作用机制：胫后神经起源于 L_4、L_5 以 S_1 和 S_2 神经根，与控制排尿的骶髓神经具有相似的起源。对胫后神经进行刺激调节可以起到与骶神经调控类似的疗效，改善膀胱的功能。有趣的是，其作用位点和中医针灸中的三阴交穴位（足内踝上 3 寸）很相近（中医针灸该部位可以抑制膀胱的过度活动）。

适应证：适应证与骶神经调控相似，适用范围更加广泛，目前未报道严重副作用及风险。

4. 骶神经后根切断术 + 骶神经前根电刺激术（Brindley 刺激器置入术） 骶神经后根切断术也被称为骶神经传入神经阻断，能够有效降低逼尿肌过度活动。骶神经前根电刺激术（sacral anterior root stimulation，SARS）的目的是刺激逼尿肌产生收缩。骶神经后根切断术目前主要用于骶神经前根电刺激术的辅助治疗。该技术由 Brindley 于 1978 年提出，即 Brindley 刺激器置入术，此术式包括完全切断 S_2、S_3 及 S_4 神经后根，

同时在 $S_2 \sim S_4$ 骶神经前根置入 Brindley 电极。Brindley 电刺激利用尿道括约肌和膀胱逼尿肌不同的生物学特性，尿道括约肌传出神经受到刺激的影响，但因为横纹肌的松弛速度比逼尿肌平滑肌的松弛速度更快，重现了"刺激后排尿"模式。该技术已在高度选择的患者中取得成功，约 80% 的患者可以获得足够的膀胱收缩产生有效排尿，但术后应加强对上尿路的随访。通过调整刺激参数，电刺激也可诱发患者排便或勃起。

适应证：DESD 合并反射性尿失禁、残余尿增多的骶髓以上完全性脊髓损伤患者，即置入部位以上完全受损的患者。禁忌证：通过完全切断骶神经后根可以改善膀胱的顺应性、抑制逼尿肌无抑制收缩，因此膀胱壁严重纤维化的患者不适合此术式。由于 Brindley 电极释放的刺激电流超过了正常人的疼痛阈值，因此该术式不适用于不完全脊髓损伤患者。由于该术式创伤较大，有可能导致患者残存勃起和射精功能，以及排便功能的丧失，因此临床应用受到一定限制。

5. 其他神经调控方法

(1) 膀胱电刺激

1) 膀胱腔内电刺激（intravesical electrical stimulation，LVES）：通过一个带有特殊刺激电极的导尿管直接与膀胱表面接触，膀胱内充满氯化物溶液，可以作为负极，正极放置在下肢或上肢处，主要用于膀胱感觉功能障碍和膀胱收缩功能不足的儿童不完全性神经损伤。人们发现用利多卡因表面麻醉膀胱后，逼尿肌的应答反应丧失，并且如果直接刺激膀胱传入支，将需要更大的电流强度，因此认为膀胱内的电流并不是直接激活了逼尿肌细胞，而是刺激了膀胱机械感受器的传入支，提高了膀胱的感觉，并增强了逼尿肌的收缩。长期的膀胱内刺激可以使中枢排尿反射通路中的兴奋性神经突触功能增强。

2) 膀胱直接电刺激：通过手术将电极埋置于逼尿肌内，其工作原理是基于对逼尿肌直接刺激而诱发其收缩。这种方法可以使反射消失的膀胱出现反射性活动。然而，这种电刺激方法亦可以同时产生外括约肌痉挛从而限制了膀胱排尿效果，将膀胱内电极向头侧移位并不能减少电流向盆神经的播散，因而需要同时进行蛛网膜下脊髓的阻断技术，也可行膀胱颈切开术或外括约肌切断术以缓解逼尿肌 - 括约肌的不协调。通常会因为发生与电极片相关的周围组织糜烂以及由于电极周

围组织纤维化而使应答反应降低。

(2) 体表电刺激：体外电刺激主要集中在耻骨上和骶骨处的表面电刺激治疗，以及前文提到的阴茎背神经电刺激治疗。使用方法：骶骨表面电极（置于骶骨后 S_2、S_4 骶孔表面），耻骨表面电极（两表面电极置于耻骨联合上方，间隔 1 指）。治疗机制：①耻骨上皮肤区域可将兴奋性信号直接传入腹下神经丛或是传送抑制盆神经的刺激信号，这些信号可经髂腹下神经（来源于 L_1）的前皮支所传递，信号反馈至脊髓后可以横向作用于脊髓上下的联系，以控制调节膀胱功能；②另外，盆内脏神经可以汇合入下方的腹下神经，并可接受传入信号而使盆神经受到抑制，有学者认为低频率刺激（约 2Hz）可以刺激阴部神经的传入支，而更高的频率 50Hz 可以激活尿道外括约肌，150Hz 的频率往往可以产生对传入感觉支的阻滞作用。

(3) 脊髓电刺激：从解剖学上来看支配膀胱逼尿肌的副交感神经节前纤维位于脊髓侧束，而尿道外括约肌的神经核位于 S_3、S_4 腹侧角。通过选择性刺激脊髓的逼尿肌中枢，诱导逼尿肌收缩排尿。电极的安放有手术和经皮穿刺两种，另外置入的电极如发生感染或损伤等并发症，则后果严重；因电流在脊髓中易于向上下扩散，可使作用范围弥散，而且在实际应用时，可能会出现尿道外括约肌同时收缩，使疗效下降，因而未推广开来。在发表的相关文献中也多是出于对疼痛的治疗报道。Pikov 报道了对 22 只成年猫进行脊髓内电刺激的结果显示，当在 S_1 水平刺激背侧的脊髓灰质联合时，可以产生强大的逼尿肌收缩（至少 20mmHg）和外括约肌的强烈放松（至少 40mmHg），使其中的 11 例产生排尿反射，在脊髓横断后，脊髓电刺激仍然能够产生与横断前相似的膀胱排空效果，因而推测在缺少脊髓上神经中枢控制时，局部的脊髓反射回路对改善脊髓电刺激的效果方面起到了重要作用。

（四）神经调控的疗效

1. 骶神经调控（SNM）　Van Kerrebroeck 2007 年报道了全球 17 个医学中心的使用骶神经调控技术治疗 152 例急迫性尿失禁（UI）、尿频、尿潴留的患者（随访达 5 年），结果显示 UI 患者的漏尿事件从（9.6 ± 6.0）次 / 天下降到（3.9 ± 4.0）次 / 天。尿频事件从（19.3 ± 7.0）次 / 天到（14.8 ± 7.6）次 / 天，排尿量从（92.3 ± 52.8）ml/ 次增加到

（165.2±147.7）ml/次；没有发生过影响到生活质量或是不可逆的并发症；在102例患者中有279人发生过与机械或治疗相关的并发症，在随访5年后发现68%的UI患者、56%的尿频患者、71%的尿潴留患者获得到明显的效果。

2. 阴部神经调控　Hansen报道了使用有条件诱发的阴茎背神经电刺激治疗16例逼尿肌反射亢进患者，其中13例患者的膀胱容量增加了约53%，同时伴随储尿期逼尿肌压力的下降，在充盈期内逼尿肌的压力最大没有超过55cmH$_2$O，从而有效地保护了肾功能，另有1例患者不能耐受电刺激。

3. 胫神经调控　Michael等进行了一项前瞻性多中心胫后神经刺激治疗的临床研究，有37例为膀胱过度活动症患者，12例为非梗阻性尿潴留患者。结果评价采用治疗前后患者的排尿日记及生活质量问卷进行。结果发现总反应率为60%。膀胱过度活动症患者的漏尿、尿垫使用、尿频及夜尿均有明显降低，平均每次尿量及最小尿量均有明显增加。尿潴留患者在导尿次数、总的和平均导尿量及排尿量方面也有改善。

总之，展望神经调控技术，随着工程技术的飞速发展，神经调控技术日新月异，更广泛地对临床和机制研究将拓展其适应证，将进一步提高疗法的有效性。核磁相容技术、闭环神经调控、远程调控、变频技术等将进一步推动机制研究。国产化的神经调控装置经过多年积累，已经在有些技术走到了世界前列，初步展现出和美国遥相呼应的态势，这对于推动技术进步、更好地造福患者意义重大。由于技术进步推动，多项全新的临床研究已经在国内开展，将极大改善神经调控技术这一"电子药物"在国内的应用范围，解决众多患者的痛苦，提高患者的生活质量。

（卫中庆）

二、骶神经调控术

（一）骶神经调控术研究进展

慢性下尿路功能障碍，包括急迫性尿失禁、尿急尿频综合征和非梗阻性尿潴留等仍然是治疗的难点。多数患者最初一般首先采用非手术治疗，包括膀胱再训练、盆底肌训练和生物反馈等方法，这其中的大多数患者同时还要配合药物治疗（抗胆碱能制剂）。然而经过上述保守治疗后，接近40%的患者治疗无效或者疗效不满意。其他一些

外科手术如膀胱横断术、经膀胱盆神经丛注射石炭酸、膀胱扩大术甚至尿流改道术等也曾用于这类慢性下尿路功能障碍。然而这些手术疗效各异，并有明显的并发症和风险，这促使人们研究使用电流治疗下尿路功能障碍。

1878年Saxtorph报道了膀胱腔内电刺激（IVES）治疗膀胱无收缩和完全性尿潴留的患者，他经尿道插入一根带金属电极的导管。其后Katona、Ascoli和Federici等应用电刺激治疗慢性神经源性尿潴留和过反射患者。在泌尿外科领域，电刺激主要应用于膀胱、盆底肌肉和骶神经根等部位。1971年Nashold报道成功地在脊髓骶段置入了神经假体，用来激活一例脊髓损伤患者的排尿。Jonas和Tanagho进一步改进了这种假体，因为电刺激时不但膀胱收缩，尿道括约肌也收缩，此后Tanagho和Schmidt的研究显示刺激S$_3$神经能够调节逼尿肌和括约肌的功能并用于临床实践。经过20年的骶神经根刺激试验，最终在1997年10月，美国FDA批准了骶神经调控（SNM）治疗顽固的急迫性尿失禁。自美国FDA批准以来，总计超过25 000例患者接受了骶神经调控治疗。

1. 作用机制　电流刺激传入神经纤维，通过骶髓内介导躯体-内脏相互作用的脊髓环路，来调节参与排尿周期充盈和排空相的反射通路的活性。骶神经调控（SNM）被认为通过激活或重设躯体传入冲动，这些传入冲动在脊髓感觉处理和排尿反射通路调节中具有重要作用。因为在不激活横纹括约肌运动的刺激强度下可以观察到有益的效应，因此骶神经调控最可能通过传入系统发挥效应。尿潴留和功能障碍性排尿可通过抑制"保护反射"而缓解。逼尿肌过度活动可被一条或多条通路抑制，即直接抑制膀胱节前神经元，或者抑制排尿反射传入支的中间神经元传递。

最近采用PET扫描研究提示，脑室旁灰质中心可以在大脑水平激活或抑制排尿反射的活性，其可被骶神经调控增强或减弱，从而导致下尿路活性上调或下调。Blok等报道了骶神经调控治疗急迫性尿失禁对大脑的急性和慢性效应。他们注意到新近置入的和已经长期置入的患者，其参与感觉和运动学习的脑区域是有差别的，而排尿反射部分的局部脑血流没有差异。脑血流的改变见于一些特异的区域：参与排尿的区域，参与知觉和觉醒的区域。短期骶神经调控能够调控影响感觉运动学习区域，而这些区域在接受长期骶神经

调控后变得不那么活跃。

2. **患者选择**　所有排尿异常症状和其他治疗措施无效的患者都是选择骶神经调控的潜在患者人群。选择患者应从详细的病史采集、体格检查、常规尿化验，尤其从排尿日记开始。在选择患者时排尿日记是一种有价值的工具，应详细记录。尿流动力学可用来鉴别伴或不伴有漏尿或尿潴留患者是否存在逼尿肌过度活动。Koldewijn等对 100 例患者进行成功率预测因素研究，结果并没有发现任何因素可以有效预测成功率。Scheepens 等研究了 211 例行经皮神经预试验刺激（percutaneous nerve evaluation，PNE）的患者，以确定 PNE 预测成功率的临床参数，他们发现既往椎间盘突出病史、症状持续时间、神经源性膀胱和急迫性尿失禁是有意义的预测因素，然而 PNE 仍然是客观评价患者是否适宜永久置入骶神经刺激器的最佳方法。Cohen 等最近研究了运动而不是感觉反应，他们认为骶神经测试时良好的运动反应是效果满意的预测因素（95% 有良好运动反应的患者疗效满意），而感觉反应则不是。但鉴于所有患者都是在静脉基础镇静＋局部麻醉下置入骶神经电极，因此感觉反应可能并不可靠。

虽然以前没有明确报道，但已知的是选择骶神经调控治疗的相当部分患者有心理障碍和（或）性虐待病史。Weil 等报道对这类患者要特别注意，他们注意到有心理异常病史的患者，往往在试验刺激时有良好的反应，但在永久置入后会有更大的可能性不能维持疗效。82% 的既往有心理异常病史的患者永久置入后效果不佳，而没有心理异常病史的患者只有 28% 效果不佳。除了长期疗效欠佳外，该组患者中 25% 又进行了再次手术，多数仍然没有效果。因此建议在置入永久骶神经调控器之前，应该进行心理测试或精神分析。

Everaert 的研究显示了类似的结论。他比较了分两期手术和一期（同期）手术的差别。在分两期手术组，第一期刺激时没有失败的病例，而在一期（同期）手术组 3 例立刻显示出无效。他们认为这些结果可能受到心理因素的严重影响，精神异常与客观或主观成功率没有相关性，但这些共存的因素确实影响到症状和治疗结果。

在 MDT-103 试验（已获得 FDA 批准）中，89 例准备接受 SNM 治疗的患者接受了抑郁评分和健康相关生活质量（HRQOL）评价。患者被分成直接置入组和延迟置入组。在基线时他们注意到 73% 的患者有可检测水平的抑郁。3 个月后置入组患者的抑郁评分有明显改善，在 6 个月和 12 个月随访时抑郁评分仍然持续改善。SF-36 问卷评分（一种调查疼痛、活力、躯体功能、社会功能和精神健康的问卷），置入组患者的躯体功能、疼痛和社会功能方面评分都得以改善。该研究显示出未缓解的排尿功能障碍对生活质量的严重影响，SNM 治疗能够明显改善患者的抑郁评分和HRQOL 评分。

3. **骶神经调控方法**　虽然骶神经调控是一项长期的治疗，但治疗中包括了一个特有的试验性预刺激步骤，这使得患者和医师可以在试验性预刺激阶段对骶神经调控的效果进行评价。医师可以根据试验性预刺激的结果评价二期外科置入长效刺激器的可行性。

试验性预刺激可在门诊局部麻醉下进行，它包括两步，即门诊急性测试和居家评价测试。Schmidt 首次报道该项技术以评价骶神经调控的效果。测试电极插入到 S_3 神经孔以刺激骶神经根。电极移位是最常见的并发症，其他并发症有穿刺失败或疼痛。一些试验性预刺激失败的患者仍然有可能适宜 SNM 治疗。

鉴于上述原因开发了新型两期置入技术。通过置入长效电极并将先其连接到外部刺激器。该种长效电极较少发生电极移位并且允许更长的测试期，这使得区分由于技术原因置入失败导致无反应患者和真正的对 SNM 无反应患者成为可能。采用这种新型分期置入技术，10 例 PNE 失败的患者中有 8 例通过 SNM 治疗获得了良好结果。微创技术联合新型的自我锚定"倒刺电极"使得应用这种技术测试患者成为可能。这种新型的"倒刺电极"有四套自我锚定的倒刺，在局部麻醉下操作，不需要额外的切口和锚定。除了上述优点外，这种置入方式还可以在置入时测试反应敏感度，缩短手术时间。欧洲和美国现在广泛应用这种新型倒刺电极分期置入技术。

急性期主要用来测试神经通路的完整性，因此感觉和运动反应应该在测试时获得。良好的运动反应对于确定穿刺位置是否恰当十分重要。典型的刺激 S_3 神经导致盆底的风箱样运动、蹞趾的跖屈和直肠、会阴、阴囊或阴道的麻木感。刺激不同的骶神经根会导致不同的运动反应，刺激 S_2 神经产生肛门括约肌的收缩、扭动和整个脚的跖屈、侧旋；刺激 S_4 神经导致盆底的风箱样运动，无下肢活动和直肠拉紧感。

通过触诊定位 S_3 神经孔对于肥胖或没有明显骨性解剖标志的患者十分困难。X 线透视可用来辅助定位 S_3 神经孔，侧位 X 线像有助于确定置入 S_3 电极的穿刺深度。采用 X 线定位 S_3 神经孔允许通过经皮穿刺途径置入倒刺电极，从而无须开放手术置入电极。广泛应用的经皮倒刺电极摒弃了以往固定电极需要的骨铆钉。

因此现在置入 SNM 包括两期。第一期：首先测试期在 S_3 神经根附近放置经皮倒刺电极测试 1～4 周，患者可以出院居家体验体外试验刺激的效果，使得医师可以评价试验刺激对排尿的效果。在存在 SNM 置入适应证的情况下，如果患者的主、客观症状改善超过 50%，那么患者可以进行第二期手术，即置入长效脉冲发生器（IPG）于患者臀部的软组织内，置入的倒刺电极通过皮下的连接导线与脉冲发生器相连。一般低幅（0～3V）足够刺激躯体神经纤维，以减少过度刺激造成的潜在神经损害。在推荐的刺激参数（210 微秒，10～16Hz）以内持续刺激一般不会有疼痛感。

4. 单侧或双侧刺激　虽然多数患者临时和长期 SNM 都可产生明显持久的临床改善，但仍有一些患者仅有部分改善或临时改善。对于这些效果不理想的患者，几种方法被用来改善结果。SNM 治疗最常用的方法是刺激单侧骶神经，在某些中心，建议刺激双侧骶神经以获得更好的效果，膀胱受双侧神经支配是这种方法的理论基础。Schultz-Lampel 等通过动物模型研究双侧骶神经调控的理论基础，研究提示双侧骶神经调控可能是一种更有效的治疗排尿功能障碍的技术，他们认为双侧刺激较单侧刺激在更低的刺激强度时更加有效，同时刺激器与电池的寿命更长、潜在的神经损害更少。Scheepens 等进行了前瞻性随机交叉试验比较了单侧和双侧骶神经刺激，该研究中对 33 例慢性排尿功能障碍患者进行了单侧和双侧试验刺激以评价双侧刺激的优势。所有患者进行了试验刺激至少 72 小时，单侧或双侧试验刺激期间至少洗脱 48 小时。采用标准化的排尿日记记录和标准化量杯测量尿液。他们对比了 12 例急迫性尿失禁组患者和 13 例非梗阻性尿潴留组患者的结果，没有发现单侧和双侧刺激的效果有显著性差异。但非梗阻性尿潴留组有两例患者

在双侧刺激时可以排尿，而在单侧刺激时仍然是完全性尿潴留。造成结果如此不同的原因可能是双侧刺激时刺激了足够的骶神经传入纤维在中枢水平获得了明显的效果。因此在考虑双侧刺激前应先进行单侧刺激，而当单侧刺激失败后再考虑双侧刺激。进一步的临床随访研究可能鉴别出合适的患者进行双侧骶神经刺激。

5. SNM 的临床结果和并发症　1999 年，评价 SNM 治疗急迫性尿失禁的前瞻性随机研究结果发表。共 76 例患者在多个中心接受了 SNM 治疗，该组患者分为立即置入组和延迟置入组。立即置入组 34 例置入 SNM 后接受了 6 个月的慢性刺激，6 个月后评价治疗效果。延迟置入组 42 例患者先进行 6 个月的标准药物治疗后再置入 SNM。6 个月后，立即置入组患者的日尿失禁次数、日更换尿垫数、尿失禁的严重程度明显减轻。立即置入组有 16 例患者（47%）完全干燥，10 例患者（29%）尿失禁事件减少 50% 以上，18 个月后疗效仍然稳定。有趣的是，在置入 6 个月后评价时，如果关闭骶神经刺激器，立即置入组的尿路症状又回复到基线水平。

2000 年 Hassouna 等报道了 SNM 治疗尿急尿频综合征的效果。总共 51 例患者入选此多中心研究，其中立即置入组患者 25 例、对照组（延期置入组）26 例。所有患者经过 PNE 测试反应满意。立即置入组经测试刺激有效后直接置入，对照组延迟 6 个月后再置入。立即置入组的症状指标统计学上明显改善，如平均排尿次数从（16.9±9.7）次／天减少到（9.3±5.1）次／天、平均排尿量从（118±74）ml/ 次增加到（226±124）ml/ 次、尿急程度评分从 2.2±0.6 减少到 1.6±0.9。而对照组未看到明显改变。置入 6 个月后立即置入组进行了效果评价，当停止刺激后尿路症状恢复到基线水平。而当重新激活刺激后，在置入 12 个月和 24 个月后仍保持稳定疗效。

2001 年 Jonas 发表关于 SNM 治疗尿潴留的报道。177 例经非手术治疗无效的尿潴留患者被纳入到 1993—1998 年的多中心试验。37 例患者被指定入 SNM 治疗组，31 例患者被指定入对照组。在 6 个月时，SNM 治疗组显示 69% 的患者不再需要插导尿管，另外 14% 的患者每次导尿量减少 50% 以上。短暂关闭（3 天）SNM 装置后导致残余尿量的明显增加。在置入 18 个月时 SNM 仍然持续有效。

上述研究的第一篇长期随访结果发表于 2000 年，报道的是 1.5～3 年的随访结果。41 例急迫性尿失禁患者，59% 漏尿事件减少 50% 以上，其中 46% 的患者 3 年后完全干燥。经过两年的随访，56% 的尿急尿频患者每天的排尿次数减少 50% 以上。尿潴留组 42 例患者中，70% 的患者每次导尿量减少 50% 以上。

为获得美国 FDA 批准，Van kerrebroeck 等分析了试验中患者的 5 年随访结果。163 例患者纳入研究，152 例置入了 SNM。在 152 例置入的患者中，96 例（63.2%）有急迫性尿失禁，25 例（16.4%）有尿急、尿频，31 例（20.4%）为尿潴留。每年收集排尿日记资料，连续超过 5 年。对于急迫性尿失禁患者，平均漏尿次数从 (9.6 ± 6.0) 次／天下降到 (3.9 ± 4.0) 次／天。对于尿急尿频患者，平均排尿次数从 (19.3 ± 7.0) 次／天下降到 (14.8 ± 7.6) 次／天。平均排尿量从 (92.3 ± 52.8) ml／次增加到 (165.2 ± 147.7) ml／次。没有出现威胁生命的或不可逆的不良事件。在 152 例患者中，102 例患者共发生了 33 次与装置相关的不良事件和 246 次与治疗相关的不良事件。5 年后，68% 的急迫性尿失禁、56% 的尿急尿频和 71% 的尿潴留患者治疗结果是成功的。该研究的一项重要发现是置入后 1 年和 5 年的成功率高度相关。置入的患者中，84% 的急迫性尿失禁、71% 的尿急尿频和 78% 的尿潴留患者，如果在置入 1 年后有效，那么 5 年随访时结果仍然是成功的。

最近几年不同的临床中心发表了各自的长期结果。他们均得出结论：SNM 治疗是安全和有效的。所有上述提到的研究均报道了 SNM 治疗的并发症。Siegel 等总结了顽固性急迫性尿失禁、尿急尿频综合征和尿潴留患者进行 SNM 试验的并发症，并发症可以分成与 PNE 相关的和与置入相关的两大类。581 例患者共进行了 914 次试验刺激，166 次（18.2%）刺激出现了 181 个不良事件。大多数并发症与电极移位有关（108 个，占试验刺激的 11.8%）。不良事件中技术问题和疼痛各占 2.6% 和 2.1%。219 例患者进行了永久系统的置入，随访中发现如下不良事件：刺激器部位疼痛（15.3%）、新发疼痛（9%）、可疑电极移位（8.4%）、短暂电休克（5.5%）、电极部位疼痛（5.4%）、肠功能不良改变（3.0%）和一些不常见的事件如技术问题、装置问题、月经周期的改变等。33.3% 的病例（73/219）进行了置入神经刺激器和电极

系统的外科修复（返修），多数修复手术是因为疼痛或怀疑电极移位等需要重新放置刺激器。没有严重不良事件或副作用及永久伤害的报道。

最近我们发表了关于并发症的长期随访结果，纳入分析的 149 例患者中，107 例为膀胱过度活动症，42 例为尿潴留，平均随访 64.2 个月。整组中出现 194 次不良事件。6 例患者发生置入装置感染，1 例因为感染取出。多数事件可通过调整或重新设定 SNM 刺激器而解决。本组共进行了 129 次再手术，21 例患者取出了 SNM 装置。数据分析显示出 1996 年前后置入组的再手术率有明显差异，而主观结果差异不大，提示针对不良事件的积极手术是值得的。我们的经验发现应用倒刺电极后再手术率明显减少。在 39 例置入倒刺电极的患者中，Voskuilen 等在中期报道了 7 次严重不良事件，3 例需要再手术，3 例患者可以通过 1～2 次重新设定程序过程解决，3 例患者由于疼痛需要再手术重新放置 IPG，这 3 例患者再手术之后效果良好，1 例不全脊髓损伤患者置入后没有效果。

2002 年 7 月—2004 年 9 月，161 例置入倒刺电极的患者中，Hijaz 等报道了该中心发生的并发症，并发症主要有 3 种类型：感染、机械障碍、SNM 装置反应障碍。他们报道共取出了 17 例（10.5%），8 例是由于感染，7 例是由于失去效果。26 例（16.1%）患者在疗效降低后进行了修复手术，修复的原因包括机械问题、IPG 部位不适、电极移位和感染原因。并发症的发生率逐年降低主要是由于技术和手术的进步。Gaynor-Krupnick 等和 Hijaz & Vasada 提出了评价和处理神经调节系统功能异常的流程图。

6. 适应证的拓展　随着 SNM 的广泛使用，人们发现对于其他一些疾病 SNM 也有疗效。SNM 说明书以外的应用包括治疗间质性膀胱炎、慢性盆底疼痛、儿科排尿功能异常、神经源性下尿路功能障碍（如多发性硬化和部分脊髓损伤）。2000 年，Chai TC、Zermann 等发表了第一篇 SNM 治疗间质性膀胱炎的有效结果的文章。Comiter 于 2003 年在前瞻性研究中评价了 SNM 治疗间质性膀胱炎的效果，25 例患者中 17 例置入了 SNM 装置，经过平均 14 个月的随访，白天尿频和夜尿症状有了明显改善，分别从平均 17.1 次降到 8.7 次，平均 4.5 次降到 1.1 次（$P < 0.01$），平均排尿量从 111ml 增加到 264ml（$P < 0.01$），

平均疼痛评分（0～10）从5.8分降到1.6分（$P < 0.01$），间质性膀胱炎症状和问题指数评分分别从16.5分降到6.8分和从14.5分降到5.4分（$P < 0.01$）。慢性盆底疼痛或泌尿生殖疼痛是一种很棘手的顽症，近几年来，一些慢性盆底疼痛或泌尿生殖疼痛患者接受了SNM治疗。2001年，Siegel等为10例患者置入了SNM系统。经过9个月的随访，10例患者中9例疼痛评分改善，平均随访19个月时，10例患者中6例报道疼痛症状明显改善。在临床应用SNM治疗排尿功能障碍之后，Matzel与Schmidt、Tanagho等一起开始研究SNM治疗肠道功能障碍。在一前瞻性非随机多中心研究中，37例患者进行了SNM治疗大便失禁的试验测试，34例患者置入了SNM装置。通过每天的排便日记和疾病特异的生活质量问卷评价对于大便失禁的效果。每周的大便失禁事件（急迫性和被动性）频率从平均16.4次降到12个月时的平均3.1次，24个月时降到2.0次。每周的平均大便失禁次数、使用尿垫数量也明显减少，ASCRS评分显示生活质量明显改善，SF-36评分中只有社会功能明显改善。

Jarrett等进行了SNM治疗大便失禁和便秘疗效的系统分析。他们报道41%～75%的患者完全控制，75%～100%的患者大便失禁症状改善。本分析中SNM治疗便秘的结果似乎很有希望但数据有限。2011年，美国FDA批准了SNM用于治疗大便失禁。Guys等报道了SNM治疗儿童神经源性膀胱功能障碍的结果，总共有42例神经源性膀胱功能障碍儿童，主要是脊柱裂患儿，纳入到此前瞻性随机对照试验。21例患儿接受了非手术治疗而另外21例患儿采用SNM治疗。12个月后，SNM治疗组未见到明显的更佳效果。作者认为很可能干预组病例数太少或这些患儿的膀胱功能障碍太严重影响了疗效。

7. 性活动　常规随访中发现，部分患者置入SNM后性功能有所改善。Pauls等最近报道了先导研究以确定是否SNM对患者的性功能有影响。11例已接受永久置入的患者被调查置入SNM前后的性功能变化，SNM治疗后性频率和女性性功能指数（FSFI）明显增加，但在尿路症状和FSFI改善之间未发现相关性。

8. 结论　经过多年的试验研究，得益于Tanagho和Schmidt的开创性工作，SNM现在已成为广泛使用的疗法。虽然SNM的确切治疗机

制目前还不完全清楚，但SNM长期治疗的有效性已经得到确认。由于技术的改进和置入过程更低的侵袭性，我们可以期待将来并发症发生率会进一步降低。SNM在泌尿领域之外的扩展使用导致美国FDA批准了其胃肠道适应证。在动物模型的帮助下，有必要进一步研究以明确SNM治疗的准确机制。其他进一步研究的方向有：最佳适应证患者的选择（找到确定更适合候选者的方法）、SNM对多系统疾病（泌尿-妇科-胃肠道疾病）的效果、双侧与单侧刺激的疗效差异等方面。

（Philip E.V. Van Kerrebroeck
鞠彦合　廖利民）

（二）骶神经调控治疗膀胱过度活动症及急迫性尿失禁

骶神经调控（SNM）治疗排尿功能障碍这一概念的形成最早可以追溯到半个世纪前。20世纪60年代心脏起搏器取得成功后，人们试图通过电刺激驱动身体其他器官工作的热情开始高涨。20世纪70年代初，美国国立卫生研究院（NIH）开始了一系列研究，目标是通过电刺激获得协同排尿。

Schmidt等于1979年在美国加州大学旧金山分校开展了SNM的动物实验，1981年又在加州大学率先启动了SNM的临床研究，并于1989年首次报道了22例慢性排尿功能障碍患者应用SNM治疗的成功经验。

在欧洲，1994年SNM取得了CE认证，并应用于临床；同年Matzel等报道了SNM在大便失禁患者中的成功经验。在美国，1997年美国FDA批准了SNM用于治疗急迫性尿失禁，1999年又批准用于治疗尿频-尿急综合征和尿潴留，2014年大便失禁这一适应证也获得了美国FDA的批准

1. 对下尿路功能的作用机制　SNM刺激骶髓神经根主要是通过躯体传入神经成分发挥对下尿路功能的影响，因为起效的刺激强度并没有激活横纹肌的运动，也没有引起内脏神经甚至Aδ纤维的反应。在膀胱过度活动患者中，SNM通过刺激骶神经的躯体传入成分抑制膀胱传入活动，阻断异常感觉向脊髓和大脑的传递；抑制中间神经元向脑桥排尿中枢的感觉传递；直接抑制传出通路上的骶副交感节前神经元；同时还能够抑制膀胱-尿道反射，关闭膀胱颈口。这种机制阻止了非随意排尿（反射排尿），但并不抑制随意排

尿。在非梗阻性尿潴留患者中，SNM 能帮助患者重塑盆底肌功能，获得盆底肌的松弛，启动排尿；同时能够抑制过强的保护性反射，以及关闭尿道的兴奋作用，促进膀胱排空。在神经源性膀胱患者中，SNM 能通过阴部神经传入来抑制膀胱副交感节前神经元、盆神经向膀胱的传出；能够激活脊髓中协调膀胱和括约肌功能的中间神经元，排空膀胱；能抑制由 C 纤维传导通路介导的膀胱过度反射。在间质性膀胱炎 / 慢性盆底疼痛综合征患者中，SNM 能增强盆底肌的意识，减少盆底肌的过度活动，减轻疼痛症状；使表皮生长因子和抗增殖因子水平恢复正常；阻断非正常的 C 纤维活动，抑制脊髓和脊髓上的异常排尿反射。

2.适应证与疗效　骶神经调控可广泛应用于各种难治性下尿路功能障碍，如难治性急迫性尿失禁、顽固性尿频尿急综合征，难治性膀胱过度活动症，特发性尿潴留等。

对于各种难治性下尿路功能障碍，目前认为治疗成功的标准为：以最初的排尿日记为基准线，困扰患者主要症状的改善程度达到 50% 或 50% 以上。

美国泌尿外科协会（American Urological Association，AUA）指南指出，总体上来说，很多研究中所涉及的参数，包括生活质量（quality of life，QoL）和主观感受，均显示在 SNM 治疗后得到明显改善，并且如果停止治疗，这些改善将不复存在。

一项为期 12 个月的前瞻性、多中心试验对 340 例膀胱过度活动症受试者进行骶神经调控（SNM）成功率进行评估。272 例患者进行了永久置入。分析所有置入的受试者在基线和 12 个月的排尿日记数据，包括每天急迫性尿失禁（UI）的次数和排尿（UF）的次数。结果显示 12 个月的治疗成功率为 85%，UI 平均每天减少 2.2 ～ 2.7 次；UF 平均每天减少 5.1 ～ 4.1 次（$P < 0.000\,1$）。受试者生活质量评分较基线有显著改善（$P < 0.000\,1$）。80% 的受试者报告在 12 个月时其受排尿困扰的症状有所改善。16%（56/340）的受试者在测试期间发生装置相关不良事件，30%（82/272）的受试者在置入后发生装置相关不良事件。Siegel 教授对这群患者继续进行了长达 5 年的随访。5 年治疗成功率为 82%，平均尿失禁次数相比基线水平减少（2.0±2.2）次 / 天，而排

尿次数减少（5.4±4.3）次 / 天（$P < 0.000\,1$）。ICIQ 和 OABQOL 评分均明显改善（$P < 0.000\,1$）。最常见的器械相关不良事件有刺激发生变化（60/272），置入部位疼痛（40/272），以及治疗失效（36/272）。这项多中心研究表明，骶神经调控在膀胱过度活动的受试者中具有持续的疗效。

Van Kerrebroeck 等报道在 SNM 术后 5 年，急迫性尿失禁、尿急尿频及特发性尿潴留患者的治疗成功率分别达到 68%、56% 和 71%。Van Voskuilen 等对 149 例（71.8% 为膀胱过度活动症，28.2% 为特发性尿潴留）接受 SNM 治疗的患者进行随访，平均随访时间 5.3 年，59.7% 的患者对治疗效果满意。White 等随访了 202 例患者，其中 55% 为尿频尿急患者，28.5% 为急迫性尿失禁患者，16.7% 为特发性尿潴留患者，平均随访 36.7 个月，治疗成功率为 85.1%。Al-zahrani 等对单中心 96 例接受 SNM 治疗的患者进行了回顾研究，中位随访时间 50.7 个月，发现 SNM 对于特发性尿潴留、急迫性尿失禁和膀胱疼痛综合征长期的治疗成功率分别 87.5%、84.8%、73%。

骶神经调控对神经源性膀胱患者也有一定的疗效。神经源性膀胱患者在置入临时起搏器测试阶段须进行尿流动力学检查以评价疗效，从而决定是否置入永久起搏器。在永久起搏器置入之后的 2 ～ 4 个月，仍需要行尿流动力学检查以进一步客观评估 SNM 的疗效。

除了有疼痛症状外，膀胱疼痛综合征患者 100% 合并尿频，96% 有尿急症状，94% 有夜尿。第四届国际尿失禁咨询委员会（the fourth International Consultation of Incontinence，ICI）建议对于难治性膀胱疼痛综合征的患者，在采取大型手术如尿流改道前，应当考虑行 SNM 治疗。

ICI 推荐对于大便失禁的患者，如果有肛门括约肌复合体缺失或有解剖缺损，则建议行 SNM 治疗。Matzel 等进行了一项欧洲多中心前瞻性研究，纳入 37 例经非手术治疗失败的大便失禁患者，研究发现在经 SNM 治疗后患者大便失禁的次数明显减少（$P < 0.000\,1$）。Wexner 等研究发现对于大便失禁患者，SNM 术后 2 年治疗成功率达 84%，在 Uludag 的研究中，5 年成功率可达 80%；另有研究报道对于儿童大便失禁治疗的总体成功率可达 78%。SNM 似乎对治疗便秘也有效，但需要大型前瞻性研究及长期随访去证实。

Pauls 等研究发现 SNM 对女性患者的性功

能有积极影响。此外，MDT-103 临床研究显示 SNM 治疗可明显提高患者的生命质量，并且使患者的 Beck 抑郁指数得到明显改善。

3. **安全性**　AUA 指南指出，SNM 是一种侵入性治疗方式，患者有潜在感染的风险。刺激器部位疼痛发生率 3.3%～19.8%，电极部位疼痛发病率 4.5%～19.1%，电极移位的风险为 2.2%～8.6%，感染率 2.2%～14.3%，电击反应 5.5%～7.9%，需要再次手术的风险为 6.25%～39.5%。Leong 报道，尽管有 90% 的患者对治疗效果满意，但仍有 56% 的患者有不良反应发生，尤其是刺激器部位的疼痛，以及对日常生活产生影响，例如难以通过机场的金属探测及不能接受 MRI 检查。

Starkman、Van Voskuilen 和 Kessler 等对接受 SNM 治疗患者随访 7～24 个月发现需要再次手术的患者比例为 7%～18%。Pannek 等报道测试电极置入后 3 天，细菌定植率接近 46%，但没有患者出现临床感染的迹象。在 Van Kerrebroeck 等的前瞻性研究中，有 102 例（67%）患者发生至少 1 例与设备或治疗相关的不良反应，研究共记录到 221 例不良反应，96% 的不良反应在数据分析时已经解决。60 例患者中共发生 110 次需要手术干预的不良事件（最常见的手术干预是设备更换，包括更换电极、延伸导线或神经刺激器），16 例患者因不良反应或效果不佳而取出全套设备。与治疗相关的不良事件主要是由电极刺激所带来的不适感，在 41 例患者共发生 60 次，其次是经皮神经疼痛或神经刺激器置入位置疼痛，在 30 例患者共发生 40 次；与设备相关的不良事件主要是可疑的设备故障(5.3%)和可疑的电极移位(3.3%)。没有威胁生命或不可逆转的不良事件发生。

4. **患者的选择及疗效预测**　Kacker 等认为考虑接受 SNM 治疗的患者必须告知完整的病史和接受体格检查，包括生殖器、直肠及神经系统检查，且患者应准确记录排尿日记，并接受尿流动力学检查以明确诊断和确定是否为接受 SNM 治疗的合适人选。这些患者应当是对行为矫正或适当的药物（如毒蕈碱受体拮抗剂）等非手术治疗失败或无法耐受上述治疗。

患者应进行尿液分析、尿液细菌培养、泌尿系超声检查、尿道膀胱镜和膀胱冲洗液细胞学检查，以除外需要接受不同治疗的疾病如尿路感染或膀胱原位癌等其他病变。难治性尿急尿频综合征和（或）急迫性尿失禁，即对行为治疗（改变生活方式和膀胱训练）或适当的药物（接受超过一种抗胆碱药物治疗≥4 周）等非手术治疗失败。而解剖性低顺应性膀胱、尿路感染、泌尿系恶性肿瘤和进行性神经系统疾病的患者不应接受 SNM 治疗。此外，也必须考虑患者的一般健康状况和预期寿命。费用也是需要考虑的因素，因治疗费用较昂贵且目前中国的医疗保险尚无法完全涵盖，故应该在治疗前与患者充分沟通。

AUA 指南认为，一种有效的治疗方案取决于患者对治疗效果的期望，以及患者对此种治疗的风险和负担是否有清醒的认识。患者对于疗效的期望很重要，因为这会影响患者的主观反应以及对疗效的满意程度。疗效在很大程度上取决于患者对治疗的依从性。

有心理障碍的患者治疗失败的概率可能更高。Weil 等发现 SNM 在有心理障碍的患者中治疗失败率高达 82%，而没有心理障碍的患者失败率仅为 28%。Everaerdt 等也注意到心理因素对 SNM 术后 1 年疗效的预测有一定作用。

特发性尿潴留患者年龄越小，其接受 SNM 治疗的成功率越高。Amundsen 等发现年龄是预测急迫性尿失禁患者 SNM 治疗效果的独立预测因子，55 岁以下的患者治愈率明显高于 55 岁以上患者（65% vs 37%，$P < 0.05$）。此外，不论年龄高低，如患者有以下 4 种慢性病（关节炎、高血压、糖尿病、抑郁症）或有其中 3 种，则治愈率更低；当患者有神经系统疾病（脊柱脊髓手术史、多发性硬化症、帕金森病、脑血管意外史）时，则 SNM 的治愈率更低。

Scheepens 等发现椎间盘脱出和急迫性尿失禁是治疗成功的阳性预测因子，而患者抱怨（complaints）的持续时间和神经源性膀胱功能障碍是治疗成功的阴性预测因子。Cohen 等报道相比于术中患者仅出现感觉反应，出现运动反应（肛提肌收紧和踇趾的跖屈）是对治疗成功更好的预测因子。Goh 和 Diokno 发现特发性尿潴留患者如术前的每次排尿量 > 50ml，则治疗成功的概率更高。Al-zahrani 等研究发现膀胱疼痛综合征的患者合并尿急是治疗成功的预测因子。

然而，尽管学者们一直都在寻找准确的预测因素，试图在骶神经调控测试之前来预测患者疗效的好坏。但是目前，最准确的预测手段还是一期测试。

5. 骶神经调控手术标准操作流程

（1）患者术前准备：采用局部麻醉的患者不需要特殊准备，为了取得更好的术中影像效果，可建议患者灌肠。采用全身麻醉的患者，根据麻醉师的要求行术前检查及准备。

（2）麻醉：穿刺点及臀部外侧切口多采用局部麻醉，局部麻醉药应避免注入骶孔。个别情况可以采用全身麻醉，但麻醉期间应避免使用肌松剂，或仅于麻醉诱导阶段应用短效肌松剂。

（3）解剖概要：手术成功的关键是找准最佳穿刺点，将触点电极平行放置于 S3 神经旁。因此熟悉骶骨的解剖及 S3 骶孔的定位方法，成为操作的关键点。常用的 S3 骶孔定位法有以下几种。

1）坐骨切迹手触定位法：通过手触骶骨骨性标志定位，探找 S3 骶孔，一般以两侧坐骨切迹连线与骶骨中线交叉点做体表水平标志线，标记为 S3 骶孔水平线，交叉点两侧旁开 2cm 为 S3 骶孔对应体表处。

2）经尾骨尖测量定位法：沿骶骨中线，自骶骨尖端向上测量 9cm，旁开 2cm 为 S3 骶孔对应体表处。

3）X 线透视下"十"字定位法（图 14-8）：AP 位透视下，通过确定骶骨中线、坐骨切迹、骶孔弓状线等骨性标记，定位为 S3 骶孔对应体表处。

术中几种方法可以结合运用，以进一步确定 S3 骶孔的位置。

（4）手术步骤

1）体验治疗（图 14-9）：又称一阶段治疗；指在手术室 C 形臂定位下，将自固定电极通过微创手术，置于患者骶椎间孔内。患者回病房后，给予体外电刺激，调节排尿功能。

患者在 X 线床上取俯卧位，下腹部垫高约 45° 角，使骶部呈水平位。小腿垫高，使膝关节屈曲 45° 角。骶尾部术野常规消毒、铺单，并使肛门区及足部暴露出来。通过前述定位方法，在体表标记出双侧 S3 骶孔的位置。于 S3 骶孔标记点上方约 2cm 处作为进针点，进行局部麻醉。用 20G 穿刺针从进针点穿刺，进针角度在矢状位与皮肤成 60° 角指向尾端，在冠状位与皮肤成 5°～10° 角指向外侧。一旦穿刺针进入 S3 骶孔，则连接临时刺激器，测试患者的运动反射和感觉反射，以进一步确定穿刺部位正确。不同的骶神经 S2、S3、S4 的刺激反射见表 14-1。

确定穿刺针位置正确后，拔除针芯，插入深度指示针，穿刺皮肤处做 0.5cm 切口，拔除穿刺针，仅留置深度指示针。将扩张器连同导入器套沿深度指示针置入 S3 骶孔中，X 线侧位透视确定导入器套尖端标志位于骶骨厚度的中线略偏下处，拔除扩张器及深度指示针，仅留置导入器套。将自固定电极置入导入器套中，使前方 4 个触点贴近 S3 神经，透视下调整电极深度使触点 2、触点 3 横跨过骶骨前表面。

测试无误后，保持自固定电极于原位不动，拔除导入器套，使倒刺释放固定电极。拔出导入鞘时应确保电极尽可能不发生移位。

选取优势手侧臀部外上方拟置入永久刺激器处，做 5cm 左右切口。用隧道器将自固定电极尾端引入臀部切口处，并连接经皮延伸导线，进一步将经皮延伸导线经皮下隧道引至对侧皮肤外（其目的是防止臀部袋囊处感染），皮下隧道方向

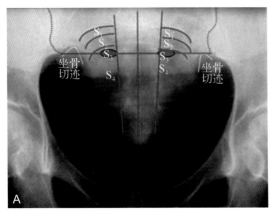
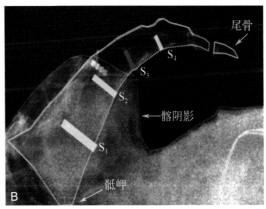

图 14-8　前后位透视下（A），以金属丝状物确定并标记骶骨中线，确定骶髂关节，做双侧骶髂关节下端（坐骨切迹附近）连线，其与 S3 骶神经孔弓状缘相对应，连线与中线交点左右旁开约 2cm 即为左、右 S3 骶神经孔位置。侧位透视下（B）S3 骶神经孔位于髂骨与骶骨交界处

表 14-1　不同骶神经的刺激反射

神经部位	神经支配		运动反应	感觉反应
S₂	支配阴部神经的主要躯体神经区域：外括约肌、腿和足	肛门括约肌的"表浅收缩（Clamp）"*	整个足部的跖屈反射，小腿腓肠肌收缩，大腿/臀的旋转运动	阴茎根部或阴道的收缩感
S₃	几乎所有盆腔的自主神经功能和支配横纹肌（提肛肌）	会阴部"风箱样运动（Bellows）"**	姆趾的跖屈反射，偶伴其他姆趾	直肠牵拉感，向前延伸至阴囊或阴唇
S₄	盆腔的植物神经和躯体神经功能（不包括腿和足）	会阴部"风箱样运动（Bellows）"**	没有下肢运动反射	仅直肠牵拉感

* 表浅收缩（Clamp）：指肛门括约肌收缩合并阴茎根部回缩（对男性而言）。将臀部侧向一边，可观察到阴部结构前后收缩变短。
** 风箱样运动（Bellows）：指盆底连续的升降运动。可观察到臀沟深浅变化

应保证由近端向远端进行。再次测试各触点反应无误。关闭臀部切口，术毕。进行长约 2 周的临时刺激治疗，根据患者症状改善程度，决定是否进行下一阶段的长期治疗。

2）长期治疗（图 14-10）：又称二阶段治疗：指将 Interstim 神经刺激器置入患者体内，并通过延伸导线与自固定电极相连，以提供长久的电刺激。

患者取俯卧位。常规术野消毒、铺单。原臀部切口局部麻醉，打开切口，寻找电极及经皮延伸导线，用扭力扳手将两者分离，将经皮延伸导线撤除，并于皮下 3cm 深处游离出适合骶神经刺激器大小的间隙。

将电极通过延伸导线连接至骶神经刺激器，

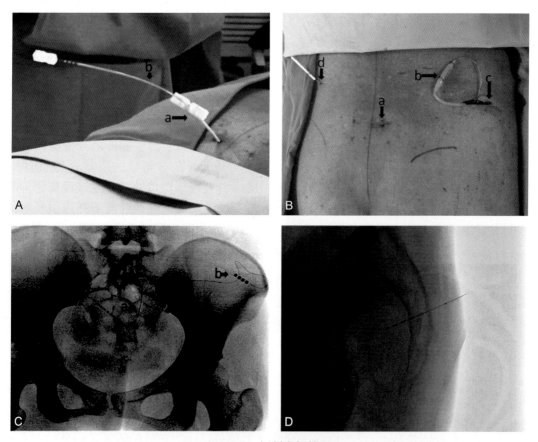

图 14-9　倒刺电极的置入

A. 通过扩张器的外鞘。a，将永久电极 b 置入体内。B. a 为电极置入位置；电极的尾端通过皮下隧道与延长导线连接（b），并埋于 c（未来脉冲发生器置入部位）；延长导线通过皮下隧道在身体的对侧穿出身体（d）。C. X 线正位片，a 为电极；b 为电极和延长导线的接头，同 B 中的 b；a、b 之间为皮下隧道内的导线。D. X 线侧位

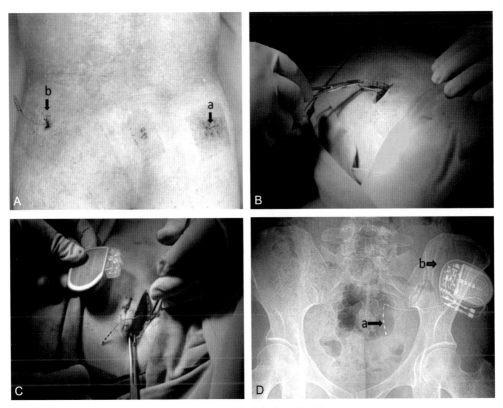

图 14-10　脉冲发生器的置入

A 中 a 为电极尾端和延长导线的接头位置，同图 B，在此位置做切口，找到接头，见 B；断开接头，延长导线由 A 中的 b 处撤出体外。C. 电极的尾端与脉冲发生器相连。D.X 线正位，a 为电极，b 为脉冲发生器

并置入游离好的皮下间隙中，要确保囊袋大小适中，太大会造成刺激器在皮下反转，太小会造成患者一定程度的不舒适感。应通过固定孔用丝线将骶神经刺激器固定于皮下。注意放置刺激器应保证 medtronic 的字体贴近皮肤。

将刺激器放置好后，在关闭前需使用医用程控仪进行电阻等相关测试，以确保各部分连接正常。术野充分止血、蒸馏水冲洗后，分层关闭切口，术毕。

6.并发症的处理与补救措施　随着骶神经调控的广泛应用，人们越来越需要了解这种疗法的并发症，在应答发生改变时学会如何对设备进行故障排除。

Siegel 等对 581 例患者进行了 914 次测试，在 166 例患者中发生了 181 次不良事件。108 例与电极移位有关，技术问题与疼痛分别占不良事件的 2.6%。在 219 例已置入 InterStim 系统（电极和电发射器）的患者中，刺激器部位疼痛是最常见的不良反应。33.3% 的病例（73/219）需要对刺激器或电极进行外科矫正手术以解决不良事件，包括因为刺激器部位疼痛而进行的刺激器重新放置，

以及对可疑移位电极的修正。有 10.5% 的患者因为疗效不佳而取出设备。

Everaert 及其同事专门报道了 SNM 相关的并发症。这是一项回顾性研究，纳入了 1994—1998 年的 53 例患者。最常见的问题是设备相关疼痛，共 18 例（34%）。

当脉冲发生器部位感染时，最好的处置是移除整个系统。到目前为止，没有任何术前或围手术期的抗生素方案被认为是最好的，最终应该留给外科医师斟酌决定。抗生素的考虑应以皮肤部位致病菌和耐甲氧西林金黄色葡萄球菌为治疗目标。

与疗效相关需要重置的并发症更为常见，图 14-11 概述了患者永久置入后疗效降低或缺失的应对方法。具体步骤包括：阻抗测试，阻抗描述了通过电路的电流阻力。如果存在太高的电阻，则提示没有电流流动（断路）。如果阻力太小，过强的电流会导致电池寿命消耗（短路）。我们所指的电路是从神经刺激器开始通过延伸连接器到电极导线，再通过电极到达患者的组织，然后通过另一个电极，沿着相同的路径返回电路（双极）

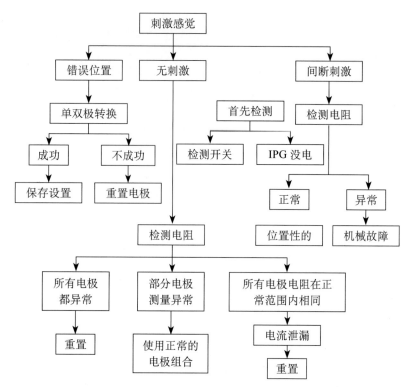

图 14-11　症状复发的诊断推演法则和故障排除

IPG. 置入式脉冲发生器

或神经刺激器（单极）。

许多阻抗测量值都在 $400 \sim 1500\Omega$ 范围内，高电阻（> 4000Ω）识别断路，低电阻（< 50Ω）识别短路。建议在关闭切口时进行阻抗测量；这些测量将识别哪些电极触点是完整的，允许程序员利用完整的触点继续编程。如果所有电极测量值都在 4000Ω 以上，则可能需要重置。

在 Ⅱ 期置入成功完成后，可能会发生一些故障，主诊医师应该形成一套诊断流程来及时有效地处理这些事件。

（1）脉冲发生器的安放部位不适：可能原因与囊袋相关或输出有关。与囊袋相关不适包括感染、囊袋位置（腰围）、尺寸（太紧、太松）、血肿和侵蚀。与输出相关不适主要包括对单极刺激的敏感性（使用单极时），或者电流泄漏。为了解决这个问题，建议评估专家按图 14-12 处置。

（2）症状复发：当患者出现症状复发时，则有必要评价患者的感觉反应。与基线相比，患者感觉到的刺激可能出现在错误的位置，没有刺激或间歇性刺激。另外，关于精确定位、振幅、频率等最佳刺激参数的文件应在成功置入后尽早建立，以作为基线，当发生变化时，可以参照基线应对。

（3）错误定位：如果患者报告刺激位置或模式发生改变，最好回到每个单极设置并绘制患者感受到刺激的位置。该设备被设置为 0- 患者 +，且患者会被问及她 / 他哪里有感觉；接下来设置为 1- 患者 +，且再次询问患者的感觉；然后将其设置为 2- 患者 +，直至最后设置为 3- 患者 +。如果这些组合不能确定目标区域，那么下一步就是可以编程尝试双极组合。当这些方法都使用后，有时增加脉冲宽度会扩大刺激区域。如果所有的编程可能性都已经用尽，那么对电极的重新定位或置入另一侧就是必要的。

（4）无刺激：出现这种情况首先应检查设备。设备参数必须设定足够高。首先必须检查是否误操作开关机（设定磁铁关闭以避免非主动的磁铁激活）以及检查 IPG 是否接近其保质期的最后期限。其次进行电极阻抗测量及阻抗读数，并密切观察单极电阻，采用这种方法很容易将问题筛出。使用单极阻抗，可以判断哪些电极线仍完好无损，哪些不是。再如前所述，用可接受的阻抗测量来继续电极的编程。检查双极测量以排除短路（非常低的阻抗测量）。如果针对故障电极编程不能恢复刺激，患者通常需要电极重置。

（5）间歇性刺激：同样，需要首先检查开关误操作。间歇性刺激可能是由于连接松散或者位

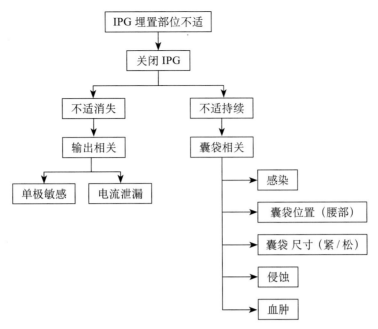

图 14-12　置入式脉冲发生器置入位置不适的故障排除推演法

IPG. 置入式脉冲发生器

置敏感度造成的。如果怀疑有一个连接接触不良，触碰连接点并再现一个间歇现象能很好的帮助判断问题所在。结合阻抗以及患者描述刺激的间歇状态来判断问题是由于位置变化造成的（可接受的阻抗仍然存在），还是由于设备问题（当患者觉得刺激消失时阻抗很高）。接下来考虑位置敏感度，当患者沿着某一方向移动时，电极位置偏移（如患者反映刺激在站立时消失）。在站立体位，电极的位置可能已经偏离神经，可能只需要增加振幅。间歇性刺激是一种具有挑战性的难题。

（陈国庆　廖利民）

三、阴部神经调控术

（一）原理

骶神经调控（SNM）系统是经美国 FDA 批准的治疗下尿路功能障碍的方法。主要适应证为急迫性尿失禁、严重的尿急尿频综合征和无膀胱出口梗阻的原发性尿潴留。然而对于那些脊髓损伤、解剖异常和曾接受脊柱内固定的患者，电极无法插入骶孔进行刺激，因此不适合 SNM 治疗。同时骶神经电极置入手术创伤大，存在电极移位、疼痛、感染和电池失效等术后并发症。目前对于骶神经电刺激治疗无效的难治性膀胱过度活动症患者，阴部神经调控系统（pudedal neuromodulation system，PNS）可以替代 SNM 系统，成为一个很有吸引力的选择。

阴部神经是一个包含躯体神经和自主神经的混合神经，从第 2、3、4 骶神经腹侧发出。人类尸体研究表明，有 50% 的标本起源于 S_2、S_3 和 S_4 神经根，40% 的标本起于 S_2 和 S_3，10% 的标本起源于 S_3 和 S_4。阴部神经的传入纤维和支配膀胱的盆神经传入纤维在相同水平进入腰骶段脊髓（图 14-13），汇聚到一定的脊髓中间神经元中，所以阴部神经刺激调节膀胱活动可能是阴部神经和膀胱感觉传导通路在腰骶部脊髓中相互影响的结果，并且允许在多条骶神经根的水平上影响膀胱功能。

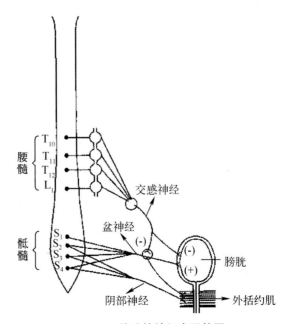

图 14-13　膀胱的神经支配简图

（二）解剖定位

阴部神经在坐骨大孔经梨状肌下孔穿出离开盆腔，然后环绕骶棘韧带和坐骨棘穿过坐骨小孔，继续走行于坐骨直肠窝的侧壁。在坐骨棘，阴部神经是一个相对独立的结构。

在尸体解剖上，俯卧位，坐骨棘的体表标记是如图14-14所示的两条直线（沿着股骨大转子上缘的水平线，和通过同侧坐骨结节中心的垂直线）的交点。经肛门插入示指摸到坐骨棘，20G刺激电极（Medtronic 041828）经皮肤表面标记点朝着坐骨棘的方向触到指尖，固定位置。然后解剖一侧的骨盆壁，发现在坐骨棘水平，阴部神经主干在阴部内动脉的内侧，电极的终端在进入阴部管之前与阴部神经（图14-15）靠得很近。

（三）手术方法

1. 置入电极

（1）按照前面描述的方法触诊确定坐骨棘体表标记（图14-16），并通过X线透视检查（图14-17）。

（2）在坐骨棘体表标记点做皮肤切口（5mm），通过这个切口将引导器插入。戴手套的示指，经肛门定位坐骨棘并指引引导器到达坐骨棘（图14-18～图14-20）水平。

（3）导线连接引导器的金属闭孔和外部的脉冲刺激器（Medtronic 3625 或 Medtronic 3628）。设置一个标准的骶神经刺激模式，脉冲宽度为210微秒、频率为14Hz、强度为5V。当引导器尖端和神经接触时，肛门括约肌会有一个明显的收缩。如果没有收缩，在手指帮助下重新定位。如果臀肌或髋关节出现收缩，也需要重新定位。电压以1V的幅度逐渐降低，直至找到引起最好的收缩效果的最低强度。同时行肛门直肠测压，确认括约肌收缩。

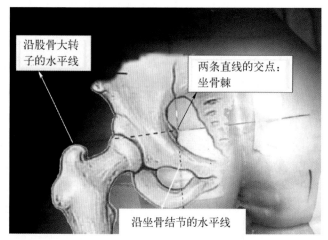

图 14-14　坐骨棘的体表定位

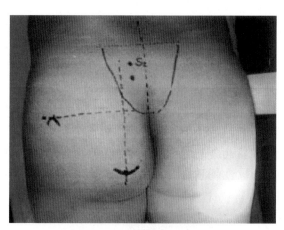

图 14-16　坐骨棘的体表标记

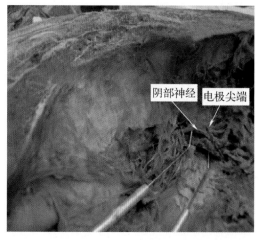

图 14-15　尸体解剖示意图

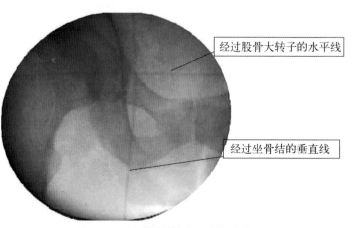

图 14-17　X线透视确定坐骨棘位置

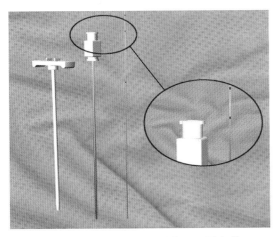

图 14-18　穿刺导芯、扩张器、导入鞘

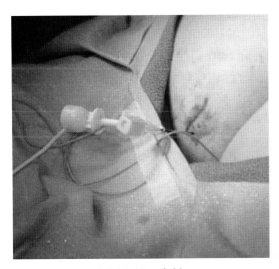

图 14-19　穿刺

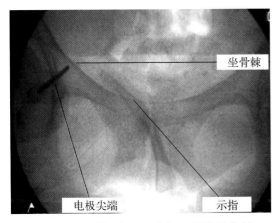

图 14-20　X 线透视（示指经肛门引导穿刺）

（4）倒刺四极电极（Medtronic 3093）通过引入鞘进入，最后位置的确定通过观察和触诊到括约肌收缩和放射检查（图 14-21）。

2. 调节测试阶段　电极与体外脉冲发生器连接，下尿路症状和残余尿量等观测指标可以通过排尿日记详细加以记录，一般急迫性尿失禁、严

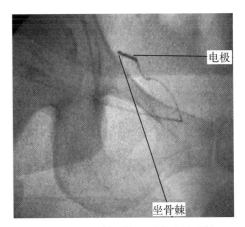

图 14-21　X 线透视（电极置入后）

重的尿急尿频综合征患者可以测试 2 ～ 4 周，无膀胱出口梗阻的原发性尿潴留者可以测试 4 周或更长时间，具体时间可根据医师经验掌握。

3. 刺激装置永久置入　移开经皮外置器。在下腹部做一个口袋放置脉冲发生器，通过皮下隧道内的电线连接电极。

（四）疗效和并发症

2005 年 Kenneth M Peters 对 30 例下尿路功能障碍患者进行了前瞻性、单盲、随机研究。30 例排尿功能障碍患者同时置入骶神经刺激电极和阴部神经刺激电极，应用每个电极分别测试 7 天。30 例患者中有 24 例进行了永久电极置入，其中 79.2% 的患者选择了 PNS，20.8% 的患者选择了 SNM，PNS 的总有效率为 63%，SNM 为 46%。2010 年 Kenneth M Peters 等回顾性分析了 SNM 失败后采用 PNS 的研究显示，PNS 可明显降低患者的尿频、夜尿次数。2017 年 Li Tian 等报道了 40 例排尿功能障碍患者，结果表明 PNS 可明显改善患者的生活质量及残余尿量。

主要并发症有电极置入部位感染、疼痛、电极移位、电极被包裹纤维化等。

（黄　海）

四、胫神经调控术

胫后神经刺激（posterior tibial nerve stimulation，PTNS）是治疗 OAB 的一种新型微创的外周神经刺激疗法。胫后神经刺激的灵感来源于中国传统医学中的针灸学，通过针刺腓总神经或胫后神经上的穴位影响膀胱功能，针刺点靠近"三阴交"（图 14-22）。

PTNS 最早由 Stoller 教授在 20 世纪 90 年代后期提出，并用于治疗膀胱过度活动症。胫后神

经刺激的部位在胫骨略后方内踝的头侧 4 ～ 5cm 处。目前的刺激方式为一周刺激 1 ～ 3 次，每次 30 分钟，连续刺激 4 ～ 12 周。PTNS 的作用机制目前并不是很清楚。有学者认为胫后神经包含 $L_4 \sim S_3$ 的神经纤维，与支配膀胱和盆底的神经纤维起源于相同的脊髓节段，这可以解释为什么刺激胫后神经可以影响膀胱功能。Chang 及其同事在大鼠实验中发现，电刺激大鼠后肢，可通过降低大鼠脊髓 C 纤维的表达，从而对骶脊髓产生影响。Agro 教授通过对患者治疗后电生理的研究，发现长潜伏期体感诱发电位(LL-SSEP)波幅显著增加，提示 PTNS 后皮质兴奋性重组。总之，现有的研究还不能完全揭示 PTNS 的机制和作用部位；这种治疗的结果可能是由于对中枢神经系统不同区域的影响，也可能是对靶器官的周围效应。

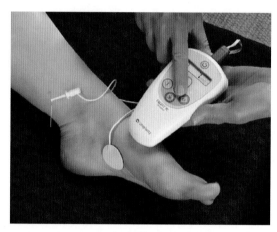

图 14-22　经皮胫神经电刺激设备

虽然对 PTNS 的机制还没有了解清楚，但是近 10 年来，这种技术已经广泛应用于膀胱过度活动症、非梗阻性尿潴留、神经源性膀胱、小儿排尿障碍及慢性盆底疼痛综合征的治疗。一些文献报道，PTNS 在 OAB 患者中的成功率可达 54.5% ～ 79.5%，这种改善不仅体现在症状上，也体现在尿流动力学参数上。Klingler 报道了逼尿肌过度活动的减少；Vandoninck 报道了膀胱容量的增加。Peters 及其团队进行了一项 PTNS 与 4mg 托特罗定缓释片的随机试验，这项试验显示 79.5% 的 PTNS 治疗组患者和 54.8% 的托特罗定治疗组患者在 OAB 症状总体反应性评估中有所改善，两组患者在排尿频率、尿急严重程度及尿失禁的改善上作用相似。在非梗阻性尿潴留患者中，患者的成功率可以达到 41% ～ 100%。关于 PTNS 在慢性盆底疼痛综合征中的疗效研究不

多，Van Balken 的研究表明，约 42% 的患者有效。Kim 教授的研究表明，90% 的患者在 VAS 评分上有超过 25% 的改善，60% 的患者可以获得超过 50% 的改善。PTNS 在儿童非神经源性膀胱患者中似乎很有效，60% ～ 80% 的 OAB 症状、43% ～ 71% 的尿潴留患者有明显的改善。关于 PTNS 应用于神经源性膀胱患者的研究比较少。在对一群混合患者（多发性硬化、脊髓损伤、帕金森病）进行刺激过程中的尿流动力学研究中，首次不随意收缩时膀胱容量及膀胱测压容积都有明显提高。陈国庆等对 23 例脊髓损伤后神经源性逼尿肌过度活动的患者进行经表面电极胫神经电刺激。每周治疗 2 次，共治疗 4 周。与治疗前相比，治疗 2 周后患者每次导尿量由 (258.7±14.7) ml 增加至 (282.5±15.2) ml (P < 0.05)，每天漏尿量由 (766.4±61.5) ml 降低到 (563.3±45.4) ml (P < 0.05)，PPBC-S 评分由 (5.2±0.1) 分改善到 (4.6±0.1) 分 (P < 0.05)。治疗 4 周后，患者每次导尿量为 (294.1±15.4) ml，每日漏尿量为 (541.4±47.5) ml，PPBC-S 评分为 (4.4±0.1) 分，与治疗前相比均有显著性差异 (P < 0.05)，与治疗 2 周相比无显著性差异 (P > 0.05)。结果表明：经表面贴片电极电刺激胫神经能抑制脊髓损伤患者神经源性逼尿肌过度活动，可增加膀胱容量，减少漏尿量。

目前，除了通过针电极或表面贴片电极电刺激胫神经外，可置入式胫神经刺激器也正在研发中。

BlueWind 医学公司生产了一种可置入胫神经刺激器 RenovaiStim（图 14-23），将刺激器经手术置入或经皮注射贴于胫神经周围，可通过外部设备调整刺激参数，经无线模式刺激胫神经。该刺激器优点可充当脚环随身携带，患者可在家中自行操作，推荐治疗方案为每天行 30 分钟的刺激。Heesakkers J 等通过一个前瞻性多中心研究结果显示，Renova 可置入胫神经刺激器可明显改善 OAB 症状。2018 年 Ramierez Garcia 等通过随机对照试验对经皮胫神经刺激和可置入式胫神经刺激进行对照研究，结果表明两组患者日间尿频症状均有所好转，但差异无统计学意义；通过 3 天排尿日记收集的变量在症状改善方面也没有差异。而且这两种方法都减少了超过 50% 的急迫性尿失禁发作，并大大提高了患者的生命质量。英国的另一款可家用、凝胶贴片电极胫神经刺激设

备正在进行临床试验，这款设备更方便，而且治疗是无创的（图 14-23）。Jai H Seth 等对 48 例有 OAB 症状的患者进行为期 12 周的治疗，53% 的患者有了中等以上的改善，24 小时排尿次数由平均 11.5 次减少到 8.8 次。

　　关于胫神经联合骶神经刺激的研究，2017 年，李兴等选用 5 头贵州小型猪，一侧电刺激骶神经，另一侧电刺激胫神经。利用醋酸诱导膀胱过度活动。在醋酸灌注时，分别单独开启一侧刺激，观察其抑制膀胱活动的效果；然后打开双侧刺激，观察联合刺激抑制膀胱活动的效果。结果表明，单独骶神经或胫神经刺激均明显增加膀胱容量，二者无显著性差异；联合刺激显著地增加膀胱容量，其抑制作用的效果优于单独的骶神经或胫神经刺激（$P < 0.05$）。

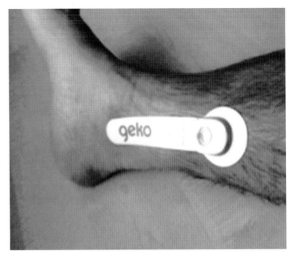

图 14-23　凝胶贴片可穿戴式胫神经刺激器

（陈国庆）

第15章

膀胱活动低下症与充溢性尿失禁

第一节 膀胱活动低下症概述

膀胱活动低下症（underactive bladder，UAB）是下尿路功能障碍的一种常见类型，但是对其的研究并不完善。尽管10多年前，国际尿控协会（International Continence Society，ICS）基于尿流动力学结果对逼尿肌活动低下（detrusor underactivity，DU）做出过定义，但该定义是基于专家的观点、而非前瞻性研究。目前大量术语被用来指代DU及其相关症状，但并未得到公认，仅少数泌尿科医师同意使用尿流动力学术语作为公认定义。UAB可能是一个比较合适的临床症状术语，它涵盖DU的症状和体征。DU是一个尿流动力学的诊断，很难进行流行病学研究。ICS并没有根据可能存在的病因或明确的症状对DU提出确切的分类，许多原因能被归类到病因或诱发因素中，但准确病因仍然不清楚。大多数DU的动物模型仅关注单病因的处理，但在人类UAB中，多种病因往往同时存在。目前为止，UAB的确切发病机制仍然被忽视，UAB患者由于尿潴留而存在发展为慢性肾衰竭的风险，目前没有公认的尿流动力学诊断标准，此外也缺乏治疗UAB的有效药物。由于缺乏统一的术语、详细的定义、被认可的诊断标准和有效的治疗方法，人们对UAB的关注度还不高。

一、名词术语与定义

（一）逼尿肌活动低下（DU）

DU被ICS定义为膀胱逼尿肌收缩的强度和（或）持续时间不足，导致正常排尿时间段内膀胱排空延迟或不能完全排空。DU有尿流动力学定义的优势，但是更侧重于逼尿肌收缩力并且仅涵盖了部分问题。膀胱不能完全排空可能是由于

结构紊乱引起的，例如除了逼尿肌之外的膀胱黏膜，因此用DU来统称是不合理的。不可能所有功能失调的原因都基于同样的病理生理机制，因此，把这个术语中的所有原因进行归一似乎并不令人满意。

（二）逼尿肌收缩受损（impaired detrusor contractility，IDC）

Purohit等把IDC定义为低幅度逼尿肌收缩和同步低尿流和（或）逼尿肌收缩持续时间不足以正常流率排空膀胱。IDC指逼尿肌收缩特性的缺陷和收缩力减弱，这些问题可能是收缩的速度和持续性的降低。IDC是DU的基本贡献者，并描述了逼尿肌收缩功能的特征，因此DU和IDC并不相同。

（三）逼尿肌无收缩（acontractile detrusor，AcD）

AcD意味着在排尿期间没有逼尿肌的收缩。Egilmez等认为AcD是指在尿流动力学检查中不能证实逼尿肌的收缩。合乎逻辑的假设是AcD是DU进展的极端。我们认为AcD是DU明确的一部分，因此一致的意思用两个术语是不合适的。

（四）逼尿肌反射亢进伴收缩力受损（detrusor hyperreflexia with impaired contractility，DHIC）

DHIC被定义为充盈阶段逼尿肌过度活动（DO）和排尿阶段逼尿肌收缩力低下，从而DHIC指无力的或无收缩的逼尿肌。一直以来，DHIC潜在的病因学就存在争论，是单病因机制，还是两种相互独立的情况同时存在仍然不知道。DHIC明显是多因素引起的，而不是单因素。DHIC呈现出独特的临床两难局面，治疗此病的

一个成分可能潜在地加重另一个成分。出于对逼尿肌功能衰竭患者会诱导尿潴留风险的考虑，过去几年中抗胆碱能药在此类患者中被阻止使用。

（五）膀胱活动低下（UAB）

尽管 ICS 还没有定义 UAB，UAB 却经常被作为 DU 的同义词来用。比起 DU 和 AcD 来，UAB 对于公众来说是一个更有效的交流术语。Chapple 等提出类比 ICS 对膀胱过度活动症（overactive bladder，OAB）的定义来对 UAB 症候群作出定义有潜在临床价值。笔者建议使用 UAB 比其他术语更合理。

UAB 的定义：ICS 对 DU 的定义仅考虑到了逼尿肌收缩的两个方面（力量和持续性），然而这个定义并没有阐明导致收缩力下降和收缩持续时间下降的成分是什么。另外，缩短速度缓慢也是重要的，应该被写入定义。ICS 的定义暗含 DU 与膀胱排空时间延长和（或）残余尿相关，但排空时间和残余尿量的正常值仍然未知。Smith 等的研究表明，DU 和膀胱容量感觉改变有关，但不是逼尿肌收缩力减弱的必要条件。ICS 定义的另一个缺点是没有包括症状描述。UAB 定义关注让患者感到烦恼的症状，提升了对重要临床状态的描述。不过，这个定义为 DU 提供了有用的概念框架，基础病因和病理生理机制会在弱收缩或长时间收缩或两者共同存在的条件下显现出来，随后的结果是膀胱排空不全和（或）排空延长。

目前为止，人们还不能明确解释 UAB 的发病机制，更不用说标准化的临床定义。未来的定义应该包括逼尿肌收缩强度、可持续性、速度和容量感觉，而且这一定义应该被描述为症候群，而不是一个尿流动力学表现。笔者建议的 UAB 定义为：UAB 是由各种原因引起的症候群，包括排尿踌躇、用力、排尿困难、尿流缓慢、间断排尿、排尿滴沥、膀胱排空时间延长和（或）膀胱排空不全；症状复合体的病理生理机制包括 DU、AcD、膀胱感觉减弱或缺失、尿道括约肌和盆底肌功能失调，排除来源于膀胱颈和尿道的机械性梗阻（bladder outlet obstruction，BOO）。

二、分类

ICS 没有根据潜在的病因对 UAB 进行分类，然而这样的分类可能有助于进一步研究。Chapple 等建议 UAB 的症状和（或）症状分类是促进标准化和深入研究的逻辑步骤。由于 UAB 和 OAB 之间的重叠症状（如尿频和夜尿），因此合理分类值得考虑。将 UAB 简单分类为衰老性疾病也是不正确的，因为其涉及多种病因。UAB 可分为以下 3 种类型。

（一）特发性 UAB

主要原因是年龄相关或其他不明原因的逼尿肌收缩力下降可被称为特发性 UAB。Cucchi 等报道，特发性 UAB 存在于近 3% 的成年女性，其中 75% 以上的患者在 56 ～ 80 岁，近 50% 的患者有反复发作的急性膀胱炎病史。特发性 UAB 的发展可能包含两个阶段：第 1 阶段是逼尿肌收缩力量下降；第 2 阶段是逼尿肌收缩速度下降。Kuo 将特发性 UAB 定义为无明显神经病变、无功能性或解剖性 BOO、低逼尿肌压力（detrusor pressure，P_{det}）伴最大尿流速（maximum flow rate，Q_{max}）< 10ml/s、大量残余尿（postvoid residual volume，PVR）> 150ml 或尿潴留。

（二）神经源性 UAB

完整的盆腔神经传入是提供足够的传入反馈以产生有效的膀胱收缩、排空膀胱所必需的。神经源性 UAB 起因可包括排尿反射传出支的直接改变、启动排尿反射的传入信号变化、中枢整合控制改变等。因为逼尿肌收缩强度和持续时间是传出神经活动的结果，这取决于感觉输入，感觉功能受损可能导致 UAB。排尿反射的中枢神经控制影响着感知、整合和输出过程中的关键环节，其中任何环节功能障碍均可能导致 UAB。

（三）肌源性 UAB

肌源性 UAB 可能是由于逼尿肌细胞的兴奋 - 收缩耦合机制改变而导致膀胱自主活动降低，其可能涉及肌细胞内在特质或细胞外基质的任何异常。由于 UAB 的病因目前尚未完全了解，因此笔者基于尿流动力学检查和症状将 UAB 分为 3 类：DU、AcD 及 DHIC。在尿流动力学检查期间，DU 患者可能有尿流（完全或不完全排空）或无尿流（潴留）。DU 又可分为 4 种亚型：①逼尿肌收缩强度降低（慢流或无力）；②膀胱排空时间延长（完全或不完全排空）；③逼尿肌收缩速度下降（犹豫或等待）；④膀胱感觉减少或缺失（慢性尿潴留）。AcD 患者常出现尿潴留，排尿需要挤压或增加腹压。DHIC 是 DU 和 DO（UAB 和 OAB 症状）的组合。

三、流行病学

关于 UAB 自然历史的有限知识限制了人们对其理解。从尿潴留流行病学研究中推断出的结论往往不直接。UAB 在多种临床状态中的表现说明它是多因素的发病机制，而并不仅仅基于膀胱正常老化。在一个回顾性尿流动力学研究中，40.2%（254/632）的男性和 13.3%（73/547）的女性被分类为 UAB。另一个研究证明 UAB 可能相应影响到 48% 的男性和 12% 的老年女性。这些研究表明，男性 UAB 患病率高于女性。人们对 BOO 和 UAB 之间的关系知之甚少。不是所有的 BOO 男性患者都会发展为 UAB，也不是所有的 UAB 男性都同时存在 BOO。女性 BOO 也不能忽视，女性 BOO 可能出现在重度泌尿生殖器脱垂、尿道周围手术和萎缩性阴道炎之后。研究表明 37% ~ 47% 的良性前列腺增生（benign prostatic hyperplasia，BPH）患者存在逼尿肌收缩力受损及 BOO。笔者建议未来关于 UAB 患病率的研究应基于对 UAB 有贡献的多种危险因素，评估必须是全面的。

四、危险因素

UAB 可能是临床医师和患者的一个令人沮丧的诊断。这种挫折可能是由于对病因的不完全了解及缺乏有效治疗所致。临床经验和尿流动力学研究表明，UAB 发生在不同的患者群体中，意味着存在多种病因。

（一）老化

一些研究表明，衰老过程可能导致逼尿肌收缩力在没有明显神经系统疾病的情况下适度下降，但潜在机制尚不清楚。随着年龄的增长，人膀胱的乙酰胆碱酯酶阳性神经量显著减少，表明副交感神经支配减少。功能磁共振成像显示岛叶对膀胱充盈的反应减弱，而岛叶负责绘制脑内脏感觉。

（二）脊髓损伤（spinal cord injury，SCI）

对脊髓的任何创伤均可引起排尿功能障碍。膀胱和尿道括约肌功能可能受到马尾或周围神经损伤的影响。骶副交感神经根（$S_2 \sim S_4$）介导逼尿肌收缩和尿道肌肉松弛，损伤可能导致逼尿肌收缩降低和尿道括约肌阻力升高。如果损伤高于 T_{12}，膀胱反射部分存在或完整。L_1 及以下的受伤患者可能存在松弛膀胱，即完全不收缩膀胱。

（三）腰椎管狭窄（lumbar canal stenosis，LCS）

LCS 是一种神经损伤，其特征在于椎管狭窄，腰椎水平处的脊髓和神经受压。LCS 可导致参与排尿过程的传入和传出脊髓神经的退化。60% ~ 80% 的 LCS 患者在进行腰椎减压手术之前就存在逼尿肌收缩力低下或无收缩。

（四）急性脑血管意外和帕金森病（Parkinson disease，PD）

卒中是影响老年人口健康的最严重事件之一。卒中患者可能会同时经历储存和排尿症状。大量卒中患者出现尿潴留症状或膀胱排空不全。PD 是与黑质中多巴胺能神经元变性相关的运动障碍。膀胱疾病是 PD 患者中最常见的自主神经障碍性疾病。UAB 在 PD 患者中占 50%，其逼尿肌无力的机制尚不清楚，值得进一步研究。

（五）手术

许多手术，包括膀胱外翻修复、前列腺切除术和盆腔手术等均可导致 UAB。盆丛提供支配膀胱的内脏末端分支，手术期间对盆丛外周支的撕裂损伤可能导致神经源性 DU。DU 可发生在根治性前列腺切除术之后，在膀胱颈解剖期间由神经损伤引起的膀胱三角区去神经支配被认为是导致 DU 的原因之一。Kitta 等报道，盆腔器官脱垂（pelvic organ prolapse，POP）患者术后有逼尿肌收缩性的短暂损伤，他们假设 IDC 的原因包括膀胱周围手术后造成的暂时缺血、疼痛、对盆底松弛的恐惧或医源性损伤膀胱神经支配。较差的逼尿肌收缩力是 POP 术后排尿功能障碍的最佳预测指标，高级别的膀胱疝、术中大量失血和提肌折叠术也是 POP 术后尿潴留的独立预测因素。

（六）药物

许多药物可以减少逼尿肌收缩力。具有抗毒蕈碱性质的药物可与乙酰胆碱（ACh）竞争毒蕈碱受体，并阻断 ACh 化学传递，导致肌肉松弛。神经松弛剂和 α 受体激动剂也可以增加残余尿，但与 UAB 的关系不明显。

（七）糖尿病（diabetes mellitus，DM）

DM 是膀胱感觉功能障碍的最常见原因。DM 导致膀胱充盈感受损、膀胱容量增加、逼尿肌收缩力降低、残余尿增加。糖尿病患者经常出现膀胱缺血，缺血可能会损伤神经，导致平滑肌损伤和 IDC。

五、病理生理和发病机制

已经发表的动物模型显示了 UAB 的特征，但每个模型都只注意到对 UAB 有贡献的一个危险因素，UAB 的多因素性质使得建立实验动物模型具有挑战性。目前 UAB 的病理生理学和发病机制尚不清楚。UAB 病理生理可能包括平滑肌收缩减弱、外周感觉神经功能障碍、外周副交感神经通路中轴突传导或突触传递缺陷、中枢神经系统（central nervous system，CNS）兴奋性传递减少和 CNS 抑制增强。因此，神经肌肉途径中从输入到输出的任何异常都可能导致 UAB。实际上，非神经和神经机制都可能参与 UAB。

（一）非神经机制：OAB 向 UAB 的进展

随着 OAB 的进展，膀胱壁质量增加；OAB 导致的膀胱结构变化可能是肌肉和结缔组织结构的改变，进而导致收缩性受损。Chancellor 假设长期未经治疗或难治性 OAB 可能进展为 UAB，该假说是基于以下考量：OAB 和 UAB 在老年人群中均很常见；一些症状重叠；OAB 和 UAB 一起发生（DHIC）；OAB 和 UAB 与共同的潜在病因（BOO 和神经系统疾病）相关。Cucchi 等推断 OAB 是一种节能机制，或为逼尿肌收缩提供补偿效率的机制，由于与 UAB 相关的逼尿肌肥厚，膀胱壁胶原形成并发展成 UAB。

（二）神经机制：损毁的信号转导过程

缺乏收缩刺激和（或）组织反应能导致 UAB。ACh 是逼尿肌生理排尿收缩的主要刺激物。支配逼尿肌的副交感神经纤维释放信号减少和突触间隙中这种信号降解增加可导致缺乏收缩刺激。

神经递质释放减少是因为来自脑桥排尿中枢的输入减少和（或）释放递质的能力受损。UAB 也可能是由于组织对收缩刺激的反应性受损。UAB 的机制包括信号转导所涉及的从受体激活到平滑肌收缩的各个步骤。因为逼尿肌收缩强度和持续时间是传出神经活动的结果，传出神经活动反过来依赖于感觉输入，所以传入功能受损可能导致 UAB。

来自尿道传入的阳性感觉反馈可增加逼尿肌压力的幅度和持续时间，这些正是有效排尿所必需的，因此尿道感觉障碍也可导致 UAB。

六、诊断

由于症状缺乏足够的准确性，并且 ICS 尿流动力学 DU 定义不能用于临床症状诊断，因此 UAB 的临床诊断具有挑战性。症状只能用来拟定可能的诊断，UAB 可能与其他疾病（如 DO 和 BOO）同时发生。因此，基于临床症状的 UAB 诊断是复杂的。到目前为止尚没有公认的尿流动力学标准来定义 UAB，并且可能无法立即对所有疑似 UAB 的患者进行复杂的尿流动力学检查。

尿流动力学测定可以提供一些关于膀胱收缩功能的信息。侵入性压力 - 流率研究（pressure-flow study，PFS）是目前唯一测定逼尿肌收缩功能的准确方法。PFS 可以分类梗阻程度并识别患有 DU 或 AcD 的者，但 PFS 的侵入性、经济和时间要求限制了其应用。到目前为止，ICS 还没有达成关于判断 DU 或 AcD 尿流动力学标准的共识。

目前，在临床实践中有几种确定逼尿肌收缩性的方法，包括 Schaefer 列线图、逼尿肌收缩系数（detrusor contraction coefficient，DECO）、瓦特因子（Watts factor，WF）和膀胱收缩指数（bladder contractility index，BCI）。Schaefer 列线图被广泛用于评级 BOO 程度和逼尿肌收缩性能，其用垂直轴代表尿流率，水平轴代表逼尿肌压力，并将逼尿肌收缩强度分为 6 级（VW，W-，W+，N-，N+，ST）；梗阻分为 7 级（0 ～ VI）。逼尿肌收缩强度可以通过 Q_{max} 和相应的逼尿肌压力（$P_{det}.Q_{max}$）位于列线图中的区域进行半定量判断。逼尿肌收缩系数（DECO）由 Schaefer 提出，用于定量测量逼尿肌收缩力。

DECO 可以通过以下公式计算：DECO = （$P_{det}.Q_{max}+5Q_{max}$）/100。Schaefer DECO 列线图由 DECO 和 Schaefer 列线图组合而成。在列线图中，当边界位于 W+ 级和 N- 级之间时，DECO = 1。DECO > 1 被认为是逼尿肌收缩力正常。

WF 被用作定量评估逼尿肌收缩力的参数，$WF_{max} \leqslant 7 \sim 10 W/m^2$ 用于诊断 DU。膀胱收缩指数（BCI）< 100 可诊断 DU。逼尿肌等容收缩压（detrusor isovolumetric contraction pressure，$P_{det}.isv$）和投射等容压（projected isometric pressure，PIP）也用于评价逼尿肌收缩强度，$P_{det}.isv < 50\ cmH_2O$ 可诊断为 DU。PIP 的结果在线性被动尿道阻力关系（linearized passive urethral resistance relation，LPURR）图的横轴上确定，也可通过下面公式计算：PIP = $P_{det}.Q_{max}+5Q_{max}$。

目前大多数研究集中在评估逼尿肌收缩强度，

阈值设定在正常对照组的下限附近，可能不适用于所有组别。目前专家们并没有就使用哪种方法达成一致意见。ICS 定义仅考虑逼尿肌收缩的两个方面（强度和持续时间）。逼尿肌收缩速度可通过最大逼尿肌收缩速度来评估。从理论上讲，如果逼尿肌收缩时间不足，膀胱就不会排空；然而，目前的研究并不涉及逼尿肌收缩持续时间。在笔者看来，需要更大的样本量和多中心的前瞻性研究来确定一个公认的结论。关于 UAB 的治疗，我们将在本章第二节详述。

七、结论

UAB 是下尿路症状的主要组成部分，可以影响上尿路功能。目前 UAB 的许多基本问题仍未得到解决，迫切需要建立一个普遍接受的尿流动力学定量定义，了解 UAB 在老年人群不同年龄组中的自然进程也是至关重要的，需要详细的流行病学调查来确定 UAB 的真正发生率。前瞻性纵向研究对于揭示 UAB 的发病机制是必要的，动物模型的建立对于病理生理学研究也是必要的。由于标准尿流动力学评估的固有局限性，应开发新的无创检测方法来诊断 UAB，也需要更多的研究来开发新的药物和装置来改善膀胱的收缩和感觉功能。

（李　兴　廖利民）

第二节　膀胱活动低下症及充溢性尿失禁的治疗

膀胱活动低下症及充溢性尿失禁的治疗原则是预防上尿路损伤，避免膀胱过度扩张和减少残余尿。临床医师不应该简单地改善患者的逼尿肌收缩力，而应改善临床膀胱功能和排空效果。治疗重点是尽量减少膀胱排空不良引起的并发症的风险，如反复尿路感染、上尿路损害和膀胱结石。不过目前现有已发表的研究均未证实膀胱活动低下症是一种进展性疾病。Bristol（英国）的 14 年随访研究表明，最初选择非手术治疗的逼尿肌活动低下综合征患者中，84% 仍然维持原有基线水平，没有进展。

目前针对膀胱活动低下症及充溢性尿失禁治疗缺乏有效的药物或外科方法。治疗方法可分为增强逼尿肌收缩力（如电刺激、重建手术）、降低膀胱出口阻力（如膀胱出口手术、盆底肌松弛）或其他尿流改道方法（如耻骨上造瘘、回肠膀胱术）。在临床实践中，治疗方案取决于几个因素，包括年龄、性别及病因。

一、药物治疗

膀胱活动低下症的药物治疗效果十分有限，理论上所有可以增加逼尿肌收缩活性并降低膀胱容量和（或）降低膀胱出口阻力的药剂都是有用的。其治疗药物包括 M 受体激动剂（如氯贝胆碱或卡巴胆碱）及乙酰胆碱酯酶抑制剂（如地斯的明）。PGE2 可增加逼尿肌收缩力和放松尿道。此外，PGE2 被认为负责增强逼尿肌自发收缩所需要的传入信号传导，因此 PGE2 是刺激膀胱排空的理想选择。α 受体阻滞剂可以通过在排尿期间减少尿道阻力来治疗膀胱活动低下症。BTX-A 已经成功用于减少膀胱出口阻力和残余尿量，几乎没有不良反应的报道，尿道 BTX-A 注射是治疗膀胱活动低下症患者的一种可选方法。

二、电刺激疗法

电刺激是具有潜力的膀胱活动低下症的治疗方法；骶神经调控（SNM）是最公认的方法，已于 1999 年被批准用于治疗非梗阻性尿潴留。它主要应用于女性非梗阻性尿潴留（或 Fowler 综合征）。其中 meta 分析（包括一个随机对照试验和 13 项观察研究）发现，SNM 后排尿量显著增加 299ml，残余尿量减少 236ml。尽管大多数 SNM 尿潴留研究的成功率被报道为 70% ～ 80%，但有人认为这是有误的，因为一期试验阶段的平均应答率约为 54%。

由于 SNM 可能在大部分患者中不起作用，因此预测治疗反应显示非常有意义。Rademakers 及其同事最近进行的一项初步研究利用列线图预测接受 SNM 治疗的膀胱活动低下症患者治疗成功率的能力。先前报道的 Maastricht-Hannover 列线图被用来鉴别 DU 患者（< 25%）。18 例患者接受了 SNM 治疗，其中 10% 以下的患者成功率为 20%，而 10% ～ 25% 的患者成功率为 86%。其结论是：与膀胱无收缩力相比，残存膀胱收缩力越好的男性患者越有可能从 SNM 手术中获益。

目前研究已经提出了 SNM 的几种机制，例如作为对大脑中负责控制膀胱和括约肌功能的传入通路区域的刺激、对混乱的神经反射的纠正等。然而，SNM 仅在脊髓、排尿中枢和神经根完整的情况下才有效。

近年来，膀胱腔内电刺激（IVES）疗法是一种新的电刺激技术。膀胱充满生理盐水，电流通过导管尖端的电极（阴极）释放；电流通路通过在感觉正常的皮肤阳极上完成。每天进行 1 次刺激，通常为 1 小时，10 ～ 15 次为试验期。尽管多数观察研究都得到膀胱腔内电刺激疗法具有疗效的结论，然而唯一的实验组对照研究却没有显示出任何益处。不过 Deng 等最近的一项单中心非随机研究证明了最新结果，27% 的研究患者的 PVR 改善率超过 80%。

另一种电刺激方法是经皮电刺激疗法，但相关研究较少。Kajbafzadeh 等对 38 例非神经源性膀胱活动低下症患儿进行了随机对照试验。试验组治疗包括电刺激疗法（腹壁皮肤电极）和保守疗法（患儿宣教、二次排尿、定时排尿、排尿姿势矫正），而对照组仅进行保守疗法。与对照组相比，治疗组的排尿时间、膀胱容量和尿流率均有显著改善。本研究的主要局限是缺乏假实验组对照，不过在现实临床实践中是很难实现的。

三、手术治疗

对于经过正确选择适应证，膀胱缩小成形术是治疗膀胱活动低下症可行的选择。背阔肌肌肉成形术是一种功能性肌肉转移的创新方法，可以促进膀胱储尿和随意排空的功能，可以使一些患者恢复膀胱功能，对于一些排除膀胱出口梗阻的膀胱活动低下症患者可以选择。经尿道膀胱颈切开已广泛用于男性和女性膀胱颈梗阻，这对减轻排尿困难是有效的。经尿道膀胱颈切开也可用于脊髓损伤和逼尿肌 - 括约肌协同失调患者，并能有效恢复自发性排尿；然而，术后出现了一些并发症，包括出血、膀胱阴道瘘、压力性尿失禁、尿道狭窄和逆行射精，长期疗效不理想。

对于中老年良性前列腺增生合并膀胱活动低下症的患者解除梗阻手术是否有益，这一问题一直存在争议。尽管普遍认为这样的患者不适合手术，但缺乏公开发表证据。Kim 等对 10 项有关经尿道手术治疗 BPH 合并膀胱活动低下症的比较研究进行了系统回顾和 meta 分析，结果发现，与非手术治疗患者相比，手术治疗组患者在 IPSS 和 Q_{max} 方面的改善不明显。生活质量评分和残余尿量变化无显著性差异。这些结论说明术前尿流动力学研究的重要性。因此临床上仍需要建立更适用膀胱出口手术的适应证。对于合并有膀胱活动低下症的患者，尽管有些患者经尿道手术会改善其症状，但应充分告知其可能存在术后效果不满意的风险。

四、组织工程与再生医学

再生医学策略已被建议作为一种潜在的治疗膀胱活动低下症的手段。尽管对整个膀胱的组织工程进行了 10 余年的研究，但仅有小型临床研究取得了一些成功，由于重建复杂的神经支配以实现自主排空比较困难，这种组织工程重建膀胱只能发挥储尿功能。此外，还报道了用于膀胱成形术的组织工程膀胱组织片的严重不良事件，这也表明这种方法使用时应格外小心。干细胞注射疗法是一种更可行和实用的方法，几项临床前研究表明，注射骨髓后干细胞和肌肉源性细胞可改善膀胱收缩力。最近，Levanovich 及其同事报道了第一个用干细胞注射治疗膀胱活动低下症的人体内研究。一名 79 岁患有膀胱活动低下症的男子被注射了自体肌肉源性干细胞，1 年后最大膀胱容量从 844ml 降到 663ml，并且改善排尿，尽管患者仍然需要进行自家导尿。未见不良反应报道。显然，需要进一步的研究来确定这种方法的安全性和有效性。

总之，目前膀胱活动低下症治疗有其局限性和并发症，还没有一种有效的疗法来治疗所有类型的膀胱活动低下症，在动物实验和临床研究的基础上探索新的药物和装置是当务之急。

（李　兴　廖利民）

第三节　逼尿肌反射亢进伴收缩力受损的治疗

虽然逼尿肌反射亢进伴收缩力受损（detrusor hyperreflexia with impaired contractility，DHIC）在 1987 年被 Resnick 等首次报道，但是其发生的确切机制目前仍不清楚。DHIC 被认为是引起老年患者下尿路功能障碍的主要原因之一，在对此类人群进行尿流动力学研究发现，8% ～ 18%

的患者存在 DHIC。Ameda 等对 193 位患有下尿路功能障碍的男性进行尿流动力学测定后发现，11% 的患者表现为 DHIC。另一项对 80 岁以上的社区女性尿流动力学研究发现，16% 存在 DHIC。DHIC 患者通常会有急迫性尿失禁与较多的残余尿，可引起膀胱排空不全导致慢性尿潴留或反复的尿路感染。尽管对 DHIC 的研究在增多，但直到目前国际尿控协会对 DHIC 的定义、诊断及治疗都没有一个特定的标准。

虽然 DHIC 是由多种病因引起的，包括膀胱出口梗阻、支配膀胱的外周神经受损、神经病变及盆底肌松弛功能较差等，但目前没有合适的动物模型可复制，因此探索其治疗方法受到限制。目前泌尿外科医师对 DHIC 储尿期与排尿期的两个方面症状同时进行治疗。治疗依据在于看哪方面症状占据主要作用。对储尿期的治疗包括非手术治疗方法如凯格尔训练与药物治疗等。对排尿期的治疗包括保守观察、定时排尿、Valsalva 排尿及清洁间歇导尿等。就目前对 DHIC 治疗的相关文献报道在本节做一综述。

一、非手术治疗

如果膀胱相关症状较轻，那么可通过调整液体摄入量、制订合适的排尿方案和行为训练（包括盆底肌训练)等保守方法治疗 DHIC 尿急的症状。对于极度虚弱、生活质量较差需要特殊照顾的老年尿失禁患者来说，不论排尿期症状如何，推荐留置导尿管的非手术治疗。

二、药物治疗

目前临床对 DHIC 理想的治疗方案仍旧未知，还不清楚是否当逼尿肌活动低下 (detrusor underactivity, DU) 存在时，常用于治疗膀胱过度活动的药物是否也是安全有效的。对 DHIC 或逼尿肌收缩力减弱的患者，为改善尿频、尿急症状而盲目应用抑制逼尿肌收缩的药物，极易加重膀胱排空障碍，引起急性尿潴留或促进剩余尿增多。

依据症状的程度，抗胆碱能药物被用作缓解 DHIC 中的激惹症状，如尿频和尿急伴或不伴尿失禁。建议对老年人群采用小剂量治疗，因为他们对抗胆碱能药物可能更容易产生副作用，包括影响逼尿肌收缩力、认知功能障碍加重、视觉障碍、便秘和口腔干燥等。对这部分人群，整个治

疗过程必须严格监视精神状态和残余尿量。对那些具有持续的较多残余尿量和突发性尿潴留患者，推荐采用清洁间歇导尿或留置导尿管。

一项双盲、随机、安慰剂对比的研究对 110 位老年人（其尿失禁是由膀胱过度活动引起的，所有人的认知功能正常，同时存在 DHIC）进行了报道。盐酸奥昔布宁初始用量为 2.5mg，每日 3 次，然后根据疗效与副作用调整剂量。64 名受试者服用奥昔布宁后日尿失禁率下降了 68%，安慰剂组下降了 40% ($P = 0.004$)。虽然相比于 47% 的收缩力受损的受试者，71% 的收缩力正常的受试者没有发生漏尿的情况 ($P = 0.08$)，但在试验终止时，奥昔布宁组 64 名受试者中有 34 名无尿失禁发生，同时安慰剂组 46 名受试者中只有 7 名未发生尿失禁 ($P < 0.001$)。总体来说，奥昔布宁对此类人群是安全的，没有明显的急性尿潴留情况发生。然而，解痉药对那些更严重的 DU 患者，尤其是那些身体虚弱且认知功能受损患者的长期疗效与安全性仍不得而知。DU 与 DHIC 同时存在也可能增加解痉药引起的急性尿潴留的风险。对少数患者来说，解痉药只能缓解尿急症状，尿潴留仍需要间歇导尿。目前仍不清楚 M_3 受体选择性解痉药或行为疗法（包括膀胱训练与盆底肌训练）对老年 DU 且伴有尿急或压力性尿失禁患者是否有效。

Liu 等认为抗胆碱能药物与 α 受体阻滞剂对 DHIC 患者的治疗是安全的，Lee 等认为最初应用 α 受体阻滞剂治疗 DHIC，1 个月后再次评定药物的治疗效果，以便更换药物或增加别的药物。近来 Wang 等报道膀胱内灌注肉毒毒素 A 治疗 DHIC 是安全的，相对于单纯的膀胱过度活动，肉毒毒素治疗后副作用较少，近期疗效更好。然而，虽然肉毒毒素能改善 DHIC 储尿期症状，但是却能增加尿潴留的风险。实际上，这些治疗方法可能加重排尿期症状，即使患者储尿期症状得到改善，他们只会感觉更差。因此当使用抗胆碱能药物、$β_3$ 受体激动剂或肉毒毒素治疗时，患者应有能力且自愿进行清洁间歇导尿。然而，DHIC 患者通常年龄较大，并不能进行清洁间歇导尿，因此对于残余尿量较多（250ml）的患者，应该避免这些治疗方法。

三、外科治疗

对于前列腺增生引起膀胱出口梗阻的患者，

当抗毒蕈碱类药物治疗无效，尤其当患者的储尿期症状显著时，可以考虑外科治疗方法。

解决膀胱出口梗阻手术如经尿道前列腺电切术（TURP）可能改善男性 DHIC 患者的排尿期症状。目前术前尚不能预测患者术后膀胱功能是否恢复正常，但解除膀胱出口梗阻后，逼尿肌活动过度在半年内逐渐消失者可达 60%。严重的 DHIC 患者，常有大量残余尿，尿流动力学检测逼尿肌收缩力位于很弱范围内，这类患者手术后大量残余尿的状况仍难以改善。在单纯 DU 存在时，TURP 可以显著改善排尿症状，降低尿潴留及留置导尿管的风险。但是 TURP 却不能解决膀胱过度活动的问题。因此治疗 DHIC 时必须考虑到这两个方面的因素。

但目前多数学者认为对于此类患者，手术未必能够缓解下尿路症状，甚至可加重尿失禁，应谨慎考虑。

四、骶神经调控

到目前为止，对 DHIC 的治疗包括药物治疗、间歇导尿及膀胱内灌注肉毒毒素等都仅限于治疗 DHIC 的一个方面（膀胱过度活动或活动低下）。骶神经调控（SNM）已经被批准用于特发性膀胱过度活动与非梗阻性尿潴留的治疗。是否 SNM 能同时解决 DHIC 的这两方面问题呢？Hennessey 等在 2017 年首次对 SNM 治疗 DHIC 的效果进行了报道。20 例患者接受了一期测试，45% 的患者对刺激有反应；置入永久电极进行 17 个月的随访发现，91.7% 的 DHIC 患者仍在继续使用 SNM 治疗。SNM 能显著改善排尿量、残余尿量及膀胱过度活动的参数。因此他们认为，SNM 能同时治疗 DHIC 的两个方面的问题，并且治疗效果令人满意。

总之，由于 DHIC 呈现出独特的临床两难的局面，因此治疗此病的一个成分可能潜在地加重另一个成分。笔者认为，DHIC 的实质是膀胱过度活动症（OAB）合并膀胱活动低下症（UAB），对于这类患者的处理原则取决于 OAB 和 UAB 的权重。如果患者以 OAB 为主，则在治疗 OAB 的同时积极处理 UAB，患者有可能获得自主排尿的机会；如果患者以 UAB 为主，则在治疗 OAB 之前或者同时训练患者掌握间歇导尿以排空膀胱。

（李　兴　廖利民）

第 16 章

男性尿失禁

第一节 概　　述

男性尿失禁和女性尿失禁一样，可以由于膀胱和（或）尿道括约肌的功能异常引起。当患有神经源性膀胱或膀胱逼尿肌障碍时（可以引起逼尿肌过度活动或活动低下），膀胱超微结构和功能可以发生相应改变。然而，一部分膀胱和（或）尿道括约肌的功能障碍是男性特有的，例如前列腺增生等膀胱出口梗阻性疾病可以引起逼尿肌过度活动和膀胱顺应性改变，从而导致急迫性尿失禁。还有前列腺癌外科治疗后或放射治疗后引起的括约肌源性尿失禁。除了尿瘘以外，尿道外尿失禁在男性很少见。因为胚胎学的特点，男性的输尿管异位开口常位于尿道外括约肌的近端，因此一般不会引起尿失禁。有鉴于此，本节主要讨论前列腺疾病导致的尿失禁及其病理生理学。

一、良性前列腺增生相关的尿失禁

良性前列腺增生导致的前列腺梗阻与男性尿失禁密切相关。良性前列腺梗阻常导致逼尿肌过度活动、低顺应性膀胱和急迫性尿失禁。在尿流动力检测中，40% ～ 80% 的良性前列腺梗阻患者存在逼尿肌过度活动。低顺应性膀胱是另外一个尿失禁的潜在病因。因此在治疗良性前列腺梗阻之前，这些患者往往就存在不同程度的膀胱功能障碍和尿失禁。

良性前列腺增生治疗后尿失禁往往与持续的（术前就已经存在）或术后新发的膀胱功能障碍，或者尿道括约肌功能障碍有关(尿道括约肌损伤)。Turner 等研究了膀胱出口梗阻与尿频、尿急、尿失禁等下尿路症状之间的关系，进行压力 - 流率检测时观察了逼尿肌过度活动与下尿路症状之间

的关系，他们发现 75% 的患者前列腺切除术后下尿路症状得到缓解。

目前对于膀胱出口梗阻导致逼尿肌过度活动的病理生理机制有如下几个解释：膀胱肌肉的去神经后超敏；梗阻的膀胱壁胶原组成发生了改变；调节排尿反射的感觉通路发生了改变；逼尿肌肌细胞的物理性能改变，从而影响了电信号传递。另外，膀胱本身，特别是膀胱三角区可能在手术时损伤引起功能障碍。经尿道途径或开放途径切除前列腺时，可能由于手术失误或丧失解剖标志直接损伤精阜远端的尿道外括约肌。前列腺癌患者术前没有估计到尿道括约肌被肿瘤浸润，尿道顺应性发生改变，以及切除操作过程中对尿道括约肌的热损伤或电凝损伤都可能损害尿道括约肌功能。

Hen 等回顾性分析了 411 658 例良性前列腺增生病例，87.5% 的患者没有良性前列腺增生手术史，12.5% 的患者既往有手术史，该组尿失禁的发生率为 2.7%，经尿道电切或剜除术、经尿道激光前列腺切除或剜除术、经尿道消融术、经尿道微波治疗或开放性前列腺切除术的尿失禁发生率没有差异。遗憾的是该研究对尿失禁的诊断没有客观的检测，仅是患者或陪护人的自述，但也充分说明良性前列腺增生和尿失禁的关系。

1989 年，美国泌尿外科协会发表了两个经尿道前列腺切除及其并发症的研究，前者主要针对患者，后者主要针对医师进行问卷调查，针对患者调查组的结果显示经尿道前列腺切除术后尿失禁的发生率为 0.4%，而针对医师调查组的结果为 3.3%。1994 年发表的良性前列腺增生诊疗指南指

出，尿失禁（定义为完全丧失对排尿的自主控制）是良性前列腺增生手术治疗时需要考虑的主要危险因素。经尿道前列腺切除术后，2.1% 的患者有压力性尿失禁，1.9% 的患者有急迫性尿失禁，1% 的患者有完全性尿失禁。开放性前列腺切除术后，压力性、急迫性、完全性尿失禁的发生率分别为 1.9%、0.5%、0.5%。

部分研究评估了经尿道前列腺切除或开放性前列腺切除术后尿失禁时尿道括约肌和（或）膀胱功能障碍的发生率。前列腺切除术后尿失禁时尿道括约肌功能障碍的发生率为 20%～92%，膀胱功能障碍的发生率为 56%～97%，尿道括约肌功能障碍的发生率之高，在某种程度上令人惊奇。术前已经存在逼尿肌过度活动的患者，外科解除梗阻后仍有 18%～59% 的患者术后还会持续存在逼尿肌过度活动，因此可以理解很多患者术后仍然有持续的逼尿肌过度活动和急迫性尿失禁。

然而大多数研究提示尿道括约肌功能障碍是前列腺术后尿失禁的主要原因可能是由于患者选择的偏差，例如大多数患者被推荐到高等级诊疗中心去治疗前列腺术后的压力性尿失禁。Nitti 等评估了经尿道前列腺切除术后排尿功能异常的患者，发现 75% 的尿失禁患者有膀胱功能障碍，同时仅 20% 的患者有尿道括约肌功能障碍，5% 的患者不能确定病因，27% 的前列腺术后尿失禁患者在膀胱功能障碍的同时有下尿路梗阻存在。

近 10 年来，激光前列腺切除或剜除术和前列腺热疗替代了一部分经尿道前列腺切除术。前列腺热疗被认为侵入性较小，但在大多数研究中没有与经尿道前列腺切除术比较尿失禁的发生率。在有选择的病例中，激光前列腺切除或剜除术取得了与经尿道前列腺切除同样的效果。有研究认为钬激光前列腺剜除术、钬激光前列腺切除术或 KTP 激光前列腺汽化治疗术后尿失禁的发生率相似。Westenberg 等随访 4 年，钬激光前列腺切除组术后尿失禁的发生率为 7%，经尿道前列腺切除组为 6.7%。而 Kuntz 等发现在术后 12 个月时，两组仅有 1% 的患者仍然有尿失禁。

二、前列腺癌根治术后相关的尿失禁

有相当多的文献对前列腺癌根治术后的尿失禁进行了尿流动力学研究。前列腺癌根治术后的尿失禁可以由于膀胱和（或）尿道括约肌功能障碍导致，多数研究都认为以尿道括约肌功能障碍为主，主要表现为压力性尿失禁。在这些研究中，尿道括约肌功能障碍的发生率为 88%～98.5%，膀胱功能障碍的发生率（包括逼尿肌过度活动和低顺应性膀胱）为 26%～46%。另一方面，仅有 1.5%～4% 的患者膀胱功能障碍是其尿失禁的唯一原因。

膀胱功能障碍和尿道括约肌功能障碍经常同时存在，但临床上往往不重视膀胱功能障碍。Ficazzola 等研究发现尽管有 46% 的患者出现了膀胱功能障碍，但仅有 27% 的患者在尿流动力学检查时出现尿失禁。Groutz 等发现膀胱功能障碍的发生率为 33%，但作为尿失禁的主要原因仅占 7.25%。两个较早期的研究报道了较高的膀胱功能障碍的发生率，一些研究者认为膀胱过度充盈导致了逼尿肌过度活动或膀胱容量缩小。另外，膀胱功能障碍可能是慢性的，并且术前就已经长期存在（主要由于术前尿路梗阻导致）。因此尽管大多数研究表明尿道括约肌功能障碍是前列腺癌根治术后尿失禁的主要原因，但膀胱功能障碍也占一定的比例，治疗时一定要考虑是否同时存在膀胱功能障碍。

大多数证据支持尿道括约肌损伤是前列腺癌根治术后尿失禁的最主要原因。手术操作对尿道括约肌的直接暴露或损伤可能是最主要的原因，人工尿道括约肌置入术和男性吊带术治疗前列腺癌根治术后尿失禁的高成功率，也从侧面间接说明了尿道括约肌功能障碍是根治性前列腺癌术后尿失禁的主要原因。

膀胱功能障碍可能在术前就已经存在，例如由于流出道梗阻引起或膀胱自身的老化改变。前列腺癌根治术是否会影响逼尿肌的功能目前还不十分清楚，有研究者认为前列腺癌根治术可以导致尿道或膀胱的去神经化。John 等通过生化标志物研究膀胱三角区的神经支配，发现前列腺癌根治术后尿失禁与膀胱三角区的神经支配减少、感觉阈值增加、最大尿道闭合压降低有关。

三、前列腺癌放射治疗后尿失禁

放疗，不管是外放射治疗或是短距离放疗，都是发生排尿功能障碍和尿失禁的危险因素。放疗通过直接效应或者是因为治疗后出现尿潴留对膀胱造成的间接效应发挥着负面作用。放疗后的早期反应主要是组织水肿，然后出现组织变性、纤维化和组织解体，原来的肌性结构消失。尽管前列腺是放疗的主要作用部位，但膀胱区也会受到影响。放疗造成的膀胱血管周围纤维化可以导致血管梗阻，引起膀胱壁缺血，6～12个月后出现纤维化。Choo等发现放疗后18个月，尿流动力学检查膀胱功能容量平均减少了54ml。Blaivas等报道了47例短距离放射治疗后出现下尿路症状的患者，71%的有尿失禁症状，85%的有逼尿肌过度活动。同样，放疗可以引起远端尿道括约肌的损伤，导致尿失禁的发生。

梗阻性下尿路症状和尿潴留是放疗后的常见问题。短距离放疗后尿潴留的发生率为2%～30%。多数患者的下尿路症状会在数周内随着梗阻的解除而缓解，另外部分患者必须寻求手术治疗。Benoit等报道了2100例前列腺癌短距离放疗患者，放疗后需要外科解决膀胱出口梗阻者有8.3%。Flam等报道3.1%（19/600）的患者短距离放疗后需要经尿道前列腺切除解除梗阻。多数研究者报道放疗后行经尿道前列腺切除的术后尿失禁发生率明显增加，Green等报道外放射治疗后经尿道前列腺切除术后尿失禁的发生率为33%。有研究者认为做前列腺部分切除或者在短距离治疗2年后再行经尿道前列腺切除可以降低尿失禁的风险，然而更多的研究者认为放疗5年后再行经尿道前列腺切除可以降低尿失禁的风险。

四、总结

男性尿失禁广义上由膀胱功能障碍和（或）尿道括约肌功能障碍引起。表面上，尿失禁的病理生理学机制阐述的相当清楚，但基础科学和解剖学的进展无疑在将来会让我们对尿失禁的病理生理学有更深入的理解。例如，尽管我们知道尿道括约肌功能不全的原因是肌肉、神经或其支持结构的损伤，但具体到每位患者，临床上我们并不能确切评估尿道括约肌功能不全的原因，具体到患者个体的尿失禁病理生理学机制还需要更多的基础和临床研究来完善。

（许克新）

第二节　诊断与评估

根据国际尿控协会（International Continence Society，ICS）的定义，只要有尿液不受控制地溢出，都应属于尿失禁的范畴。从临床角度看，尿失禁可以是一种症状、一种体征或一种症状。一种症状指患者有尿液非自主溢出的主诉；一种体征指在查体中确实能观察到尿液溢出的现象；一种病状指通过临床检查或尿流动力学检查所发现的引起尿失禁的潜在病理生理机制。根据患者的主诉、症状、体征、辅助检查不难诊断尿失禁，而难点在于判断尿失禁的类型，并作出病因学诊断。

男性尿失禁依据病因学分类如下（神经源性尿失禁不包含其中，详见第8章）。

1.控尿机制功能异常

（1）医源性尿失禁：①前列腺癌根治术后；②良性前列腺增生术后；③原位新膀胱术后；④其他盆腔手术及放疗后。

（2）外伤性尿失禁：①前列腺-膜部尿道损伤后；②盆底损伤后。

2.膀胱功能异常

（1）急迫性尿失禁。

（2）小容量膀胱、纤维化膀胱。

（3）慢性尿潴留。

3.尿瘘

（1）前列腺直肠瘘（尿道直肠瘘）。

（2）尿道皮肤瘘。

4.成人夜间遗尿。

一、基本评估

对男性尿失禁患者进行详细的问诊和全面的体格检查可获取尿失禁诊断的重要信息，是评估中不可省略的步骤。

（一）问诊

1.漏尿的时机　是咳嗽、走路、活动时漏尿，还是尿急时漏尿？是白天漏尿，还是夜间睡眠时漏尿？

2.漏尿的频率　是偶尔漏尿一次，还是每天都会漏尿，还是每时每刻都会漏尿？

3.漏尿的程度　漏尿是否会打湿衣裤？每天是否会因漏尿而多次更换内衣裤？

4.漏尿的保护措施　是否需要用尿垫保护？用什么样的尿垫？每天大约用几张尿垫？部分患者还可能会采用套扎塑料袋、避孕套或阴茎集尿器等方式防止打湿衣裤。

5.加重/缓解的因素　天冷、听到水声、洗手等因素是否加重漏尿?

6. 手术/外伤史 膀胱、前列腺、尿道、盆底是否做过手术?是否受过外伤?

7. 神经系统损伤或病变史 糖尿病、椎间盘病、多发性硬化、神经退行性疾病等（详见第 8 章）。

8. 用药史 是否曾经或正在服用改善症状的药物?患者症状的产生是否与某些正在服用的药物相关?

9. 其他问诊 包括饮水习惯、性功能、肠道功能、过敏史、吸烟史等。

（二）查体

1. 腹部查体 注意腹部是否有包块、疝气、膀胱是否充盈、腹部是否有陈旧性手术瘢痕。

2. 外生殖器查体 检查外生殖器、尿道外口是否有异常，是否有异常的尿道开口和瘘口等。

3. 直肠指诊 注意肛门的紧张度、前列腺的大小、是否触及异常结节，在嘱患者屏气用力时检查盆底肌肉强度。

4. 神经系统查体 会阴部感觉、肛门括约肌的自主收缩和放松情况、球海绵体反射。

5. 咳嗽/应力试验 嘱患者在咳嗽或做 Valsalva 动作时主要观察尿道口是否有尿液漏出。

6. 体重指数 有助于指导肥胖患者减重以改善尿失禁症状。

二、排尿日记/尿垫试验

排尿日记可半客观地反映患者的日间和夜间的排尿次数、均次尿量、24 小时排尿总量、尿急次数、漏尿次数、漏尿量和饮水量等信息，是不可或缺的重要评估手段。一般嘱患者连续记录 3 天的排尿日记，对于个别复杂患者记录时长可延长至 7 天。

尿垫试验能够量化尿失禁的严重程度，但由于记录时长不一（1 小时或 24 小时）、尿垫种类缺乏统一标准，其临床应用尚存争议。还应注意，该试验也无法区分尿失禁的类型。1 小时尿垫试验便于操作，是最常用的方法，但易受到活动量、饮水量等因素的干扰，1 小时尿垫试验漏尿量 > 1g 即为阳性。若采用 24 小时尿垫试验，一般认为尿垫重量增加少于 200g/d 为轻度尿失禁，200 ～ 400g/d 为中度尿失禁，超过 400g/d 为重度尿失禁。

三、问卷评分

问卷评分有助于量化评估尿失禁的严重程度、对生活的干扰及在治疗后的症状改善情况。推荐采用国际尿失禁咨询委员会尿失禁问卷简表（International Consultation on Incontinence Questionnaire Urinary Incontinence Short Form，ICIQ-UI-SF）和国际尿失禁咨询委员会尿失禁问卷长表（International Consultation on Incontinence Questionnaire Urinary Incontinence Long Form，ICIQ-UI-LF）对患者症状严重程度及治疗后的改善情况进行评估。表中分为 5 个部分，即尿频、排尿、尿失禁及漏尿对性生活和日常生活的影响；ICIQ-UI-SF 为 ICIQ-UI-LF 简化版本。

四、尿流率与尿流动力学检查

尿流率检查是一种无创、价廉、便捷的初筛项目，通过尿流曲线判读并结合检查后超声残余尿量测定，可大致反映患者的排尿情况。但它无法判断导致患者排尿异常的原因，且会受到患者排尿量、情绪等因素的影响。值得提出的是，尽管 ICS 尿流动力学标准化文件规定尿流率检查时患者的排尿量至少达到 150ml，但尿失禁患者很可能会因持续漏尿而无法达到此标准。因此，推荐对每位患者至少重复进行两次尿流率检查，以保证检查结果的准确性。在结果判读时还需结合患者的主诉排尿情况综合评价。

对计划采取侵入性治疗的男性尿失禁患者，推荐先行全套尿流动力学检查，目的是：①明确尿失禁发生的病理生理学机制（压力性、急迫性、混合性或其他）；②了解患者的下尿路与上尿路是否存在不安全因素，如顺应性降低、感觉丧失、膀胱输尿管反流等；③为下一步诊疗方案的制订提供依据，并预判治疗后可能出现的问题。通常先进行自由尿流率及残余尿测定（已在前文详述），进而在尿流动力学检查中应包含储尿期膀胱容积 - 压力测定和排尿期压力 - 流率测定两部分。

储尿期的膀胱容积 - 压力测定中的重点是评估膀胱的储尿功能和尿道的关闭功能。常见的膀胱功能异常有敏感性升高、逼尿肌不稳定（detrusor overactivity，DO）伴或不伴有急迫性尿失禁、顺应性降低。若结合同步影像学检查，还应注意膀胱的位置、是否存在膀胱输尿管反流、膀胱憩室等情况。评估尿道括约肌的控尿能力常采用腹压漏尿点压（abdominal leak point pressure，ALPP），大致方法为：患者处于站立位（老年体弱患者也可取坐位），当膀胱容量达到 150～200ml 或患者出现初始膀胱充盈感时，令其做连续咳嗽或 Valsalva 动作以增加腹压，同时注意观察患者尿道口是否有液体漏出，若观察到漏尿，则表明 ALPP 试验为阳性，尿流动力学压力性尿失禁的诊断成立。检查时应注意以下几点：①一般认为 Valsalva 动作诱发的漏尿点压明显低于咳嗽漏尿点压，且 ALPP 值的高低易受测压导管直径和膀胱容量的影响。②检查时没有诱发漏尿并不能完全除外压力性尿失禁，应结合患者的病史综合判断。③应注意区分漏尿是由于 DO 引起的还是腹压增加引起的，当难以判断时，可嘱患者平卧以减少 DO 的发生，若此时患者在腹压增加时漏尿，则应考虑是压力性尿失禁。④对于漏尿严重、检查时无法将膀胱灌注充盈的患者，可考虑通过人为手段阻塞尿道口，使其充盈后观察膀胱的储尿功能。尿道功能在同步影像学检查时应观察膀胱颈的开闭情况，尿道是否有造影剂充盈，是否存在瘘管、憩室等解剖学异常。

对于男性尿失禁患者，排尿期压力 - 流率测定部分应重点关注逼尿肌的收缩力和膀胱的排空能力。由于压力性尿失禁患者的尿道阻力降低，可能同时合并逼尿肌收缩力降低的情况，有学者认为，对此类患者行球部尿道悬吊术或尿道填充剂注射治疗可能增加术后尿潴留的发生机会。判断逼尿肌收缩力可采用线性被动尿道阻力关系列线图（linear passive urethral resistance relation，LinPURR，也称 Schafer 列线图），并结合膀胱收缩力指数，即 $P_{det@Q_{max}} + 5Q_{max}$ 予以判断。也可在排尿过程中行"暂停试验"，即通过人为阻断尿流，测算等容收缩时的逼尿肌压力。

五、其他评估项目

（一）尿液检查

尿常规可作为常规检查项目，排除因活动性尿路感染相关膀胱刺激症状所引起的尿急、急迫性尿失禁症状。若尿常规异常，可进一步行镜检和尿培养，以更好地指导抗生素的使用。此外，尿液检查还可反映糖尿病的控制情况，并排除血尿。

（二）血液检查

并非所有的男性尿失禁患者都需要进行血液检查。可根据患者的个体情况及是否需要手术，评估患者的血常规、血糖、血脂、肾功能、电解质及前列腺特异性抗原等血液指标。

（三）B超检查

超声可以评估整个尿路结构的情况，了解膀胱形态是否规则，是否有上尿路积水等。另外，它还能评估残余尿量。相对于导尿法测残余尿而言，超声无创、快捷，是更理想的方式。建议男性尿失禁患者采取有创治疗前常规进行残余尿测定。

（四）膀胱尿道镜

可以用来观察尿道壁的完整性、尿道外括约肌的功能状态、盆底肌的自主性收缩，以及膀胱内的情况（如小梁、结石、憩室等）。推荐男性尿失禁患者在有创手术治疗前常规进行膀胱镜检查。

（五）可选的影像学检查

腹部 X 线片＋静脉肾盂造影、膀胱尿道造影、CT 及 MRI 等，排除解剖学上的异常及器质性病变，比如，膀胱尿道造影可以显示尿瘘、尿道狭窄或憩室等。

（宋奇翔）

第三节　治疗策略

一、男性压力性尿失禁的治疗

轻度压力性尿失禁可以进行 Kegel 盆底肌训练，通过增加盆底肌的力量增强控尿能力。另外盆底肌训练还可以结合生物反馈等疗法。护理耗材可以选择尿垫、尿裤、阴茎夹及外部集尿器等。

前列腺术后尿失禁在前列腺癌根治手术后早期发生率达 56%，但尿失禁症状会随着时间而改善。术后早期进行非手术治疗及功能恢复性训练有助于控尿。早期可限制饮水量、控制咖啡因类饮料的摄入。丙米嗪等三环类抗抑郁药物也对稳定膀胱有效。

尿道周围注射疗法由于疗效较差，目前已很少使用。男性尿道吊带术适用于非手术治疗无效的轻中度压力性尿失禁患者，人工尿道括约肌置入术适用于中重度压力性尿失禁患者。需要注意的是行男性尿道吊带术或人工尿道括约肌置入术前必须明确膀胱的容量、感觉、顺应性、稳定性、收缩力，以及逼尿肌 - 括约肌的协调性图 16-1。

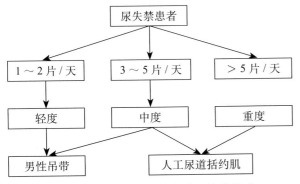

图 16-1　男性尿失禁的分度及治疗策略

二、男性急迫性尿失禁的治疗

目前可应用于男性急迫性尿失禁治疗的口服药物有索利那新、托特罗定、奥昔布宁等。严重的逼尿肌过度活动导致的急迫性尿失禁，经系统非手术治疗无效后，还可以选择 A 型肉毒毒素膀胱壁注射术、骶神经调控术等，需要注意的是 A 型肉毒毒素膀胱壁注射术后有可能发生尿潴留，

因此术前必须告知患者术后间歇导尿的可能性并提前加以训练。

三、男性充溢性尿失禁的治疗

由于膀胱收缩力受损导致的充溢性尿失禁首选间歇导尿，目前尚无有效的药物增加逼尿肌收缩力，逼尿肌成形术远期疗效尚有待观察，部分患者可选择骶神经调控术。

由于膀胱流出道梗阻导致的充溢性尿失禁首先要解除流出道梗阻。

四、男性混合性尿失禁的治疗

以压力性尿失禁为主的混合性尿失禁，应当采用抗胆碱药物等方法首先处理急迫性尿失禁，如导致急迫性尿失禁的逼尿肌不稳定未得到恰当处理，将会影响控尿手术的效果。

五、男性神经源性尿失禁的治疗

神经源性尿失禁的治疗与非神经源性尿失禁差异较大，具体参见神经源性尿失禁治疗章节。

（许克新　廖利民）

第四节　非手术治疗

非手术治疗是所有尿失禁患者的一线治疗，既适用于症状轻微者，也需要贯穿于其他有创治疗的始终。非手术治疗的方案选择需建立在已明确尿失禁类型的基础之上，有的放矢，方能取得更理想的疗效。主要包括盆底肌训练、膀胱训练、物理治疗和药物治疗。

一、尿失禁的防护

做好尿失禁的防护工作不但可以提高患者的生活质量、减少对外出社交的影响，还有助于防止尿路与会阴部皮肤并发症（感染、皮炎等）的发生。除常用的尿垫、纸尿裤等护理耗材外，男性尿失禁患者还可采用阴茎夹和外部集尿器。应每天及时更换尿垫和尿裤，保持会阴部皮肤的干燥、清洁。

二、生活行为治疗

生活行为治疗适用于几乎每一位尿失禁患者。可根据其尿失禁的类型不同选择适当的生活行为

治疗项目，一般包括膀胱训练、饮水与生活习惯改善。

（一）膀胱训练

1. 延时排尿　目的是通过训练逐渐延长排尿间隔时间，力争达到每 2 ～ 3 小时 1 次的排尿。坚持延时排尿训练可降低膀胱的敏感性、改善逼尿肌的稳定性、增加膀胱容量，从而减少尿失禁的发生。它适用于膀胱敏感性高，合并逼尿肌过度活动所引起的急迫性尿失禁患者。

2. 定时排尿　目的是根据患者的膀胱容量，个体化定制排尿间隔时间，尽可能减少或避免患者在此期间发生尿失禁。该方法适用于膀胱容量过大、敏感性减退、顺应性降低、伴或不伴有上尿路积水的尿失禁患者。通常要求患者每 2 ～ 3 小时定时排尿 1 次，并控制每次排尿量在合理范围。对于夜间遗尿患者可通过闹铃或遗尿报警器唤醒排尿。

（二）饮水与生活习惯改善

改善饮水习惯主要体现于饮水的种类和时机。

对于有急迫症状的患者应尽可能减少或避免咖啡、茶、碳酸饮料、酒精的摄入，鼓励多饮白水；对于夜间尿失禁患者，应严格控制睡前2～3小时的液体摄入量；对定时排尿的患者，应尽可能固定饮水的时间和饮水的量，以使每次尿量相对恒定。

生活习惯方面，主要建议患者养成规律的生活习惯，避免熬夜，多做户外有氧运动，戒烟。

三、盆底肌训练、生物反馈与盆底肌电刺激

盆底肌训练（即Kegel运动）通过锻炼尿道外括约肌和盆底肌肉，提高控尿能力，减少尿失禁的发生，主要适用于轻中度压力性尿失禁患者。对于前列腺癌的患者，通常建议其在术前即开始进行训练以预防术后尿失禁的发生，并在术后长期坚持。应注意，只有采取了正确的训练方式并持之以恒才能更好地使患者获益，为此，临床医师要定期了解患者的训练方式，评估其盆底肌肉的基础强度、耐力，以及在增加腹压时绷紧及维持盆底肌收缩的能力。对于经过训练已获得满意控尿能力者，仍应建议其继续保持每天至少一次的盆底肌训练。

此外，盆底肌训练还可配合生物反馈和盆底肌电刺激同时进行。生物反馈利用置入阴道或直肠内的探头，将肌肉收缩的机械信号转变为声、光、图像等信号，使患者能直接感知膀胱活动并有意识地逐渐学会自我控制。对于无法自主收缩盆底肌的患者可采用电刺激的方式使肌肉被动收缩。

四、间歇性自家清洁导尿

间歇性自家清洁导尿的目的是协助膀胱排空、降低残余尿量、防止因膀胱过度充盈而发生的尿失禁。该方法适用于膀胱排空障碍、慢性尿潴留、敏感性减退、顺应性降低、伴或不伴有上尿路积水的尿失禁患者。由于自家清洁导尿属于有创操作，医护人员应当对每位患者进行正规的操作培训，并定期追踪评估其是否能够坚持采用正确的导尿技术，以降低尿路感染、尿道损伤等不良事件的发生。间歇性导尿的时机和频率需根据患者的尿失禁程度、残余尿量和尿流动力学检查结果个体化制订。总体原则是：保持膀胱处于安全容量范围、避免上尿路反流积水，尽可能降低或完全消除尿失禁的发生，同时还需兼顾保证患者的生活质量。

五、口服药物

用于急迫性尿失禁的药物主要包括M受体拮抗剂和β₃肾上腺素能受体激动剂，前者阻断乙酰胆碱与逼尿肌上的M受体结合，抑制逼尿肌不自主收缩，改善膀胱储尿功能，常用药物有索利那新、托特罗定、丙哌维林、曲司氯铵、菲斯特罗定、奥昔布宁等。后者激活β₃肾上腺素能受体，使逼尿肌在储尿期得以松弛，其代表药物有米拉贝隆。此外，三环类抗抑郁药物丙米嗪也对稳定膀胱有效，但其不良反应较多，应慎用。

此外，对于夜尿遗尿患者可选择醋酸去氨加压素，它是一种抗利尿激素类似物，尤其适用于夜间多尿的患者。目前对于男性压力性尿失禁尚无疗效认可的药物，度洛西汀是一种5-羟色胺重吸收抑制剂，它在女性压力性尿失禁治疗中有相对较多的用药报道。

六、针灸疗法

作为祖国传统医学，针灸疗法具有操作简单、痛苦小、价格经济等优点。随机对照研究显示，电针刺激双侧中髎和会阳穴有助于改善压力性尿失禁女性的症状。另有研究表明，电针刺激八髎、三阴交和中极穴位可抑制逼尿肌不稳定收缩，从而缓解急迫性尿失禁。

（宋奇翔）

第五节　外科治疗

一、填充剂注射

尿道填充物注射是一种微创治疗方法，理论上尿道填充物注射治疗是通过增加膀胱颈水平和远端括约肌的闭合能力起作用的。注射途径有顺行和逆行两种方式，已经应用于尿道注射的填充物有牛胶原（Contigen）和硅胶颗粒（Macroplastique）等。所有注射填充物都具有相同的问题，包括治愈率较低、随着时间延长效果减弱和需要多次注射等。

尿道注射胶原治疗前列腺切除术后尿失禁的成功率为 36% ～ 69%，注射后仅有 4% ～ 20% 的患者获得控尿，并且经常需要多次注射才能获得一定的主观改善率。不同注射途径（顺行注射或逆行注射）对于疗效没有区别。有学者确定了几个影响结果的不利因素，包括广泛的尿道瘢痕形成或尿道狭窄、既往曾经接受放疗、严重的压力性尿失禁和低 ALPP 压力。有研究报道，应用胶原注射治疗经尿道前列腺切除术后尿失禁（社会控尿率 62.5%）较前列腺癌根治术后尿失禁（社会尿控率 35.2%）有更好的效果，尿道注射胶原不会影响以后置入人工尿道括约肌或男性吊带的效果，也没有增加并发症的发生率。

应用聚二甲硅氧烷（Macroplastique）尿道注射已经显示出初步效果，但其疗效同样会随着时间而减退。Bugel 等应用聚二甲硅氧烷尿道注射治疗了 15 例术后尿失禁患者，在注射后 1、3、6、12 个月的控尿成功率分别为 40%、71%、33% 和 26%，他们观察到术前尿道闭合压至少高于 30cmH$_2$O 时的术后控尿成功率较高。Kylmala 等前瞻性研究了 50 例轻中度压力性尿失禁患者（1 小时尿垫试验中的平均漏尿量为 48ml），首次注射后有 12% 的患者获得了控尿，随着第 2、3、4 次注射的控尿成功率分别为 20%、18%、10%，然而该研究仅随访了 3 个月。Imamoglu 等进行了一项人工尿道括约肌置入和聚二甲硅氧烷（Macroplastique）注射治疗前列腺术后轻度压力性尿失禁的随机对照研究，该组患者绝大部分是 BPH 术后的压力性尿失禁，约 1/3 的患者是前列腺癌根治术后尿失禁，研究结果显示两种方法的成功率没有差异。然而对于程度更严重的尿失禁，置入人工尿道括约肌的效果明显优于经尿道注射 Macroplastique 的效果。

其他填充物包括氧化锆的碳颗粒(Durasphere)、透明质酸聚糖酐（Zuidex）、二甲亚砜 / 乙烯醇聚合物（Tegress，Uryx ™），和自体的肌细胞、干细胞、纤维母细胞等。但既往研究中这些填充物多应用于女性尿失禁，应用于男性前列腺切除术后尿失禁的较少。近年来有研究经过尿道注射肌肉干细胞来重建尿道括约肌。Mitterberger 报道经尿道超声引导下注射自体纤维母细胞和肌母细胞（这些细胞来自骨骼肌的活检）治疗前列腺切除术后尿失禁，随访 1 年时控尿率为 67%。来自该研究组的一个早期报道显示，注射自体干细胞治

疗前列腺切除术后尿失禁，获得了 52% 的控尿率，效果优于注射胶原。

截至目前，尿道注射填充物仍是最微创的治疗前列腺切除术后尿失禁的方法，一般在非手术治疗无效后实施。但所有的注射填充物都仅有部分成功率，同时治愈率极低，随着注射时间的延长，疗效会随之减弱，在没有新型填充剂问世以前，尿道注射填充物的疗效很难取得突破性进展。

二、尿道吊带术

2001 年 Madjar、Jacoby 等首次报道应用尸体筋膜治疗男性尿失禁，成功率约 87.5%（以每天应用 0 ～ 1 块以下尿垫作为控尿标准）。目前常用 AMS 的 Advance 设备将人工网带作为吊带固定在尿道球部，起到压迫尿道球部、上提外括约肌的作用。男性尿道吊带术适合于轻度或中度尿失禁患者。其优点为手术时间短、恢复快，会阴部单一小切口而无须腹部切口，出院前可拔除导尿管。缺点为对重度尿失禁改善有限，远期疗效有待观察。男性吊带的禁忌证为存在尿路感染的患者、骨盆变形及明显骨质疏松的患者、免疫功能障碍者、肾功能不足或（和）尿道狭窄者。

（一）Invance 悬吊系统

1. Invance 悬吊系统手术原理　AMS 的 Invance 悬吊系统通过在耻骨下支钻入带线铆钉，将网带固定于两耻骨下支，托起并压迫球部尿道达到控尿的目的（图 16-2 ～图 16-4）。国内较少采用此术式。

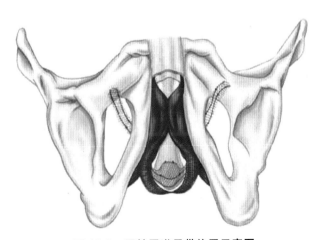

图 16-2　**男性尿道吊带位置示意图**

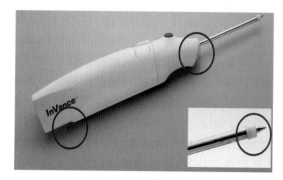

图 16-3　AMS 的 Invance 设备

2. 手术步骤　持续硬膜外麻醉或全身麻醉。患者取截石位，尿道置入 F16 尿管。沿会阴中部切开，暴露球海绵体肌下方的球部尿道。继续向尿道两侧分离，暴露耻骨下降支的一部分骨面（图 16-5）。用 InVancec 操作器（AMS）于耻骨联合下面的双侧耻骨下降支各安放 3 个带线螺钉，相互距离 1cm，螺钉被安放到 InVancec 操作器和耻骨形成的垂直线上。钉入螺钉，固定好结扎线（图 16-6 ～图 16-8）。

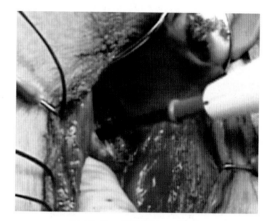

图 16-5　暴露耻骨下降支

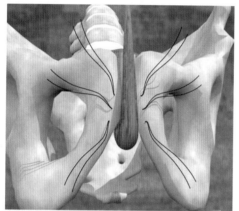

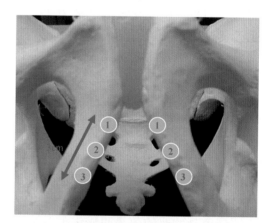

图 16-6　双侧耻骨下降支各安放 3 个带线螺钉位置

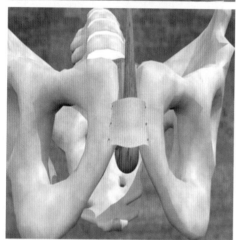

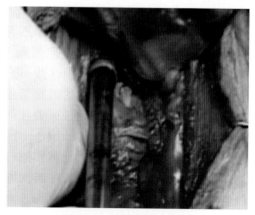

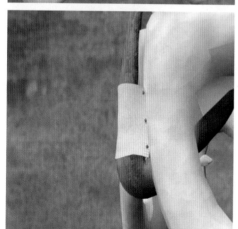

图 16-4　在耻骨下支钻入带线铆钉、将网带固定于两耻骨下支，托起球部尿道

图 16-7　安放带线螺钉

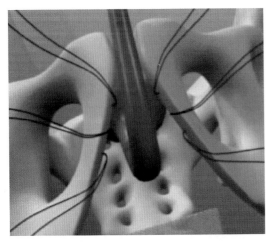

图 16-8　钉入螺钉，固定好的结扎线

将准备好的 4cm×7cm 的网带，用 18 号针头穿过一侧短边，均匀地将固定线引出，并打结于骨面，对侧缝线用来调节网带对尿道的松紧度（图 16-9，图 16-10）。网带一侧边被固定在了一侧耻骨下支上（图 16-11，图 16-12）。

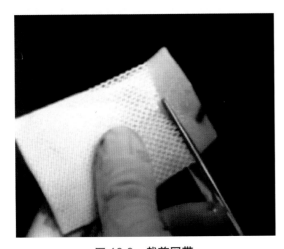

图 16-9　裁剪网带

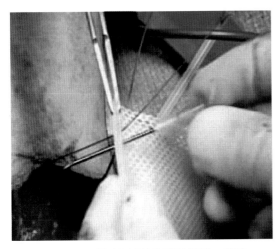

图 16-10　用 18 号针头穿过网带一侧边

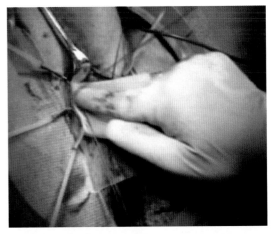

图 16-11　将网带一侧边固定在一侧耻骨下支上

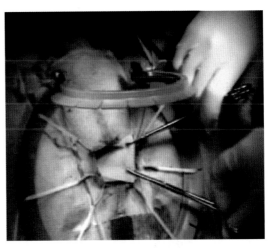

图 16-12　对侧缝线调节网带对尿道的松紧度

逆行灌注括约肌测压用来判断尿道的闭合压和吊带的紧张度：以咳嗽动作和逆行膀胱灌注来检测悬吊张力，方法是将 Foley 尿管放于舟状窝处，气囊充盈 1 ～ 3ml 以固定导尿管位置。球部尿道水平定为零点，缓慢升高灌注袋置于膀胱水平上方 60 ～ 65cmH₂O 处，调整吊带位置和松紧，以灌注液不再下滴为吊带松紧适宜，标记缝线应该引出的位置，引出并收紧于骨面。也可以用术中咳嗽的方法来判断松紧度（图 16-13，图 16-14）。

标记缝线引出位置，引出并收紧固定缝线，重新置入导尿管，关闭切口（图 16-15 ～图 16-17）。

术后处理：保留导尿管 1 天，测定残余尿。拔除导尿管能自行排尿即可出院。放导尿管时间较长易导致尿道被挤压造成尿道坏死。

3. 疗效和并发症　华盛顿州立大学系列结果显示治愈率 52.8%，改善率 25.2%，失败率

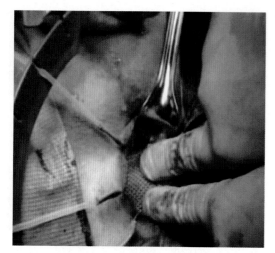

图 16-13　牵拉网带压迫球部尿道

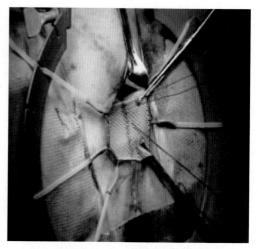

图 16-16　引出固定的缝线

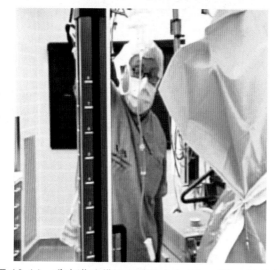

图 16-14　升高灌注袋置于膀胱上方 60～65cmH$_2$O 处

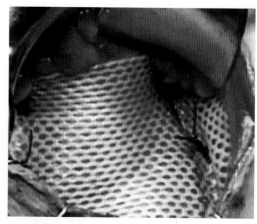

图 16-17　收紧固定线

100ml）、刺激症状等。

中期随访显示 Invance 男性吊带治疗轻中度尿失禁与 AUS 效果接近，但副作用少，长期结果有待大宗病例观察。男性尿失禁患者的尿道相对固定，括约肌功能常受损，因此只能通过压迫尿道来达到控尿效果，但同时也可能产生流出道梗阻，进而导致逼尿肌过度活动，产生尿急尿频症状，严重者影响上尿路功能。

目前 Invance 男性吊带存在的主要问题有：采用多少根固定线较适宜、吊带材料的改进、对尿道的压力是否可以因人而异。主要并发症有会阴压迫感、会阴瘀斑、会阴水肿、骨痛等，局部注射地卡因可以缓解术后疼痛。

（二）男性经闭孔尿道悬吊术

2006 年改良男性尿道吊带（advance male urethral sling）（图 16-18）产品面世，其基本原理同女性 TOT，国内有一些病例报道。具体手术步骤详见图 16-19～图 16-24。AdVAnce 吊带是

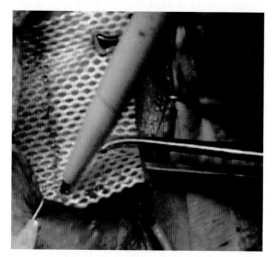

图 16-15　标记缝线引出位置

21.8%，2.3% 的患者发生吊带移位，总体满意率 78%。主要并发症有会阴痛、吊带感染、吊带移位、吊带侵蚀尿道、尿潴留、残余尿增多（＞

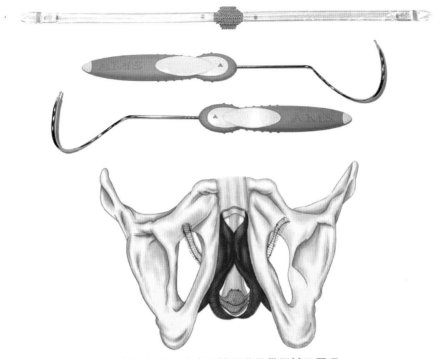

图 16-18　改良男性尿道吊带器械及原理

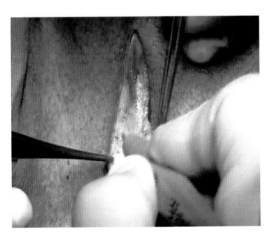

图 16-19　会阴切口

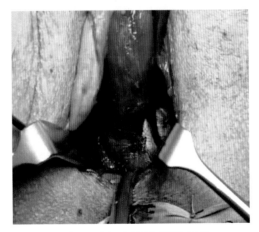

图 16-21　暴露会阴手术野

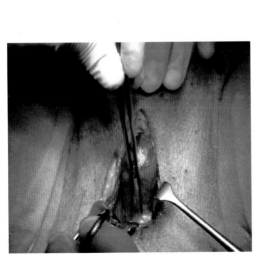

图 16-20　暴露球部尿道

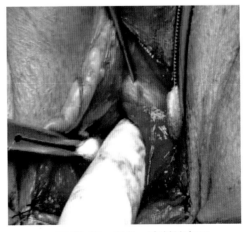

图 16-22　三角：穿刺针出口

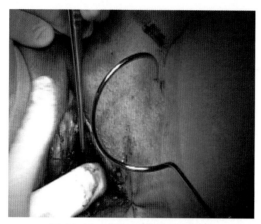

图 16-23　经闭孔穿刺引出吊带

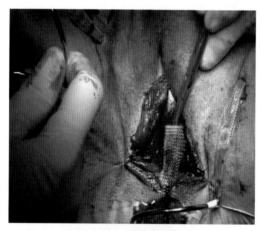

图 16-24　调整吊带松紧

一种功能性吊带，它的治疗原理主要是将括约肌复位和延长功能尿道长度。置入经闭孔吊带后，因根治性前列腺切除手术造成的松弛和下移的括约肌支持结构被复位了，从而改善了控尿的情况。因此，经闭孔吊带治疗成功所需的条件包括：括约肌局部有良好的活动度；括约肌残留功能良好；接触区域大于 1cm。

Rheder 和 Gozzi 最早报道了该型吊带的疗效。在报道中，共进行了 4 例的尸体试验及 20 例的病例观察。定义无须再使用尿垫为治愈，每日使用 1～2 块尿垫的为症状改善。结果显示，最终的治愈率为 40%，改善率为 30%。在近期的另外一个研究中，经闭孔吊带的治愈率为 52%，改善率为 38%，总有效率可达 90%。现有的报道证实，经闭孔 AdVance 吊带在短期及中期随访中疗效良好。在这些患者中，75% 的患者被治愈或明显好转，且疗效可持续 12～36 个月。放疗同样是一个预后不良的影响因素。

三、男性人工尿道括约肌置入术

自 1973 年运用 Scott 应用人工尿道括约肌置入术治疗尿失禁以来，目前运用 AMS 800 型人工尿道括约肌置入术已成为治疗由于尿道括约肌功能障碍导致男性尿失禁的金标准。

（一）原理与指征（图 16-25，图 16-26，图 16-27）

人工尿道括约肌置入术适用于各种类型的由于尿道括约肌功能障碍导致的尿失禁，其最佳适应证为由尿道固有括约肌功能不全所致的严重压力性尿失禁。在男性尤其适用于根治性前列腺切除术后或 TURP 术后的重度压力性尿失禁。

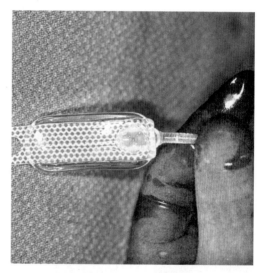

图 16-25　AUS 的袖套

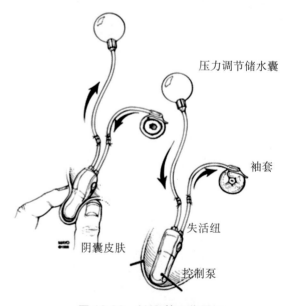

压力调节储水囊

袖套

失活钮

阴囊皮肤

控制泵

图 16-26　AUS 的工作原理

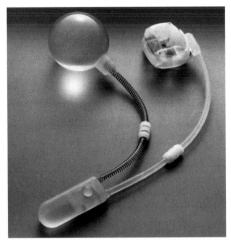

图 16-27 AUS 的袖套、球囊、控制泵

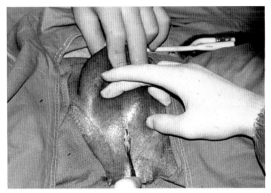

图 16-28 会阴正中切口，铺单时注意隔离肛门
（图 16-27～图 16-42 由 Jacques Corcos 教授提供）

人工尿道括约肌置入术手术指征如下：①尿道固有括约肌功能不全导致的尿失禁，逼尿肌必须稳定，或逼尿肌不稳定能够被控制。②经膀胱尿道镜证实膀胱颈或尿道腔内结构正常，除外泌尿生殖系感染，排除解剖畸形、结石等感染诱发因素，尿流动力学测定除外 BOO。无膀胱输尿管反流存在，否则术前必须予以纠正。③患者须具备正常智商或生活自理能力，能够正确使用装置。儿童须发育成熟后再接受该手术。患者预期寿命应相对较长，但一些癌症（如前列腺癌）患者如术后情况稳定也可接受该手术。

美国平均 6% 的前列腺癌根治术后尿失禁患者最终采用人工尿道括约肌治疗，几乎一半的人工尿道括约肌置入用于前列腺癌术后尿失禁，其余的主要用于神经源性尿失禁、经尿道前列腺切除术后尿失禁、既往曾接受女性吊带治疗失败的患者。

在男性，既往曾接受盆腔放疗不是人工尿道括约肌置入的禁忌证。有放疗史的患者由于经常伴随尿道萎缩，术后因侵蚀和感染需要修复的发生率相对较高（41% vs 11%）。但在有外放射治疗史的女性患者因为有相当高的侵蚀率，人工尿道括约肌置入是其相对禁忌证。

（二）手术步骤

手术采用改良的截石位，消毒铺单，暴露会阴和下腹部，用铺巾隔离肛门以防止细菌污染器械和装置。触诊导尿管和尿道，在会阴部皮肤上画标志线。会阴中线垂直切口（图 16-28），注意切口不要朝向阴囊部延伸太多。

应用 Scott Ring Retraction 牵引系统会更进一步协助暴露。然后，用剪刀清除球部尿道表面组织。向侧面分离肌肉直至球部尿道清晰可见（图 16-

29）。由于袖套要安放到球部尿道进入盆底的部位，钳夹尿道时一定要轻柔，避免损坏组织，提起尿道，直角钳在尿道后面分离。在没有 Foley 尿管的情况下测量尿道的周径，以选择合适的袖套长度（图 16-30）。袖套测量标尺的最宽部分是 2cm，与实际置入的袖套的尺寸一样。将袖套及连接管内灌注液体，注意排除气泡，检查有无渗漏（图 16-31）。用直角钳把袖套的扣环拉过来，确保袖套处于展平状态，检查扣环的牢固和到位（图 16-32～图 16-34）。

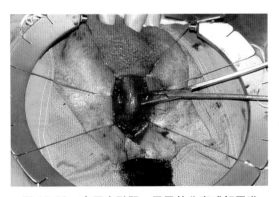

图 16-29 安置牵引器，暴露并分离球部尿道

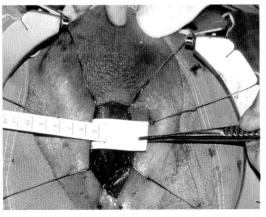

图 16-30 测量球部尿道周径，以备选择合适规格的袖套

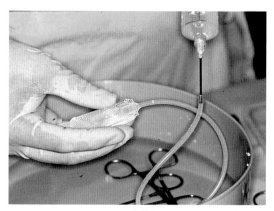

图 16-31 将袖套及连接管内灌注液体，注意排除气泡，检查有无渗漏

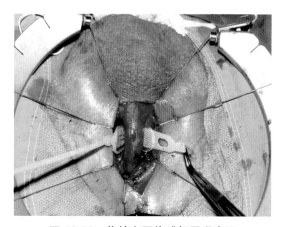

图 16-32 将袖套围绕球部尿道安置

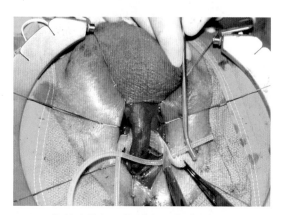

图 16-33 把袖套的扣环拉过来，确保袖套处于展平状态

储水囊注入 22ml 生理盐水或优维显与蒸馏水的混合剂（57ml 优维显 +3ml 无菌蒸馏水，应用优维显与蒸馏水混合剂的优点在于装置发生泄漏时 X 线容易发现渗漏部位，缺点在于优维显与蒸馏水混合剂的黏稠度较高，可能导致控制阀门的粘连），储水囊压力为 61 ～ 70cmH$_2$O，使用 22 号钝头针冲洗排空气泡，下腹部斜切口分离膀胱周围间隙，分离约乒乓球大小的空间

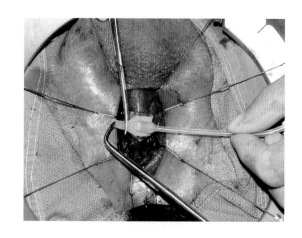

图 16-34 将袖套围绕球部尿道安置，调节人工袖套松紧度

容纳储水囊，调节压力的储水囊就埋植在这里（图 16-35 ～图 16-37）。用长钳在阴囊肉膜下最宽松的部位建立一个容纳控制泵的空间，把控制泵放入阴囊，控制按钮朝前以便在阴囊前面触及（图 16-38）。将各连接管内灌注液体，注意排除气泡，检查有无渗漏，应用连接管将三部分连接起来（图 16-39，图 16-40）。最后检查调整袖套位置，检查控制泵，依层关闭切口（图 16-41 ～图 16-43）。

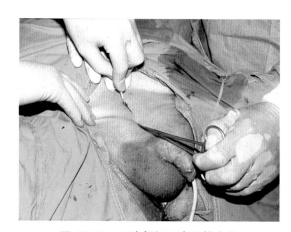

图 16-35 下腹部切口安置储水囊

术后控制泵制动于失活状态，2 ～ 3 日拔除导尿管，第 4 ～ 6 周拍片观察人工尿道括约肌位置，激活控制泵，观察袖套造影剂充盈情况。既往盆腔曾接受放疗患者可延迟到术后 12 周激活装置。教育患者正确使用人工尿道括约肌装置。

注意事项：①围手术期建议使用抗生素。在假体感染中，Gram（-）大肠埃希菌和表皮葡萄球菌是常遇到的微生物。②术中如果放置导尿管，

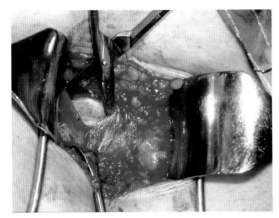

图 16-36　在膀胱周围间隙分离出大约乒乓球大小的空间容纳储水囊

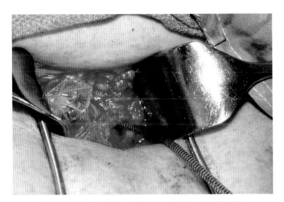

图 16-37　将储水囊置于膀胱周围间隙

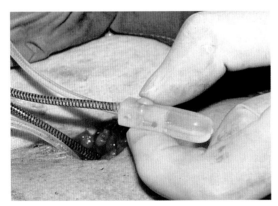

图 16-38　将控制泵通过下腹部切口置入阴囊

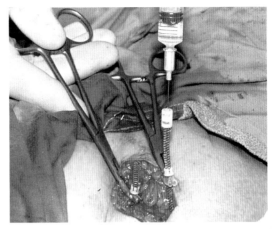

图 16-39　将各连接管内灌注液体，注意排除气泡，检查有无渗漏

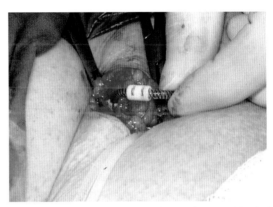

图 16-40　将袖套、储水囊、控制泵三部分通过接头连接

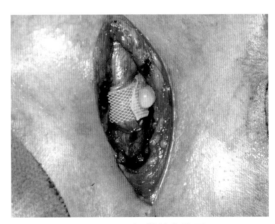

图 16-41　调整袖套位置

应该 24 ～ 48 小时后取出，继续使用术前的控尿方法。③术后 6 ～ 8 周将控制泵阀门开关置于失活状态（图 16-44），促进切口愈合。6 ～ 8 周后激活阀门开关（图 16-45）。术后初期的阴囊水肿和疼痛可以使患者不能够恰当地调控泵。6 ～ 8 周后，水肿消退，可以激活装置。早期的激活也可以接受，但放疗的患者最好等较长时间再激活，约 12 周。在高危的患者可以考虑夜间失活。

④激活装置后 3 个月应进行评估，确保装置正确使用，同时评估尿失禁状态。⑤神经源性和非神经源性患者的随访是不同的，随着时间的延长，膀胱功能的改变在神经源性患者可能危害肾功能。定期上尿路超声评估和检测肾功能很重要，如果发生了改变，应该进行尿流动力学检查，排除逼尿肌过度活动，而在非神经源性患者则不需要定

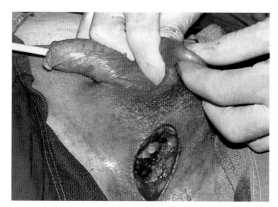

图 16-42　检查控制泵

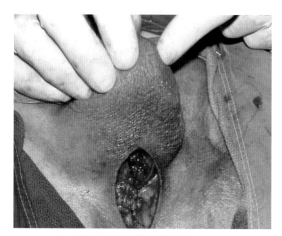

图 16-43　依层关闭切口

期超声检查。⑥当控尿状态改变后,应该考虑原因,进一步诊断和治疗。

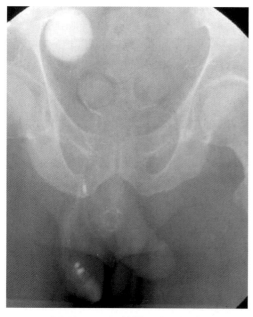

图 16-44　开关处于失活状态

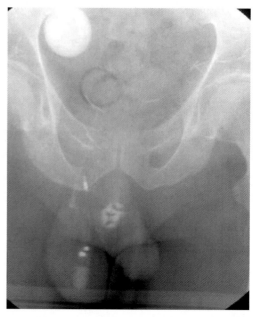

图 16-45　开关激活,尿道袖套充盈后压迫尿道

(三)疗效

文献报道,长期成功率在 80% 左右,但也有约 15% 的患者效果不佳,这是因为袖带处组织萎缩造成尿道阻力下降的结果,用双袖套可以解决此问题,但费用较高并且可能出现尿道坏死等较严重并发症。

(四)并发症及其处理

1. 感染　发生率约 5.5%。如果没有尿道侵蚀,可以移除 AMS 800 型人工尿道括约肌装置后应用大量抗生素溶液冲洗伤口,更换敷料、手套、外科器具后置入新的 AMS 800,关闭切口时不放引流管,术后应用抗生素 1 个月。

如果有尿道侵蚀磨损,必须移除所有人工尿道括约肌装置,3 ~ 6 个月后重新置入。

2. 尿道萎缩　长期的机械压迫可以使袖套处尿道和尿道周围组织发生萎缩。尿道萎缩是人工尿道括约肌失败的一个可能因素。因尿道萎缩导致返修的发生率为 3% ~ 9%。夜间将袖套失活减轻对尿道的压迫可以降低尿道萎缩的发生率。尿道萎缩的处理方法为减小袖套尺寸、安置双袖套(即串联袖套,注意是增加压迫的长度而不是增加压力),或者经阴囊途径重新安置袖套。

经海绵体途径放置袖套指在尿道的背面将袖套通过海绵体的白膜内安放。该技术允许安全地游离尿道,增加一些填充组织于尿道周围,从而降低侵蚀的风险。然而,这种技术可以引起勃起功能下降,尽管绝大多数患者在前列腺癌治疗后已经存在勃起功能障碍。Guralnick 报道经海绵体途径置入袖套 31 例，随访 17 个月，置入的原因有袖套侵蚀、尿道萎缩和曾接受放疗等，大多数（84%）患者术后每天应用 0～1 块尿垫，然而 3 例因为机械故障需要返修。31 例患者中 29 例术前有勃起功能障碍，术后仅有 1/2 的患者出现勃起功能障碍的恶化。

Mafera 报道了经海绵体途径串联袖套手术 28 例，其中仅将远端的袖套经海绵体途径置入 10 例，2 个袖套都经海绵体途径置入 18 例，术后发生感染 1 例，侵蚀 1 例，改善率 69%。通过增加放置第二个袖套，置入双袖套 AMS 800 系统的病例逐渐增加，在完全或严重尿失禁的患者置入双袖套 AMS 800 系统可以作为首选的术式或作为单袖套失败后的补救性手术（图 16-46）。

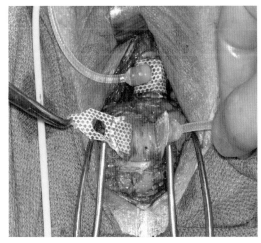

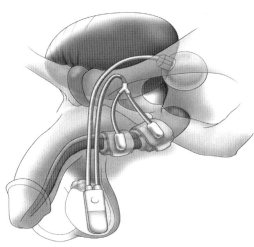

图 16-46　尿道萎缩后安置双袖套

3. 尿道侵蚀及排斥　尿道侵蚀的危险因素有既往曾因尿道狭窄等原因接受尿道手术、骨盆的放射治疗史、使用激素、长期保留导尿管等。袖套处尿道侵蚀的症状有阴囊肿胀、排尿困难、血尿、尿失禁复发、阴囊红肿、会阴区沿袖套和连接管区域疼痛、合并感染等。

侵蚀（图 16-47）和感染是两个主要并发症，发生后不可避免地要将假体取出。近年来报道的发生率为 8%。Lai 等最近报道侵蚀平均发生在术后 19.8 个月，而不是围手术期。既往袖带置入部位有手术史的患者侵蚀发生率增加，然而可以通过延迟袖带激活来降低其发生率。然而，也有一些作者认为在原来取出袖套的部位重新置入袖套并不会增加侵蚀或感染率。另外一些危险因素包括在人工尿道括约肌激活状态下留置导尿管和进行尿道内镜操作。

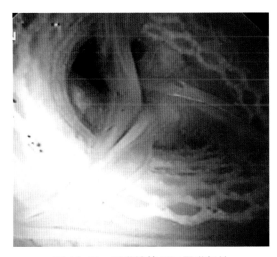

图 16-47　尿道镜检显示尿道侵蚀

早期侵蚀的可能是由于术中尿道的撕裂，撕裂常发生在分离阴茎海绵体时，该部位较难寻找正确的解剖平面。术中识别尿道损伤可以通过逆行灌注，或通过可弯曲的膀胱镜来测定尿道括约肌阻力。术中发现尿道损伤后外科医师有必要停止手术，尿道侵蚀也可以发生在没有明确尿道手术撕裂伤的患者。正如上文提到的，大多数研究者认为既往有放疗史是增加感染和侵蚀的危险因素，但前列腺癌根治术后尿失禁患者置入人工尿道括约肌后的整体满意度和那些曾接受放疗的患者相似。

如果发现明显的感染应该移除整个装置并合理使用抗生素。控制感染后重新置入新的人工尿道括约肌仍然可以取得较好的效果。有报道，取出感染装置后，一期立即置入新的人工尿道括约肌，总体成功率也可以达到 87%。

如果袖套已经侵蚀尿道，那么袖套必须被移除。整个系统的移除是否优于移除单个袖套，必须通过评估感染的严重程度来确定，如果感染明显则应该移除整个装置。除袖带侵蚀尿道外，也曾有报道储水囊侵蚀入膀胱。放置双袖套带的患者，假如只是一个袖套被侵蚀，那么仅取出受侵蚀的袖套就可以成功地将双袖套系统转变成单袖套系统。尿道侵蚀的处理包括取除装置（如置入＜2～3年，可以仅取除袖套），3～4个月后重新置入。取出袖套，并关闭控制泵，留置16～18Foley尿管引流3周，然后行逆行尿道造影，除非必要，尽量避免直接缝合腐蚀组织以免引起狭窄。

4. 机械故障　常见的有人工括约肌意外关闭、液体渗漏、管道阻塞、泵的移位等。机械故障可以是某个部件的穿孔、系统中液体渗漏、导管系统阻塞、进入气泡等，这些故障可以引起泵的功能异常。机械故障并发症的发生率为0～52%，既往研究中袖套是最易发生机械故障的部位。

5. 持续的或再发的尿失禁　常见原因有尿道压迫不充分、尿道萎缩、尿道侵蚀、逼尿肌功能异常、装置机械故障等。

6. 膀胱功能的改变　膀胱功能改变主要见于神经源性膀胱功能障碍的儿童患者。这些改变包括新出现的不自主逼尿肌收缩、膀胱顺应性降低、膀胱内压增高、肾积水和肾衰竭。57%的神经源性膀胱患者术后可能发生逼尿肌行为的改变（包括对上尿路影响的结果）。然而，人工尿道括约肌治疗前列腺切除术后尿失禁的患者，没有出现术后肾积水的报道。因此，具有良好顺应性的膀胱伴有尿道括约肌功能不全，才是人工尿道括约肌置入的最佳适应证。

（五）人工尿道括约肌置入术后尿失禁复发的诊断程序（图16-48）

术后尿失禁复发时首先要检查控制泵是否工

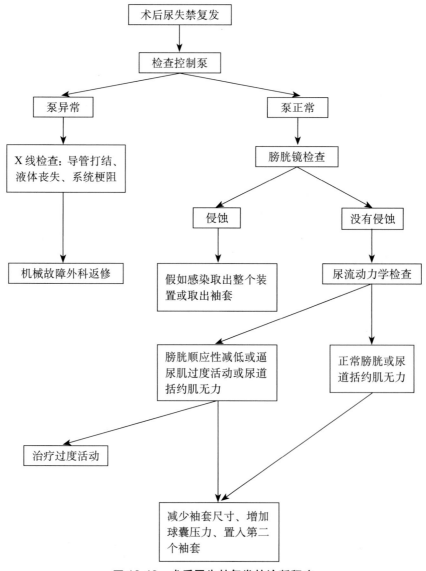

图16-48　**术后尿失禁复发的诊断程序**

作正常。当压缩控制泵困难时可能是由于连接导管打结、连接系统渗漏造成灌注液体丧失、连接系统梗阻等原因，腹部和盆腔的 X 线平片可以显示灌注液体丧失，通过超声检查储水囊可以显示灌注液体减少。患者出院时应拍一个平片作为以后对比的基线，因为至少已经有 50% 的灌注液体丧失时才能检测到储水囊的放射学影像改变。

影像尿流动力学检查可以明确人工尿道括约肌置入后膀胱的行为改变。膀胱尿道造影在袖带侵蚀的地方能够显示尿道憩室。内镜检查可以发现袖带造成的尿道侵蚀。术中导电试验可以通过使用一个电阻表，来判断整个系统中液体渗漏的部位。这可以避免更换整个装置，而仅修复发生渗漏的部分。

逆行灌注测定尿道括约肌阻力可以诊断尿道袖带处压迫性压力的丧失。检查时逆行从尿道口灌入液体，如果人工尿道括约肌的袖带功能完好、尿道完整，那将没有水流通过，这时的灌注压力就等于人工尿道括约肌储水囊的压力。这项技术用来检测术中尿道穿孔或调整袖带的压力。

（许克新　张　帆　廖利民）

第六节　前列腺术后尿失禁

一、良性前列腺增生术后尿失禁

（一）良性前列腺增生症术后尿失禁的发病率及危险因素

尿失禁是良性前列腺增生症（BPH）术后常见并发症，尤其是术后早期，发生率高达 30%～40%，多表现为急迫性尿失禁，与患者膀胱逼尿肌不稳定收缩和手术创面没有愈合等因素有关，非医源性因素所致。但也有部分患者表现为压力性尿失禁，甚至真性尿失禁，也有可能术后早期仍有排尿困难的表现，并出现充溢性尿失禁。术后晚期尿失禁的发生比较少见，为 0.5%。

不同时期、不同术式、不同文献报道的 BPH 术后尿失禁发生率有很大差异，一般经耻骨后或经膀胱开放性前列腺切除术后压力性尿失禁和真性尿失禁的发生率约为 1.9% 和 0.5%，经尿道前列腺切开术（TUIP）为 1.8% 和 1.0%，经尿道前列腺电切术（TURP）为 2.2% 和 1.0%，但这些数据多为美国卫生保健政策研究所（AHCPR）根据 1990 年以前的研究报告得出的。近些年随着操作技术的提高，设备的改进，BPH 术后尿失禁的发生率有下降趋势。在 Wendt-Nordahl 等的回顾性调查中，TURP 术后尿失禁的发生率从 1987—1997 年的 3.3%（13/399）下降到 1997—2004 年的 1.3%（7/550）。

许多文献报道开放性手术、TURP、TUIP 和钬激光前列腺剜除术（HoLEP）术后尿失禁的发生率为 0～8.4%。之所以有这种差异的存在，一方面，不同报道对排尿控制和尿失禁的具体定义尚未阐明清楚，因此可能未区分尿失禁类型；另一方面，尿失禁这一术语代表了一组不同类型的不良事件，包括完全和部分尿失禁、暂时性或持续性尿失禁。

一般没有明确的迹象表明 BPH 术后尿失禁发生率受患者年龄或切除的前列腺体积的影响，但最近巴西的一项研究表明在老年患者中 BPH 手术后尿失禁的发生率更高。老年人尿失禁发生率增加的主要原因为膀胱功能障碍，而不是括约肌功能不全。值得注意的是，前列腺体积为 > 50g 患者的整体并发症发生率（包括膀胱黏膜损伤、尿道狭窄和膀胱颈狭窄）更高。

不同术式似乎对 BPH 术后尿失禁的发生可能会有一定影响。Cornu 等对良性前列腺梗阻（benign prostatic obstruction，BPO）引起的下尿路症状（LUTS）经尿道手术的疗效及并发症进行了系统回顾和 meta 分析。其共纳入 69 个随机对照试验（8517 例登记患者），在 12 个月的随访中，单极经尿道前列腺电切术（M-TURP）和双极经尿道前列腺电切术（B-TURP）的压力性尿失禁（SUI）发生率相似。

根据 Ontario 健康技术咨询委员会进行的系统回顾和 meta 分析，包括 12 个比较单极电气化术（electrovaporization）和 TURP 的 RCT 研究（平均样本量 104；范围 50～235），将 622 例和 623 例患者随机分为电气化组和 TURP 组，平均随访时间为 6 个月～5 年，两种方法的尿道狭窄率和尿失禁率相似，电气化患者 SUI 发生率为 3.9%，TURP 患者 SUI 发生率为 3.7%，而"刺激性"尿路症状的总发生率，电气化为 16.3%，TURP 为 11.7%。

近几年国内外盛行各种能量平台的前列腺剜除术，有文献报道剜除术术后尿失禁的发生率高，如马明报道经尿道等离子剜除术（PKEP）与经尿道等离子电切术（PKRP）治疗良性前列腺增生的 meta 分析结果，9 个研究报道了术后暂时性尿失禁发生率（transient urinary incontinence，TUI），PKEP 组高于 PKRP 组 [OR=2.22，95%CI（1.55～3.19），P=0.0001]。但多数文献报道各种剜除术术后尿失禁的发生率并不比经尿道前列腺电切的手术高。

HoLEP 已成为 BPO 的常用治疗方法。Vavassori 等报道了一项前瞻性研究结果，该研究评估了（结合组织粉碎装置）HoLEP 的安全性、有效性。其对 330 例患者随访 3 年，有 7.3% 的患者报道有暂时性压力性尿失禁，尿失禁通常在 3 个月内自行消退。但在 36 个月的随访中，仍有两例患者出现持续性压力性尿失禁。Nam 等研究了 391 例 HoLEP 患者发生 TUI 后病情恢复的相关因素，TUI 发生 65 例（16.6%），其中 52 例（80.0%）3 个月内恢复；压力性尿失禁 16 例（4.1%），急迫性尿失禁 29 例（7.4%），排尿后滴沥 33 例（8.4%）；年龄 [odds ratio（OR）= 3.494；95% CI=1.565～7.803；P=0.002] 和手术总时间（OR=3.849；95% CI=1.613～9.185；P=0.002）是影响 TUI 发生的重要因素。Gilling 报道 38 例 HoLEP 手术后随访 6 年患者资料，急迫性尿失禁发生率为 7.9%（3/38），混合性尿失禁为 10.5%（4/38），压力性尿失禁发生率为 2.6%（1/38）。

美国泌尿外科学会（AUA）对早期 RCT 研究的 meta 分析发现 TURP 和 HoLEP 术后的尿失禁发生率没有显著性差异。近年来比较 HoLEP 和 TURP 的 meta 分析包括 4 个 RCT 研究，样本大小从 61 例到 200 例不等。总体上，233 例和 228 例患者分别随机分为 HoLEP 组和 TURP 组，术后随访 1 年。这些研究报道的平均前列腺大小在 HoLEP 患者中为 53～77.8ml，TURP 患者为 49.9～70ml，4 例（1.7%）接受 HoLEP 治疗的患者和 3 例（1.3%）TURP 患者发生了压力性尿失禁。Rigatti 等报道，HoLEP 组中有 25 例（44%）和 TURP 组中有 17 例（38.6%）出现急迫性尿失禁。郭强报道 HoLEP 与经尿道等离子电切术（TUPKP）治疗 BPH 的安全性和疗效的 meta 分析，与 TUPKP 组相比，HoLEP 组尿路刺激症状较少，而尿道狭窄、阴茎勃起功能障碍（ED）、逆行射

精、短暂性尿失禁，两者差异均无统计学意义（$P > 0.05$）。

其他激光前列腺手术的尿失禁发生率也不高。Chen 等报道波长为 980nm 的半导体激光随访 6 个月，压力性尿失禁的发生率约为 1.8%。Ruszat 等报道最大功率 200W 的 980nm 半导体（HiDi）激光，与最大功率为 120W 的绿激光（HPS）分别采用汽化的方法治疗 55 例和 60 例 BPH 患者，使用绿激光的手术术中出血稍多一些，因出血影响手术视野的例数分别为 0、12.9%（$P < 0.01$），但半导体激光术后排尿困难和暂时性急迫性尿失禁的发生率高于绿激光，分别为 23.6% vs 17.7%（$P > 0.05$）和 7.3% vs 0（$P < 0.05$）。随访期间半导体激光组患者膀胱颈狭窄、再手术率和压力性尿失禁也高于绿激光组，分别为 14.5% vs 1.6%（$P < 0.01$）、18.2% vs 1.6%（$P < 0.01$）和 9.1% vs 0（$P < 0.05$）。作者认为造成两者的差异还是与 980nm 激光的组织穿透深度深所致有关。车鹏等报道 1470nm 激光汽化术与 TURP 比较治疗良性前列腺增生的 meta 分析结果，两组在手术时间、术后膀胱冲洗时间、短暂性尿失禁及尿道狭窄、术后 3 个月国际前列腺症状评分（IPSS）和最大尿流率（Q_{max}）变化方面的差异无统计学意义（$P > 0.05$）。

在术后晚期尿失禁报道中，一个随访 4 年的 RCT 研究（n=120）将 HoLEP 与 TURP 进行了比较。HoLEP 组中有两例患者（3.3%）和 TURP 组中有 1 例患者（1.7%）发生尿失禁。该研究未报道术后排尿困难的发生率。Shingleton 等报道的 RCT 研究（$n = 100$）中，比较 KTP 激光前列腺汽化切除术和 TURP 治疗小体积前列腺的长期随访（3～6 年）效果，两组患者的尿失禁发生率相同（每组各 1 例），在该研究中，没有一例患者术后出现"刺激性排尿"症状，以至于除了出院时常规提供的药物外，不需要额外的药物治疗。Bachmann 等报道的 RCT 研究，比较了 TURP 和绿激光 XPS 前列腺汽化术对 BPO 男性的影响，共有 291 例患者在 9 个欧洲国家的 29 个地点登记，患者按 1：1 随机进行绿激光 PVP 或 TURP 治疗。其中 281 例被随机分配，269 例接受治疗。在第 12 个月时，4 例接受绿激光前列腺汽化术的患者和 4 例接受 TURP 治疗的患者出现持续性尿失禁。

综上所述，前列腺开放性手术，以及 TURP

（单极和双极）、TUIP、激光治疗（包括剜除、汽化和切除技术）术后尿失禁的发生率文献报道差异较大，但多为术后早期短暂性尿失禁，且尿失禁的发生率在各种技术中似无显著性差异。

（二）BPH 术后尿失禁的类型及处理

BPH 术后尿失禁可分为急迫性尿失禁、压力性尿失禁、充盈性尿失禁及真性尿失禁，每种类型尿失禁的出现都有其相对特有的原因，其中最常见的是急迫性尿失禁，其次为压力性尿失禁。

1. **急迫性尿失禁** 急迫性尿失禁是指当有强烈尿意时不能由意志控制而尿液经尿道流出，其多与术后尿道闭合压降低及膀胱逼尿肌不稳定性自主收缩有关，腺体手术创面的炎症反应、尿路感染等也会诱导其发生。对组织穿透比较深的能量平台，如 980nm 的半导体激光，若采用汽化或切割的手术方式，手术创面组织凝固坏死层较厚，术后坏死组织脱落时间长，也会加重尿路刺激症状的发生。

对这类患者术后充分分析病因，积极进行抗感染治疗，及早拔除导尿管，降低继发性尿道感染的发生率及炎症反应对尿道的刺激，从而减少尿失禁的诱发因素。排尿通畅的患者可以口服 M 受体阻滞剂，特别是术前尿流动力学检查提示有膀胱逼尿肌不稳定性收缩者。盆底肌的功能性锻炼也有助于减轻尿频、尿急及急迫性尿失禁的症状。

2. **压力性尿失禁** 压力性尿失禁多表现在活动、打喷嚏等腹压增高的情况下发生不自主漏尿，但没有腹压增高的情况下不漏尿，且一段时间的站立活动后能在卫生间排出一定量的尿液。术中尿道括约肌受损、术后瘢痕形成等因素破坏了正常尿道闭合机制，从而使尿道闭合压降低是其发生的主要原因。

（1）压力性尿失禁发生机制：术后尿控功能是否受影响主要由内、外括约肌的环形肌纤维有无损伤而定。开放手术治疗前列腺增生时，一般常规应用可吸收线缝扎 5、7 点处前列腺动脉，虽然可以有效止血，但如果缝扎的深度掌握不佳，极易引起额外的括约肌损伤进而影响控尿功能的恢复。

TURP 电切时可导致切割部位局部温度高达 400℃，电极切割前列腺组织表面致使形成 2～3mm 的凝固坏死层，电切功能越大，特别是采用气化电极手术，凝固坏死层越厚。若电切区域过于靠近前列腺尖部的尿道外括约肌，或邻近括约肌的时候电切能量过大，即使没有手术直接切开括约肌，括约肌的热组织损伤也会影响其控尿功能。

钬激光前列腺剜除术，其沿前列腺外科包膜切割剜除速度快，切割确切，热穿透较浅，对靶组织及周围组织的损伤轻微，可有效防止尿道外括约肌的热损伤，减少术后尿失禁等并发症的可能，但也要注意前列腺尖部尿道括约肌的保护，特别是在处理前列腺尖部 12 点处尿道黏膜及腺体的时候，保留少许尿道黏膜，可以改善术后控尿功能。辛玉宏等报道与 TURP 相比，HoLEP 早期尿失禁比例较高（电切术组 2.9%，剜除术组 17.4%，$P = 0.034$），作者分析原因认为是剜除手术腺体摘除更完全，前列腺部尿道压力及长度下降更明显；而 TURP 由于腺体残留，特别是前列腺尖部的腺体残留，有可能改善尿控功能。但多数文献认为，HoLEP 术后早期的尿失禁多可恢复，与 TURP 相比，两者总的长期尿失禁发生率相似。

采用等离子、铥激光或 1470nm 激光等能量平台，借助操作镜鞘的机械力行前列腺剜除的手术，术后也有一定比例的早期尿失禁发生，可能与前列腺腺体摘除较为完全、手术过程中镜鞘压迫、牵拉损伤括约肌等因素有关，若尿道括约肌的完整性存在，这种尿失禁也多可恢复。

（2）压力性尿失禁的预防与处理：不同手术方式对尿失禁的预防重点有所不同。对于电切或汽化手术而言，要准确识别前列腺尖部及尿道外括约肌结构，避免直接损伤。在邻近尿道外括约肌的操作，应降低能量的使用，避免尿道括约肌的热穿透损伤。

国内外学者也在如何加强剜除中尿控功能的保护方面做出了许多尝试和努力。如文永安等提出 TURP 手术过程中前列腺尖部推切法可有效保护尿道外括约肌勿受到损伤；李凌提出的"两点一线一面"的手术原则在钬激光前列腺剜除术中的应用。笔者在用 1470nm 激光进行前列腺剜除时，整个剜除过程中用操作镜镜鞘推剥离，激光止血或切断腺体与包膜粘连带，但在推剥离过程中用力方向为镜鞘朝"球形"腺体球心的撬剥，着力点位于镜鞘顶端，以减少镜鞘的杠杆作用对尿道外括约肌的压迫和牵扯。

一旦发生压力性尿失禁，术后积极开展盆底括约肌的功能性锻炼，或接受生物反馈治疗、磁疗以缓解临床症状及加速康复。尿失禁症状较轻者，可以口服盐酸米多君，后者为一种 α 受体激动剂，可以增加尿道内口闭合力。

长期压力性尿失禁非手术治疗效果欠佳的患者，可以考虑尿道膜部填充物注射或男性吊带手术，具体方法见本书相关章节。关于手术治疗尿失禁的时机，目前还没有明确的数据。一般认为根据患者是否有任何改善，非手术治疗可以尝试 6 ～ 12 个月。

3. 充溢性尿失禁　充溢性尿失禁是指由于尿道梗阻和膀胱收缩无力等原因导致的慢性尿潴留后，膀胱在极度充盈的情况下，膀胱内压力超过正常尿道括约肌的阻力，尿液从尿道溢出。前列腺术后此种并发症较为少见，多因已切除的腺体组织残留堵塞尿道，或未能完全切除的组织形成活瓣作用堵塞尿道致使尿道梗阻；或者术中膀胱过度充盈时间过久致使膀胱收缩功能受损。也可见于神经源性膀胱等膀胱逼尿肌收缩无力的患者。

术后早期出现的充溢性尿失禁，多在拔除导尿管后仍有排尿困难、残余尿增多的表现。可以给患者做尿流动力学检查，了解排尿困难的原因，若是膀胱收缩力良好，仍存在膀胱输出道梗阻，需进行尿道膀胱镜检查，以排除膀胱输出道机械性梗阻因素，必要时再次手术。若的确是因膀胱逼尿肌收缩无力导致的排尿困难、慢性尿潴留，可以积极治疗原发病，配合服用 α 受体阻滞剂等药物治疗，并观察残余尿量。症状改善不明显的患者，可以考虑长期进行间歇性清洁导尿治疗。

术后早期排尿畅通，然后逐渐出现排尿困难、尿线变细的患者，要警惕有无继发性尿道狭窄发生，及时解除继发性尿道梗阻。

4. 真性尿失禁　真性尿失禁又称完全性尿失禁或永久性尿失禁，指尿液连续从膀胱中流出，膀胱无正常储尿功能而长期呈空虚状态，术中膀胱颈部或（和）尿道括约肌的不可逆性严重损伤多可导致真性尿失禁的发生。

真性尿失禁患者平卧位可以不发生尿失禁，但一旦患者直立，无论是否有腹压增高的诱因，都会发生不自主漏尿，甚至膀胱完全排空。真性尿失禁多为前列腺术后长期尿失禁的主要表现，处理方法多为加强护理，必要时使用阴茎夹暂时保持局部干燥。人工尿道括约肌的置入是前列腺术后真性尿失禁治疗的金标准，具体方法参加本书有关章节。

（陈　忠　徐智慧）

二、前列腺癌根治术后尿失禁

尿失禁是前列腺癌根治术（radical prostatectomy，RP）后的常见并发症之一，它不仅会对患者的生活质量造成诸多不便，还会对其心理、经济与家庭造成负担。尽管近几年随着手术技巧的提高和对 RP 后尿失禁病理生理学研究的更加深入，尿失禁的发生率已有降低，但由于 RP 手术量的增加，发生术后尿失禁患者的总例数也相应增加。大部分术后尿失禁患者在经过 6 ～ 12 个月的非手术治疗后，漏尿症状可得以改善。对于症状持续且影响生活质量者，可考虑进一步采取侵入性治疗，包括人工尿道括约肌置入术、球部尿道悬吊术、局部填充剂注射（如胶原）等。某些新技术，例如可调节容量的膀胱颈压迫球囊置入术（ProACT™），在一项近期报道中也已显示出令人满意的初步结果。因此，在为患者选择尿失禁的治疗策略方面，有必要根据其个体情况综合考虑尿失禁的严重程度、经济状况、认知能力等因素。

（一）患病率

RP 后尿失禁的患病率因所采用的尿失禁诊断标准和随访时间的不同而有较大差异。此外，用来评估尿失禁主观程度的方式也多种多样，从经过验证的问卷调查表，到临床科研人员的电话随访，再到外科医师门诊的问诊记录，这都使得统计到的术后尿失禁患病率差异较大。

一项系统性回顾研究纳入了 8000 例接受过开放 RP、腹腔镜 RP 或机器人辅助腹腔镜 RP 术后的患者，不同研究所报道的完全免于使用尿垫者所占比例为 4% ～ 31%，平均 16%。来自多中心的研究和前列腺癌资料库的分析显示，RP 后有 1% ～ 40% 的患者主诉有顽固的尿失禁症状。

在大部分的队列研究报道中，完全控尿或良好控尿指偶尔有漏尿但无须使用尿垫或每天尿垫使用量少于 1 片。据报道，有 1/3 ～ 1/2 的男性，尽管偶尔有漏尿，但他们并不使用尿垫。另外，大量队列研究表明，经前列腺癌外科治疗后的男性并非一出现尿失禁都会选择就医，仅 6% ～ 9% 的术后尿失禁患者会选择积极治疗。其原因可能是缺乏相关认识或感到症状难以启齿。

（二）危险因素

RP 后尿失禁的发生与多种因素相关，包括患者手术时的年龄、体重指数（BMI）、术后膀胱功能改变、既往下尿路手术史、外科手术技巧（手术方式和控尿相关神经的保留技术）、术前已有的下尿路症状（lower urinary tract symptoms，LUTS）、疾病的分期、术前盆腔放射治疗史与既往手术史、术后膀胱功能的状态、膜部尿道的功能长度等。尽管现有研究对于部分上述危险因素的重要性仍存在争议，但了解这些潜在因素并注意防护和避免有助于降低术后尿失禁的发生。

1. **年龄**　现有研究证实，老年人、高龄是术后尿失禁发生的危险因素之一。Mohamad 等回顾了 16 524 例 RP 患者，覆盖了 1992—2003 年奥地利 95% 的前列腺癌根治手术患者。他们发现随着年龄的增长，术后因尿失禁行人工尿道括约肌置入的患者相应增加。在该研究中，45 ~ 49 岁组的患者仅 0.5% 因术后尿失禁困扰而最终接受人工尿道括约肌置入；而 70 ~ 74 岁组的患者，置入人工尿道括约肌的人数是 45 ~ 49 岁组的 5 倍。同样，Rogers 的研究表明 RP 患者的术前年龄影响着术后的控尿状态，在 < 50 岁的年龄组中，术后 1 年内所有患者均获得了较为理想的控尿功能（即每天仅需使用 0 ~ 1 块尿垫），但在 50 ~ 59 岁和 > 60 岁的患者中术后可控尿率分别降低到了 91% 和 81%（与 50 岁以下年龄组相比具有统计学差异）。另有研究表明，老年患者术前可合并多种全身性疾病，如高血压、糖尿病、慢性肾脏疾病等，其合并疾病的数量对于 RP 后控尿功能在 1 年内的恢复具有负面影响。此外，机制研究发现随着年龄的增长，括约肌的横纹肌纤维成分逐渐减少，从而引起括约肌本身的功能异常，此外，盆底肌肉松弛、尿道周围支撑组织薄弱也可能参与其中。

2. **BMI**　BMI 对前列腺术后尿失禁的影响尚存在争议。Wolin 等发现，在 589 例前列腺癌术后患者中，尿失禁在肥胖（BMI > 30kg/m²）男性中的发生率更高。在另一项 2849 人的队列研究中，高 BMI 指数是术后 6 个月和 12 个月时发生尿失禁的独立预测因素。但是，Kadono 等和 Hsu 等采用单因素和多因素分析表明，BMI 并不能预测术后尿失禁的发生风险，两者之间不具有相关性。上述差异可能与入组患者的筛选条件、研究设计的类型及所采用的统计学方法有关。

3. **膀胱功能的改变**　患者术后发生的尿失禁，并非都是因为控尿机制破坏导致的压力性尿失禁，而前列腺癌术后膀胱功能的改变也是重要因素之一。大量数据表明，前列腺癌术后新发的逼尿肌过度活动（detrusor overactivity，DO）也可能是导致尿失禁的原因之一。Song 等发现约 51%（93 人）的前列腺癌术后患者在随访 3 年时有储尿期 DO 的出现，其中约 38%（27 人）的 DO 为术前已有的。该研究表明储尿期膀胱稳定性减退降低了最大膀胱容量，这可能与前列腺切除后，失去了近端尿道对膀胱兴奋性的抑制作用有关。在一项纳入 268 例患者的研究中，Lee 等发现 32.7% 的前列腺癌术后尿失禁患者合并有储尿期 DO，而无尿失禁的患者中 DO 的发生率为 29.7%（但两组数据相比差异无统计学意义）。另据文献报道，单纯因 DO 所致的术后尿失禁者约占 4%，DO 同时合并括约肌功能障碍的术后尿失禁者约占 42%。

4. **既往下尿路手术史**　RP 前的其他下尿路手术史可能影响着术后尿失禁的发生。在一项研究中，有 30 例患者在 RP 前 4 周 ~ 4 个月时接受过经尿道前列腺电切手术（transurethral resection of the prostate，TURP），这部分患者术后尿失禁的发生率高达 50%。该研究推荐至少在 TURP 术后 4 个月后再考虑 RP 以降低术后尿失禁的发生。但另有研究结果认为，既往 TURP 手术史并不影响 RP 后尿失禁的发生率，因此这一危险因素的临床价值仍有待进一步研究证实。

5. **外科手术技巧**　术中采取保留控尿机制的外科技术可以降低术后尿失禁的发生率。Nandipati 等报道了 152 例患者的队列研究，发现保留双侧勃起神经的患者术后控尿恢复较快、长期的控尿率较高。Burkhard 同样发现保留神经的手术对术后控尿有积极的影响。在一项基于 536 例患者的前瞻性队列研究中，RP 后尿失禁的发生率在保留双侧神经、保留单侧神经和未保留神经的 3 组中，分别为 1.3%（1/75）、3.4%（11/322）和 13.7%（19/139）。在这个研究中，是否保留神经是影响 RP 术后尿控率唯一具有统计学意义的因素。另有报道认为，术中尽可能保留膀胱颈和前列腺尖部也有助于提高术后可控尿率。

随着微创外科理念的不断推广，腹腔镜和机器人辅助的腹腔镜 RP 已经逐渐成为主流术式。微创技术能否提高术后的可控尿率是当前研究的一个热点话题。来自我国学者的回顾性临床研究表明，在开放、腹腔镜及机器人 RP 后 1 年的患者中，中重度尿失禁发生率分别为 16.5%、15.4%、15.7%，三组相比差异无统计学意义，在单变量和多变量分析中发现，患者术后下尿路症状的发生概率与年龄和神经血管束的保存情况有关，而与是否采用微创技术无关。Haglind 等的研究结果也表明，与传统开放 RP（20.2%）相比，机器人手术（21.3%）并不能提高患者术后的可控尿率。此外，系统性回顾分析也显示机器人和腹腔镜 RP 后 12 个月时的控尿率相比无明显差异。有专家提倡经会阴途径的前列腺癌根治术，尤其对于肥胖患者具有优势，但其术后控尿情况尚有待与上述传统经典术式相比较。因此，从现有研究看，微创手术技术并不能提高患者的术后控尿功能，而更为推崇的是术者要根据自己的经验选择熟悉的手术方式，方能最大限度地避免尿失禁。

6. **术前已存在 LUTS**　术前已存在 LUTS 的患者在术后可能更容易出现尿失禁症状，这不但与下尿路的功能障碍相关，还与全身性的慢性疾病有关，如糖尿病、慢性肾脏疾病、帕金森病等。一项研究随访了 106 例 RP 术前就有显著 LUTS 的患者，其中有 74 例在术后存在漏尿症状。此外，Wei 等对 482 例 RP 后患者进行了多因素分析显示，术前已有的尿失禁症状是术后出现尿失禁的预测因素。

7. **前列腺体积与膜部尿道长度**　从理论上讲，前列腺体积较大的患者在根治术中切除的尿道长度也会相应地更长，这无疑将会影响术后尿道的有效控尿长度。一项回顾性研究纳入 355 例接受过耻骨后 RP 的患者，在随访中发现，前列腺体积 > 75ml 者尿失禁的发生率显著高于体积 < 75ml 者。Konety 等也证实前列腺体积在 50ml 以上者术后 6 个月和 12 个月时的可控尿率均显著低于小体积者。但研究结果也并非千篇一律，部分学者的研究证明，前列腺体积大小并非是术后发生尿失禁的预测因素。

Nguyen 等发现控尿功能正常者的术前膜部尿道长度约 14mm，对于术后膜部尿道长度仍 > 12mm 的患者，1 年时的可控尿率为 89%，而这一数字在术后膜部尿道 < 12mm 者仅为 77%。进一步多因素分析研究还发现术后尿道长度与术后控尿功能的恢复速度及漏尿的严重程度密切

相关。

8. **肿瘤的分期**　大量研究表明前列腺癌术后尿失禁的发生率和肿瘤的分期没有相关性。Loeb 等的研究表明即使在高危患者中也有极好的尿控率，然而，对于分期较晚、肿瘤突破包膜或侵犯精囊者，在术中可能会避免采取一些保留控尿机制的外科操作（如神经勃起保留），从而可能会使得术后尿失禁的发生率升高，但是这样看起来更多的是受到了外科技术而不是疾病分期的影响。

（三）病理生理学

RP 后尿失禁的发生与多种病理生理学改变相关，包括尿道内外括约肌的破坏、尿道周围支撑组织的破坏、盆底控尿相关神经的损伤、膀胱功能异常等。这些因素常以组合的形式存在，共同影响术后尿失禁的发生。

健全的尿道内、外括约肌对维持完整的控尿功能起着重要作用。内括约肌在整个储尿期持续处于紧张状态，使得膀胱颈关闭，避免尿液进入后尿道。外括约肌除在储尿期长期关闭以外，还能在各种腹压增加状态下（咳嗽、跳跃等），进一步增加其肌张力，防止瞬时的尿液漏出。在 RP 术中几乎难以避免地会损伤尿道内括约肌成分，有时为了保证切缘阴性，还可能损伤部分外括约肌，这无疑都会削弱术后尿道的控尿能力。正因为如此，尽可能保留膀胱颈部和膜部尿道的长度有助于提高术后患者的可控尿率。

正常尿道周围的支撑结构也是维持控尿中必不可少的组成部分。在尿道的前方有耻骨前列腺韧带、耻骨膀胱韧带和盆筋膜腱弓结构，后方有会阴中心腱、狄氏筋膜和直肠尿道肌，此外还有肛提肌的包绕，上述结构共同维持了尿道的稳定性。因此，有学者认为在 RP 中保留尿道前方的韧带组织、重建狄氏筋膜和尿道后方的支撑组织有助于降低术后尿失禁的发生。

尿道内、外括约肌的支配神经受损也会导致控尿功能不全。阴部神经发自 $S_2 \sim S_4$ 节段的阴部神经核，走行于坐骨直肠窝的 Alcock 管中，是支配尿道外括约肌的主要神经。前列腺包膜周围血管神经束（neurovascular bundles，NVBs）对尿控功能的影响仍有待进一步探索，尽管有研究发现海绵体神经中含有支配膜部尿道的成分，在术中电刺激 NVBs 可持续增加尿道内压，且予以保留 NVBs 可有助于控尿功能的早期恢复，但也

有其他研究得出的结论是保留与不保留 NVBs 对术后控尿率无明显影响。

此外，储尿期膀胱功能障碍也是导致患者术后尿失禁的原因之一，常见的尿流动力学表现有：逼尿肌过度活动、膀胱顺应性降低，可合并有排尿期逼尿肌活动低下。这可能与 RP 后膀胱的去神经支配有关，也可由吻合口狭窄引起的梗阻所致。吻合口的瘢痕形成，同时合并有周围组织的纤维化，这也会使得尿道外括约肌的舒张和收缩功能都受到影响。此类患者可能既有尿失禁，又合并有排尿困难的表现。这种情况可以通过内镜或尿道造影检查予以鉴别。

还应指出，膀胱颈 "漏斗形" 结构的破坏会影响到膀胱的排空功能，残余尿不断增多也是术后尿失禁的原因之一。因此，有学者提倡用膀胱残端重建膀胱颈和前列腺部尿道形态，以恢复原有的 "漏斗形" 结构，但仍有待进一步探索。

（四）治疗

目前的诊疗指南中对于 RP 后尿失禁患者何时应采取积极治疗这一问题没有给出明确的界定。在一项前瞻性 RP 后尿失禁的队列研究中，Lepor 观察到在术后 24 个月时仍有患者的控尿功能通过非有创治疗得以恢复，患者在术后 3、12 和 24 个月时的控尿率分别为 80.6%、95.2% 和 98.5%，另外也有一些队列研究表明术后恢复控尿的平台期为 12 个月。因此，原则上对于术后短期（6 ～ 12 个月）出现的轻度尿失禁患者，应首先选择非手术治疗，即盆底肌训练、生物反馈或盆底肌电刺激（详见第 7 章），这些措施必须要在术前就开始实施并在术后长期坚持，方可使患者获益。对于非手术治疗失败、尿失禁症状持续且干扰生活质量者可考虑以下有创治疗方式（详见第 7 章）。

1. 人工尿道括约肌　迄今为止，人工尿道括约肌被认为是 RP 后尿失禁最有效的外科治疗手段，其有效性与安全性已在多项随机对照研究中得以证实。然而，由于人工尿道括约肌的费用昂贵、对患者的认知能力要求相对较高，且有一定的机械故障发生率，它并非所有患者的最佳选择。因此，选择该治疗方式前，需综合考虑患者的尿失禁程度、学习能力、手灵活度、经济水平和对治疗的期望值等因素。

受术者手术量和经验的影响，且采用的尿失禁治愈的定义、评估方法和随访时间的不同，在现有研究中，人工尿道括约肌的成功率也有较大差异。若采用每天使用不超过 1 片尿垫作为治愈标准，人工尿道括约肌的成功率为 59% ～ 90%，若采用完全免予使用尿垫作为治愈标准，其成功率为 10% ～ 72%。在安全性方面，人工尿道括约肌可有一定概率出现机械故障，也可能引起尿道缺血、坏死、萎缩、局部感染和侵蚀等，对于一小部分患者还需要定期对设备进行校正。人工尿道括约肌术后校正率和装置取出率在不同报道中差异较大，为 8% ～ 45%。随着手术技术和设备的不断完善，Lai 等报道人工尿道括约肌术后非机械性并发症的发生率已经从 17% 降到了 9%，机械故障发生率从 21% 降到了 8%，接受二次手术的时间平均为 26.2 个月（2 ～ 68 个月）。另有学者报道 75% 的人工尿道括约肌装置的平均预期寿命为 5 年，在平均随访 68.1 个月时，仅有 6% 的人工尿道括约肌装置发生机械故障。随访至术后 5 年时，75% 的患者不需要校正人工尿道括约肌装置。

综上所述，人工尿道括约肌目前仍然是治疗前列腺癌根治术后中重度尿失禁的金标准。尽管其可能存在机械和非机械相关并发症，但仍有大量的文献报道支持其长期成功率和较高的患者满意度。

2. 男性尿道悬吊术　男性尿道悬吊术的大致治疗机制是：①给予尿道腹侧一个外界压迫力（而正常尿道括约肌或人工尿道括约肌为环形施压），从而增加尿道阻力；②稳定并托举尿道，增加其有效控尿长度。它主要适用于前列腺切除术后轻中度压力性尿失禁的患者。根据悬吊带的设计不同目前可大致分为骨锚式吊带（InVance）、经闭孔悬吊带（AdVance/AdvanceXP）、Virtue 男性悬吊带、可调节式悬吊带和自体筋膜悬吊带五大类。

其中，InVance 骨锚式悬吊系统通过在耻骨下支钻入带线铆钉、将网带固定于两耻骨下支，托起并压迫球部尿道以达到控尿的目的，但因其术后失败率较高、并发症较多，现已较少使用。而 AdVance/AdVanceXP 经闭孔尿道悬吊术是当前最常用的术式，该手术一般需打开球海绵体肌并离断会阴中心腱，将吊带置入膜部尿道的位置。在长达 36 个月的随访中，该手术后尿失禁完全治愈者可达 66%，另有 23.4% 的患者症状改善显著，且总体并发症发生率较低。Virtue 吊带有着 4 条吊带支，其中两条与经闭孔悬吊带的设计和放置方法相类似，另两吊带支固定于耻骨前。其优势在于：它不仅能很好地压迫球部（经闭孔吊带支的作用），还能有效地托举尿道，增加有效控尿长度（经耻骨前吊带支的作用）。在随访 36 个月的前瞻性研究中，Virtue 吊带术后患者的 24 小时尿垫试验结果及 ICIQ-SF 评分可以得到稳定而持久的改善。可调节式悬吊带的治疗原理与上述相似，其优点是可以根据患者尿失禁程度个体化调节吊带松紧，但其有效性与治疗优势仍有待进一步证实。除上述生物合成材料的悬吊带外，较多学者也尝试使用不同的自体材料制作吊带，比如同种异体的皮肤、筋膜、肌肉、猪的小肠黏膜下组织等，但不同研究中所报道的有效率和并发症发生率高低不一，其临床应用也相对局限。

总体而言，在男性悬吊带术后的并发症中，感染率为 0～6%，尿道侵蚀率为 0～2%，阴囊疼痛或麻木为 16%～72%，但几乎都能在术后 3 个月后自行缓解。尿失禁的复发率＜5%，由于术前常规推荐行尿流动力学检查排除了逼尿肌收缩无力的患者，所以术后尿潴留并不常见。

影响男性悬吊术疗效的因素主要有：①既往有放疗史者，手术失败率较高，系由于尿道及周围结缔组织纤维化所致。②治疗前尿失禁的严重程度。有研究表明与轻度漏尿患者相比，重度者吊带术后控尿率较低。③既往曾接受过人工尿道括约肌置入失败的患者，吊带手术的失败率较高。因此，男性吊带最恰当的适应证是既往未曾接受放射治疗、有正常的逼尿肌收缩力、尿失禁程度为轻中度患者。男性吊带的有效性和安全性仍有待进一步长期随访，以便和人工尿道括约肌进行比较。

3.ProACT™ 尿失禁系统　该系统最早于 2003 年开始投入临床使用，它的主体是两个分布于膀胱颈口周围的水囊，对于 RP 后尿失禁的患者，水囊位于膀胱尿道吻合口水平。水囊内的液体量可通过阴囊内的装置进行调节。在一项长达 4 年的前瞻性随访研究中，总体 24 小时尿垫试验显著改善（程度超过 50%）者占 80.8%，其中，轻、中、重度尿失禁显著改善者分别占 75.9%、72.6% 和 87.5%。安全性方面，在 4 年随访中仅 1 例患者（1.5%）发生了严重并发症，但有 22 例（32.4%）经历了再次手术调整或去除置入物。ProACT 尿失禁系统作为一种较新的治疗手段，其有效性和治疗优势还有待进一步研究。

（宋奇翔　廖利民）

第 17 章

神经源性尿失禁

第一节 概 述

支配下尿路（LUT）的神经，包含不同类型纤维的自主神经和体神经。控尿、排尿中枢按照环境需求，在大脑的调控下把内脏神经自主活动与躯体神经对盆底包括尿道外括约肌的随意支配整合起来，来调节 LUT 的功能。生理性排尿随意识控制依赖于膀胱内的精确感觉。尿道外括约肌的收缩、膀胱颈口平滑肌的闭合、尿道壁黏膜的密封垫效应，以及膀胱充盈引起的括约肌活动增强、腹腔压力向近端尿道的传导等，这些因素共同影响控尿。盆底肌和尿道括约肌的收缩对逼尿肌的抑制效应被称为控尿前反应。排尿期需要这些肌肉的适宜松弛，允许生理性的排尿反射。膀胱和肠道功能之间的相互作用已经得到证实。膀胱充盈影响着直肠内的感觉，反之亦然。膀胱 - 肛门 - 直肠反射允许排尿但没有排便。神经源性患者二便功能之间的关系目前尚没有更进一步的研究。

神经源性损害所导致的 LUT 功能障碍依赖于损伤的部位、范围、已经损伤的程度。脑桥以上损伤的患者通常有持续的逼尿肌反射性收缩，但是大脑对排尿的调节通常丢失，脑桥以上损害导致的尿失禁通常是由于膀胱的过度活动所致。当损伤部位在脑桥以下的脊髓时，逼尿肌括约肌协同失调普遍存在并带来潜在的危险。即逼尿肌过度活动引起尿失禁，同时流出道梗阻又会导致膀胱排空障碍。骶髓以下（马尾神经及周围神经）的损伤有着相似的表现，可能会导致膀胱无反射。如果阴部神经核受到损害，尿道括约肌和盆底肌瘫痪，往往会发生流出道阻力丧失和压力性尿失禁，该类型的神经源性膀胱患者虽然下尿路尿失禁症状很严重，但由于流出道阻力很低，反而很少因

膀胱高压导致上尿路损害。

一、流行病学

许多患有神经系统疾病的患者都会发生神经源性 LUT 的功能障碍，但确切的数字很少被提及。表 17-1 给出了一些神经系统疾病 LUT 功能障碍患病率的数据。更多数据可以参考 2009 版 ICI 及欧洲泌尿协会的指南。

表 17-1 不同神经源性疾病中神经源性膀胱的发病率

帕金森病	38% ～ 70%
脑血管意外	20% ～ 50%
多发性硬化	50% ～ 90%
脊髓损伤	＞ 90%
糖尿病	25% ～ 78%

由于神经源性膀胱的高发病率，对已知存在神经系统疾病的患者都应该进行 LUT 功能障碍的评估，不能仅仅在出现泌尿系统症状时才进行评估，而是应该作为一个标准的诊断程序。更重要的是，对"特发性"LUT 功能障碍患者，我们应该想到是否有未知的潜在神经源性原因，并采取相应的诊断步骤。

二、诊断

除了那些一般性的初步诊断步骤外，排尿日记、问卷调查、精确的临床神经系统检查（包括感觉测试、腰骶部反射和盆底 / 肛门括约肌的随意收缩，图 17-1）都可以提供有价值的信息，对

于单一节段脊髓损伤患者的 LUT 功能甚至可以进行初步预测。但是由于脊髓脊膜膨出的病理改变往往相互交错，因此这些初步诊断方法在脊髓脊膜膨出患者中的作用是有限的。为了对神经疾病患者 LUT 的功能进行详细诊断，仅仅依靠病史及临床检查往往是不够的。老年男性神经源性膀胱患者可能合并前列腺增生相关梗阻，需要进一步检测以区分流出道梗阻是由于前列腺增生导致的膀胱出口梗阻，还是由于神经源性的逼尿肌括约肌协同失调所致。

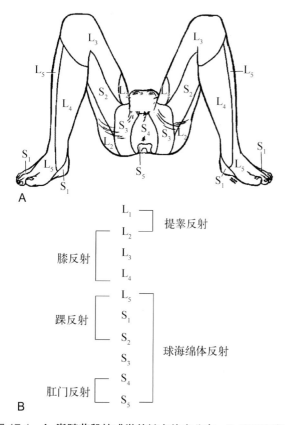

图 17-1　A. 脊髓节段的感觉关键点体表分布；B. 腰骶反射

必须指出，对于有些患者当治疗的总体策略已经确定时，例如，在一般状况不佳或寿命预期很短、广泛严重的神经系统损害、重度颅脑损伤的患者，这时留置导尿管往往是唯一可行的选择，因此这些一般情况极差、预期寿命很短的患者没有必要再进行详细的诊断测试。尿流动力学检测对神经源性尿失禁虽然未被普遍应用，但它却是十分有效的诊断工具。检测主要包括充盈期膀胱测压（内容涵盖膀胱的感觉评价），可能的话还应进行压力 - 流率测定。结合肌电图和（或）影像学检测，进一步增加了诊断的精确性。充盈期膀胱灌注速度可以影响尿流动力学参数的结果，应缓慢灌注以保证检测结果的准确性，特别是对那些怀疑存在膀胱过度活动的患者。膀胱内的压力变化是一个重要参数。国际脊髓损伤下尿路功能数据集和国际脊髓损伤尿动力数据集推荐对脊髓损伤患者常规进行尿流动力学评估：主要参数包括在膀胱充盈阶段的感觉、逼尿肌功能、充盈期膀胱的顺应性、排尿功能、逼尿肌漏尿点压力、最大逼尿肌压力、膀胱测压容量和残余尿量等，高漏尿点压对肾脏很危险。

应尽可能创造条件进行尿流动力学检测，经验丰富的医师即使仅应用单通道尿流动力学测试，同样可以获得很多有价值的信息。充盈期感觉功能的评估对于神经源性膀胱基本的诊断和选择治疗方案很重要。尽管罕见因尿流动力学检测导致严重感染并发症，但鉴于尿流动力学检测为有创的经尿道操作，仍提倡检查前预防性口服抗生素。

一些特殊测试已经应用多年，许多情况下仍具有应用价值。

文献表明冰水试验在诊断神经源性膀胱，以及区分有反射和无反射神经源性膀胱方面具有一定价值。重复测试可以改善试验结果。冰水试验的结果应与前期诊断评估所获得的信息结合起来汇总分析，而不应作为一个孤立的测试。

文献表明氯贝胆碱试验在诊断神经源性膀胱中的价值是矛盾的。有学者认为，氯贝胆碱超敏试验（BST）阳性通常表明存在神经源性逼尿肌无反射、去中枢化。另外一些学者比较谨慎，认为氯贝胆碱超敏试验只是评价下尿路功能障碍的手段之一，其结果应与其他诊断结果综合起来解释。

电生理学测试对神经源性膀胱功能障碍患者的诊断很有价值。部分学者认为肛门括约肌肌电图对评估泌尿系功能不可靠。推荐尿道括约肌肌电图作为神经源性下尿路功能障碍和神经源性尿失禁患者的诊断方法。文献中关于逼尿肌肌电图和球海绵体反射的数据很少，因此这些技术都还处于实验室阶段。文献中关于神经源性下尿路疾病神经传导的数据很少，该技术是否能用于神经源性膀胱中检测神经损害尚存在争议。体感诱发电位可以用于下尿路功能障碍有关的神经缺陷的进一步诊断。硬膜外监测或直接检测骶神经电生理仍处于实验阶段。

下尿路电感觉阈值（EPT）对评估神经源性膀

胱的传入神经支配是有价值的（图 17-2）。电感觉阈值丧失提示医师应对下尿路功能障碍患者做进一步的神经系统检测。下尿路的全部或部分可以出现病理性 EPT 变化。具体做法是将一根带有数个电极的导尿管置入下尿路，并连接到一个可以产生不同频率、振幅的方波或正弦波的恒定电流刺激器上。电感觉阈值是膀胱传入神经支配的半客观测试。

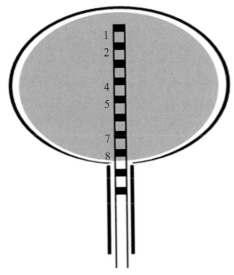

图 17-2　将一根带有数个电极的导尿管置入下尿路，并连接到一个可以产生不同频率、振幅的方波或正弦波的恒定电流刺激器上。电感觉阈值是膀胱传入神经支配的半客观测试

交感神经皮肤反应对评估下尿路相关的交感神经功能很有价值，特别是膀胱颈功能的完整性、不完整性、协同失调。交感神经皮肤反应检测对评价 LUT 的交感神经支配很有前景。

三、神经源性膀胱的分类

神经源性下尿路功能障碍有数种不同的分类方法。一种方法是分别划分膀胱、膀胱颈和尿道括约肌的功能为过度活动、减退或正常。图 17-3 列举了最常见的类型。粗线条代表功能亢进，细黑线条代表功能低下，绿线条代表功能正常。

四、治疗

制订具体的患者治疗方案必须依据膀胱的感觉、膀胱的稳定性和顺应性，尿道括约肌、膀胱颈的功能状态及其综合协调性，同时也要考虑患者的功能状态、治疗意愿和期望值。总体目标是保护肾功能、防止感染、安全控尿。治疗措施还应该有助于保证良好的生活质量。通常首先要选择非手术治疗，因为它在大多数情况下可以获得成功。神经源性逼尿肌过度活动可以导致反射性尿失禁，逼尿肌无反射或尿潴留可以导致充溢性尿失禁。尿道括约肌无反射（功能不全）会导致神经源性压力性尿失禁，尿道括约肌过反射（痉挛）可能导致大量残余尿、尿潴留相关的尿失禁。原发神经系统病变常同时引起逼尿肌和尿道括约肌不同病变的组合。压力性尿失禁患者及未选择间歇导尿方式排空膀胱的患者还需特别注意膀胱颈的功能。导致神经源性尿失禁患者的大多数储尿期功能障碍与排尿期功能障碍是相关联的，因此应同时考虑储尿期与排尿期这两个方面的功能障碍。

（一）非手术治疗

规律液体摄入量、定时排空膀胱和避免尿路感染是治疗成功的先决条件，非手术治疗的方法有很多。

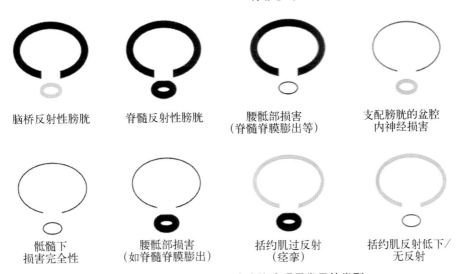

脑桥反射性膀胱　　脊髓反射性膀胱　　腰骶部损害　　　支配膀胱的盆腔
　　　　　　　　　　　　　　　　（脊髓脊膜膨出等）　内神经损害

骶髓下　　　　　腰骶部损害　　　括约肌过反射　　括约肌反射低下/
损害完全性　（如脊髓脊膜膨出）　　（痉挛）　　　　无反射

图 17-3　神经源性下尿路功能障碍最常见的类型

1. 反射性排尿 反射性排尿通过诱发一种非生理性的骶反射促进排尿，因此它是有潜在危险的，在神经源性膀胱的管理中作用有限。并发症的发生率虽然没有长期留置导尿管那么高，但也要尽量避免盲目应用该技术。护理器具和临床治疗（药物治疗、外科手术、尿道支架等）的预期效果、成本及潜在并发症亦要综合考虑。对于合并尿道括约肌痉挛、膀胱颈梗阻的患者，采用反射性排尿前可以应用 A 型肉毒毒素、α 受体阻滞剂治疗，其他并发症的处理亦应认真考虑。触发反射性排尿可以应用于那些病情稳定，并且经过尿流动力学证实其安全性的患者，还应具备管理这种反射性排尿诱发尿失禁的能力。此外，对于那些已经接受尿道括约肌切开术、α 受体阻滞剂治疗、A 型肉毒毒素括约肌注射的患者可以有条件地选择反射性排尿，但必须长期严密随访以确保反射性排尿的安全性。

2. 挤压排尿 应用 Valsalva 或 Crédé 手法挤压膀胱，往往由于盆底水平的功能性梗阻危害上尿路。如果产生膀胱高压、前列腺反流、膀胱肾脏反流，则禁用这种方法。此外，疝气、直肠生殖器脱垂、痔及尿道病变（尿道狭窄）和复发性尿路感染都是其禁忌证。它对那些盆底松弛、流出道阻力降低的患者可能有负面影响，尿失禁症状可能加重。α 受体阻滞剂治疗、尿道括约肌切开术、A 型肉毒毒素括约肌注射可以降低流出道阻力，但也可能同时诱发或加重压力性尿失禁症状。在推荐使用 Valsalva 或 Crédé 手法排尿前，必须保证下尿路尿流动力学意义上的安全性。只有选择适宜的指征并且多年来病情稳定的患者，Valsalva 或 Crédé 手法排尿才可能有助于保证患者良好的生活质量和长期的成本效益。因此不推荐盲目广泛采用 Valsalva 或 Crédé 手法排尿管理下尿路。

3. 如厕训练 定时排尿、习惯再培训、协助排尿等训练，必须与其他疗法（药物治疗、导尿）结合或相补充。正确促进排尿，可以减少尿失禁，但长期效果尚未得到验证。那些认知功能障碍程度较低或者依赖性较高的患者可能获益更多。排空膀胱之间的时间间隔应该是相对固定的，可以根据排尿日记、膀胱容量、液体摄入量、残余尿量、尿流动力学参数来相应调整。

4. 间歇导尿 间歇导尿（IC）处理神经源性膀胱具有短期和长期良好的有效性和安全性。目前它被认为是解决神经源性膀胱排空问题的首选方法，但患者下尿路必须满足一定的基础条件才能获得良好的效果，例如膀胱的压力、容量、稳定性、顺应性，尿道括约肌是否存在痉挛或过度松弛等情况。不存在适宜所有患者的最佳导尿管或最佳间歇导尿模式，要根据患者的具体情况选择应用。IC 的并发症很少，如果间歇导尿技术应用得好，那么控尿的效果就会比较满意。通过药物、手术纠正膀胱过度活动、低流出道阻力等间歇导尿的不利因素，对于保证间歇导尿的良好结果都是必要的。尿路感染是最常见的并发症，可能与导尿操作本身，或与已有的下尿路情况有关。合适的间歇导尿频率、无创性间歇导尿技术及合适的导尿管材质，是获得 IC 良好效果的关键因素。对患者进行正确的教育和间歇导尿训练是必要的。为了预防和减少并发症，无创性间歇导尿技术（应用外部润滑剂或有润滑涂层的导尿管）、合适的间歇导尿频率（每天 4～6 次）及完全的排空应严格履行。

5. 经尿道留置导尿 从远期效果来看，对神经源性膀胱患者长期经尿道留置导尿（ID）不是安全的方法。但如果没有条件采用其他方法，就只能长期留置导尿管。导尿管的更换频率取决于导尿管的材质和型号。例如，乳胶导尿管每 1～2 周更换 1 次，硅胶导尿管每 2～4 周更换 1 次。松弛膀胱的药物可以改善膀胱顺应性，降低膀胱漏尿点压力，降低肾积水发生率。不推荐常规膀胱冲洗及预防性应用抗生素。有症状的尿路感染应使用窄谱抗生素。患者及护理人员的日常清洁及卫生保健方面的教育是必需的。如果护理良好，脊髓休克急性期患者短期经尿道留置导尿是安全的。建议长期经尿道留置导尿的患者每年定期监测尿流动力学、肾功能、上下尿路影像。经尿道留置导尿／耻骨上膀胱造瘘超过 5～10 年的患者要强制进行膀胱癌筛查。对于那些经尿道留置导尿 10 年以上、有肉眼血尿、慢性难治的症状性尿路感染的患者必须做膀胱镜检查和病理活检。

6. 耻骨上膀胱造瘘 耻骨上膀胱造瘘是经尿道留置导尿的合理替代方式之一，但两者的效果都明显逊色于间歇性导尿。在脊髓休克期，它是尿潴留安全有效的短期治疗手段。但长期管理神经源性膀胱时不推荐常规应用，除非没有条件采用其他方法，例如颈段高位脊髓损伤患者，没有足够的护理条件进行定期间歇导尿。耻骨上膀胱造瘘的并发症与长期经尿道留置导尿相似，但尿道并发症发生率低。决定耻骨上膀胱造瘘前，应综合考虑患者的舒适度、便利性、性行为和生活质量。

7. **安全套导管（外用集尿器）** 安全套导管（外用集尿器）在处理男性神经源性膀胱患者的尿失禁中有一定作用。长期使用可能会导致菌尿，但与其他管理方式相比，它不会增加尿路感染的风险。如果正确应用、良好的卫生护理、合适的更换频率，维持膀胱内低压可以减少并发症。其效果将取决于如何选择应用和良好的护理。为预防对尿道的压迫影响，要选择适当大小的安全套导管（外用集尿器）并定期更换。为了防止感染，可以每天更换安全套导管（外用集尿器）。为了防止膀胱和上尿路损害，要保证低压排尿和低残余尿。

8. **膀胱松弛剂** 松弛膀胱的药物包括奥昔布宁、丙哌维林、曲司氯铵和托特罗定等，这些药物对膀胱过度活动引起的神经源性尿失禁有治疗作用，并可以改善储尿功能。所有这些药物都有类似的副作用（口干、便秘、残余尿增加、尿潴留等）并限制了其使用。托特罗定、丙哌维林、曲司氯铵、奥昔布宁控释片与普通的奥昔布宁相比副作用较少。膀胱腔内或直肠内灌注奥昔布宁可能是一种替换途径。辣椒素/RTX曾用于改善脊髓病变导致的反射性尿失禁，但现在很少使用。A型肉毒毒素逼尿肌注射可以改善神经源性逼尿肌过度活动患者的尿失禁症状并增加功能性膀胱容量，但个体化的最佳注射剂量和指征尚在研究之中。多发性硬化症（MS）或骶髓上脊髓病变导致的神经源性下尿路功能障碍患者，长期使用α肾上腺素能阻滞剂是有效的。使用A型肉毒毒素治疗逼尿肌-括约肌协同失调（DSD）上的数据是相互矛盾的。A型肉毒毒素应用于脊髓损伤患者是安全有效的，但在MS患者中需要做更多研究。目前缺乏关于治疗神经源性尿道括约肌功能缺陷的药物对照研究，同时目前也尚无有效的药物治疗逼尿肌无反射。

9. **骶神经调控** 骶神经调控最近一直在被研究，有一些神经源性膀胱患者可能会从中受益。其他一些技术，例如慢性阴部神经刺激、重复经颅磁刺激（RTMS）、脑深部丘脑电刺激、丘脑底核深部脑刺激（STN-DBS）尚处于评估阶段。对于盆底肌和横纹肌括约肌不完全失神经支配的患者，长期通过肛门或阴道途径电刺激对于那些能够随意收缩盆底肌的患者有一定的帮助。

10. **膀胱腔内电刺激** 膀胱腔内电刺激（IVES）能改善神经源性膀胱功能障碍，诱发膀胱感觉和排尿感，通过增加传出冲动来改善那些不完全性中枢或周围神经损伤患者的排尿意识和控制。其理想的指征是：神经源性感觉减退和逼尿肌收缩力低下患者。

（二）手术治疗

对于非手术治疗无效的患者，手术治疗是二线治疗方法。对于某些患者，通过手术能够获得满意安全的疗效。

1. **骶神经调控** 不完全性脊髓病变患者，无论是由于外伤或其他原因，都可能受益于骶神经调控。骶神经调控能抑制神经源性逼尿肌过度活动，虽然不如非神经源性效果好。阴部神经调控技术仍需要进一步研究。

2. **降低流出道阻力、改善膀胱排空的手术方法** 可以应用不同的技术手段（电刀或激光）实施尿道括约肌切开术。做好持续尿失禁患者的心理准备后，也应仔细权衡风险。术前必须考虑外用集尿器的应用。还可以选择不同类型的尿道支架，取决于是暂时还是永久置入。置入永久性尿道支架后应严格随访，每年都要进行膀胱尿道镜检查。

3. **去神经支配治疗反射性尿失禁的手术方法** 目前，膀胱去神经支配主要应用于完全性脊髓损伤患者。膀胱外周去神经支配技术并没有通过时间的考验。骶神经背根切断术需要广泛切断背侧神经根，只有在完全性脊髓损伤患者下肢神经功能完全丧失时应用。目前骶神经背根切断一般配合骶神经前根置入Brindley刺激器实施。当反射性勃起、反射性阴道润滑和排便控制丧失时，骶神经背根切断配合前根置入Brindley刺激器可以重建反射。

4. **尿道括约肌功能不全导致压力性尿失禁的手术治疗** 关于尿道吊带或自体吊带的数据较少。可选择置入人工尿道括约肌（AUS），但返修率较高。置入AUS后慎用间歇导尿方法排空膀胱。注射填充剂需要更多的研究。在极少数情况下，虽然已实施可控性膀胱造口或耻骨上膀胱造瘘，但如果尿失禁仍然存在，则可以实施膀胱颈封闭术。

5. **肠道膀胱扩大术** 膀胱扩大术中，回肠或乙状结肠由于便于使用，并发症的风险较低，可能是最好的选择。胃膀胱扩大术和成人输尿管膀胱扩大术的资料很少。膀胱顺应性严重降低时，可考虑先切除三角区以上的膀胱后再行肠道膀胱扩大。膀胱扩大术可能会治愈低级别的膀胱输尿管反流。但存在Ⅳ级或Ⅴ高级别反流的情况下，可能必须行输尿管膀胱再植。最常见和严重的并发症是膀胱结石和膀胱/肠道吻合处因过度扩张而穿孔。膀胱扩大术有时会引起肠道功能紊乱。使用生物材料或组织工程材料行膀胱扩大术有着良好的前景，但初步结果需要更大规模的研究证实。

6.可控性尿流改道　目前使用阑尾（Mitrofanoff 可控性尿流改道术）是可控性尿流改道的标准方法，但很少有成人的长期数据。如果患者已经切除了阑尾，那么可以使用小肠做可控性腹壁造口。需要大样本量患者的长期随访以更好地界定各种术式的效果。

7.非可控性改道　非可控性尿流改道是所有其他治疗手段失败后神经源性膀胱患者的最后手段。回肠尿流改道的长期效果最好。应遵循的一些原则有：术前确定腹壁造口的位置，截瘫患者还要在轮椅上反复测试，利用一个尽可能短的肠段，尽可能少地解剖输尿管。膀胱造口可能是有效的暂时非可控性尿流改道方案，尤其是对儿童。

五、随访

神经源性膀胱患者必须定期随访。最低要求为每年随访1次，包括询问病史、体格检查、影像学检查、实验室检测和尿流动力学测试，以便早期发现危险因素和并发症。即使患者在过去一年中从未发生过感染或尿失禁，但这并不一定意味着其下尿路在尿流动力学意义上是安全的。

（Jean Jacques Wyndaele　廖利民）

第二节　病因与病理生理

神经源性尿失禁是一类由于神经系统病变导致膀胱和（或）尿道功能障碍，进而产生一系列尿失禁症状（即储尿功能障碍伴/不伴有排尿功能障碍）及并发症的疾病总称。鉴于神经源性尿失禁的病因、病理生理、发病机制、处理原则等方面与非神经源性尿失禁存在较大差异，因此本书对神经源性尿失禁进行专题阐述。

所有可能累及储尿和（或）排尿生理调节过程的神经系统病变，都有可能影响膀胱和（或）尿道功能，进而导致患者产生尿失禁症状。诊断神经源性尿失禁必须有明确的相关神经系统病史。人的高级排尿中枢位于大脑皮质、丘脑、基底节、边缘系统、下丘脑和脑干网状结构参与调节排尿调控过程，而协调排尿反射的中枢位于脑桥。传统上按照神经系统病变的水平分为脑桥上损伤、骶髓以上脊髓损伤、骶髓以下神经损伤（包括圆锥马尾神经损伤和外周神经损伤）。

一、病因

神经源性尿失禁可能由于神经源性膀胱、膀胱颈或尿道括约肌功能障碍，也可能由于泌尿系统感染、缺乏恰当的治疗等原因，因此很难将神经源性尿失禁和神经源性膀胱截然分开，目前缺乏单纯的神经源性尿失禁的流行病学统计资料，下面将神经源性膀胱（即神经源性下尿路功能障碍，包括神经源性尿失禁）的病因及发病率资料简述如下。

（一）周围神经病变

1.糖尿病　在美国糖尿病的患病率约2.5%，对于继发的糖尿病周围神经病变没有特异的诊断标准，一般认为约50%的糖尿病患者会出现糖尿病自主神经病变。糖尿病神经源性膀胱（DNB）是糖尿病常见的慢性并发症之一，一般认为DNB是糖尿病周围神经病变在膀胱的表现，以及肌源性异常、即逼尿肌功能损害等因素所致，43%～87%的1型糖尿病患者和约25%的口服降血糖药治疗的糖尿病患者会出现糖尿病神经源性膀胱。

2.盆腔手术　继发于经腹会阴直肠癌根治术、根治性子宫切除术、经腹直肠癌根治术和直肠结肠切除术的神经源性膀胱发生率分别为20%～68%、16%～80%、20%～25%和10%～20%，多与盆丛神经纤维被切断、结扎及瘢痕牵扯、粘连等有关，盆腔的放疗可能加重这种病变，保留盆神经的术式能够降低术后医源性神经源性膀胱的发生率。

3.感染性疾病　神经系统的感染性疾病，如带状疱疹、获得性免疫缺陷综合征感染（如 HIV）等。带状疱疹病毒可侵犯腰骶神经，除可造成相应神经支配部位皮肤簇集水疱外，还可导致盆丛及阴部神经受损，进而影响膀胱及尿道功能，后者的发生率为 4% ～ 5%，但此症导致的排尿异常多为暂时性的。

急性感染性多发性神经根炎，又称吉兰 - 巴雷综合征（GBS），是由于病毒或接种疫苗引起的自发、多发性的神经根疾病，6% ～ 40% 的 GBS 患者有排尿异常症状。一般神经系统症状较为严重，而排尿异常症状相对较轻。

获得性免疫缺陷综合征引起神经系统病变的发生率很高，感染 HIV 的单核细胞可通过血脑屏障进入中枢神经系统，直接损害大脑、脊髓和周围神经，当神经病变累及支配膀胱尿道的中枢和（或）周围神经系统时，也会导致相应的排尿异常。依受累神经部位不同，排尿异常的表现亦有所不同。

（二）神经脱髓鞘病变（多发性硬化症）

多发性硬化症（MS）系自身免疫作用累及中枢神经系统的神经髓鞘，形成少突胶质细胞，导致受累的神经发生脱髓鞘变性，这种脱髓鞘病变最常累及颈髓的后柱和侧柱，但也常累及腰髓、骶髓、视神经、大脑、小脑和脑干。MS 多发生于 20 ～ 40 岁年龄组，高峰年龄在 35 岁，男、女比例为 1 ∶ （3 ～ 10），女性患者妊娠时疾病活动性下降。

其临床症状随病变累及的神经部位而异。超过 50% ～ 90% 的患者整个病程的某一阶段可能出现下尿路症状，其临床表现多样，尿频和尿急是最常见的症状，占 31% ～ 85%，而尿失禁占 37% ～ 72%，伴或不伴有尿潴留的尿路梗阻占 2% ～ 52%。有 10% 的患者排尿症状是疾病早期的唯一表现，而那些有行走困难的患者接近 100% 有下尿路症状。MS 患者的排尿症状并非一成不变，常随累及神经部位的变化和病程的演变而发生相应变化，而这种排尿障碍变化很少向改善方向发展。

（三）老年性痴呆

痴呆与尿失禁关系密切，两者常来源于同一基础疾病，且尿失禁又常继发于痴呆。尿失禁的病因常是多因素的，如认知障碍、步态紊乱及膀胱过度活动等。对于一个具体病例我们很难区分那些下尿路症状是由于随着年龄增长逼尿肌老化引起的，还是因为伴发老年性痴呆等疾病所导致的。

阿尔茨海默病（AD）是引起老年痴呆的最常见原因，超过 50% 的老年痴呆由该病引起，病理特征包括老年斑和神经纤维紊乱。阿尔茨海默病患者尿失禁的发病率较高，痴呆门诊患者中 11% ～ 15% 的阿尔茨海默病患者合并有尿失禁。

多发脑梗死是引起老年痴呆的第二大原因，50% ～ 84% 的多发脑梗死门诊患者合并尿失禁，并且出现尿失禁的时间要早于阿尔茨海默病，但是这些患者并不总是伴有痴呆，而且在出现尿失禁之前常表现有尿频、尿急。这提示多发脑梗死患者与阿尔茨海默病患者的尿失禁发病机制有所不同。

（四）基底节病变

基底节是一组解剖结构关系紧密的皮质下核团的总称，具有广泛、复杂的功能，包括运动、认知及情感等。帕金森病是最常见的基底节病变，帕金森病患者 37% ～ 70% 有排尿异常，可能和与调节排尿功能相关的基底神经节、迷走神经背核受累有关，这种症状可以和震颤同时出现，但排尿异常症状大多出现在疾病的进展期。

尿急、尿频和排尿不畅是常见的症状，其中 5% ～ 10% 的男性患者出现尿失禁，这是由于逼尿肌过度活动和（或）外括约肌功能障碍所致。几乎所有的 Shy-Drager 综合征患者都有下尿路症状，而约 73% 的 Shy-Drager 综合征患者有尿失禁症状。

（五）脑血管病变

排尿功能障碍是脑血管意外常见的后遗症之一，且与病变的严重程度及恢复状况密切相关。最常见的排尿异常表现为尿失禁，发生率一般为 37% ～ 58%。脑血管意外后易患尿失禁的危险因素包括年龄 ≥ 75 岁、女性患者、糖尿病病史、伴有运动障碍、失语、排便失禁、吞咽困难、意识障碍、视野缺失和精神障碍、病灶累及皮质和皮质下及大血管梗死。

Sakakibara 等报道了 39 例脑干梗死患者，约 50% 的脑干梗死患者有尿路症状，其中 28% 的患者表现为排尿困难、夜尿增多，21% 的患者表现为尿潴留，8% 的患者合并有尿失禁。

（六）额叶脑肿瘤

24% 的大脑上、中额叶脑肿瘤可能引起膀胱尿道功能障碍，可能与其占位效应有关。其症状与累及程度及范围有关，尿流动力学多表现为逼尿肌过度活动，出现尿频、尿急、尿失禁等症状。

（七）脊髓损伤

多种病理性因素可以导致脊髓损伤，如外伤、血管性疾病、先天性疾病和医源性损伤等。约1/3的脊髓损伤为四肢瘫，约50%为完全性脊髓损伤。脊髓损伤患者平均致伤年龄为33岁，男女比例为3.8∶1，几乎所有脊髓损伤性病变都可以影响膀胱尿道功能。不同节段、不同程度的脊髓损伤会导致不同类型的膀胱尿道功能障碍，在损伤后的不同时间段临床表现也有所不同。

脊柱裂是一种先天性神经管缺陷，在美国脊柱裂的发病率约1/1000，90%～97%的脊髓脊膜膨出患儿有下尿路功能障碍，约50%的脊髓脊膜膨出患儿有逼尿肌 - 括约肌协同失调（DSD）。

（八）椎间盘疾病

多数腰椎间盘突出症为L_4～L_5、L_5～S_1水平的椎间盘向后外侧突出造成的，然而向后的中心型突出（马尾综合征）则可能影响支配膀胱、会阴部和阴茎海绵体部的神经。据报道1%～15%的腰椎间盘突出症患者的骶神经根会受到影响，最常见的症状为尿潴留，并且即使实施了椎间盘手术，术后排尿功能的异常也不能完全恢复。

（九）医源性因素

若手术操作损伤了与膀胱尿道功能相关的神经，亦会产生相应的排尿异常。很多脊柱外科手术，如颈椎或腰椎的椎板减压术、椎间盘切除术、椎管肿瘤摘除术等，手术牵拉、压迫或切割等对神经的刺激，术后可能产生不同类型和程度的排尿异常，其中脊柱外科手术后出现排尿困难者可高达38%～60%。一些盆腔的手术，如宫颈癌根治术、直肠癌根治术等，若损伤盆神经或阴部神经，也会导致排尿异常。这些医源性损伤导致的神经源性膀胱可以是一过性的，但经常也有难以恢复的情况。

神经源性膀胱并非单病种疾病，所有可能影响有关储尿和（或）排尿神经调控过程的神经源性病变（包括中枢性、外周性）都有可能影响膀胱和（或）尿道功能。对于神经源性膀胱发病率较高的神经系统疾病，应常规进行泌尿系的筛查，而不应该等待出现明显的泌尿系症状后才开始系统的泌尿系评估。对于某些"特发性"下尿路症状应警惕神经源性膀胱的可能性，病因隐匿者，应尽力寻找神经病变的病因。

二、病理生理

（一）脑桥水平以上神经损伤

脑桥水平以上神经损伤通常见于卒中、脑外伤、老年性痴呆，此类患者的逼尿肌大多数仍然保留反射性收缩能力，逼尿肌括约肌之间的协同性通常正常。但由于患者的大脑皮质无法感知膀胱充盈，逼尿肌过度活动，不能随意控制排尿，常出现尿失禁症状，当储尿期发生逼尿肌过度活动时患者往往收缩尿道括约肌以对抗尿失禁的发生，这种现象称为"假性协同失调"（pseudo-dyssynergia），这类"假性协同失调"与真正意义上的逼尿肌 - 括约肌协同失调（DSD）有着本质的不同。

（二）骶髓水平以上脊髓损伤

脊髓是控制逼尿肌和尿道内、外括约肌功能活动的初级排尿中枢所在，也是将膀胱尿道的感觉冲动传导至高级排尿中枢的上行神经纤维和将高级排尿中枢的冲动传导至脊髓初级排尿中枢的下行神经纤维的共同通路。

脊髓的排尿中枢主要位于3个部分，即交感神经中枢、副交感神经中枢和阴部神经核，分别发出神经纤维支配膀胱和尿道。不同节段的脊髓损伤导致的神经源性膀胱具有一定的规律性，但并非完全与脊髓损伤水平相对应。同一水平的脊髓损伤、不同的患者或同一患者在不同的病程，其临床表现和尿流动力学结果都可能有一定的差异。

大多数骶髓水平以上脊髓损伤表现为逼尿肌 - 括约肌协同失调（DSD），逼尿肌 - 括约肌协同失调（DSD）指排尿期逼尿肌收缩时尿道括约肌同时不自主收缩或不能松弛所致的流出道梗阻。尿失禁的发生大多数由于逼尿肌过度活动或尿道括约肌不能松弛所致的膀胱过度充盈。

（三）骶髓损伤及周围神经损伤

盆神经核受损时逼尿肌处于无反射状态，尿潴留可以诱发压力性尿失禁的发生（既往称为充溢性尿失禁）。周围神经的病变，如糖尿病周围神经病变、盆底神经损伤、免疫性神经病等，累及支配膀胱的交感和副交感神经，或同时累及支配尿道括约肌的神经，导致逼尿肌收缩力减弱和(或)尿道内、外括约肌控尿能力减低，进而出现尿失禁或排尿困难症状。

国际尿控学会将下尿路功能障碍分为储尿期和排尿期两部分描述，并基于尿流动力学结果针对患者储尿期和排尿期的功能提出一个分类系统（表17-2），该分类可以较好地反映膀胱尿道的功能及临床症状，但需要补充相应神经系统病变的诊断。2002年ICS名词标准化报告建议使用神经源性逼尿肌过度活动取代旧名词逼尿肌反射亢进、使用特发性逼尿肌过度活动取代旧名词逼尿肌不稳定，因此表17-2中部分名词遵照2002年ICS的新标准进行了相应调整。

应该特别指出的是，神经源性膀胱（包括神经源性尿失禁）并非单病种疾病，所有可能影响有关储尿和（或）排尿神经调控过程的神经源性病变（包括中枢性、外周性），都有可能影响膀胱和（或）尿道功能。病因隐匿者，应尽力寻找神经病变的病因。神经源性膀胱（包括神经源性尿失禁）临床症状及严重程度的差异，并不总是与神经系统病变的严重程度相一致，因此不能单纯根据神经系统原发病变的类型和程度来臆断膀胱尿道功能障碍的类型。推荐神经源性膀胱的分类方法采用基于尿流动力学检查结果的ICS下尿路

功能障碍分类系统。尿流动力学检查作为神经源性膀胱（包括神经源性尿失禁）的分类基础，能够阐明下尿路病理生理的变化，为制订和调整治疗方案、随访治疗结果提供客观依据。

三、神经源性膀胱与上尿路扩张

神经源性膀胱是由各种神经系统疾病引起的下尿路功能障碍。由于膀胱顺应性下降、膀胱壁纤维化、逼尿肌过度活动、逼尿肌括约肌协同失调等导致的膀胱内高压是一个严重的问题，它可以传递到上尿路，从而导致肾盂积水和输尿管扩张，这被称为上尿路扩张（upper urinary tract dilation，UUTD）。膀胱壁纤维化病理性萎缩肥厚导致的输尿管膀胱壁内段梗阻是引起UUTD的另一个原因，但以前的研究对此关注甚少，部分该类患者梗阻与反流可以同时存在。上尿路扩张或损害可导致慢性肾衰竭。因此，系统评估和保护上尿路功能对于神经源性膀胱的治疗尤为重要（表17-3）。

表 17-2 ICS 下尿路功能障碍分类

储尿期	排尿期
膀胱功能	膀胱功能
逼尿肌活动性（detrusor activity）	逼尿肌收缩性
正常或稳定（normal detrusor function）	正常（normal）
过度活动（detrusor overactivity）	低下（underactive）
特发性（idiopathic）	无收缩（acontractile）
神经源性（neurogenic）	
膀胱感觉（bladder sensation）	尿道功能
正常（normal）	正常（normal）
增强或过度敏感（increased or hypersensitive）	梗阻（obstruction）
减弱或感觉低下（reduced or hyposensitive）	过度活动（urethral overactivity）
缺失（absent）	机械梗阻（mechanical obstruction）
非特异性（non-specific）	
膀胱容量	
正常（normal）	
高（high）	
低（low）	
顺应性	
正常（normal）	
高（high）	
低（low）	
尿道功能	
正常（normal）	
不全（incompetent）	

表 17-3　神经源性膀胱常见下尿路病理改变与导致上尿路损害的机制

• 神经源性膀胱下尿路病理改变导致上尿路损害		
逼尿肌过度活动		膀胱高压
膀胱顺应性下降	→→→	严重的尿失禁
膀胱壁纤维化		大量残余尿
逼尿肌括约肌协同失调		
• 神经源性膀胱上尿路损害的病理生理机制		
梗阻（机械性梗阻？动力性梗阻？）		长期反复感染
反流（高压反流？低压反流？）	→→→	肾脏瘢痕化
感染		肾功能损害

（付　光　廖利民）

第三节　诊断与评估

神经源性尿失禁的诊断主要包括以下 3 个方面。

1. 导致膀胱尿道功能障碍的神经系统病变的诊断　如病变的性质、部位、程度、范围、病程等，应通过神经系统疾病相关的病史、体格检查、影像学检查和神经电生理检查明确，必要时请神经科医师协助诊断。

2. 尿路功能障碍和泌尿系并发症的诊断　如下尿路尿失禁的类型、程度，是否合并泌尿系感染、结石、肿瘤，是否合并肾积水、膀胱输尿管反流等。应从相应的病史、体格检查、实验室检查、尿流动力学检查和影像学检查、膀胱尿道镜检查明确。

3. 其他相关器官、系统功能障碍的诊断　如是否合并盆腔脏器脱垂、是否合并便秘或大便失禁等，应通过病史、体格检查、实验室检查、影像学检查明确。

一、病史

详尽的病史采集对神经源性尿失禁的诊断十分重要，除此之外还应询问患者的生活方式、生活质量等内容。

1. 遗传性及先天性疾病史　如脊柱裂、脊髓脊膜膨出等发育异常疾病。

2. 代谢性疾病史　如糖尿病病史，注意询问血糖治疗及控制情况，是否合并糖尿病周围神经病变、糖尿病视网膜病变等并发症。

3. 神经系统疾病史　如带状疱疹、吉兰 - 巴雷综合征、多发性硬化症、老年性痴呆、帕金森病、脑血管意外、颅内肿瘤、脊柱脊髓肿瘤、腰椎间盘突出症等病史。

4. 外伤史　应详细询问受伤的时间、部位、方式，伤后排尿情况及处理方式等。

5. 既往治疗史　特别是用药史、相关手术史，如神经系统手术史、泌尿系统手术史、盆腔及盆底手术史、抗尿失禁手术史等。

6. 生活方式及生活质量的调查　了解吸烟、饮酒、药物成瘾等情况，了解尿路功能障碍对生活质量的干扰等。

7. 尿路感染史　应询问感染发生的频率、治疗方法及疗效。

8. 女性还应询问月经及婚育史。

二、症状

1. 泌尿生殖系统症状

（1）储尿期和排尿期症状：如尿频、夜尿、尿急、遗尿、尿痛、尿失禁、排尿困难、尿潴留等。

（2）膀胱感觉的异常：如膀胱有无充盈感及尿意等。

（3）泌尿系管理方式的调查：如腹压排尿、叩击排尿、挤压排尿、自行漏尿、间歇导尿、长期留置导尿管、留置膀胱造瘘管等。

（4）性功能障碍症状：男性注意是否存在勃起功能障碍、性高潮异常、射精异常等，女性注意是否存在性欲减退、性交困难等。

（5）其他泌尿生殖系统症状：如腰痛、盆底疼痛、血尿等。

2. 肠道症状　肛门直肠症状如直肠感觉异常、里急后重感等，排便症状如大便失禁、便秘等。

3. 神经系统症状　包括神经系统原发病起始期、进展期及治疗后的症状，注意肢体感觉运动障碍、肢体痉挛、自主神经反射亢进等症状。

4. 其他症状　如发热等。

三、体格检查

1. 一般体格检查　注意精神状态、意识、认知、步态、生命体征等。

2. 泌尿及生殖系统检查　注意腰腹部情况，男性应常规进行直肠指诊，女性要注意是否合并盆腔器官脱垂等。

3. 神经系统检查　体格检查中应重视神经系统检查。

(1) 脊髓损伤后神经源性尿失禁患者应检查躯体感觉平面、运动平面、脊髓损伤平面，以及上下肢感觉运动功能和上下肢关键肌的肌力、肌张力。感觉平面是指身体两侧具有正常感觉功能的最低脊髓节段，感觉检查的必查部分是检查身体两侧各自的 28 个皮节的关键点。运动平面的概念与此相似，指身体两侧具有正常运动功能的最低脊髓节段。脊髓损伤平面通过如下神经学检查来确定：①检查身体两侧各自 28 个皮节的关键感觉点。②检查身体两侧各自 10 个肌节的关键肌。应特别注意会阴及鞍区感觉的检查。脊髓节段的感觉关键点体表分布见图 17-4，图 17-1A。

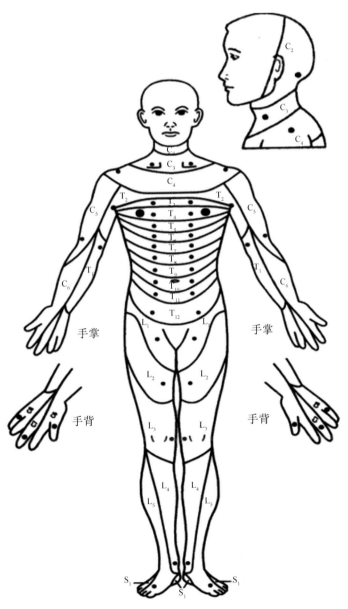

图 17-4　脊髓节段的感觉关键点体表分布

（2）神经反射检查：包括提睾肌反射、膝腱反射、跟腱反射、球海绵体肌反射、肛门反射、各种病理反射（Hoffmann 征和 Babinski 征）等，常用反射所对应的脊髓节段见图 17-1B。

（3）会阴部和鞍区检查：检查双侧 $S_2 \sim S_5$ 节段神经支配。会阴部和鞍区感觉检查范围从肛门皮肤黏膜交界处至两侧坐骨结节之间，包括肛门黏膜皮肤交界处和肛门深部的感觉。运动功能检查是通过肛门指诊发现肛门外括约肌有无自主收缩，注意检查肛门括约肌张力和肛门外括约肌、盆底肌自主收缩能力。不完全性脊髓损伤指在神经损伤平面以下包括最低位的骶段保留部分感觉或运动功能。反之，如果最低位的骶段感觉和运动功能完全消失则为完全性脊髓损伤。具体内容请参考第 6 版脊髓损伤神经学分类国际标准。

四、实验室检查

1. 尿常规　推荐为必做的检查，通过检查了解尿比重，尿中红细胞、白细胞、蛋白水平，是否存在泌尿系统感染等，并可以间接反映肾功能状况。

2. 肾功能检查　推荐为必做的检查，通过血肌酐、尿素氮水平反映总肾功能状况，为合理选择影像学检查提供参考，肾功能异常时患者用药应相应调整药物剂量。

3. 尿细菌学检查　存在泌尿系统感染时推荐为必做的检查，通过检查明确病原菌种类，并根据药物敏感试验结果选择敏感药物。

五、影像学检查

1. 泌尿系超声　高度推荐，此检查无创、简便易行，通过检查重点了解肾、输尿管、膀胱形态及残余尿量。

2. 泌尿系平片（KUB）和静脉肾盂造影（IVP）　可以了解有无隐性脊柱裂等腰椎、骶骨发育异常，肾、输尿管、膀胱形态及分侧肾功能，但肾功能异常时应慎重使用造影剂。

3. 泌尿系 CT　较静脉肾盂造影能更清楚地显示上尿路及膀胱形态，了解泌尿系统邻近器官情况，但肾功能异常时应慎重选择增强扫描。

4. 泌尿系 MR 水成像（MUR）　该检查无须使用造影剂，不受肾功能影响。当患者体内有心脏起搏器等金属置入物时禁用超声是既往诊断肾盂积水和输尿管扩张最常用的方法。肾盂积水在主观上可分为轻度、中度和重度。1993 年，胎儿泌尿外科协会（Society for Fetal Urology，SFU）描述了一种基于肾窦分离模式和肾盂、肾盏扩张的超声分级。虽然这一分级标准被广泛接受，但在临床泌尿外科医师中并不普及。该分级标准存在一些缺点，其他研究者也建议对此进行改进。另外，超声检查结果不易被理解，因为肾脏和输尿管并不能在一张图片上同时显示，因此对上尿路扩张的评估具有一定程度的主观性。

国内廖利民教授基于磁共振尿路成像（magnetic resonance urography，MRU）对 UUTD 进行分级，提出了一种更客观、直观且易懂的分级方法。廖利民教授依据 MRU 检查，提出一种新的 UUTD 分度标准。这一标准与基于超声检查的分级标准相对应。依据 MRU 冠状面、横断面和最大强度投影（maximum intensity projection，MIP）对 UUTD 进行如下分度。

（1）0 度：MRU 示中央肾复合体无分离，输尿管无扩张。

（2）1 度：MRU 示中央肾复合体轻度分离，无可视化肾盏，输尿管直径 < 7mm。

（3）2 度：MRU 示肾盂扩张，可见一个或多个肾盏呈可视化，但覆盏肾实质是正常的，输尿管直径 < 10mm。

（4）3 度：MRU 示肾盂进一步扩张，液体充满全部肾盏，覆盏肾实质变薄，肾实质丢失 < 50%，输尿管迂曲，直径 < 15mm。

（5）4 度：和 3 度类似，但 MRU 示覆盏肾实质显著变薄（肾实质丢失大于 50%），输尿管严重迂曲，直径 > 15mm。

评估上尿路功能是实现保护上尿路功能目标的第一步。描述和评估肾盂积水的经典方法是 SFU 的超声分级标准。肾盏、肾盂扩张及肾实质变薄的出现是超声分级的关键因素。肾盂积水和肾皮质厚度成反比关系：肾盂积水越严重，肾实质越薄。由于肾实质丢失是一个长期、渐进的病理过程，一些中度积水的肾脏可以开始出现肾皮质变薄。在 MRU-UUTD 分度标准中，轻度、中度肾实质丢失被添加到 3 度的定义中。到目前为止，由于无辐射暴露和超高分辨率等特点，MRI 较超声检查相比，仍然是一种有吸引力的成像方式。MRU 易于被临床泌尿外科医师使用和理解，能够客观、同时显示肾脏和输尿管不同层面的所有图像。MRU-UUTD 分度标准描述了不同层面上的 MRU 分度，并与 SFU 的超声分级标准有很好的相关性。MUR 分级标准还强调肾实质的长期、渐进变薄的过程，缩小了 3 度与 4 度的差距，因此更为合理。SFU 的超声分度标准不够清晰，同时严重依赖于超声操作者的个人解释。MRU-UUTD 分度标准的价值在于，一个观察者不同时间视觉判断的主观因素减少了，且多个观察者之间的差异也减少了。MRU-UUTD 分度标准对 UUTD 进行了更加客观的判断。另一个优势是通过 MRU 冠状面、横断面及 MIP，可以完整地观察到 HN 和 UD。在 360° 旋转 MRI 图像时，HN 和 UD 可以在同一张 MIP-MRU 图像上被呈现出来，同时膀胱输尿管连接部的狭窄 / 梗阻（vesicoureteral junction stricture/obstruction，VUJS/UVJO）也可以被清晰地显示出来。

对于神经源性膀胱患者，膀胱输尿管连接部（ureterovesical junction，UVJ）的形态和神经分布在膀胱输尿管反流（vesico-ureteral reflux，VUR）和 UD 的发生过程中起着重要作用。长期、不规律的治疗可以增加肾盂积水（hydronephrosis，HN）、输尿管扩张（ureteral dilation，UD）、膀胱输尿管反流、上尿路扩张（upper urinary tract dilation，UUTD）或上尿路（upper urinary tract，UUT）功能损害的发生率。我中心的大部分患者在第一次上尿路功能评估中，就存在中重度 HN 和 UUTD 或 UUT 功能损害。在这些患者中，因进行性膀胱壁损害引起的逼尿肌纤维化、逼尿肌增厚和膀胱顺应性降低常造成输尿管膀胱壁内段狭窄、远端输尿管梗阻和 UUTD。其中 UUTD 是造成肾衰竭的原因之一。对于神经源性膀胱患者的管理，在治疗前运用 MRU-UUTD 分度标准评估上尿路功能是非常重要的，可帮助临床医师制订更好的、富含信息的临床治疗决策。

5. 核素检查　包括肾图、利尿肾图或肾动态检查，可反映分侧肾功能情况，利尿肾图可以鉴别上尿路梗阻性质是机械性还是动力性梗阻。

6. 膀胱尿道造影　可以了解膀胱尿道形态，是否存在膀胱输尿管反流、逼尿肌括约肌协同性等情况；影像尿流动力学检查时可同期行此项检查。

六、膀胱尿道镜检查

此检查对明确膀胱尿道的解剖性异常具有诊断价值，长期留置导尿管或膀胱造瘘管的患者应考虑定期行此项检查以除外膀胱肿瘤。

七、尿流动力学检查及相关电生理检查

1. 尿流动力学检查项目　尿流动力学检查能对下尿路功能状态进行客观定量的评估。患者病史、症状及体检结果是选择检查项目的主要依据，鉴于大部分尿流动力学检查项目为有创性检查，因此应当先行排尿日记、自由尿流率、残余尿测定等无创检查项目，然后再进行充盈期膀胱测压、排尿期压力流率测定、肌电图检查、神经电生理检查等有创检查项目。

在尿流动力学检查过程中，认识和排除由受检者、检查者和仪器设备等因素产生的干扰图像，对正确分析和解释检查结果具有重要意义。建议在检查前 48 小时停用可能影响下尿路功能的药物，检查前拔除或关闭导尿管、膀胱造瘘管，否则在解释所获得的数据时要考虑到这些因素的影响。对于高位脊髓损伤的患者，检查过程可能诱发自主神经过反射，建议在尿流动力学检查中监测血压。

尿流动力学检查对于确切评估神经源性下尿路功能障碍是必需的，进行有创尿流动力学检查项目前推荐先行无创性检查项目。高度推荐的项目有排尿日记、自由尿流率和残余尿量测定、影像尿流动力学检查，推荐的项目有压力流率测定、充盈期膀胱测压、漏尿点压测定、肌电图检查，可选择的项目有膀胱诱发试验、神经电生理检查。

针对脊髓损伤患者，2008 年国际脊髓损伤患者基础尿流动力数据集推荐的检查项目有充盈期的指标有膀胱测压过程中的膀胱感觉测定、逼尿肌功能、膀胱顺应性、膀胱测压容积、逼尿肌漏尿点压，排尿期的指标有最大逼尿肌压、逼尿肌括约肌协调性、排尿后残余尿量等。

2. 膀胱灌注速度　膀胱灌注速度分为慢速（10 ～ 20ml/min）、中速（50 ～ 100ml/min）和快速（> 100ml/min）3 种。一般情况下推荐采用中速（50 ～ 60ml/min）灌注。神经源性膀胱患者及疑有低顺应性膀胱者应低速灌注。快速灌注常用于快速灌注膀胱，如诱发排尿或可能存在的逼尿肌活动过度。

3. 膀胱顺应性（bladder compliance，BC）膀胱顺应性是描述膀胱容量变化和逼尿肌压力变

化之间关系的指标。正常情况下，顺应性良好的膀胱会在膀胱内尿液逐渐增多的情况下，维持膀胱内比较低的压力，通常为 20～40ml/H$_2$O；若因神经源性病变导致膀胱壁的顺应性降低，膀胱内压力可以随着膀胱内尿液增多而过度增高，当压力增高到一定程度时，上尿路尿液向膀胱内输送受阻，持续的膀胱高压将造成上尿路损害，后者为神经源性膀胱最严重并发症之一。

4. 逼尿肌漏尿点压力（detrusor leak point pressures，DLPP）　DLPP 是在无逼尿肌自主收缩的前提下，膀胱充盈过程中出现漏尿时的逼尿肌压力。在膀胱充盈过程中，因膀胱顺应性下降，膀胱腔内压力随着充盈量的增加超过尿道阻力时产生漏尿，此时记录的逼尿肌压力即为 DLPP。主要用于评估因膀胱顺应性下降导致上尿路损害的风险，逼尿肌漏尿点压（DLPP）是评价这种损伤威胁程度的重要指标，一般认为 DLPP ≥ 40cmH$_2$O 为造成上尿路损害的危险因素，其异常多见于高位脊髓损伤、脊髓栓系综合征等神经源性疾病导致膀胱壁顺应性减低的患者。

测量 DLPP 应采取低速（10～20ml/min）膀胱内灌注，检查过程中患者保持安静，避免一切用力的动作，避免一切抑制排尿的努力，也不要做排尿的努力。行持续膀胱灌注，直至出现尿液外溢，标记此时的逼尿肌压力，即为 DLPP 值。

在尿流动力学检查时，在无逼尿肌收缩及腹压改变、无膀胱输尿管反流的前提下，逼尿肌压达到 40cmH$_2$O 时的膀胱容量为相对安全膀胱容量；若反流出现在逼尿肌压力达到 40cmH$_2$O 之前，则相对安全膀胱容量为开始出现反流时的膀胱容量。DLPP 相对应的膀胱容量称为漏尿点压时的膀胱容量。若 DLPP ＞ 40cmH$_2$O，则漏尿点压膀胱容量与相对安全膀胱容量之差越大，意味着膀胱内压高于 40cmH$_2$O 的时间越长、病变的隐蔽性亦越大，从而发生上尿路损害的危险性越大。

存在膀胱输尿管反流及巨大膀胱憩室的患者，常可无明显的膀胱压力升高，在结果分析时应注意，可用影像尿流动力学检查进行确定。且在影像尿流动力学检查中发现有膀胱输尿管反流的患者，若输尿管反流出现在逼尿肌压达 40cmH$_2$O 之前，则相对安全膀胱容量并非为逼尿肌压达 40cmH$_2$O 时的膀胱容量，而是开始出现输尿管反流时的膀胱容量。

5. 逼尿肌 - 尿道外括约肌的协调性　同步测定排尿期逼尿肌压力和尿流率，并分析两者之间的相关性以确定尿道阻力的方法，可用于鉴别排尿功能障碍的原因，包括膀胱出口梗阻、逼尿肌收缩力状况、逼尿肌 - 括约肌协调性。

逼尿肌 - 尿道外括约肌协同失调（detrusor external sphincter dyssynergia，DESD）指逼尿肌收缩时尿道外括约肌和（或）尿道周围横纹肌同时发生不自主性的收缩。

众多学者针对肌电图检查配合膀胱测压进行了研究。根据肌电图检查配合膀胱测压的结果，Blaivas 等将逼尿肌 - 尿道外括约肌协同失调（DESD）细分为 3 种类型。

（1）Ⅰ型逼尿肌 - 尿道外括约肌协同失调：如图 17-5 所示，非随意的尿道外括约肌收缩伴随着非随意的逼尿肌收缩，在逼尿肌收缩的顶峰，尿道外括约肌出现突然的、完全性的松弛后尿液排出，因此在患者逼尿肌收缩的前一半过程表现为典型的逼尿肌 - 尿道外括约肌协同失调，即逼尿肌非随意收缩、尿道外括约肌非随意收缩、肌电活动增强、近端尿道扩张、膜部尿道狭窄。

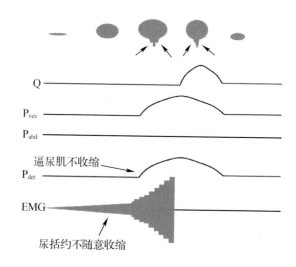

图 17-5　Ⅰ型逼尿肌 - 尿道外括约肌协同失调示意图

（2）Ⅱ型逼尿肌 - 尿道外括约肌协同失调：如图 17-6 所示，非随意的逼尿肌收缩伴随着非随意的间断的尿道外括约肌收缩，尿道外括约肌收缩时排尿受阻，尿道外括约肌松弛时可以排尿。

（3）Ⅲ型逼尿肌 - 尿道外括约肌协同失调：如图 17-7 所示，非随意的逼尿肌收缩伴随着非随意的尿道外括约肌收缩，但是尿道外括约肌收缩肌电活动呈现逐渐上升—逐渐下降的模式，整个排尿过程受阻。

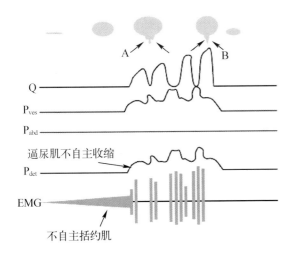

图 17-6 Ⅱ型逼尿肌 - 尿道外括约肌协同失调示意图

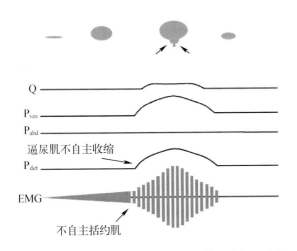

图 17-7 Ⅲ型逼尿肌 - 尿道外括约肌协同失调示意图

上述分型主要应用于科研，实际临床工作中并不需要做如此细致的区分，各型逼尿肌 - 尿道外括约肌协同失调的处理原则和方法基本上是一致的。

6. 膀胱安全容量与逼尿肌漏尿点压力的关系 将储尿期逼尿肌压力控制在安全范围内对于保护上尿路的安全性具有重要意义。逼尿肌漏尿点压力（detrusor leak point pressures，DLPP）是在无逼尿肌自主收缩的前提下，膀胱充盈过程中出现漏尿时的逼尿肌压力。在膀胱充盈过程中，因膀胱顺应性下降，膀胱腔内压力随着充盈量的增加超过尿道阻力时产生漏尿，此时记录的逼尿肌压力即为 DLPP。主要用于评估因膀胱顺应性下降导致上尿路损害的风险。$DLPP \geq 40cmH_2O$ 为造成上尿路损害的临界压力。在无逼尿肌自主收缩及腹压改变的前提下，灌注过程中逼尿肌压达到 $40cmH_2O$ 时的膀胱容量为相对安全容量。DLPP 和相对安全膀胱容量对患者预后及治疗方案的选择非常重要，准确测定这组数据尤为必要。

Bruschini 等总结了一组未经规范化治疗的脊髓脊膜膨出患儿的临床资料，该组患儿逼尿肌过度活动、膀胱低顺应性、膀胱测压容积增大、膀胱测压容积正常的比例分别为 48%、49%、2% 和 1%，$DLPP \geq 40cmH_2O$ 与上尿路损害密切相关。Abrahamsson 等的研究表明应用尿流动力学对脊髓脊膜膨出患儿进行评估和随访十分重要，脊髓松解术后约 35% 的患儿膀胱功能得到改善，5% 的患儿膀胱功能会继续恶化，因此对脊髓脊膜膨出患儿推荐规律定期评估尿路状况。

Zerin 等发现下尿路造影上膀胱颈与耻骨联合的相对位置关系，与婴儿和儿童脊髓发育不良导致的下运动神经元病变尿道括约肌去神经支配具有一定相关性。他们认为虽然不像尿流动力学检测那么精确，但是在婴儿和脊髓发育不良儿童的尿路造影上，膀胱颈部的显著下降是下运动神经元病变尿道外括约肌去神经支配的可靠影像学表现。

存在膀胱输尿管反流及巨大膀胱憩室的患者，常可无明显的膀胱压力升高，在结果分析时应注意，可用影像尿流动力学检查进行确定，且在影像尿流动力学检查中发现有膀胱输尿管反流的患者，若输尿管反流出现在逼尿肌压达 $40cmH_2O$ 之前，则相对安全膀胱容量并非为逼尿肌压达 $40cmH_2O$ 时的膀胱容量，而是开始出现输尿管反流时的膀胱容量。

7. 神经源性尿失禁典型尿流动力学表现 尿流动力学检查有助于客观准确地评估神经源性尿失禁，联合肌电图或影像学检查更加有助于提高诊断的准确性。膀胱灌注速度可能影响检查结果，储尿期膀胱腔内高压和逼尿肌漏尿点压力超过安全范围（$DLPP \geq 40cmH_2O$）能够导致肾功能损害，膀胱充盈过程中对膀胱感觉的评估有助于神经源性尿失禁的诊断和选择治疗方案。对于神经源性尿失禁患者，储尿期要关注膀胱的感觉、膀胱容量、膀胱壁的顺应性、逼尿肌漏尿点压力，以及是否合并膀胱输尿管反流、尿道闭合压力等。排尿期要关注逼尿肌的收缩力、逼尿肌括约肌的协调性。

（1）低顺应性膀胱：患者男，23 岁。患者 2010 年 10 月 14 日外伤导致 T_4 脊髓完全性损伤，四肢感觉运动功能障碍，二便功能障碍。现患者间歇导尿每日 4 次，伴漏尿。

尿流动力结果：充盈期膀胱测压压力不稳定。灌注至 186ml 出现膀胱无抑制性收缩及漏尿，压力为：P_{ves} 90cmH$_2$O、P_{abd} 8cmH$_2$O、P_{det} 82cmH$_2$O（图 17-8）。继续灌注膀胱间断收缩漏尿。灌注至 341ml 停止灌注，嘱其侧位用力排尿，无尿液排出，压力为：P_{ves} 18cmH$_2$O、P_{abd} 9cmH$_2$O、P_{det} 9cmH$_2$O。导尿测残余尿 150ml。

尿流动力学诊断：神经源性下尿路功能障碍。神经源性逼尿肌过度活动、膀胱顺应性下降、膀胱测压容积减小、膀胱感觉消失、膀胱壁不光滑、膀胱颈部分开放、逼尿肌内外括约肌协同失调（图 17-9）。

（2）逼尿肌过度活动（detrusor overativity）：为一个尿流动力学检查过程中观察到的特征，即在充盈期自发或诱发的产生逼尿肌不自主性收缩。按逼尿肌过度活动模式可分为期相型逼尿肌过度活动和终末型逼尿肌过度活动。

期相型逼尿肌过度活动（phasic detrusor overativity）：特征性波形，伴或不伴有尿失禁。

终末型逼尿肌过度活动（terminal detrusor

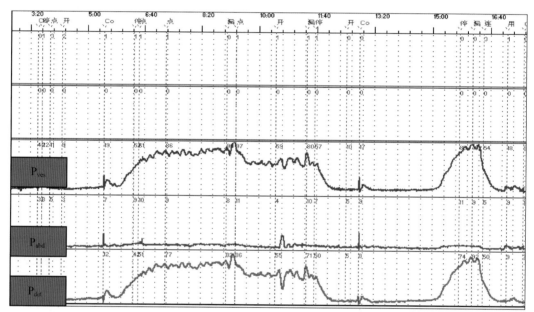

图 17-8　储尿期膀胱测压曲线提示：神经源性逼尿肌过度活动、膀胱顺应性下降，灌注至 186ml 出现膀胱无抑制性收缩及漏尿

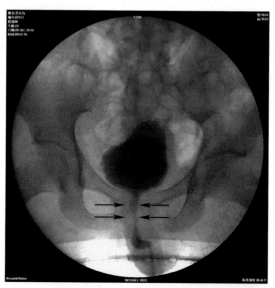

图 17-9　排尿期膀胱颈部分开放（排尿期开放不完全）、逼尿肌内、外括约肌协同失调

overativity）：在膀胱测压过程中发生的单次不可抑制性的不自主性逼尿肌收缩，伴有尿失禁，且通常为完全性排空膀胱。

病例 1　期相型逼尿肌过度活动

患者男，36 岁。患者 2008 年 10 月 2 日外伤致 T_6 脊髓损伤，双下肢感觉运动功能障碍，二便功能障碍。现患者间歇导尿，伴漏尿，鞍区感觉消失，B 超未见异常。

尿流动力学检查结果：充盈期膀胱测压压力不稳定。灌注至 212ml 时出现膀胱无抑制性收缩及漏尿，压力为：P_{ves} 74cmH_2O、P_{abd} 9cmH_2O、P_{det} 65cmH_2O。继续灌注膀胱间断收缩及漏尿。灌注至 286ml 时停止灌注，嘱其侧位用力排尿，无尿液排出，压力为：P_{ves} 21cmH_2O、P_{abd} 9cmH_2O、P_{det} 12cmH_2O。导尿测残余尿 150ml（图 17-10）。

尿流动力学诊断：神经源性下尿路功能障碍。期相型逼尿肌过度活动、膀胱顺应性下降、膀胱测压容积减小、膀胱感觉消失、膀胱颈部分开放、逼尿肌外括约肌协同失调。

病例 2　终末型逼尿肌过度活动

患者男，37 岁。脊髓损伤后 6 年，排尿困难 6 年，外院 B 超：双肾轻度积水。现患者自行排尿，有漏尿，鞍区感觉减退。

尿流动力学检查结果：充盈期膀胱测压压力不稳定，灌注至 194ml 时膀胱出现无抑制性收缩漏尿，漏尿点压力为：P_{ves} 82cmH_2O、P_{abd} 24cmH_2O、P_{det} 58cmH_2O，继续灌注膀胱间断收

缩漏尿，灌注至 271ml 时停止灌注（图 17-11）。

尿流动力学诊断：神经源性下尿路功能障碍。终末型逼尿肌过度活动、膀胱顺应性下降、膀胱测压容积减小、逼尿肌外括约肌协同失调。

（3）低顺应性膀胱合并逼尿肌过度活动：患者男，16 岁。患者腰椎胆脂瘤术后二便功能失禁伴排尿困难 6 年，现患者自行腹压排尿，偶有漏尿，鞍区感觉减退，B 超未见异常。

尿流动力学检查结果：充盈期膀胱测压压力不稳定，灌注至 38ml 时膀胱出现无抑制性收缩。漏尿点压力为：P_{ves} 101cmH_2O、P_{abd} 10cmH_2O、P_{det} 91cmH_2O。继续灌注膀胱间断收缩漏尿。175ml 时停止灌注，嘱其侧位用力排尿，无尿液排出。压力为：P_{ves} 63cmH_2O、P_{abd} 16cmH_2O、P_{det} 47cmH_2O（图 17-12）。

尿流动力学诊断：神经源性下尿路功能障碍。逼尿肌过度活动、膀胱顺应性下降、膀胱测压容积减小。

（4）低顺应性膀胱合并膀胱输尿管反流：患者女，50 岁。患者 2008 年 12 月 7 日外伤致 T_8 脊髓不完全性损伤，四肢感觉运动功能障碍，二便功能障碍。现患者留置导尿管长期开放引流。鞍区感觉减退。B 超示：右肾积水，右输尿管扩张。

尿流动力学检查结果：静态最大尿道压力为 100cmH_2O。充盈期膀胱测压压力不稳定。灌注至 12ml 时出现右侧膀胱输尿管反流，压力为：P_{ves} 7cmH_2O、P_{abd} 4cmH_2O、P_{det} 3cmH_2O，灌注至

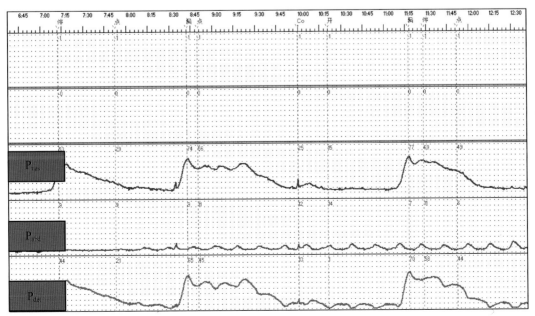

图 17-10　影像尿流动力学提示充盈期膀胱测压压力不稳定，呈期相型逼尿肌过度活动状态

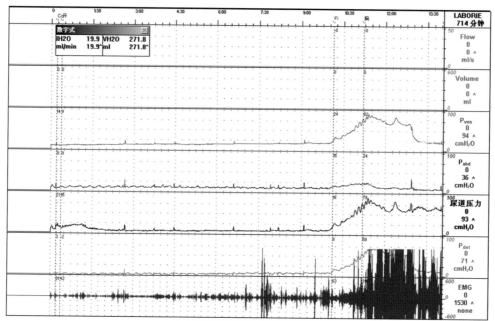

图 17-11　尿流动力学提示膀胱测压充盈至 194ml 时，膀胱出现终末型逼尿肌过度活动

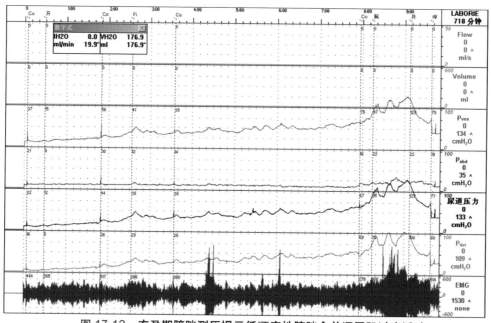

图 17-12　充盈期膀胱测压提示低顺应性膀胱合并逼尿肌过度活动

44ml 时出现膀胱无抑制性收缩，无漏尿。灌注至 56ml 时出现双侧膀胱输尿管反流，压力为：P_{ves} 22cmH$_2$O、P_{abd} 18cmH$_2$O、P_{det} 4cmH$_2$O。灌注至 62ml 时停止灌注（膀胱内原有部分残余尿量约 90ml），给予患者留置导尿管，导出尿液约 150ml（图 17-13，图 17-14）。

尿流动力学诊断：神经源性下尿路功能障碍。逼尿肌过度活动、膀胱顺应性下降、膀胱测压容积减小、双侧膀胱输尿管反流。

（5）逼尿肌括约肌协同失调：患者男，24 岁。患者 2009 年 5 月 25 日重物砸伤致 T$_{11}$、T$_{12}$ 脊柱骨折脱位，T$_{10}$ 脊髓完全性损伤，双下肢感觉运动功能障碍，二便功能障碍。患者自行漏尿。

尿流动力学检查结果：充盈期膀胱测压压力不稳定。灌注 30ml 出现膀胱无抑制性收缩及漏尿。压力为 P_{ves} 83cmH$_2$O、P_{abd} 24cmH$_2$O、P_{det} 59cmH$_2$O，继续灌注膀胱间断收缩漏尿。灌注至 110ml 时停止灌注（膀胱内原有部分残余尿量

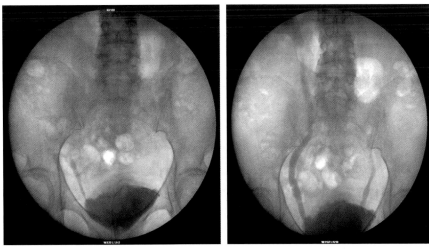

图 17-13　影像学提示膀胱测压容积减小、双侧膀胱输尿管反流，灌注致 12ml 时首先出现右侧膀胱输尿管反流，灌注至 56ml 出现双侧膀胱输尿管反流

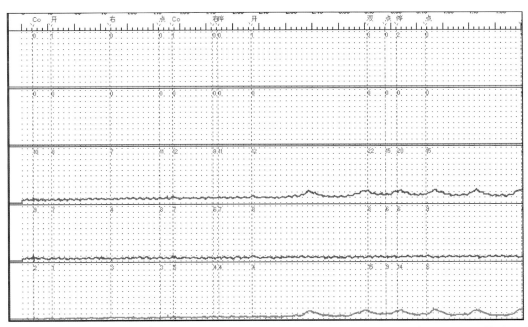

图 17-14　储尿期膀胱低压反流缓冲了膀胱腔内压力，此时膀胱安全容量应为发生膀胱输尿管反流时的膀胱容量，而不是 DLPP 达到 40cmH$_2$O 时的膀胱容量

约 50ml），导尿测残余尿约 100ml（图 17-15，图 17-16）。

尿流动力学诊断：神经源性下尿路功能障碍。逼尿肌过度活动、膀胱顺应性下降、膀胱测压容积减小、膀胱颈部分开放、逼尿肌外括约肌协同失调。

八、神经源性膀胱全尿路功能障碍的分类（廖氏分类）

既往下尿路（LUT）功能障碍分类方法仅反映膀胱和尿道的功能，没有反映上尿路功能（UUT）障碍的情况，包括肾盂积水（hydronephrosis，HN）、膀胱输尿管反流（vesico-ureteral reflux，VUR）、输尿管扩张（ureteral dilation，UD）和上尿路扩张（upper urinary tract dilation，UUTD）。有鉴于此，廖利民教授提出了一种神经源性膀胱患者 LUT 和 UUT 功能障碍的全面分类标准（表 17-4）。MRU-UUTD 分度标准也被用于这一全面分类标准中。其中，对 LUT 功能障碍的描述是依据欧洲泌尿外科协会（European Association of Urology，EAU）指南和国际尿控协会（International Continence Society，ICS）的术语（表 17-4）。VUR

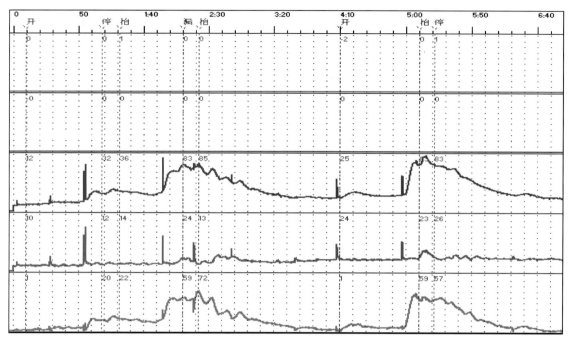

图 17-15　充盈期膀胱测压压力不稳定，逼尿肌过度活动，膀胱顺应性下降

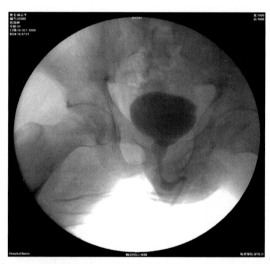

图 17-16　排尿期影像学提示膀胱颈部分开放（开放不完全）、逼尿肌外括约肌协同失调

是根据国际反流研究组织（International Reflux Study Group，IRSG）的分类标准，肾功能根据同位素肾图肾小球滤过率（glomerular filtration rate，GFR）和血清肌酐水平进行评估。上尿路扩张（UUTD）通过 MRU-UUTD 分度标准进行分度。该分类方法能较好地区分上尿路功能分度变化，可为泌尿系统功能，特别是上尿路功能变化提供客观标志，是非手术和手术治疗长期随访的重要手段。

经尿道留置导尿管充分引流尿液，能够更早地改善 UUTD。如果 UUTD 分度改善但膀胱功能依旧很差，可行膀胱扩大成形术（augmentation cystoplasty，AC），无须同步行输尿管再植术（ureteral re-implantation，UR）；如果 UUTD 分度未改善，应同期行 AC 和 UR 术；在这种情况下，常需对输尿管进行粘连松解、裁剪或缩短。肾实质厚度是肾功能恢复的一个预测指标。恶化的 HN 和 UD 是 AC 的相对适应证；然而，并不是所有分度的 UUTD 都是膀胱扩大术的适应证。特别指出的是，MRU-UUTD 4 度的患者由于肾实质的过度丢失，并不是单纯 AC 的最佳适应证。

表 17-4　廖氏神经源性膀胱患者上尿路及下尿路功能障碍全面分类标准

下尿路功能		上尿路功能
储尿期	排尿期	
膀胱功能	膀胱功能	膀胱输尿管反流
逼尿肌活动性	逼尿肌收缩性	无
正常	正常	有：单、双侧
过度活动	收缩力低下	程度分级（左侧，右侧）
	无收缩	Ⅰ
膀胱感觉		Ⅱ
正常	尿道功能	Ⅲ
增加或过敏	正常	Ⅳ
减退或低下	功能性梗阻	Ⅴ
缺失	尿道过度活动	
	逼尿肌 - 尿道外括约肌协同失调	上尿路扩张：肾盂积水和输尿管扩张
膀胱容量	逼尿肌 - 膀胱颈协同失调	无
正常（300 ～ 500ml）*	括约肌过度活动	有：单、双侧
增大（> 500ml）	括约肌松弛障碍	分度（左侧，右侧）
减小（< 300ml）	膀胱颈松弛障碍	1
	机械性梗阻	2
		3
		4
膀胱顺应性		
正常（20 ～ 40ml/cmH$_2$O）		
增高（> 40ml/cmH$_2$O）		膀胱壁段输尿管梗阻
降低（< 20ml/cmH$_2$O）		无
		梗阻（左侧，右侧）
尿道功能		
正常		肾功能
括约肌		正常（GRF > 50ml/min，左肾，右肾）
无收缩		肾功能不全（GRF < 50ml/min，左肾，右肾）
功能不全		代偿期（GRF，左肾，右肾，血肌酐 < 1.5mg/dl）
膀胱颈		失代偿期（GRF，左侧，右侧，血肌酐 > 1.5mg/dl）
外括约肌		

* 成人

（付　光　廖利民）

第四节　治疗目标、原则和策略

　　神经源性尿失禁可以由于膀胱和（或）尿道的病理生理改变导致。逼尿肌过度活动、膀胱壁顺应性下降、尿道括约肌张力低下都可以导致神经源性尿失禁，因此治疗神经源性尿失禁可以通过扩大膀胱容量、改善膀胱壁顺应性和（或）增加尿道控尿能力（增加尿道括约肌张力）两条途径实现。需要特别指出的是：鉴于神经源性尿失禁的病因、病理生理机制、临床症状及病程演进的复杂性和多样性，治疗的首要目标是保护上尿路功能而不是提高控尿能力，因此在选择任何手术治疗方法之前应与患者充分沟通，将患者的治疗期望值控制在合理范围内。

一、治疗目标

神经源性尿失禁治疗的首要目标为保护上尿路功能（保护肾脏功能），保证储尿期和排尿期膀胱压力处于低压安全范围内。次要目标为恢复/部分恢复下尿路功能，提高控尿能力，减少残余尿量，预防泌尿系统感染，提高患者的生活质量。

二、治疗原则

首先要积极治疗原发病，在原发的神经系统病变未稳定以前应以非手术治疗为主。选择治疗方式应遵循逐渐从无创、微创到有创的原则。单纯依据病史、症状和体征、神经系统损害的程度和水平不能明确泌尿系统情况，因此影像尿流动力学检查对于治疗方案的确定和治疗方式的选择具有重要意义。

制订治疗方案时还要综合考虑患者的性别、年龄、身体状况、社会经济条件、生活环境、文化习俗、宗教习惯、潜在的治疗风险与收益比，结合患者个体情况确定个性化治疗方案。部分神经源性尿失禁患者的病情具有临床进展性，因此对神经源性尿失禁患者治疗后应定期随访，且随访应伴随终身，随病情进展要及时调整治疗方案。

三、治疗策略

神经源性尿失禁的保守治疗主要有行为训练、盆底肌功能训练、盆底电刺激、生物反馈、药物治疗（图 17-17）。

神经源性尿失禁的外科治疗主要包括治疗膀胱储尿障碍的术式和治疗尿道控尿障碍的术式。治疗膀胱储尿障碍的术式有 A 型肉毒毒素膀胱壁注射术、自体膀胱扩大术、肠道膀胱扩大术。该类术式的目的在于扩大膀胱容量、抑制逼尿肌过度活动、改善膀胱壁顺应性，为膀胱在生理安全的压力范围内储尿和排尿创造条件（储尿期安全压力范围指逼尿肌压力 < 40cmH$_2$O），从而降低上尿路损害的风险。

神经源性尿失禁处理的首要目的是要保证上尿路功能（保护肾脏功能），保证储尿期和排尿期膀胱压力处于低压安全范围内。因此改善膀胱顺应性、增加逼尿肌稳定性，保证膀胱在安全范围内储尿和排尿具有重要意义。大部分神经源性尿失禁患者接受 A 型肉毒毒素膀胱壁注射术、膀胱扩大术术后要辅助间歇导尿解决排尿期问题。术式的选择要遵循循序渐进的原则。

神经源性逼尿肌过度活动导致尿失禁，经非

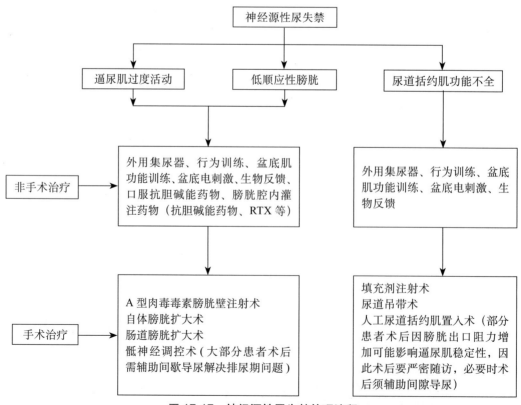

图 17-17　神经源性尿失禁处理流程

手术治疗无效，但膀胱壁尚未纤维化的患者可首选 A 型肉毒毒素膀胱壁注射术。肉毒毒素注射无效或没有条件反复注射的患者还可选择自体膀胱扩大术。膀胱壁已经发生严重纤维化、膀胱挛缩，合并重度膀胱输尿管反流的患者则首选肠道膀胱扩大术。

增加尿道控尿能力的术式有填充剂注射术、尿道吊带术、人工尿道括约肌置入术。任何增加尿道控尿能力的术式都会相应地增加排尿阻力，因此这类术式的主要适应证为因尿道括约肌功能缺陷导致的尿失禁，在实施该类手术前应通过尿流动力学检查明确膀胱的容量、稳定性、顺应性、收缩能力，以及是否存在膀胱输尿管反流、肾积水等上尿路损害。

部分神经源性尿失禁患者接受增加尿道控尿能力的手术后，因膀胱出口阻力增加可能影响逼尿肌稳定性，因此术后要严密随访，必要时应配合使用 M 受体阻滞剂、自体膀胱扩大术、肠道膀胱扩大术等方法降低膀胱压力，扩大膀胱容量，改善膀胱顺应性。

（付　光　廖利民）

第五节　非手术治疗

一、一般非手术治疗

（一）行为训练

行为训练主要包括定时排尿和提示性排尿。定时排尿是指在规定的时间间隔内排尿，主要适用于由于认知或运动障碍导致尿失禁的患者，同时也是针对大容量感觉减退膀胱的首选训练方法（例如糖尿病周围神经病变导致的糖尿病性膀胱）。提示性排尿指教育患者想排尿时能够请求他人协助，需要第三方的协助方能完成。该方法适用于认知功能良好但高度依赖他人协助的患者。

行为训练主要作为其他治疗方法的辅助。其适应证目前尚无统一定论。具体膀胱训练方案应根据患者的具体情况，参照排尿日记、液体摄入量、膀胱容量、残余尿量，以及尿流动力学检查结果等指标制订。

（二）盆底肌功能训练

盆底肌功能训练主要包括 Kegels 训练和阴道锥训练。Kegel 医师于 1950 年将 Kegels 训练应用于产后尿失禁患者，以加强盆底肌肉收缩力，约 1/4 的患者尿失禁得以改善。阴道锥训练较 Kegels 训练复杂，该方法将圆锥置入患者阴道内、肛提肌以上，当重物置于阴道内时，会提供感觉性反馈，通过收缩肛提肌维持其位置保证圆锥不落下，依次增加圆锥重量，从而提高盆底收缩力。该方法的患者满意率为 40% ~ 70%。其优点在于可以自我学习且不需要仪器的监测。缺点为阴道锥置入困难、阴道不适感、阴道流血等。

（三）盆底电刺激

盆底电刺激的目的是促进盆底肌肉的反射性收缩，教育患者如何正确收缩盆底肌肉并提高患者治疗的依从性。对于盆底肌及尿道括约肌不完全去神经化的患者，使用经阴道或肛门电极进行盆底电刺激，能够改善尿失禁，同时抑制逼尿肌不稳定收缩。盆底电刺激结合生物反馈治疗可以在增加盆底肌肉觉醒性的同时使肌肉被动收缩。

（四）生物反馈

生物反馈是一种评价和治疗盆底功能障碍高级训练方法。生物反馈作为盆底肌肉康复训练的一部分，可以让患者了解盆底肌肉的生理状态。生物反馈的形式包括视觉、触觉、听觉和语言。由于去神经病变可能导致感觉障碍，因此医师和患者可能无法感觉到肌肉活动，应用 EMG 生物反馈指导训练盆底肌，能够加强肌肉收缩后放松的效率和盆底肌张力，巩固盆底肌训练的效果。

二、膀胱腔内电刺激

早在 1887 年，丹麦外科医师 Saxtorph 就描述了通过在受试者下腹部放置中性电极，然后尿道置入一根带有金属探针的导尿管，进行膀胱腔内电刺激（intravesical electrical stimulation，IVES）治疗"膀胱乏力"。1899 年，维也纳医师 Frankl-Hochwart 和 Zuckerkandl 证明，膀胱腔内电治疗在诱导逼尿肌收缩方面比体外感应电疗法更有效。1975 年，Katona 借鉴并推广了上述方法用于神经源性膀胱功能障碍的治疗。Ebner 等在以猫为模型的实验中证实了膀胱腔内电刺激能够激活膀胱壁内的机械压力感受器。Jiang 等在进一步的动物实验基础研究中证明了 IVES 通过增强中枢排尿反射通路的兴奋性突触传递来调节排尿反射。而这种调节机制可能解释了膀胱腔内电刺激的临床疗效。

IVES 诱导的感觉刺激沿传入通路从下尿路到相应大脑中枢。这种"自主神经传入"可导致膀胱充盈或尿急排尿的感觉，伴随而来的是主动收缩的增强、也可能是对逼尿肌随意控制的增强。Colombo 等通过脑电图（electroencephalography，ECG）发现，IVES 诱发了高位排尿中枢的电位变化，通过评估经尿道电刺激后内脏感觉皮质诱发电位，在决定患者是否适合进行 IVES 治疗时很有用。

该技术采用经导尿管或经耻骨上造瘘管，将一种金属电极（阴极）置入膀胱并连接刺激器。0.9% 氯化钠作为目前膀胱腔内治疗应用的主要介质。阳极（中性）电极贴附于还有感觉的皮肤上，通常是下腹部。多采用间断的刺激爆发模式，间隙期可随刺激爆发的上升时间和平台时间而变化（1～10 秒）。间断电刺激时，每个治疗过程需要60～90 分钟，连续刺激 20 分钟、每日治疗 1 次，每周治疗 5 天，直到达到最大应答反应。

对于从未体验过尿急排尿感觉的患者，例如患有脊髓脊膜膨出（meningomyelocele，MMC）或有类似疾病的儿童来说，IVES 可与生物反馈训练相结合：给反馈治疗系统连接水压力计，患者可以观察到逼尿肌的压力变化。这样患者就能意识到他的感觉是由膀胱收缩引起的，这种外部反馈也有助于实现患者随意控制排尿。

尽管基础研究已证实其作用机制及疗效，膀胱腔内电刺激治疗神经源性逼尿肌功能障碍仍有争议。Kaplan 等发表了一篇述评也反映出这一争议，他们报道了在接受至少 1 个疗程治疗（门诊20 次，每次 90 分钟时长）的 288 例儿童患者中取得了良好的结果：87% 的患者获得了尿控并排尿，或出现膀胱感觉并行导尿，或膀胱顺应性得到了改善；其中 18% 的患者获得了完全的尿控，他们能协同性排尿并保持尿控。最后，有 13% 的患者治疗无效，但这些患者仍保持他们原有的状态，病情没有进展和加重。

最近 Lombardi 等研究了因脊髓不完全损伤导致慢性神经源性非梗阻性尿潴留（non-obstructive retention，N-NOR），并接受膀胱内电刺激（IVES）治疗患者的临床疗效。在这个长达 15 年的单中心回顾性研究中，共调查了 102 例接受了至少持续 28 天、每天 IVES 治疗的患者，38 例（37.2%）患者对 IVES 治疗有应答，其中 83.3% 的患者在经过 IVES 治疗后恢复了膀胱初次充盈感。19 例有应答的患者在 1 年内因疗效丧失而再次接受IVES 治疗，且在排尿症状、治疗效果和尿流动力学方面，他们重新获得了类似于第一次 IVES 治疗周期后的状态。作者得出结论：IVES 为脊髓不完全性损伤后慢性神经源性 N-NOR 患者提供了一种可行的治疗方案。IVES 的理想适应证是：神经源性、活动低下、低敏感性和收缩力低下的逼尿肌。膀胱腔内电刺激疗法能改善神经源性膀胱功能障碍，主要通过刺激 Aδ 机械感受器传入，诱发膀胱感觉和排尿感，进而通过增加传出输出改善排尿和自主控制排尿的意识。IVES 在中枢或周围神经不完全损伤患者中，可被选择用来诱导 /改善膀胱感觉和增强排尿反射。

三、神经源性尿失禁的药物治疗

抗胆碱能药物是治疗神经源性逼尿肌过度活动的一线药物，该类药物同时有抗毒蕈碱作用。控制神经源性逼尿肌过度活动所需抗胆碱能药物剂量较控制特发性逼尿肌过度活动要大。该类药物在减少神经源性逼尿肌过度活动的同时，也会降低逼尿肌收缩力导致残余尿量增加，因此部分患者需要加用间歇导尿。

托特罗定、奥昔布宁、盐酸曲司氯铵、盐酸丙哌维林对于治疗神经源性逼尿肌过度活动具有长期疗效。这些药物有不同的耐受曲线，因此若一种药物无效或副作用过大，仍可尝试另一种该类药物。黄酮哌酯对于治疗神经源性逼尿肌过度活动无效。目前尚无有效药物能够治疗神经源性尿道括约肌功能不全。

应用于膀胱腔内灌注治疗的药物主要有抗胆碱能药物和 C 纤维阻滞剂。膀胱腔内灌注抗胆碱能药物抑制逼尿肌反射亢进的同时，还能有效降低抗胆碱能药物的全身副作用。目前可应用于腔内灌注的药物有托特罗定、奥昔布宁。奥昔布宁（Oxybutynin）直接在膀胱腔内给药，可作为口服药物的辅助治疗，或作为不能耐受口服抗胆碱能药物患者的二线治疗方案。基于以猪为模型的药物实验显示，该药物作用于尿路上皮及黏膜内神经末梢的胆碱能受体，而不是逼尿肌上的胆碱能受体。Schroder 与其同事对神经源性下尿路功能障碍患者进行了一项为期 28 天的随机对照试验：膀胱灌注组每日 3 次 10ml 0.1% 奥昔布宁膀胱腔内灌注，与口服药物组每日 3 次奥昔布宁口服进行比较。他们发现膀胱灌注组患者的膀胱容量增加明显大于口服药物组患者，并且灌注组副作用显著减少。大多数膀胱腔内药物治疗组患者在试验结束后，仍继续使用该治疗方案，表明这种方法具有良好的耐受性。对于患有神经源性下尿路功能障碍的儿童，口服抗胆碱能药物治疗显得尤为困难，因为按照治疗需要剂量所配制的口服缓释药物不适合年龄较小的患者。同时，人们越来越关注抗胆碱能药物对患儿认知的长期负面影响，因此膀胱腔内灌注疗法在儿童人群中备受关注。Humblet 对接受奥昔布宁膀胱腔内灌注治疗的脊柱裂儿童进行了 15 年的随访。在患者进行间歇导尿时，经导尿管接受奥昔布宁每日 2 次、每次 0.2mg/kg 的膀胱腔内治疗。在研究过程中，这些儿童测得的膀胱容量从同年龄组最低的 5% 增加到了 25% ~ 50%，且在膀胱顺应性方面也获得确切改善，膀胱充盈终末压平均值降到了安全水平，这是保护该人群肾功能的重要因素。这项研究证实了奥昔布宁膀胱腔内灌注治疗儿童神经源性下尿路功能障碍功能障碍的有效性与安全性。

辣椒素和 RTX 均为 C 纤维阻滞剂，通过使 C 纤维脱敏，减少逼尿肌过度活动，作用维持至 C 纤维恢复致敏为止。辣椒素刺激性较强，其主要用于实验领域。辣椒素用量为 1 ~ 2mmol 辣椒素溶于 100ml 30% 的乙醇中。RTX 抑制逼尿肌过度活动的作用较辣椒素强 1000 倍，而其疼痛、炎性神经肽分泌、自主神经反射障碍等全身和局部副作用较低。RTX 的用量为 10 ~ 100mmol RTX 溶于 100ml 10% 的乙醇中，灌注膀胱内维持 30 分钟以上。对辣椒素失效者仍可使用 RTX。

四、间歇导尿术

间歇导尿术（intermittent catheterization，IC）是指定期经尿道或腹壁造口插入导尿管以帮助不能自主排尿的患者排空膀胱或储尿囊的治疗方法。间歇导尿术包括无菌间歇导尿术和清洁间歇导尿术（clean intermittent catheterization）。无菌间歇导尿更有助于减少泌尿系统感染和菌尿的发生。推荐急性期脊髓损伤患者采用无菌间歇导尿。

1971 年 Lapides 等介绍了清洁间歇导尿术（clean intermittent catheterization，CIC）的概念。次年 Lapides 将自家清洁间歇导尿术（clean intermittent self-catheterization，CISC）引入神经源性膀胱的治疗，导尿操作主要由患者自己完成。对于不具备无菌性间歇导尿术的护理人员和实施环境的地方，或对于需要长期在家里做间歇导尿患者，CISC 是一种比较好的选择，因而成为神经源性膀胱治疗史上的一个里程碑，现在越来越多的医疗机构和患者接受 CISC 用于神经源性膀胱的治疗。

（一）间歇导尿术的适应证

间歇导尿术能够达到膀胱完全排空而尿道没有持续留置的异物，因而有很多优点：①降低感染、膀胱输尿管反流、肾积水和尿路结石的发生率，是目前公认的最有效的保护肾功能的方法；②可以使膀胱周期性扩张与排空，维持膀胱近似生理状态，促进膀胱功能的恢复，重新训练膀胱反射；③减轻自主神经过反射障碍的发生率；④尿道狭窄、尿道会阴瘘、附睾炎等阴茎、阴囊的并发症少（图 17-18）；⑤对患者生活、社会活动影响小，男、女患者均能继续正常的性生活。与间歇导尿术相比，经尿道或耻骨上途径留置导尿管、反射性排尿、尿垫处理尿失禁等方法长期并发症的发生率更高。

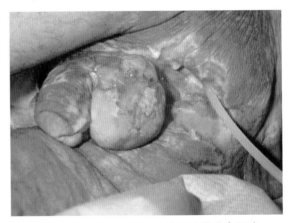

图 17-18 长期留置导尿管导致尿道会阴瘘

间歇导尿术主要用于各种因素导致的膀胱逼尿肌收缩无力，或收缩力弱导致膀胱排空障碍者，如脊髓脊膜膨出、脊髓损伤、糖尿病等导致的神经源性膀胱；也用于膀胱扩大术（膀胱自体扩大或肠道膀胱扩大术）、肠道代膀胱正位尿流改道或可控性尿流改道术后膀胱排空不完全者；还可用于膀胱颈悬吊术后尿潴留的患者。

无菌间歇导尿术在医院内由医务人员操作，多用于只需要短期进行间歇性导尿以排空膀胱和（或）促进膀胱功能恢复的患者，如由于神经性、梗阻性或麻醉后的种种原因所引起的暂时性尿潴留或排空不完全，或脊髓损伤早期的脊髓休克期，或用于长期需要间歇性导尿患者早期，以帮助患者建立个体化间歇性导尿方案。而自家清洁间歇性导尿术多用于需要长期接受间歇性导尿的患者，在医师的指导下，患者在医院外自己操作，或由家属辅助完成导尿。

随着间歇导尿器具的开发和应用，许多患者接受了无接触性间歇导尿术，这种导尿术实际上是前述两者方法的融合和补充，这种技术操作时，可以不用无菌技术消毒尿道外口，仅按清洁程序进行擦拭或清洗，但需要使用一次性独立无菌包装导尿管，借助导尿管外包装或无菌牵引辅助件如无菌镊子，将导尿管插入膀胱导尿。在操作过程中，操作者要注意，用于握持导尿管的包装部分不可与尿道接触。这种导尿技术也需要对操作者进行培训，但这个操作过程为简化版的无菌导尿术，降低了全部使用无菌用品导尿的费用，患者可以自己在家中完成，也可以携带无菌包装的导尿管外出使用，并可能会减低导尿操作过程中带来的尿路感染的风险。

间歇导尿术也有不足之处，其中最大的不便是需要训练有素的人员操作。有些患者可能会认为 IC 在社会生活和（或）工作中不便利，对仍保留有尿道感觉功能的不完全性截瘫患者会感觉到每次插管过程中的疼痛。另外，尿道括约肌痉挛患者的导尿管强行通过关闭的尿道有可能造成假道，并导致继发性尿道狭窄，增加插管的难度及更多的疼痛和插管操作时间。伴有内收肌痉挛的女性和双手活动性差的脊髓损伤患者不适合CIC。

对于尿道畸形、狭窄导致插管困难，严重尿道感染，尿道周围脓肿等患者，不能进行间歇性导尿治疗。下列情况应用长期留置导尿管优于间歇性导尿：①低压性膀胱输尿管反流；②严重的双肾积水；③伴有膀胱输尿管反流的急性重症肾盂肾炎；④患者双手活动不方便；⑤患者不合作。

（二）间歇导尿的方法

1. 间歇性导尿前的准备工作

（1）患者选择：在制订间歇导尿方案前，应对患者的病史和身体状况进行详尽评价，必须进行肾功能、血清电解质、尿常规、上尿路的影像学检查和尿流动力学检查等泌尿外科检查，有条件者进行影像尿流动力学检查，或做排尿期的膀胱尿道造影。理想的候选者要有良好的依从性和理解能力，双手能自行操作导尿过程，或配合家属完成导尿操作过程。患者还需要有良好的控尿功能，膀胱容量要求达到 250ml 以上仍能维持足够低压的膀胱（< 40cmH$_2$O），没有尿路梗阻、膀胱输尿管反流、严重的泌尿系统感染等禁忌证的存在。

一旦制订了间歇性导尿方案，应和患者及其亲属充分交流，帮助患者理解间歇导尿的目的和程序，以及配合治疗的重要性。若因患者年龄、体位、上肢活动能力等关系，患者不能自己完成导尿操作，可由有经验的家属掌握这些技术。

（2）饮食控制：施行间歇性导尿的患者，应根据患者的个体情况制订规律饮水计划，以利于形成规律的间歇性导尿时间表，便于确定每日的导尿间隔时间及导尿次数。

患者每日液体入量应严格控制在一定范围内，开始阶段每日总量可控制在 1500 ~ 1800ml，且液体的摄入应均匀，平均 100 ~ 125ml/h，以防止未能及时导尿造成的膀胱过度充盈，或导尿时膀胱内尿量没有达到需要导尿的限度而增加了不必要的导尿次数。饮水包括所有的流食，如粥、汤、果汁等。晚上 8 时后尽量不要饮水，不要饮用有利尿效应的饮品，避免膀胱夜间过度膨胀。

（3）导尿时间及次数：间歇性导尿的间隔时间，开始一般以 4 ~ 6 小时导尿 1 次为宜，导尿时间宜安排在起床前、餐前、睡前，每日导尿 4 ~ 6 次。间歇导尿的时间和次数

合理的间歇导尿是维持膀胱的节律性充盈与排空、降低尿路感染的关键因素。其中的关键在于护理指导及导尿操作，防止膀胱过度膨胀，合理的导尿次数，合适的导尿管，完全的排空膀胱等。导尿次数过多，会增加下尿路损伤的概率和生活的不便；导尿次数过少，可能会导致膀胱过度充盈，膀胱壁的抵抗力减低，细菌在膀胱内停留时间延长，进而增加尿路感染的发生率。一般认为细菌在膀胱内的浓度是一个指数型曲线，在膀胱充盈开始时细菌浓度随着尿量的增加而降低，随着时间延长，细菌不断增多，繁殖浓度上升，并超过起始浓度，从膀胱腔内最初细菌浓度降低直至返回原先水平的时间为安全排空期，故间歇性

导尿间隔控制在安全排空期内，从而有助于保持无菌或消除细菌尿。

间歇导尿的患者若经过一定时间治疗后，患者自行排出的尿量逐渐增多，导出的尿液减少，有的专家建议采取部分间歇性导尿术，即延长导尿间隔时间，减少导尿次数，导尿期间嘱患者采用辅助方法自行排尿。这种方法虽然可以减少间歇性导尿给患者带来的不便，但导尿的间隔时间长于每天 4～6 次规则间歇性导尿间隔时间。对于采用清洁导尿的患者，导尿过程中不可避免地将少许微生物带入膀胱，若患者自主排尿后都有残余尿，会给膀胱内微生物一个停留并生长的机会，导尿间隔时间过长，持续感染的概率有可能会增加。有研究指出，神经源性膀胱患者每天导尿 6 次尿路感染的发生率是每天导尿 3 次患者的 1/5，提示导尿频率在预防尿量感染中发挥着重要作用。多数文献认为 IC 患者每天导尿 4～6 次是一个比较好的方案，许多国家大多数 IC 患者的导尿次数亦为 4～6 次 / 天，如 4～6 次 / 天的导尿频次在加拿大、巴西和葡萄牙占了总体 SCI 患者数的 70%～80%。

2. 间歇性导尿随访　IC 的疗效与其应用的早晚和坚持时间的长短有关。由于 IC 需要患者在 1 天内多次实施导尿术，给患者生活带来一定的不便，而且有一定的并发症，许多患者长期坚持较为困难。因此对于接受 IC 治疗的每一个患者一定要坚持长期的定期随访。随访期间需要和患者及其家属进行坦诚和充分的交流，让患者了解坚持 IC 治疗的重要性，以便于患者积极坚持和配合治疗。

在随访过程中要随时了解和解决患者在 IC 中遇到的问题，了解患者排尿功能的变化，并总结归纳患者液体摄入量、自行排出及导尿管导出尿量的记录。同时患者还需定期接受泌尿系全面检查，内容包括上尿路功能、尿常规、尿细菌学培养等，还要进行双肾 B 超或上尿路造影等影像学检查、尿流动力学检查（或影像尿流动力学），若有非感染性血尿，还需要进行膀胱镜检查以排除结石和肿瘤。根据随访的情况，以及患者饮水量、导尿次数和导出尿量、有部分自主排尿功能患者的残余尿量等，对间歇性导尿的方案进行适当的调整。

（三）间歇导尿的并发症

虽然间歇导尿丰富了神经源性尿失禁的治疗手段，极大地改善了患者的预后，但其同其他治疗措施一样，也有一定的并发症，正确认识和处理这些并发症，能减少患者的痛苦，提高间歇导尿的治疗效果，也有助于患者长期坚持此项治疗措施。

1. 下尿路感染　间歇导尿最常见的并发症是下尿路感染（low urinary tract infection，LUTI），其发生率因不同文献报道的 IC 方法及判断 LUTI 标准等因素的不同而有较大的差异。相对而言，IC 的尿路感染发生率是比较低的，有一些文献报道无菌尿的发生率为 12%～88%，约 11% 的 LUTI 患者无临床症状。Biering-Sorensen 等报道 77 例进行间歇导尿 5 年的患者，81% 的患者至少有 1 次尿路感染治疗史，22% 的患者每年至少有 2～3 次 LUTI，而 12% 的患者每年有 4 次以上的 LUTI。

倡导清洁间歇导尿的 Lapides 提出该方法不易造成尿路感染的可能机制为：①膀胱本身有抵抗细菌的能力；②定时导尿，缓解膀胱过度充盈和降低膀胱压力，膀胱壁的血运得以恢复，抗感染能力明显提高；③定时导尿可防止细菌繁殖到侵害膀胱壁的程度。这个观念依旧是现代间歇性导尿抗感染的理论基础，形成菌尿的危险因素包括低的导尿频率、高龄、非自我导尿、残余尿等。

IC 患者菌尿的菌谱为大肠埃希菌、变形菌、草酸杆菌、假单胞菌、克雷伯杆菌、葡萄球菌和粪球菌，长期 IC 患者可能还会有不动杆菌、链球菌等。有些措施可减少下尿路感染的发生率，这些因素包括正确的护理指导及导尿操作、防止膀胱过度膨胀、合理的导尿次数、合适的导尿管、完全排空膀胱等。

Schlager 等报道 15 例 CIC 的神经源性膀胱儿童，采用双盲、自身交叉对照的方法了解呋喃妥因预防菌尿和尿路感染症状的效果。与服用安慰剂相比，服用呋喃妥因虽然减少了由大肠埃希菌导致的尿路感染症状，但并不能减少菌尿的发生率，且菌尿的菌谱由大肠埃希菌为主向克雷伯杆菌和假单胞菌等耐药菌为主转变。因而作者认为 CIC 期间常规服用呋喃妥因并不能预防菌尿的发生。

导尿管对尿路感染的发生率也有很大影响。Schlager 等采用前瞻性的随机自身交叉对照的方法观察采用单次使用的无菌导尿管和重复使用清洁导尿管对 10 例进行 IC 的神经源性膀胱患儿菌尿的影响，结果发现，使用单次无菌导尿管并不能降低 IC 患儿菌尿的发生率。导尿管的质地不同，对下尿道功能及感染发生率的影响也有差异，超滑导尿管采用了特殊工艺在导尿管表面结合一层医用高分子材料——聚乙烯吡咯烷酮，使导尿管遇水后具有极为润滑的表面，摩擦系数仅为普通导尿管的 1%，润滑稳定性良好，能显著减少尿路损伤和感染的概率。

2. 上尿路感染 上尿路感染多继发于下尿路感染，常与选择 IC 的指征掌握不当，不能达到一个足够容量的低压膀胱，或膀胱输尿管反流有关。Seki 等对 76 例脊髓脊膜膨出的 IC 患儿进行回顾性调查，结果发现膀胱低顺应性（< 10ml/cmH$_2$O）、逼尿肌高反射和膀胱输尿管反流是导致 IC 患儿并发，发热性上尿路感染最重要因素。高位脊髓损伤膀胱多表现小容量低顺应性膀胱，该类患者还不宜施行经尿道自我间歇导尿，而应进行各种类型的膀胱扩大术，建立一个低压大容量膀胱后，可以采用阑尾或回肠做输出道皮肤造口

的方法，经腹部窦道进行间歇性导尿。

3. 男性生殖系统感染 男性 IC 患者生殖系统感染率远低于经尿道长期置管的患者。前列腺炎的发生率为 5% ～ 18%，尿道炎和睾丸、附睾炎并不常见。

4. 男性尿道损伤或狭窄 频繁的插管有可能导致男性尿道损伤，尿道外伤可导致假道形成、尿道外口狭窄，但发生率并不高。尿道狭窄多见于 5 年以上 IC 史的患者，随着 IC 时间的延长，发生率增加。为减少尿道损伤和狭窄的概率，充分润滑导管时最好使用亲水导管，在插管时应该轻柔操作。在插管过程中用力，或出现尿道出血会显著增加尿道狭窄的概率。

伴有尿道假道形成的尿道外伤，可以服用抗生素 5 天，并留置导尿管引流 6 周，大多数患者可以愈合，尿道镜检假道消失，患者可以重新开始间歇导尿。

（陈　忠　高丽娟　付　光　廖利民）

第六节　外科治疗

一、A 型肉毒毒素膀胱壁注射术

肉毒神经毒素（botulinum neurotoxin）简称肉毒素，是梭状肉毒芽孢杆菌分泌的毒蛋白，分为 A ～ G 7 个亚型，是世界上毒性最强的生物毒素，人体只要摄入微量就可引起中毒。中毒通常表现为眼部及喉部肌群麻痹，然后发展为全身骨骼肌麻痹，最终由呼吸衰竭致死。中毒可由污染食物、伤口感染、垂直传播或经呼吸道引起。

A 型肉毒毒素（Botulinum toxin A，BTX-A）是肉毒杆菌在繁殖中分泌的神经毒素。肉毒杆菌系兼性厌氧菌，产生的肉毒毒素根据其抗原性分为 7 种亚型，即 A ～ G 型。BTX-A 由一条重链（100kD）和一条轻链（50kD）通过二硫键连接而成。重链的 C 末端在神经肌肉接头处与突触前膜结合，轻链借以通过细胞膜入胞。在细胞内，轻链起着锌依赖的内肽酶作用，水解在突触囊泡与细胞膜融合过程中所必需的多种蛋白质（不同的血清型肉毒素有不同的水解底物）；同时，BTX-A 还可抑制钙依赖的乙酰胆碱（ACh）运输并降低脂质膜的流动性，从而抑制了突触囊泡的移位和与突触前膜的融合，抑制 ACh 的释放而干扰神经传导，

导致肌肉麻痹。

A 型肉毒毒素注射于靶器官后作用在神经肌肉接头部位，通过抑制周围运动神经末梢突触前膜乙酰胆碱释放，引起肌肉的松弛性麻痹，注射后靶器官局部肌肉的收缩力降低。但这种效果是暂时的，这是一种可逆的"化学性"去神经支配过程，随着时间推移，神经轴突萌芽形成新的突触接触，治疗效果逐渐减弱直至消失。神经肌肉接头传导功能恢复的机制主要是神经芽生，重建神经肌肉接头。神经芽生可以从终末前分支的郎飞氏结处发出，也可以从神经轴突末端接近运动终板的无髓部位发出，并向失神经的运动终板区域延伸，最终成熟为该范围的神经肌肉接头。

近年更多的研究结果表明，A 型肉毒毒素注射于膀胱可能还存在其他作用机制。A 型肉毒毒素还可能通过感觉神经抑制脊髓中谷氨酸、P 物质（SP）和降钙素基因相关肽的释放发挥作用。在膀胱壁，A 型肉毒毒素还可能通过辣椒素或 P2X3 受体降低上皮下免疫反应。此外脊髓损伤动物模型中已经证明 A 型肉毒毒素能够抑制三磷酸腺苷（ATP）在尿路上皮的释放。

A 型肉毒毒素能够降低膀胱组织中神经生长

因子的水平。神经源性逼尿肌过度活动患者与对照组相比膀胱中神经生长因子（NGF）水平明显增高，腔内应用 A 型肉毒毒素可以降低神经生长因子（NGF）水平。神经生长因子在维持感觉神经的生长和调控神经可塑性方面具有重要的作用，这可能是 A 型肉毒毒素的另一种作用机制。

目前应用的 A 型肉毒毒素主要有 3 种规格：美国的 BOTOX（1989 年上市）、英国的 Dysport（1991 年上市）、中国的 BTX-A（1993 年上市，商品名衡力，兰州生物制品研究所生产）。目前 A 型肉毒毒素 BTX–A 均需冷藏保存。中国的 BTX-A（衡力）、BOTOX 和 Dysport 的效能比约为 1 : 1 : 3。

A 型肉毒毒素膀胱壁注射术的主要指征是经非手术治疗无效但膀胱壁尚未纤维化的严重神经源性或特发性逼尿肌过度活动症。对于同时合并肌萎缩侧索硬化症或重症肌无力的患者、妊娠及哺乳期妇女、过敏性体质者及对本品过敏者禁用 A 型肉毒毒素治疗。使用 A 型肉毒毒素期间禁用氨基糖苷类抗生素。

Schurch 等于 2000 年首次应用 BTX-A 逼尿肌注射治疗脊髓损伤后逼尿肌过度活动、抗胆碱药物治疗失败，接受采用间歇清洁自家导尿（clean intermittent catheterization，CIC）的患者，排除膀胱逼尿肌本身的组织病变或纤维化。他应用 BOTOX 200 ～ 300U 注射于膀胱壁 20 ～ 30 点（每点 1ml，含 10U）。注射后 6 周，膀胱反射容量从（215.8±90.4）ml 增加到（415.7±211.1）ml（$P <$ 0.016），最大测压容量从（296.3±145.2）ml 增加到（480.5±134.1）ml（$P <$ 0.016），最大逼尿肌压从（65.6±29.2）cmH_2O 下降到（35±32.1）cmH_2O（$P <$ 0.016），36 周时指标进一步改善，抗胆碱药物用量减少或停用，除两例外，所有患者恢复了控尿。Schulte-Baukloh 等报道了 17 例因脊髓脊膜膨出所致逼尿肌过度活动的儿童行 BTX-A 逼尿肌注射治疗（每千克体重 12U BOTOX，最大量不超过 300U），均取得了同样的疗效。

通过膀胱 / 尿道内或其他途径进行 BTX-A 注射可以应用于多种下尿路功能障碍性疾病的治疗，治疗前应向患者清楚阐明下列应用的临床获益和可能的风险，征得其知情同意。A 型肉毒毒素膀胱壁注射的技术细节如下。①注射剂量：美国 FDA 对于神经源性逼尿肌过度活动（neurogenic detrusor overactivity，NDO）的推荐剂量是 BTX-A 200U，以 30ml 0.9% 氯化钠溶液稀释，并在逼尿肌的 30 个部位注射。也有研究表明一些患者可能对 200 ～ 300U 更高剂量的 BTX-A 有较好的应答，但这也伴随着尿路感染和尿潴留等不良反应风险的增加。国内廖利民等的研究结果表明：若 BTX-A 逼尿肌注射以抑制 NDO、降低储尿期膀胱膀胱压、扩大膀胱容积为目的，且术后常规进行间歇导尿来排空膀胱，注射剂量为 300U，以 15ml 0.9% 氯化钠溶液稀释，分 30 个点、每点 0.5ml 注射。对于注射后仍然有部分自行排尿功能的患者可以减少注射剂量至 100U，应密切观察患者的排尿情况，监测残余尿量、防止尿潴留发生。②注射点数：研究表明，适当减少注射针数并不影响 BTX 疗效，30 个和 10 个注射部位之间没有差别。2005 年 Karsenty 报道一组病例，他将患者随机分为两组，每位患者均接受 300U 的 A 型肉毒毒素膀胱壁注射，注射方法随机分为 10 个位点组和 30 个位点组（图 17-19），结果报告 10 个位点组注射操作时间更短，痛苦更少，而两组之间的疗效无差异。③注射工具：膀胱硬镜和软镜两种器械均可使用，使用硬镜建议联合镇静或静脉全身麻醉，软镜可局部麻醉，尤其在自主神经功能障碍患者中应使用静脉全身麻醉。膀胱注

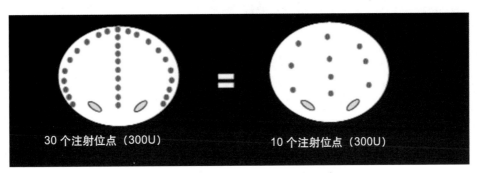

图 17-19　30 个与 10 个位点注射示意图

射针粗细为 22 ～ 27G（5 ～ 6F），针尖长度应≤ 4mm，常用 F5 一次性柔性注射针。④注射部位：传统研究建议需避开膀胱三角区，目前研究表明注射部位包含三角区的疗效优势更显著，且发现黏膜下注射和逼尿肌内注射技术之间的效果无差异，如图 17-20 所示，A 型肉毒毒素黏膜下注射后形成一类似"皮丘样"隆起，逼尿肌内注射主要注射在肥厚增生的逼尿肌小梁上。

神经源性逼尿肌过度活动症患者接受 A 型肉毒毒素膀胱壁注射后，膀胱容量、顺应性、逼尿肌稳定性明显改善，尿失禁次数减少，大多数患者术后需配合间歇导尿，因此术前应告知患者术后间歇导尿的可能性并提前加以训练。大多数患者接受注射 1 周后显效，疗效平均维持 6 ～ 9 个月，随着时间的推移治疗效果逐渐下降。研究表明，在成人 NDO 患者中，BTX-A 注射后患者在每日尿失禁生活质量评分较术前改善 55.8%～ 65.8%，平均每日尿失禁次数减少 65.8%～ 71.9%，平均每次排尿量增加 69.8%～ 79.5%，储尿期膀胱逼尿肌最大压力下降 40.7%～ 48.8%，首次出现 NDO 的膀胱容量增加 57.2%～ 64.6%。常见的不良事件为下尿路感染，对于需保留排尿功能的患者可能出现剩余尿量增加甚至尿潴留。对于尿路感染患者可应用抗生素治疗，对于尿潴留患者术前应进行知情同意，并进行间歇导尿或短期留置导尿管治疗。有个案报道注射后出现一过性全身肌无力、过敏反应、流感样症状等。注射后建议每 2 ～ 3 个月随访 1 次，在随访过程中询问患者是否有尿路感染、血尿、肾积水等症状，评估排尿日记参数、生活质量评分，定期复查尿常规、泌尿系超声、血肌酐及影像尿流动力学等项目。

儿童注射的疗效及剂量：逼尿肌 BTX-A 注射治疗对于抗胆碱能药物治疗失败或不耐受 NDO 患儿的疗效得到了很好的证实，可避免侵入性较大的重建手术，或者将手术推迟到成年后进行，但需要更广泛的研究来确定疗效，以避免过度治疗。与成人相同，儿童 BTX-A 注射的有效时间平均也是 6 个月左右。NDO 患儿的剂量根据体重调整，一般为 5 ～ 12.5U/kg（根据文献报道，最大剂量不超过 360U），最常用的 BTX-A 剂量为 10U/kg，最大注射点数为 30 点。所有儿童研究中均使用膀胱硬镜和全身麻醉对逼尿肌进行注射，一般应避开三角区。

目前有限的文献表明重复注射治疗不影响临床效果，A 型肉毒毒素膀胱壁注射是治疗脊髓损伤患者逼尿肌过度活动和神经源性尿失禁的一种安全、有效的微创方法，但随着重复注射的次数增多，疗效时间是否会缩短，还需要进一步观察。国内李东、廖利民等报道 6 例损伤平面在骶髓以上的完全性脊髓损伤患者，其中男性 5 例，女性 1 例，平均年龄 40 岁，受伤平均时间 4.29 年，胸段损伤者 5 例，颈段损伤者 1 例，均表现为单侧或双侧肾积水，严重尿失禁，该组患者口服抗胆碱药物治疗效果不理想，故均采用经尿道膀胱壁 A 型肉毒毒素注射。将 300 U 的 A 型肉毒毒素（兰州生物制品研究所生产 BTX-A，商品名衡力）溶解于 15ml 0.9% 氯化钠溶液，使用膀胱镜注射针分 30 个点注射于除膀胱颈和三角区以外的膀胱壁，每点 0.5ml，约 10U 的 A 型肉毒毒素。治疗前后行影像尿流动力学检查，并记录排尿日记，观察毒副作用，6 例患者均重复注射 3 次。重复注射 3 次平均起效时间 10.5 天（5 ～ 21

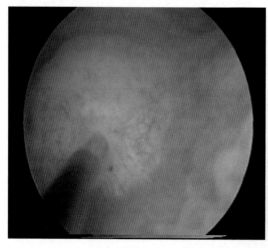
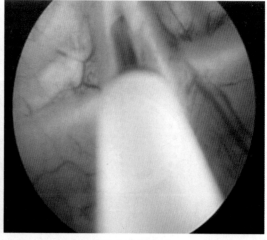

图 17-20　A 型肉毒毒素的膀胱壁黏膜下注射和逼尿肌内注射技术

天），第 2 次、第 3 次注射疗效持续时间分别平均为 8.9 个月和 5.8 个月。第 1 次注射后平均尿失禁次数由 10.1 次 / 天降至 3.3 次 / 天，平均导尿量由 98.5ml/ 次增至 404.2ml/ 次，尿流动力学结果表明平均最大膀胱测压容积由 95.4ml 增至 385.6ml，平均充盈末逼尿肌压力由 105.8cmH$_2$O（1cmH$_2$O=0.098kPa）降至 31cmH$_2$O。第 2 次注射后平均尿失禁次数由 9.7 次 / 天降至 3.7 次 / 天，平均导尿量由 108.3ml/ 次增至 387.2ml/ 次，尿流动力学结果表明平均最大膀胱测压容积由 105.4ml 增至 375.6ml，平均充盈末逼尿肌压力由 97.8cmH$_2$O 降至 33cmH$_2$O。第 3 次注射后平均尿失禁次数由 9.2 次 / 天降至 3.9 次 / 天，平均导尿量由 115.7ml/ 次增至 363.9ml/ 次，尿流动力学结果表明，平均最大膀胱测压容积由 102ml 增至 357.6ml，平均充盈末逼尿肌压力由 98.1cmH$_2$O 降至 36.9cmH$_2$O，随访 6 个月，未观察到明显毒副作用。

最近部分学者还注意到神经源性逼尿肌过度活动症患者接受 A 型肉毒毒素膀胱壁注射后降低了泌尿系统感染发生率。2008 年 Gamé 等报道了 30 例接受 A 型肉毒毒素膀胱壁注射治疗的脊髓损伤患者，他观察到在注射后 6 个月内，每位患者肾盂肾炎、睾丸炎、前列腺炎的平均发作次数由注射前的（1.75±1.87）次减少到治疗的（0.2±0.41）次。Giannantoni 等报道 17 例规律接受了 6 年 A 型肉毒毒素膀胱壁注射治疗的脊髓损伤患者，泌尿系统感染的发作次数由术前的平均每年（6.7±2.1）次降低到每年（1.8±0.5）次。对于这些结果的原因目前还不清楚，但可能是由于 A 型肉毒毒素膀胱壁注射后最大逼尿肌压降低，改善了膀胱壁缺血和膀胱输尿管反流有关。

儿童患者接受 A 型肉毒毒素膀胱壁注射的剂量应根据儿童的体重计算。BOTOX 的文献报道应用剂量从 4U/kg 体重到 12U/kg 体重不等，最大剂量不超过 300U。文献报道 Dysport 的最大剂量为 20U/kg 体重，最大剂量不超过 400U。2006 年 Kajbafzadeh 等报道了 26 例平均年龄为 6.9 岁接受 A 型肉毒毒素膀胱壁注射治疗的儿童患者，术后 19 例（73%）患儿两次清洁间歇导尿之间可以达到完全干燥，88% 的患儿报道改善注射后尿失禁显著改善。有趣的是，该组有 15 例患儿术前存在膀胱输尿管反流，术后 11 例膀胱输尿管反流消失或减轻，66% 的患儿肠道功能也有所改善。

成人接受 A 型肉毒毒素膀胱壁注射后罕见不良反应发生。曾个案报道的并发症有注射后一过性全身肌无力、流感样症状等，Wyndaele 和 Van Dromme、Akbar、Del Popolo 等曾报道应用 Dysport 后短暂一过性肌无力的少数个案病例，2007 年 Akbar 等报道一组 44 例应用 1000U 的 Dysport 治疗后，注射后 3 例成人患者有短暂一过性肌无力，卧床休息 5～7 周后症状自然缓解，Akbar 和 Del Popolo 等建议成人应用 Dysport 一次不超过 750U，儿童一次不超过 20IU/kg 体重。中国的 BTX-A 和美国的 BOTOX 尚无类似病例报道，这有可能与 3 种规格的制剂分子结构和分子量差异有关。但鉴于本品有剧毒，建议在卫生行政部门审核备案后严格管理，必须有专人保管、发放、登记造册，并按规定指征和剂量使用。

（付　光　廖利民）

二、自体膀胱扩大术

1972 年 Mahony 和 Laferte 第 1 次实施了自体膀胱扩大术，当时他们试图通过仅在逼尿肌上做切口但不切除逼尿肌达到扩大膀胱容量、减少尿失禁的目的。Cartwright 和 Snow 将其演化为目前的自体膀胱扩大术（逼尿肌切除术）。自体膀胱扩大术（逼尿肌切除术）通过剥除膀胱壁肥厚增生的逼尿肌组织，同时保留膀胱黏膜的完整性，形成一"人工憩室"，从而改善膀胱顺应性、降低储尿期膀胱内压力，达到保护上尿路的目的。该术式的主要目的是抑制逼尿肌过度活动，术中应切除脐尿管周围膀胱顶、后壁、两侧壁的约占总量至少 20% 的逼尿肌组织，以期更完全地抑制逼尿肌过度活动。

该术式主要适用于经过抗胆碱能制剂等药物或肉毒毒素注射治疗无效的神经源性逼尿肌过度活动患者，建议术前膀胱容量成人不应低于 300ml 或同年龄正常膀胱容量的 70%，术后大多数患者须配合间歇导尿。

手术取下腹正中切口，腹膜外分离膀胱，分离范围应超过膀胱上半部。沿膀胱黏膜与逼尿肌之间的层面钝性与锐性分离相结合，应仔细剥除脐尿管周围膀胱顶、后壁、两侧壁的约占总量 20% 的逼尿肌组织，以期更完全地抑制逼尿肌过度活动（图 17-21）。必要时术中调整膀胱充盈程度有助于保持正确的分离层面。如果术中不慎分破膀胱黏膜可应用 5-0 或 6-0 的可吸收线缝合破

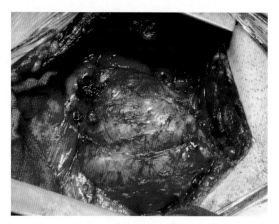

图 17-21 沿膀胱黏膜与逼尿肌之间的层面仔细剥除逼尿肌组织，必要时术中调整膀胱充盈程度有助于保持正确的分离层面

口，一旦分破膀胱黏膜术后效果将受到影响。分离完成，完整的膀胱黏膜膨出形成一"人工憩室"（图 17-22），从而达到改善膀胱顺应性、降低储尿期膀胱内压力、保护上尿路的目的。

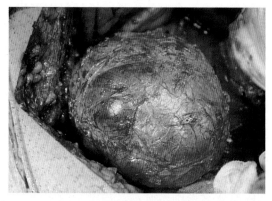

图 17-22 分离完成，完整的膀胱黏膜膨出形成一"人工憩室"

许多术者对该术式进行了细节上的改进，腹腔镜自体膀胱扩大术目前尚处于探索阶段。

Skobejko-Wlodarska 等将两侧逼尿肌瓣边缘悬吊在腰大肌上，以期达到预防膀胱黏膜的萎缩的目的，但也有作者报道这样做的意义不大。Rawashdeh 等对手术细节做了一些改进，手术一般取 Pfannenstiel 切口，0.9% 氯化钠溶液充盈膀胱，腹膜外解剖分离膀胱顶壁、前后壁，范围约 5cm×7cm，结扎脐尿管。冠状面从一侧膀胱基底沿膀胱顶部切开逼尿肌达到另一侧膀胱基底，将逼尿肌纤维从膀胱黏膜上仔细分离，分离完成后形成前、后逼尿肌瓣，将前逼尿肌瓣边缘与腹

直肌后鞘缝合，将后逼尿肌瓣边缘与后腹膜缝合，目的是预防逼尿肌两边切缘之间的重新粘连和膀胱黏膜萎缩（图 17-23）。术后一般留置导尿管 4～5 天，拔除后开始间歇导尿。如果术中膀胱黏膜有破裂，延长留置导尿管引流到 7 天。Dik 等的手术细节与 Rawashdeh YF 稍有不同，他保留脐尿管周围一小块逼尿肌组织，完成剥离后将脐尿管周围保留这一小块逼尿肌组织与脐水平的腹前壁相固定，以期达到固定、牵引、支撑的作用。

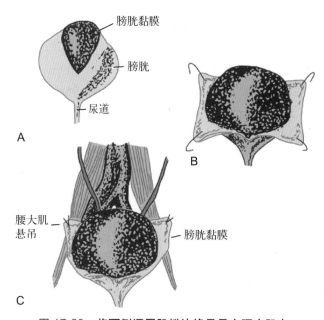

图 17-23 将两侧逼尿肌瓣边缘悬吊在腰大肌上

一般术后 1～2 年膀胱容量可以达到稳定状态，在膀胱容量未达到稳定状态前可配合应用抗胆碱能制剂。约 2/3 的患者术后长期疗效稳定，术后效果不佳的患者仍可接受肠道膀胱扩大术。

1997 年 Stohrer 报道了 39 例神经源性膀胱患者，术后膀胱功能容量明显改善，但他并未报道平均随访时间。Kumar 等认为自体膀胱扩大术治疗特发性逼尿肌过度活动的效果优于神经源性逼尿肌过度活动。Rawashdeh 等报道了 14 例年龄平均为（6.7±4.3）岁的儿童（0.9～14.2 岁），平均随访（5.9±1.7）年。所有患者都被诊断为神经源性膀胱，其中包括 9 例脊髓脊膜膨出，2 例骶骨发育不全，1 例腰骶部脂肪瘤，1 例多个椎体异常和 1 例脊柱神经母细胞瘤。手术的主要指征包括尿失禁 11 例，其中 8 例存在膀胱高压与膀胱输尿管反流、低膀胱容量和上尿路损害。该组患者

无重大术后并发症发生。虽然与术前相比，术后 1 个月平均最大膀胱测压容量改善不明显 [术前（89.7±70.6）ml，术后 1 个月（92.5±75.1）ml]，但随着时间的推移，术后 3 个月、1 年、5 年和术前比较增加了 216%、237% 和 292%，最终多数患儿达到与年龄接近的膀胱测压容量。在 11 例尿失禁患儿中，术后 8 例通过清洁间歇导尿可以实现完全控尿，1 例显著改善。6 例膀胱输尿管反流治愈，1 例得到改善。他认为自体膀胱扩大术对于药物治疗无效的神经源性逼尿肌过度活动患儿安全有效，但他同时指出，许多患儿如果膀胱出口阻力很低，单纯通过自体膀胱扩大增加膀胱容量则无法达到最佳效果，因此，随访期间不但要关注膀胱容量的变化，还要警惕膀胱出口阻力过低（控尿能力低下）导致术后效果不佳，必要时需要行加强膀胱出口阻力的手术以提高控尿能力。

主要并发症有膀胱穿孔、保留的膀胱黏膜缺血纤维化等。但由于该术式不涉及肠道，避免了尿液与肠道直接接触导致的肠黏液分泌、电解质重吸收等并发症，手术创伤较肠道膀胱扩大术小，并发症发生率低。

（付　光　廖利民）

三、肠道膀胱扩大术

1889 年 Von Mickulicz 第 1 次应用小肠实施了肠道膀胱扩大术，20 世纪 70 年代以后随着间歇导尿观念的普及肠道膀胱扩大术得以推广。与完全的膀胱替代不同，肠道膀胱扩大术保留了膀胱三角区和尿道的完整性，因此并非所有的患者都需要输尿管的膀胱再植。

肠道膀胱扩大术通过截取一段肠管，所截取的肠管沿对系膜缘剖开按"去管化"原则（即 Laplace 定律）折叠缝合成"U"形、"S"形或"W"形肠补片，将肠补片与剖开的膀胱吻合形成新的有足够容量的储尿囊，从而达到扩大膀胱容量、低压储尿、防止上尿路损害的目的。肠管的选择可以采用回肠、回盲肠、乙状结肠等，空肠因会造成严重代谢紊乱（低钠、高钙及酸中毒等）而禁忌使用。

该术式主要适用于膀胱容量和膀胱顺应性受损严重、非手术治疗无效的逼尿肌过度活动、膀胱挛缩、逼尿肌严重纤维化、膀胱顺应性极差，以及合并膀胱输尿管反流的患者。

术前应常规行影像尿流动力学检查，评估患者膀胱的容量、稳定性、顺应性，以及尿道括约肌和膀胱出口的功能，判断是否合并膀胱输尿管反流和上尿路积水。可选择 B 超、静脉尿路造影或泌尿系磁共振水成像、同位素肾图等检查了解上尿路形态、判断分侧肾功能。肾功能不全的患者接受肠道膀胱扩大术前应充分引流尿路以期降低血肌酐水平，严重肾功能不全的患者应慎用该术式。

在实施该手术前要排除膀胱恶性肿瘤，其他禁忌证有合并 Crohn 病或溃疡性结肠炎等肠道炎症性疾病、既往因接受盆腔放疗或腹部手术导致的严重腹腔粘连等。对患者术前应进行间歇导尿方面的知识宣教，让患者接受术后终身间歇导尿。

术前第 3 天、第 2 天、第 1 天分别给予半流食、流食、禁食，从术前第 4 天开始每天应用甲硝唑、黄连素，术前第 3 天大量不保留灌肠 1 次，术前第 2 天清洁灌肠 1 次，术前第 1 天当晚及术日早晨清洁灌肠各 1 次，视患者年龄、体重、进食情况、循环血容量、生化情况静脉补液，具体患者可相应调整补液量。下面将中国康复研究中心附属北京博爱医院泌尿外科成人肠道膀胱扩大术术前准备常规列举如下，仅供大家参考（表 17-5）。

肠道膀胱扩大术主要步骤包括游离膀胱的前壁、后壁、顶部，对于不需要膀胱输尿管再置的患者不一定需要广泛游离膀胱的两侧壁，膀胱可以沿正中矢状面或冠状面剖开，所截取的肠管沿对系膜缘剖开按"去管化"原则（即 Laplace 定律）折叠缝合成"U"形、"S"形或"W"形的肠补片，将肠补片与剖开的膀胱吻合形成新的有足够容量的储尿囊。

下面以乙状结肠膀胱扩大术为例说明手术步骤。

（1）下腹正中切口，腹膜外分离膀胱，分离范围应超过膀胱上半部。

（2）需要膀胱输尿管再置时分离输尿管，分离时注意保留其供应血管，将输尿管在近膀胱处切断，用 8 号细导管自断端插入肾盂，暂时引流尿流，切断后以备与新储尿囊吻合。

（3）选择与游离乙状结肠肠襻：于中线切开腹膜，选择游离适当的乙状结肠肠襻（图 17-24），估计该肠襻游离后必须与膀胱吻合时没有张力，而且游离系膜中保存的乙状结肠动、静脉分支应能维持肠襻足够的血供。游离肠襻的长度 15～20cm，切断肠管（图 17-25）。

表 17-5　成人肠道膀胱扩大术术前准备常规

长期医嘱		临时医嘱
术前第 4 天	甲硝唑 1 片 po tid 黄连素 3 片 po tid	番泻叶 10g 开水冲服（代茶饮用）
术前第 3 天	半流食 甲硝唑 1 片 po tid 黄连素 3 片 po tid	①大量不保留灌肠 1 次 ②肛管 1 根 ③ [10%GS500ml+15%KCl10ml+ 普通胰岛素（5 ～ 10U）] ivgtt st
术前第 2 天	流食 甲硝唑 1 片 po tid 黄连素 3 片 po tid	①清洁灌肠 1 次 ②肛管 1 根 ③ [10%GS500ml+15%KCl10ml+ 普通胰岛素（5 ～ 10U）] ivgtt st
术前第 1 天	禁食 甲硝唑 1 片 po tid 黄连素 3 片 po tid	①拟于明日上午全身麻醉下行乙状结肠膀胱扩大术（需要输尿管再置的患者备双 J 管） ②今晚及明晨清洁灌肠各 1 次 ③术晨留置胃管 ④交叉配血 　备新鲜红细胞悬液 800ml 　备新鲜冷冻血浆 400ml ⑤术前禁水 ⑥卡文 1440ml（1 袋） ivgtt st [10%GS500ml+15%KCl10ml+ 普通胰岛素（5 ～ 10U）] ivgtt st ⑦头孢三代抗生素皮试（ ），带甲硝唑、头孢三代抗生素、腹带入手术室

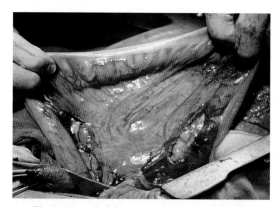

图 17-24　分离长 15 ～ 20cm 的乙状结肠

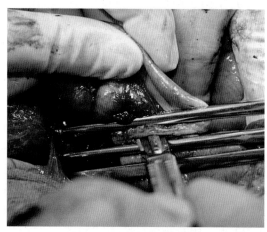

图 17-25　切断乙状结肠

（4）恢复肠道连续性：将乙状结肠的近端与远端吻合，以恢复其连续性（图 17-26）。吻合前应将两断端附近的脂肪垂剥离，以免嵌入吻合口影响愈合，形成肠瘘。向游离肠腔内注入无水乙醇溶液，破坏肠黏膜有助于减少术后肠黏液分泌，用 0.9% 氯化钠溶液反复冲洗，直至冲洗液清晰为止（图 17-27）。

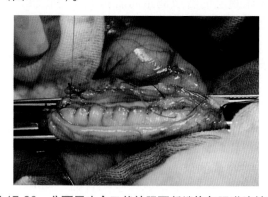

图 17-26　分两层吻合乙状结肠两断端恢复肠道连续性

（5）将所截取的乙状结肠沿对系膜缘剖开（图 17-28，图 17-29），按"去管化"原则（即 Laplace 定律）折叠缝合成"U"形或"S"形的肠补片（图 17-30）。沿中线剖开膀胱（图 17-31）。需要膀胱输尿管再植时将输尿管与原膀胱或乙状结肠补片进行抗反流吻合。吻合后内置 D-J 管。

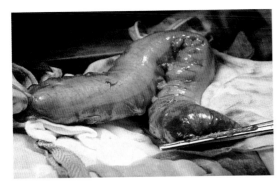

图 17-27 冲洗截取的乙状结肠

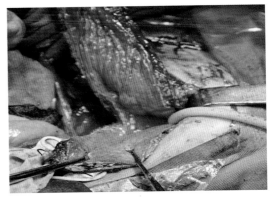

图 17-31 沿中线纵向剖开膀胱

（6）将肠补片与剖开的膀胱吻合进行膀胱扩大（图 17-32）。新建的膀胱留置膀胱造瘘管（图 17-33）。从留置导尿管注入 0.9% 氯化钠溶液，检查缝合口有无漏水。

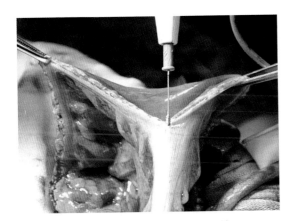

图 17-28 沿对系膜缘剖开乙状结肠

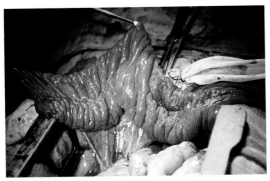

图 17-29 展开剖开乙状结肠

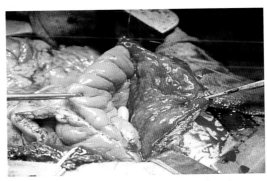

图 17-32 将肠补片与剖开的膀胱吻合

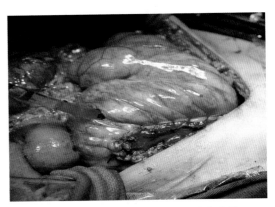

图 17-33 重建的膀胱留置膀胱造瘘管

（7）固定肠袢、引流、缝合切口：用细丝线缝合乙状结肠系膜的缺口，将结肠袢固定于后腹壁，以防肠袢扭转。缝合后腹膜，将乙状结肠肠袢膀胱的吻合口置于腹膜外。冲洗创面，在耻骨后间隙放置腹腔引流管，将耻骨后间隙引流管、膀胱造瘘管、腹腔引流管引出腹壁，最后逐层缝合腹壁切口。

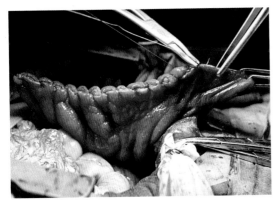

图 17-30 按"去管化"原则折叠缝合成"U"形或"S"形的肠补片

腹腔镜膀胱扩大术近年来逐渐普及，腹腔镜膀胱扩大术原则上是传统开放手术的翻版，现将腹腔镜膀胱扩大术手术的相关步骤简述如下。

（1）建立气腹，置入 Trocar。双腿外展支起呈水平截石位。用经腹腔路径常规建立气腹：于脐上 1cm 顺脐缘弧形切开约 1cm，提起腹壁，气腹针沿切口穿刺入腹腔，接气腹机，气腹压稳定升至 14mmHg。拔出气腹针，沿切口置入 10mm Trocar，放入 30°腹腔镜，在腹腔镜的监视下再分别于脐下腹直肌外侧左右分别置入 5mm、12mm Trocar 作为辅助通道，左右髂前上棘上方置入 5mm、5mm Trocar 作为辅助通道（图 17-34）。

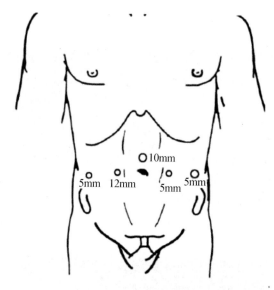

图 17-34 经腹腔路径常规布局 Trocar

（2）分离暴露膀胱（图 17-35）。患者取头低足高 30°位，于脐正中襞及两侧脐内侧襞做倒"U"形高位切口，分离耻骨后间隙，沿此间隙充分游离下垂膀胱。沿膀胱界线清除膀胱前脂肪组织及部分腹膜，充分暴露膀胱后放空膀胱。检查回盲部 / 乙状结肠及系膜无异常，取 20～25cm 肠段以可吸收线标记，关闭气腹（图 17-36）。

（3）体外制作肠补片（图 17-37）。下腹正中做一长 6～7cm 的小切口，拉出 20～25cm 回肠 / 乙状结肠到腹腔外，肠断端行端端吻合，黏膜层 3-0 可吸收线连续缝合，浆肌层 1 号丝线间断缝合加固。检查肠吻合口处确保无张力、无阻塞、无狭窄、无活动性出血。取无水乙醇 120ml 注入作为肠补片截取的肠管内破坏肠黏膜，约 10

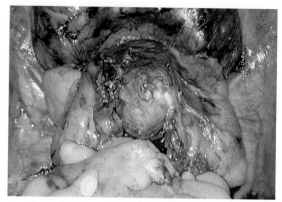

图 17-35 充分游离暴露膀胱前后壁以备与肠补片吻合

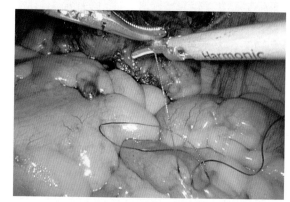

图 17-36 可吸收线标记拟截取用于制作肠补片的肠段

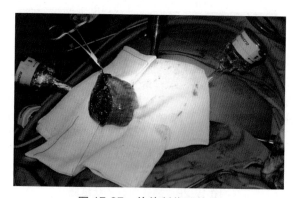

图 17-37 体外制作肠补片

分钟后放掉无水乙醇，先后用 0.9% 氯化钠溶液、抗生素盐水冲洗肠管，沿肠系膜对侧缘剖开肠管，全层连续呈"W"形或"U"形缝合肠壁，制作形成肠补片。将体外制作的肠补片回纳入腹腔，缝合腹部切口。

（4）剖开原膀胱（图 17-38）、体内肠补片与原膀胱吻合（图 17-39）。于膀胱顶部纵向全层剖开膀胱，用 2-0 倒刺线将肠补片后壁连续吻合至剖开膀胱后壁，保持肠补片黏膜与原膀胱黏膜完全对合。检查后壁吻合确切后进一步吻合前壁。

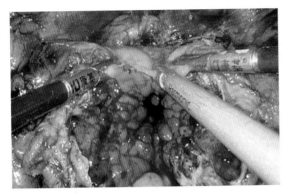

图 17-38　纵向全层剖开原膀胱

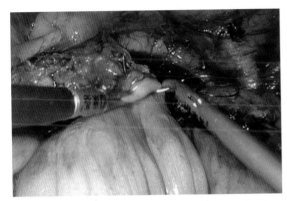

图 17-39　用 2-0 倒刺线将肠补片与原膀胱吻合

　　笔者所在单位通过临床实践发现，对于大部分体形较瘦的患者，下腹正中做一长约 10cm 的小切口，将回肠或乙状结肠提出腹腔、体外制作肠补片后，在麻醉肌松状态良好的条件下，大多数患者还能够通过这个小切口实施肠补片与原膀胱的吻合，这样较腹腔镜下辅助下腹小切口实施肠补片与原膀胱的吻合，大大降低了手术操作难度，减少了手术操作时间。机器人辅助腹腔镜回肠膀胱扩大术例数较少，基本手术步骤同单纯腹腔镜技术膀胱扩大术。

　　当合并膀胱输尿管反流时，是否需要同期行输尿管抗反流再置目前存在争议。有文献报道单纯行肠道膀胱扩大术，Ⅰ～Ⅲ级膀胱输尿管反流的改善率为 100%，Ⅳ级反流的改善率为 87.5%，Ⅴ级反流的改善率为 61.5%。也有文献推荐Ⅳ～Ⅴ级膀胱输尿管反流合并上尿路积水时应同期行输尿管抗反流再置。

　　Simforoosh N、Lopez Pereira P、Soylet Y、Nasrallah PF 等报道对于合并Ⅳ级以下膀胱输尿管反流的患者，单纯行肠道膀胱扩大术后约 85%

的膀胱输尿管反流可以得到改善，对于Ⅴ级膀胱输尿管反流，单纯行肠道膀胱扩大术后约 2/3 的膀胱输尿管反流可以得到改善。但该组资料主要是从神经源性膀胱儿童患者获得的数据，随访时间相对较短，平均随访时间 1～5 年。Hayashi 等报道了一组 22 例患者在肠道膀胱扩大术的同期都常规实施了输尿管抗反流再置，该组患者术后平均随访了 12 年，术后 97% 的患者上尿路都得到了很好的保护。

　　中国康复研究中心从 2002 年起开展了肠道膀胱扩大术，20 余年间把握的主要适应证是：①储尿期膀胱高压（＞ 40cmH_2O）或膀胱容量降低（膀胱顺应性＜ 10ml/cmH_2O），伴或不伴有上尿路的扩张 / 功能恶化；②逼尿肌过度活动或膀胱顺应性降低导致的社交不能接受的尿失禁；③伴有上尿路功能恶化的高级别和（或）低压膀胱输尿管反流；④感染性和炎症性疾病，例如结核导致的膀胱挛缩；⑤慢性肾衰竭患者留置导尿引流后血清肌酐水平显著下降。

　　肠道膀胱扩大术同期行输尿管再置的适应证包括：①储尿期膀胱输尿管反流（vesico-ureteral reflux，VUR）≥Ⅲ级（图 17-40）；②低压 VUR（开始反流时压力＜ 10cmH_2O）（图 17-41）；③上尿路扩张≥Ⅲ级和（或）输尿管 - 膀胱连接部狭窄（图 17-42）。

　　在肠道膀胱扩大术和输尿管再置期间施行输尿管成形术（输尿管松解和裁剪 / 缩短）的适应证包括巨输尿管症、严重的输尿管扭曲和缩窄型输尿管狭窄（图 17-43）。

　　一项发表的本中心 173 例患者的回顾性研究表明，肠道膀胱扩大术联合输尿管再置重建术治疗难治性膀胱功能障碍及其相关的上尿路功能恶化是相对安全、有效的，依据如下：①显著降低了最大逼尿肌压力，增加了最大膀胱容量，改善了膀胱顺应性；②改善了上尿路扩张和肾功能；③并发症在可接受范围内。文献表明结肠一直是施行 AC 的次选应用肠段，但在本中心乙状结肠却成为首选，因为它具有较厚的肌肉层、管腔大、肠系膜丰富、易于操作。Skinner 等报道肾功能异常的患者不推荐进行尿流改道；但是对于该类患者，肠道膀胱扩大术可以稳定肾功能。我们推荐留置导尿管持续引流进行术前准备和评估。如果血肌酐逐渐降低，该变化表明术后肾功能很可能可以恢复。对于存在低压膀胱输尿管反流、高级

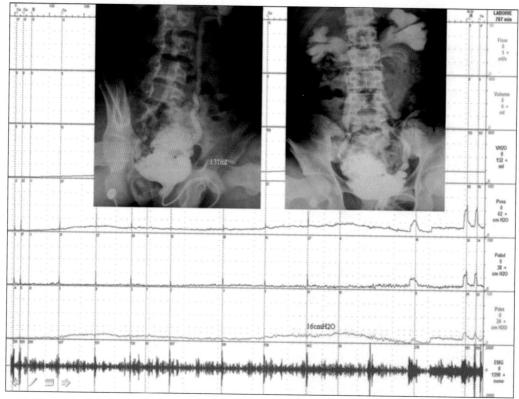

图 17-40　一例 19 岁男性脊髓脊膜膨出患者的影像尿流动力学：储尿期膀胱充盈到 90ml、P_{det} 为 16cmH₂O 时发生Ⅳ级双侧膀胱输尿管反流

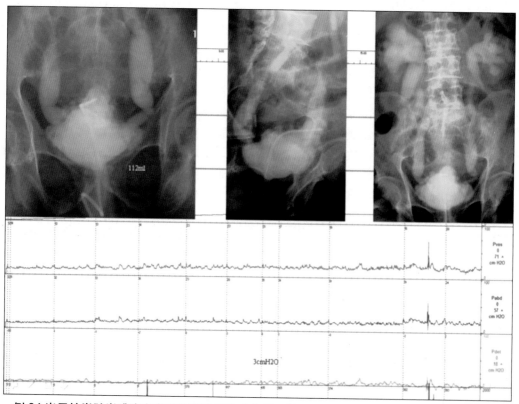

图 17-41　一例 34 岁男性脊髓脊膜膨出患者的影像尿流动力学：储尿期膀胱充盈到 80ml、P_{det} 为 3cmH₂O 时发生Ⅴ级双侧低压膀胱输尿管反流

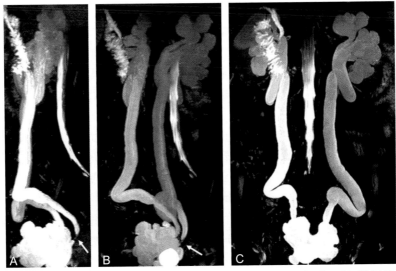

图 17-42 一例 33 岁男性脊髓脊膜膨出患者的磁共振尿路水成像：上尿路扩张分级为 IV 级，输尿管 - 膀胱连接部狭窄（A. 右侧；B. 左侧；C. 正位）

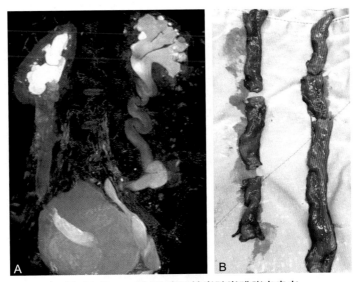

图 17-43 一例 23 岁男性脊髓脊膜膨出患者

A. 术前磁共振尿路水成像上尿路扩张分级为 IV 级，双侧均显示为上尿路积水、输尿管扩张、严重迂曲；B. 在膀胱扩大的同期行输尿管再置术，同时进行输尿管粘连松解和裁剪 / 缩短，双侧输尿管均被裁剪掉约 20cm

别膀胱输尿管反流、高级别膀胱输尿管反流合并输尿管膀胱连接部狭窄，或输尿管扭曲粘连的患者，肠道膀胱扩大术同期必须施行输尿管再置。在输尿管膀胱连接部狭窄 / 输尿管膀胱连接部梗阻存在时，输尿管再置术配合输尿管粘连松解和裁剪 / 缩短术是必要的。无膀胱输尿管反流和输尿管膀胱连接部梗阻的肾积水通常是由于膀胱壁段以上的输尿管迂曲和粘连所致；对于此类患者，单纯留置导尿管持续引流或施行肠道膀胱扩大术不足以改善上尿路功能的恶化，而配合输尿管裁剪 / 缩短的输尿管再植术通常与肠道膀胱扩大术同期进行。

游离裁剪扩张、迂曲、粘连的输尿管时要注意保护输尿管血供；在输尿管长度允许的情况下，瘢痕及纤维化的部分尽量裁去；输尿管完全翻转形成乳头，乳头与膀胱壁或者肠壁吻合（图 17-44，图 17-45）；膀胱壁萎缩（高度纤维化）过厚时，选择肠壁置入，避免使用黏膜下隧道的方式置入，再置通道的尺寸应与输尿管的尺寸相匹配；留置 D-J 管内引流至少 4 周。输尿管再置后膀胱输尿管吻合口狭窄（图 17-46）与以下因素有关：①输尿管和膀胱壁因瘢痕和纤维化而高度肥厚和僵硬，血液供应很差；②输尿管在松解迂曲、矫直和裁剪缩短后，血液供应变差；③膀胱壁和输尿管的慢性炎症。

一般情况下术后各引流管拔除时间的先后顺序依次是（先拔→后拔）（以肠道膀胱扩大＋输尿管再置的患者为例）：腹腔引流管→耻骨后（盆腔）引流管→膀胱造瘘管，双 J 管→导尿管，视患者术后情况可相应调整拔管的先后顺序和拔管时间。腹腔引流管原则上越早拔除越好，一般于术后 1 ～ 3 天拔除。当耻骨后（盆腔）引流量＜ 10ml 时再观察 1 天后可以拔除耻骨后（盆腔）引流管，如果术后引流量较多要进一步寻找原因，必要时行膀胱造影除外尿外渗。膀胱造瘘管一般于术后 3 ～ 4 周拔除。术后 4 周以后待膀胱造瘘口愈合后可以拔除双 J 管。拔除双 J 管后 1 ～ 2 天如无发热、腰痛等异常症状可拔除导尿管。拔除导尿

管 1 天后行影像尿流动力学检查，为间歇导尿提供指导。

肠道膀胱扩大术长期疗效确切，术后膀胱容量和顺应性都得到显著改善，文献报道超过 90% 的患者可以获得夜间控尿，90% ～ 100% 的患者可以获得日间控尿。术后患者须配合间歇导尿。合并严重括约肌功能不全的患者还可配合膀胱颈悬吊术或人工尿道括约肌置入术。因尿道狭窄、肢体畸形、过度肥胖等原因术后无法经尿道间歇导尿的患者还可同期行可控腹壁造口术。主要术后并发症有肠道分泌黏液阻塞尿路、尿路感染、结石形成、肠梗阻、肠道功能紊乱、电解质紊乱、储尿囊破裂、储尿囊恶变等。因此肠道膀胱扩大术后的长期随访十分重要。

文献报道围手术期死亡率为 0 ～ 3.2%，最常见的围手术期死亡原因是术后肠梗阻，发生率最

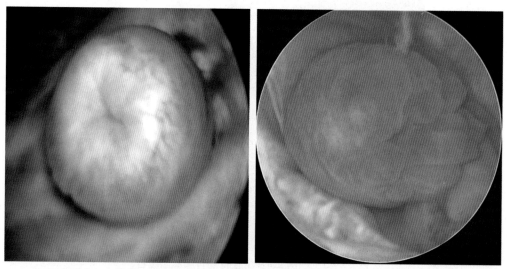

图 17-44　乙状结肠膀胱扩大术同期输尿管再置于膀胱壁左、右侧的抗反流乳头

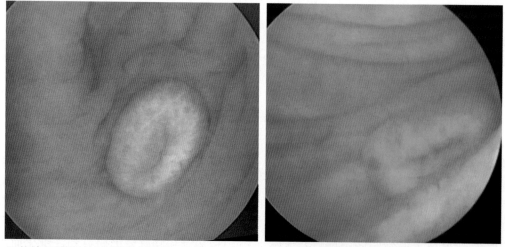

图 17-45　乙状结肠膀胱扩大同期输尿管再置于肠壁，术后 1 年膀胱镜检查显示具有良好的抗反流功能的输尿管乳头

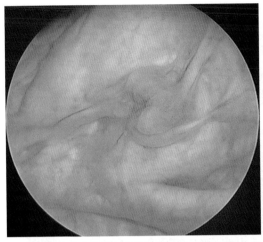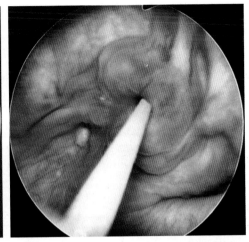

图 17-46　输尿管膀胱乳头状翻转再置后萎缩的输尿管乳头，膀胱镜下可以逆行插入导丝，证实输尿管乳头末端存在膜状粘连狭窄

高可达 11.7%，但应该指出的是没有更多的理由推荐延长胃管留置时间。Somani 等报道高达 50% 的神经源性膀胱患者存在肠道功能障碍；Metcalfe 等回顾分析了 1978—2003 年他们中心的第一批 500 例膀胱扩大术资料，平均随访 13.3 年，其中 16 例（3.2%）因肠梗阻行剖腹探查术，47 例（9.4%）需要再次膀胱扩大。笔者所在单位早期开展肠道膀胱扩大术时 2% ～ 3% 的比例因术后粘连性肠梗阻行二次手术松解肠粘连，随着手术经验的积累，术中尽量减少对肠道的过度挤压和牵张，彻底封闭截取肠段、肠吻合后的肠系膜裂孔，对于结肠游离度较大的患者截取部分乙状结肠重新肠道对端吻合后解剖复位，手术结束前用 0.9% 氯化钠溶液彻底冲洗腹腔，10 余年已基本杜绝了肠道膀胱扩大术后肠粘连、肠梗阻等并发症。

其他常见早期主要并发症有泌尿系统感染导致的发热（4.8% ～ 9%）、尿瘘（0.4% ～ 4%）、血栓形成（1% ～ 3%）。当患者接受广泛的盆腔操作手术后，必须警惕发生肠瘘的风险。

间歇导尿的患者经常发生无症状菌尿，肠道膀胱扩大术后的无症状菌尿不应视为并发症。肠道膀胱扩大术后储尿囊内发生结石的风险为 10% ～ 50%，该类患者较普通人群具有更高的上尿路结石发生率。Stephany 等在对 52 例患者的 10 年回顾性病例对照研究中得出结论：神经源性膀胱患者本身就有增高尿路结石的风险。Szymanski 等发现无论是开放或内镜下手术、无论结石粉碎后或整块取石，患者的结石复发率为 47.7%。

肠道膀胱扩大术后肠功能紊乱的发生率可能被低估（预计发生率为 0 ～ 30%），可能的原因有回盲瓣的缺失、胆盐吸收不良等。Somani 等最近就术后肠功能紊乱问题进行了一项队列研究，他们报道术后肠功能紊乱影响接近 50% 的接受肠道膀胱扩大术的神经源性膀胱患者。

由于肠道黏膜对尿液中代谢产物的重吸收，术后可能会发生水、电解质紊乱。高氯性酸中毒报道高达 15%，水、电解质紊乱可伴有钙代谢异常，这种异常似乎不影响儿童患者的长期发育，目前这个问题仍存在争议。但是必须注意那些肌酐清除率显著下降的患者，由于残存的肾功能不能代偿这种代谢产物的重吸收，代谢性酸中毒的发生率将显著增加。理论上应用回盲肠交界和末端回肠进行肠道膀胱扩大的患者有患维生素 B_{12} 缺乏的风险（可能导致巨幼细胞贫血发生），而事实上截取肠段小于 50cm 时很少发生维生素 B_{12} 缺乏。Rosembaum 等在对儿童时期曾接受膀胱扩大手术患者的大规模回顾性研究中发现，患者维生素 B_{12} 缺乏的最高风险期开始于术后第 7 年，并且风险随着时间的延长而增高。

应该特别警惕肠道膀胱扩大术后储尿囊恶变的风险，鉴于因神经源性膀胱而行肠道膀胱扩大术患者的年龄往往要低于因膀胱癌行膀胱替代的患者，因此术后患者（特别是儿童患者）的预期寿命很长。最常见的肿瘤是移行细胞癌和腺癌，肠道膀胱扩大术后腺癌发生最常见的部位是肠黏膜与尿路上皮的交界处（图 17-47 为一患者因血尿症状进行 CT 扫描，膀胱 - 肠道移行部附近可见肿瘤）。

目前普遍认为接受肠道膀胱扩大术患者的储

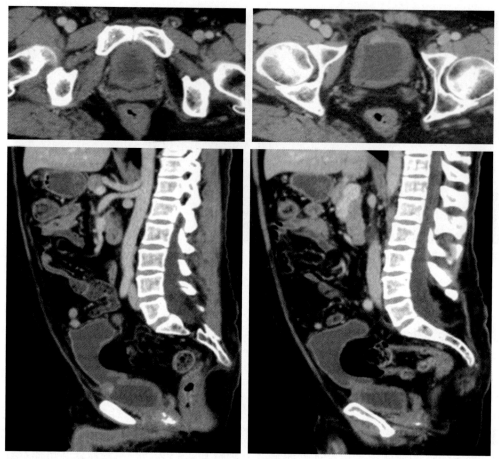

图 17-47 一肠道膀胱扩大术后患者因血尿症状进行 CT 扫描，膀胱 - 肠道移行部附近可见肿瘤

尿囊发生肿瘤的风险高于普通人群，通常认为发生肿瘤的风险为 1%～3%，但这种风险却始终未得到明确的界定。文献报道肿瘤多发生在尿路上皮与肠黏膜的交界处，时间通常在术后 10 年，患者术后应进行定期膀胱镜检查并对可疑病变部位活检以提高诊断准确率。Loftus 等建议在 50 岁以后对所有血尿症状的神经源性膀胱患者和应用结肠重建储尿囊的患者均进行膀胱镜检查或上尿路检查，每 2～3 年进行 1 次。Kokorowski 等针对膀胱扩大术后的恶性肿瘤进行了成本 - 效益分析，认为只有当膀胱癌的年发病率超过 0.26% 时，进行细胞学和膀胱镜的年度筛查才会有好的成本效益。

最严重并可能危及生命的并发症是储尿囊穿孔，应用回肠行肠道膀胱扩大术发生率更高，估计为 5%～13%。穿孔通常发生在肠补片部位或肠补片与膀胱的交界处，穿孔的发生通常由于储尿囊内压力过高，个别由于尿流动力学检查插管或导尿时的创伤。制作的储尿囊最终的安全容积超过间歇导尿间期的膀胱容量可以将穿孔的风险

最小化。穿孔发生后剖腹探查以排空尿液、缝合穿孔并引流腹腔等是强制性措施。

下面列举几个典型病例并对比术前、术后效果。

病例 1：患者男，14 岁。患儿为先天性脊膜膨出术后尿频、尿急伴排尿困难 14 年，双肾积水 4 年，加重 1 周。患者自行腹压排尿，有漏尿。测残余尿量为 40～100ml。鞍区感觉减退。双侧尿路 MRI：双侧肾盂输尿管明显积水，左侧肾皮质轻度萎缩。

术前尿流动力学检查结果：充盈期膀胱测压压力不稳定。灌注过程中膀胱压力逐渐升高。灌注至 71ml 出现初感。灌注至 186ml 出现膀胱无抑制性收缩无漏尿，至 191ml 出现排尿感觉。继续灌注膀胱间断收缩无漏尿。灌注至 272ml 停止灌注，嘱其坐位排尿无尿液排出（图 17-48，图 17-49）。改变体位后，立位排尿有少量尿液排出，排尿量为 14ml，压力为：P_{ves} 78cmH$_2$O、P_{abd} 45cmH$_2$O、P_{det} 33cmH$_2$O。拔出测压导管后，立位测自由尿流率峰值流速 6ml/s。透视测残余尿约 150ml。

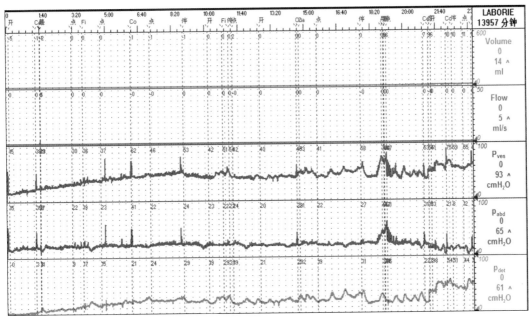

图 17-48 术前膀胱测压容积减小、逼尿肌过度活动、膀胱顺应性下降

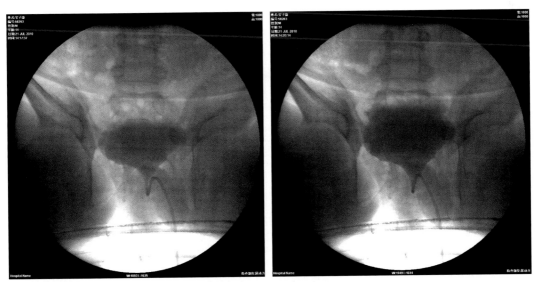

图 17-49 术前膀胱壁不光滑有憩室形成、储尿期未见膀胱输尿管反流

术前尿流动力学诊断：神经源性下尿路功能障碍。逼尿肌过度活动、膀胱顺应性下降、膀胱测压容积减小、膀胱感觉过敏、膀胱壁不光滑，有憩室形成、膀胱颈开放、逼尿肌外括约肌协同失调。

患儿接受乙状结肠膀胱扩大术，术后 6 个月复查。现患者间歇导尿每日 4～5 次，每次导尿量 400～500ml。

术后尿流动力复查结果：充盈期膀胱测压压力较稳定。灌注过程中多次嘱患者咳嗽及增加腹压均未出现膀胱无抑制性收缩及漏尿。灌注

至 400ml 停止灌注（测压过程中患者自身产生尿液约 100ml），导出尿液 500ml（图 17-50，图 17-51）。

术后尿流动力学诊断：神经源性下尿路功能障碍。逼尿肌无反射、膀胱测压容积大致正常、膀胱扩大术后改变。

病例 2：患者女，16 岁。先天性脊膜膨出术后，大小便功能障碍，主诉尿频、尿急伴尿失禁，日间排尿 20 余次，憋尿时尿液不自主流出，夜间尿液不自主流出。患者 1999 年行脐尿管切除术，2007 年行脊髓栓系松解术。

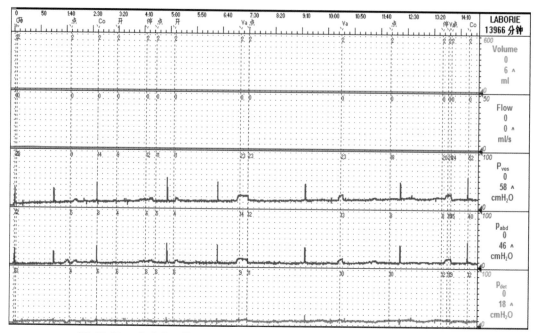

图 17-50 术后充盈期膀胱测压压力较稳定，膀胱顺应性较术前明显改善

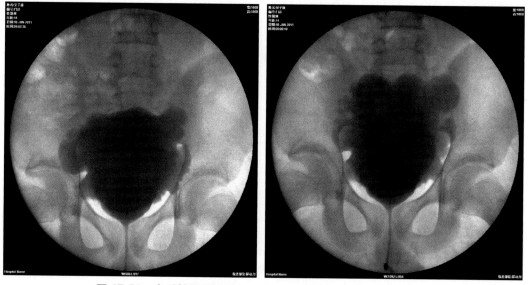

图 17-51 术后储尿期膀胱测压容积大致正常，较术前明显改善

术前尿流动力学检查结果：充盈期膀胱测压压力较稳定。灌注过程中多次嘱患者咳嗽及增加腹压均未出现膀胱无抑制性收缩及漏尿。灌注至 28ml 拍片示左侧膀胱输尿管反流，压力为：P_{ves} 14cmH$_2$O、P_{abd} 6cmH$_2$O、P_{det} 8cmH$_2$O。灌注至 40ml 出现排尿感觉（检查过程中患者自身产生尿液约 60ml），停止灌注嘱其坐位用力排尿，排尿期呈腹压排尿模式，无尿液排出，压力为：P_{ves} 67cmH$_2$O、P_{abd} 45cmH$_2$O、P_{det} 22cmH$_2$O，导尿测残余尿 100ml（图 17-52，图 17-53）。

术前尿流动力学诊断：神经源性下尿路功能障碍。充盈期及排尿期未诱发出明显逼尿肌收缩（考虑与膀胱输尿管反流缓解膀胱压力有关）。膀胱顺应性因膀胱输尿管反流无法判断，膀胱测压容积减小、膀胱感觉过敏、膀胱壁不光滑有憩室形成、左侧膀胱输尿管反流。

患者接受乙状结肠膀胱扩大术，术后 6 个月复查。

术后尿流动力学检查结果：充盈期膀胱测压压力较稳定。灌注至 148ml 出现排尿感觉。灌注

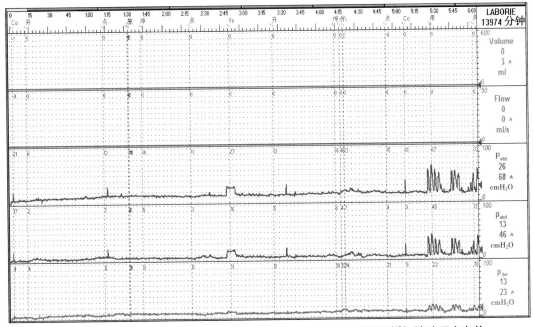

图 17-52　术前充盈期膀胱测压压力较稳定，与膀胱输尿管反流缓解膀胱压力有关

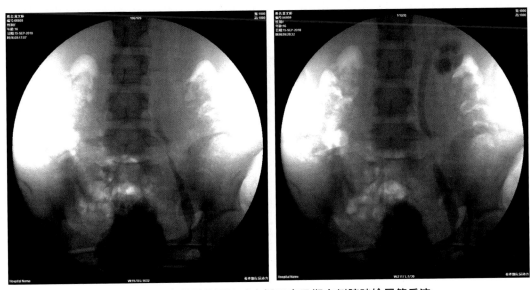

图 17-53　术前影像尿流动力提示充盈期左侧膀胱输尿管反流

至 155ml 出现漏尿，压力为：P_{ves} 28cmH$_2$O、P_{abd} 24cmH$_2$O、P_{det} 4cmH$_2$O。继续灌注间断漏尿。灌注至 250ml 停止灌注。导出尿液 220ml（图 17-54，图 17-55）。

术后尿流动力学诊断：神经源性下尿路功能障碍。逼尿肌无反射、膀胱扩大术后改变、未见膀胱输尿管反流。

病例 3：患者男，34 岁。因腰骶部外伤后排尿困难 2 年于 2017 年 5 月入院。患者 2015 年 4 月车祸导致腰骶部外伤，外院影像学及神经电生理检查明确为圆锥马尾神经不完全损伤，伤后大小便失禁，左下肢痛觉消失，当地医院留置导尿管 20 天后拔除，拔除导尿管后患者出现排尿困难，患者伤后一直腹压排尿。

2016 年 3 月患者于当地医院泌尿科就诊，B 超提示：双肾积水，双侧输尿管全程扩张，膀胱壁增厚。2006 年 6 月患者无明显诱因出现恶心、呕吐症状，化验：BUN 9.2mmol/L，Cr 216μmol/L，Hb 86g/L。

2017 年 5 月，患者门诊行 CT、尿流率、肾

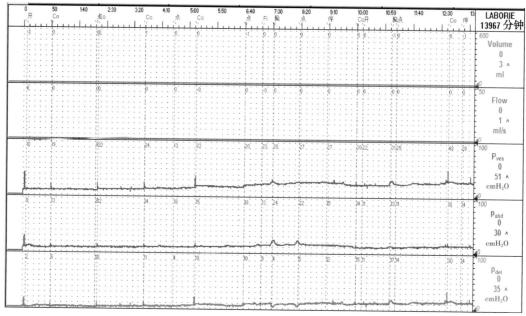

图 17-54　术后充盈期膀胱测压压力稳定，膀胱顺应性正常

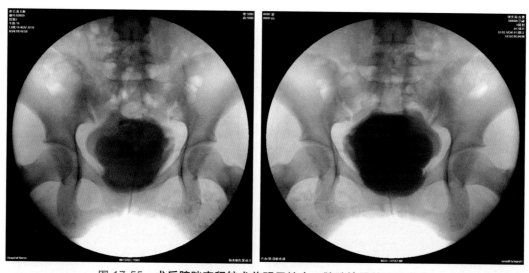

图 17-55　术后膀胱容积较术前明显扩大、膀胱输尿管反流消失

图检查。CT 提示：双侧肾盂、肾盏扩张，双侧输尿管全程扩张，膀胱壁不均匀增厚。肾图提示：右肾后机械性梗阻，左肾无功能。自由尿流率检查提示：Q_{max} 5.7ml/s，尿量 140ml，腹压排尿后剩余尿量 110ml。患者为处理泌尿系情况于 2007 年 5 月住院治疗。查体：左侧 $L_3 \sim S_2$ 平面痛触觉减退，鞍区感觉减退。入院后 B 超提示：左肾盂分离间距 3.6cm，右肾盂分离间距 3.0cm，左输尿管内径 1.6cm，右输尿管内径 0.8cm，膀胱壁不均匀增厚。生化：BUN 10.8mmol/L，Cr 239μmol/L，Hb 66g/L。

入院后影像尿流动力学提示：静态最大尿道压力 77cmH₂O，充盈期膀胱测压压力不稳定，灌注至 10ml 患者膀胱出现无抑制收缩漏尿，漏尿点压力为：P_{ves} 92cmH₂O、P_{abd} 5cmH₂O、P_{det} 87cmH₂O，灌注至 40ml 时透视拍片发现双侧膀胱输尿管反流，继续灌注膀胱间断收缩漏尿，灌注到 84ml 停止灌注，嘱其用力排尿，无尿液排出（图 17-56，图 17-57）。

尿流动力学诊断：逼尿肌反射亢进，膀胱顺应性下降，膀胱测压容积减少，逼尿肌外括约肌协同失调，双侧膀胱输尿管反流。

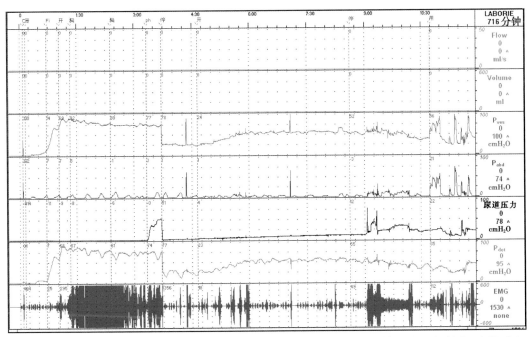

图 17-56　术前影像尿流动力学图像提示逼尿肌反射亢进，膀胱顺应性下降，膀胱测压容积减少

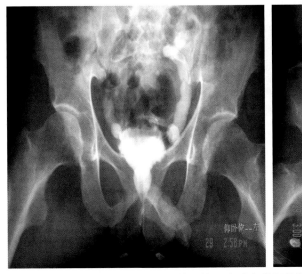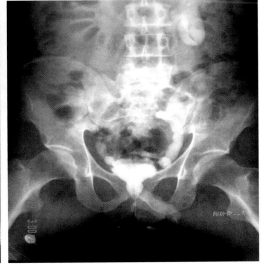

图 17-57　术前影像尿流动力学图像提示双侧膀胱输尿管反流

入院后留置导尿管，持续开放引流。2017年 6 月，经过引流后 Cr 下降到 190μmol/L，K^+ 4.42mmol/L。患者于 2017 年 6 月接受乙状结肠膀胱扩大术 + 双侧输尿管再植抗反流术（图 17-58 ～图 17-60）。

2017 年 8 月出院时，患者 Cr 下降到 186μmol/L，排尿方式改为间歇导尿，导尿量 320 ～ 480ml。2017 年 9 月回院复查，Cr 继续下降到 158μmol/L，Hb 120g/L，RBC 3.65×10^{12}/L。

术后复查影像尿流动力学提示：充盈期膀胱测压压力稳定，灌注过程嘱患者咳嗽及增加腹压均未出现无抑制收缩漏尿，灌注至 148ml 时出现初感，继续灌注至 352ml 患者不能忍受停止灌注，停止灌注时压力：P_{ves} 82cmH_2O、P_{abd} 58cmH_2O、P_{det} 24cmH_2O，嘱其用力排尿，无尿液排出。

术后尿流动力学诊断：逼尿肌无反射，膀胱顺应性正常，膀胱颈部分开放，外括约肌舒张障碍，未见膀胱输尿管反流（图 17-61，图 17-62）。

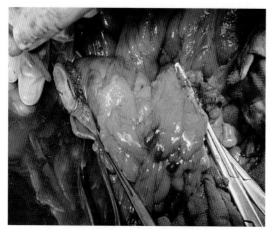

图 17-58 截取一段长约 20cm 的乙状结肠

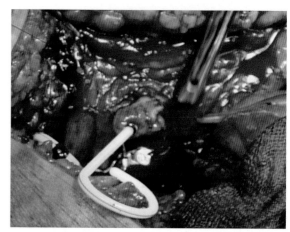

图 17-60 将输尿管与膀胱重新行乳头状抗反流吻合

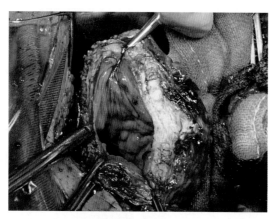

图 17-59 该患者的膀胱壁高度增生、肥厚

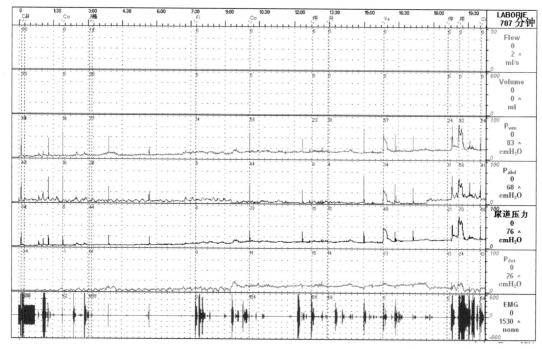

图 17-61 术后尿流动力学提示逼尿肌无反射，膀胱顺应性正常

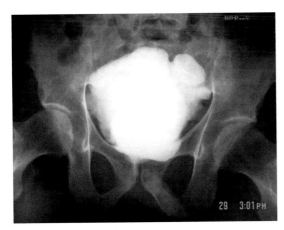

图 17-62　术后尿流动力学提示膀胱容量扩大，膀胱输尿管反流消失

（付　光　廖利民）

四、输尿管膀胱扩大术

1973 年 Eckstein 和 Martin 首次报道了输尿管膀胱扩大术，患者为 7 个月的婴儿，手术采用双切口，即腰部切口行肾切除和输尿管游离，经腹部 Pfannernstiel 切口行输尿管膀胱扩大重建新膀胱。然而，该术式直到被其他术者再次报道时才得以推广，不但手术的适应证发生了改变，而且手术技术也有了众多的改进。

最初认为扩张的肾盂和巨输尿管对于确保膀胱容量增加是必需的，因此手术只在切除肾脏的同时利用扩张的输尿管进行膀胱扩大，最适合于肾功能极差（可以切除肾脏）伴输尿管扩张的患者。后来研究发现仅利用扩张输尿管的下 2/3 段就可以足够增加膀胱容量，通过术侧输尿管断端与对侧输尿管的吻合，使得应用输尿管扩大膀胱的同时还得以保留同侧肾脏。有学者在输尿管扩张很轻的儿童中也获得了成功，导致输尿管扩张或反流的常见病因如先天性尿道梗阻、膀胱外翻、神经源性膀胱、输尿管重复畸形伴反流和终末期肾疾病等均可进行输尿管膀胱扩大术。

手术最初采用双切口，多数学者主张当计划保留肾脏并行输尿管断端与对侧输尿管吻合时，采用中线切口和经腹腔入路到肾脏，个别采用腹膜外入路行输尿管 - 输尿管吻合。有学者提出利用无功能侧肾脏远端的输尿管行膀胱扩大，而对侧输尿管上段行膀胱再置，对侧下段输尿管形成皮肤造瘘口（图 17-63）。

有学者进一步改进为输尿管肾盂成型，切断输尿管的近侧断端被吻合到对侧 PUJ，有利于同时缓解延迟的肾盂输尿管引流，如图 17-64 所示。

对于输尿管重复畸形的患者，Moon 等提出了一种新的术式选择，保留肾脏的同时形成一可插管的皮肤造口（图 17-65）。

直到现在，只有输尿管足够扩张才被认为适合做输尿管膀胱扩大。通过扩张正常大小输尿管以备行输尿管膀胱扩大的努力正在进行实验研究，采用兔模型，通过皮下置入一注射器灌注 0.9% 氯化钠溶液，进行性扩张输尿管 30 天，输尿管可扩张至少 10 倍，然后可用扩张后的输尿管进行膀胱扩大成型，增加膀胱容量平均 260%。虽然这种实验探索很有趣，但离临床应用还很遥远。

Dewan 报道了 18 例输尿管膀胱扩大的患者，总的来说，在所有患儿中都获得了良好的膀胱扩大效果，膀胱容量增加，维持了膀胱低压，没有明显的并发症，既没有黏液形成问题，也没有膀胱破裂，仅 1 例术后早期形成了膀胱结石。

膀胱扩大术上传统采用小肠或大肠，并发症

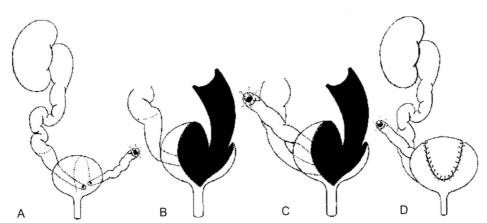

图 17-63　无功能侧肾脏远端的输尿管用于膀胱扩大，对侧输尿管上段行膀胱再置，对侧下段输尿管形成皮肤造瘘口

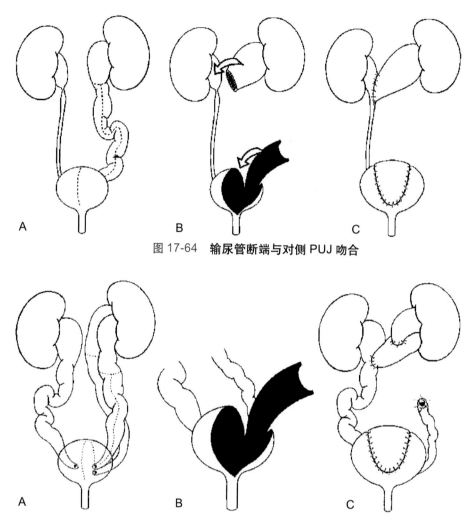

图 17-64　输尿管断端与对侧 PUJ 吻合

图 17-65　保留肾脏同时形成一可插管的皮肤造口

包括过多的黏液、结石形成，不典型增生和恶性肿瘤，代谢性酸中毒和钙代谢异常。胃作为扩大的组织时也存在明显的并发症，如血尿-排尿困难、代谢性碱中毒和高胃泌素血症。采用输尿管膀胱扩大提供了尿路上皮覆盖的新膀胱，具有合适的组织层，可避免代谢紊乱、肠黏液分泌等并发症，因此输尿管膀胱扩大受到青睐。在采用输尿管膀胱扩大的患者中，许多年龄＜2岁，而回肠膀胱扩大和胃膀胱扩大在年幼患者中极少被认为合适。该术式在女性患者中还有另外的优点，其不会干扰妊娠子宫的扩大及剖宫产的分离。完全腹膜外途径实施输尿管膀胱扩大术还有额外的优点，通过维持腹腔的完整性，降低了脑室腹腔分流术后感染和粘连性肠梗阻的危险，另外，腹膜外途径减少了术后疼痛和手术瘢痕。

　　病例1：中国康复研究中心博爱医院泌尿外科曾为一例尿毒症期的神经源性膀胱患者成功实施了输尿管膀胱扩大术，该病例为19岁男性患者，因肾功能受损10余年入院。患者既往先天肾积水输尿管扩张，出生后即诊断"后尿道瓣膜"。2～3岁曾于某儿童医院两次行尿道瓣膜切除术（当时肌酐正常），术后自行排尿。9岁时在某儿童医院进行逆行膀胱造影提示右侧输尿管反流、肾积水，行膀胱造瘘术（当时每日尿量 2000ml 左右）。14岁时患者双肾重度积水，肌酐达到 800μmol/L 左右，于某医大附属医院行双侧输尿管支架管置入，术后肾功能无改善，肌酐逐渐达到 1354.6μmol/L，开始规律透析治疗。图 17-66 为患者输尿管膀胱扩大术前 MRU，提示双侧输尿管重度迂曲扩张，双肾皮质菲薄如纸。综合该患者肾功能及输尿管条件，该患者实施了输尿管膀胱扩大术重建膀胱为后期同种异体肾移植术创造条件，需要指出的是该患者接受同种异体肾移植术后仍需间歇导尿。

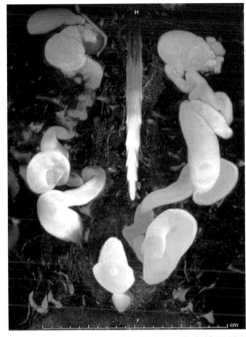

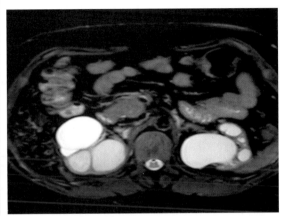

图 17-66　患者输尿管膀胱扩大术前轴位及冠状位 MRU

该患者术中分离出双侧高度迂曲扩张的输尿管（图 17-67）。

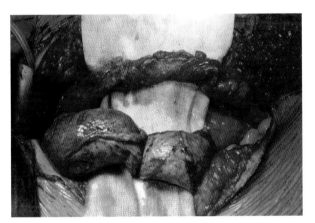

图 17-67　该患者双侧高度迂曲扩张的输尿管

游离全长输尿管后将输尿管于中上段交界处横断（图 17-68），将双侧高度迂曲扩张的中下段输尿管剖开并折叠缝合成输尿管补片用于膀胱扩大（图 17-69，图 17-70）。

双侧上段输尿管整形裁剪后末端翻转缝合一小乳头与重建扩大的膀胱吻合（图 17-71），上段输尿管整型裁剪过程中注意保护好血供预防输尿管末端缺血萎缩狭窄。图 17-72 为应用双侧中下段剖开并折叠的输尿管补片扩大后的膀胱。

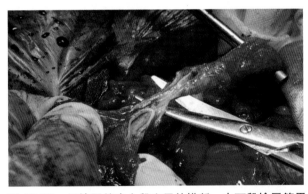

图 17-68　于输尿管中上段交界处横断，中下段输尿管用于膀胱扩大

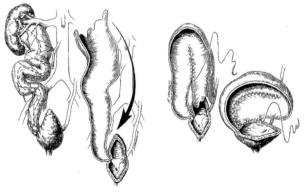

图 17-69　将高度迂曲扩张的中下段输尿管剖开并折叠缝合成输尿管补片用于膀胱扩大示意图，注意保护输尿管膀胱连接部及输尿管上段的血液供应

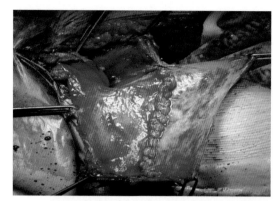

图 17-70 将中下段输尿管剖开并折叠缝合成输尿管补片与萎缩的原膀胱吻合

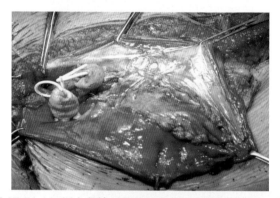

图 17-71 双侧上段输尿管整形裁剪后末端翻转缝合一抗反流的小乳头与重建扩大的膀胱吻合，内置双 J 管于术后 1 个月左右拔除

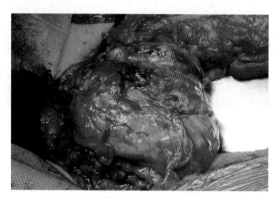

图 17-72 输尿管补片扩大后的膀胱

病例 2：患儿女，6 岁。主因出生后排尿困难 6 年，间断腹部膨隆 2 年，加重 2 个月入院。患儿出生后 4 个月时家长即发现其排尿困难，表现为排尿时间延长、尿滴沥，当时未予重视。患儿 4 岁时开始间断出现腹部膨隆，排尿后可部分缓解，偶伴有排尿疼痛，当时未予特殊诊治。外院诊断为隐形骶裂、慢性尿潴留、神经源性膀胱。术前 MRU 提示双肾盂双输尿管重复畸形、右侧双侧输尿管重度迂曲扩张（图 17-73）。患儿右侧

重复输尿管高度迂曲扩张增粗，可截取右侧重复输尿管下段行输尿管膀胱扩大术，游离右侧全长重复输尿管后将重复输尿管于中上段交界处横断，将右侧高度迂曲扩张的中下段重复输尿管剖开，并折叠缝合成输尿管补片用于膀胱扩大（图 17-74～图 17-79），术后辅助间歇导尿定期排空膀胱。

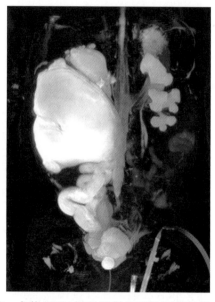

图 17-73 术前 MRU 提示双肾盂双输尿管重复畸形、右侧双侧输尿管重度迂曲扩张

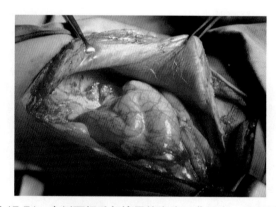

图 17-74 右侧两根重复输尿管高度迂曲扩张、明显积水

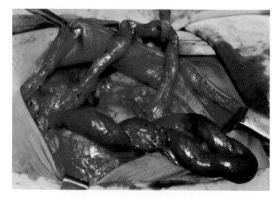

图 17-75 游离右侧两根高度迂曲扩张的重复输尿管

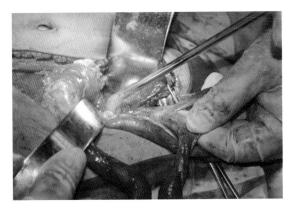

图 17-76　右侧两根高度迂曲扩张的重复输尿管分别独立汇入膀胱

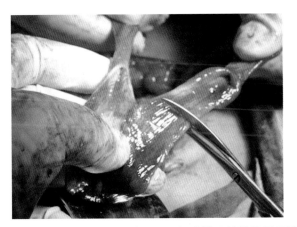

图 17-77　裁剪下段重复输尿管拼接成输尿管补片用于扩大膀胱容量

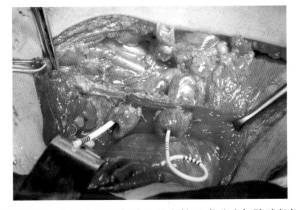

图 17-78　右侧上段重复输尿管翻转形成乳头与膀胱行抗反流吻合

综上所述，输尿管膀胱扩大术在很多方面是理想的膀胱扩大术式之一，其应用的主要限制是需要存在一高度病理扩张的输尿管，选择好适宜的病例和指征，该术式仍具有良好的效果和优势。

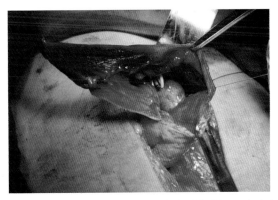

图 17-79　下段重复输尿管拼接缝合成的补片与原膀胱吻合

（付　光　鞠彦合　廖利民）

五、输尿管 - 肠道膀胱扩大成形术

神经源性膀胱是由于神经调控机制受损而导致的下尿路功能障碍，可因病因、部位、程度的不同而有不同的临床表现，如果干预不当可出现尿失禁、肾积水、肾衰竭等并发症。膀胱扩大成形术（augmentation cystoplasty，AC）通过增大膀胱容量和顺应性，降低储尿期膀胱内压，从而保护患者肾功能，缓解尿失禁，是非手术治疗效果不佳患者的可行选择。AC 的补片类型和手术方式多种多样，目前多以回肠、乙状结肠膀胱扩大为主流术式。对于是否同期行输尿管成形再植术尚未达成共识，有研究认为单纯 AC 即可改善膀胱输尿管反流，但也有研究得出了相反的结论，认为高等级 VUR 如果仅行 AC 而未行输尿管再植，术后超过 50% 的患者输尿管反流不能得到有效缓解。本团队认为，单纯 AC 不能有效缓解高等级、伴有抗反流机制受损的输尿管反流，以及高等级、伴有膀胱输尿管连接处狭窄、输尿管梗阻的上尿路扩张积水。廖利民在传统 AC 的基础上提出了一种改良新术式，即输尿管 - 肠道膀胱扩大成形术（augmentation uretero-enterocystoplasty，AUEC）。

与单纯 AC 相比，AUEC 强调同期行输尿管抗反流再植术和输尿管成形术的必要性，手术示意图见图 17-80。术中将所截取的乙状结肠沿对系膜缘切开，按"去管化"原则折叠缝合成"U"形或"S"形的肠补片。沿中线剖开膀胱，将输尿管远端完全翻转形成约 1cm 长的乳头，放置 1 ～ 2 根双 J 管，通过内侧黏膜 - 黏膜间断缝合 4 针将乳头瓣固定在原膀胱或新膀胱上，外侧浆膜 - 浆膜间断缝合固定，即"Hemi-Kock 乳头瓣输尿

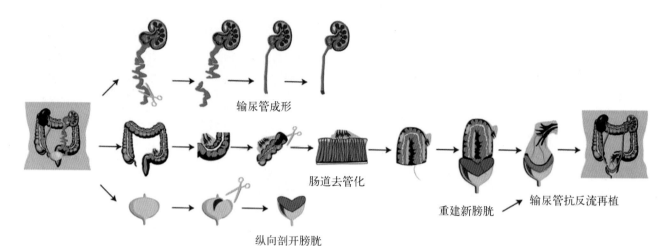

输尿管成形

肠道去管化

重建新膀胱　　→　输尿管抗反流再植

纵向剖开膀胱

图 17-80　AUEC 手术示意图

管 - 膀胱抗反流再植术"。输尿管是再植于原膀胱还是肠补片上取决于黏膜的脆度、原膀胱挛缩程度和膀胱壁厚度。若伴有输尿管迂曲狭窄、输尿管梗阻或巨输尿管，则同期行输尿管成形术，包括输尿管松解和裁剪 / 缩短。术中要充分游离和松解输尿管，去除输尿管迂曲转折点或压迫狭窄处的纤维索带，直至可顺利上行插管至肾盂。松解过程中要尽可能轻柔，避免输尿管断裂或穿孔，同时要注意保护输尿管的血供。如果存在输尿管重度扩张、巨输尿管，需要裁剪缩短输尿管的长度并缩小巨输尿管的直径，恢复输尿管的正常形态。最后将"去管化"的肠补片与剖开的膀胱瓣吻合形成扩大的新膀胱。对存在尿道狭窄、严重尿道括约肌痉挛或尿失禁的患者可行 Mitrofanoff 术式，包括阑尾 - 脐及回肠 - 腹壁造口可控输出道。

手术过程中要注意以下几点：①手术过程中尽可能保护输尿管血供；②如果输尿管长度足够，尽可能切除瘢痕和纤维化的输尿管；③将输尿管远端完全翻转形成 1cm 长的乳头瓣；④如果原膀胱壁严重纤维化并增厚，可将输尿管吻合至肠补片上；⑤再植通道的大小应与输尿管尺寸相匹配；⑥留置双 J 管至少 4 周，部分可达 12 周。在目前的研究中，回肠、乙状结肠和回盲部都被尝试用于膀胱重建，但我们更倾向于乙状结肠，因为乙状结肠肠壁较厚，肠腔大，肠系膜丰富，可操作性也更强。

由于膀胱输尿管连接部狭窄或输尿管迂曲、粘连、纤维索带形成等引起的上尿路扩张（upper urinary tract dilatation，UUTD），单纯 AC 并不能有效改善上尿路情况、保护残留肾功能。这部分

UUTD 的发生可能是 VUR 的自然病理过程的进展阶段，也可能与 VUR 有截然不同的病理机制。对于这部分患者，需要同期行输尿管抗反流再植解除输尿管壁内段狭窄，或行输尿管游离、松解、成形、再植术，彻底松解输尿管机械性梗阻，以恢复输尿管正常的形态和功能。但是我们发现，术后仍有一部分患者存在 UUTD，这可能是由输尿管的蠕动功能受损，而非机械性梗阻导致的。AUEC 的术后并发症包括膀胱输尿管吻合口狭窄、尿路感染、尿路结石、电解质紊乱、肠道功能障碍等。部分患者术后出现新发或加重的 UUTD，可能是由膀胱输尿管吻合口的炎症水肿或血供破坏等引起的，部分可以通过 D-J 管引流、抗感染等治疗缓解，少部分吻合口狭窄需要行二次输尿管再植。由于肠道黏膜对尿液中代谢产物的重吸收，术后可能发生电解质紊乱，尤其对于慢性肾衰竭患者应特别重视围手术期的水、电解质、酸碱平衡。与其他文献不同的是，本组患者术后肠道并发症主要是肠梗阻、腹泻、大便失禁，而非肠穿孔。这可能是由肠道吻合口的炎症、水肿或手术造成的肠粘连、肠管缩短、肠蠕动减慢引起的，大多数行对症支持治疗后能够自行缓解。神经源性膀胱患者可能合并神经源性肠道，患者在术后早期便秘等症状可以得到明显改善，但长期随访显示大多数患者重新恢复到术前水平。AUEC 术后常规选择规律间歇导尿排空膀胱而不进行尿流改道，以此提高患者的生活质量。AUEC 也可为患者今后接受肾移植手术提供储尿囊准备。综上所述，AUEC 治疗高等级、伴有抗反流机制受损的 VUR，以及高等级、伴有膀胱输尿管连接处狭窄、输尿管梗阻的 UUTD 是安全有效的。该术式

可以有效地增大膀胱容量和顺应性，重建抗反流机制，解除上尿路梗阻，在充分保护残留肾功能、防止肾功能进一步恶化等方面发挥重要作用，仍有必要继续观察该术式的长期疗效和安全性。

（廖利民）

六、组织工程膀胱扩大术

自 20 世纪之交以来，寻找某些"现成的"材料作为膀胱替代品的研究一直在持续。这些研究分为以下两个组：被设计来替代切除组织的人造材料和被设计作为膀胱愈合支架、最终会被宿主组织替代的可吸收材料。自 20 世纪 90 年代初以来，组织工程取得了巨大的进步。当前膀胱组织工程的形式包括无种子（脱细胞基质）和种子（细胞基质）支架策略。最近的研究成功地将膀胱组织工程技术应用于神经源性膀胱患者的膀胱扩大手术。研究选用宿主自体成熟的尿路上皮细胞 / 平滑肌细胞种植到支架上，随后用大网膜包裹扩大组织以改善移植物的血管形成；或是利用小肠黏膜下层（small intestinal submucosa，SIS）作为脱细胞组织基质支架，使功能性膀胱组织再生。选择好适宜的患者，组织工程膀胱扩大的结果，比如膀胱容量和顺应性的改善是令人满意的。组织工程最严重的缺点是长期随访存在移植物缺血、补片挛缩、膀胱容量下降及压力增加的风险；解决的办法还需进一步研究。

小肠黏膜上皮黏膜下组织（small intestinal submucosa，SIS）补片是取自猪小肠黏膜上皮分离提取组织。SIS 的主要成分是哺乳动物脱细胞基质，脱细胞后保留天然的三维结构，主要成分为 Ⅰ、Ⅱ、Ⅴ 型胶原（90%），非胶原部分为 FGF、PGF 等生长因子。既往曾研究证实 SIS 可用来行膀胱扩大手术，成熟的商业产品在临床已广泛用于脑外科、普外科疝的修补手术及尿道修补。SIS 补片并非直接用于物理上增加膀胱容量，而作为一种组织支架，当周围组织生长覆盖后则自行脱落（图 17-81）。神经源性膀胱与正常膀胱病理生理改变不尽相同，术后膀胱重塑过程及管理方式对手术成功很重要。

我们的研究报道了 SIS 在临床实践中的应用：总纳入 8 例患者，其中 3 例依据术前膀胱容量，选择 SIS 双补片行膀胱扩大成形术以期获得足够的膀胱容量（图 17-82）。术后 1 年随访发现，总膀胱容量、最大逼尿肌压力及膀胱顺应性的改善

在不同大小的补片之间无区别。

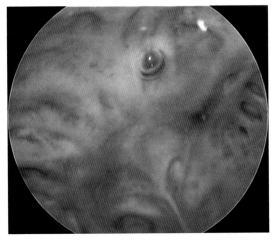

图 17-81　一例 SIS 补片膀胱扩大术后 2 年膀胱镜随访，SIS 补片处可见覆盖光滑的膀胱黏膜

在此之前，聚乙醇酸和其他材料，以及种子和非种子支架的相关研究取得了令人期待结果；但是，后来发现补片挛缩、膀胱容量减小、膀胱压力增加导致了不可避免地再次行肠道膀胱扩大术。我们将谨慎地继续观察这组 SIS 膀胱扩大术后患者、进行更多年的长期随访，以判定良好的中期随访结果是否能够维持。是否无种子支架比种子构架的远期效果更优，目前尚未得知。SIS 的优势在于膀胱扩大术后的膀胱腔内为尿路上皮，无黏液分泌，不会出现电解质紊乱，理论上 SIS 材料可以由供体无限量提供。SIS 的不足之处在于部分患者术后膀胱容量扩大及顺应性改善的程度有限，尚有待大宗长期随访结果的资料。

（张　帆　廖利民）

七、选择性骶神经后根切断术

圆锥上脊髓损伤发生在脊髓排尿中枢（$S_2 \sim S_4$ 节段）以上，在脊髓休克恢复后，多发展为痉挛性膀胱，患者的膀胱储尿与排尿功能双重障碍，不仅造成频繁的反射性尿失禁，而且残余尿多，尿路感染常见。

在 1981 年以前，Brindley 教授仅进行骶神经前根刺激电极的安放，不进行骶神经后根切断，虽然能用电极控制排尿，但膀胱的储尿功能不理想，因为膀胱的脊髓反射弧完整，当膀胱储尿达到一定容量时（一般不超过 150ml），仍将发生不可控制的反射性收缩，造成"反射性尿失禁"（reflex incontinence）。1981 年以后，Brindley 教授在骶

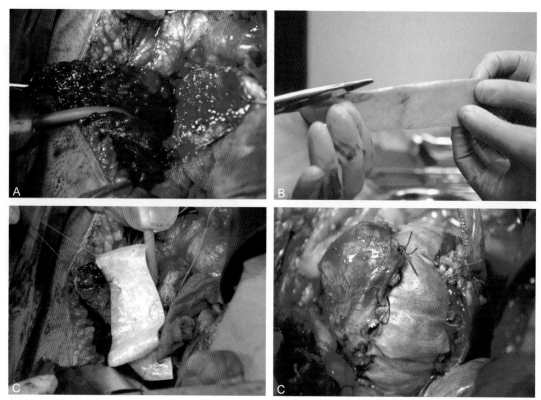

图 17-82　应用 4cm×7cm 或 7cm×10cm 的双 SIS 补片进行膀胱扩大

神经前根安装电极的同时，对部分患者进行两侧 S_2、S_3 后根切断，部分打断了膀胱的脊髓反射弧，膀胱容量增大，储尿功能获得改善，但在部分患者"反射性尿失禁"仍然存在，且随着时间的推移，几年之后出现"反射性尿失禁"的病例有所增多。1986 年，德国 Sauerwein 指出，进行包含两侧 S_2、S_3、S_4 的后根切断，能完全去除膀胱的脊髓反射弧，获得"反射性尿失禁"的彻底根除。后来，Brindley 建议在安装 SARS 电极的同时，进行 $S_2 \sim S_4$ 后根切断，如果存在 S_5 和尾神经根，也应予以破坏。由于尿道内括约肌尚接受交感神经（$T_{12} \sim L_3$）的支配，去传入之后仍有张力，患者并不发生压力性尿失禁。20 世纪 90 年代以来，完全性骶神经后根切断去传入（complete sacral deafferentation）手术配合 $S_2 \sim S_4$ 骶神经前根电刺激（sacral anterior root stimulation，SARS），被认为是治疗脊髓损伤排尿功能障碍的理想方法之一，因此目前并不推荐单纯实施骶神经后根切断术。

（陈国庆）

八、尿道填充剂注射术

填充剂注射术是指通过在内镜直视下，将填充剂注射于尿道内口黏膜下，使尿道腔变窄、延长，增加尿道内口闭合能力。其适应证为尿道固有括约肌功能缺陷（intrinsic sphincter deficiency，ISD）但逼尿肌功能正常的患者，通过注射增加尿道封闭作用提高控尿能力。应用的填充剂有硅胶颗粒、多聚四氟乙烯（Teflon）、胶原、自体脂肪等。

McGuire 等认为填充剂注射后 Valsalva 漏尿点压力（valsalva leak point pressures，VLPP）增加，但并不影响逼尿肌漏尿点压力（detrusor leak point pressures，DLPP）和排尿压力。文献报道该术式应用于儿童神经源性尿失禁患者的近期有效率 30% ～ 80%，远期有效率 30% ～ 40%。目前缺乏填充剂注射治疗成人神经源性尿失禁的大宗报道，因此该术式在成人神经源性尿失禁患者中的应用价值有限。

九、尿道吊带术

神经源性排尿功能障碍的患者，由于神经损伤或病变导致逼尿肌反射低下、尿道括约肌无反射，尿道在去神经支配的情况下可以出现张力降低或丧失，膀胱颈口关闭不全导致腹部压力增加引起漏尿，产生压力性尿失禁，尿失禁的机制主要与膀胱功能的改变（逼尿肌过度活动、顺应性降低、小膀胱容量）或尿道括约肌功能不全有关，尿道去神经状态导致括约肌功能低下引起的压力性尿失禁可以通过增加膀胱出口阻力的方法治疗，但增加尿道阻力的前提必须保证低压储尿。此类患者的治疗手段更适合使用袖带式吊带术(sling)、尿道周围注射填充剂及人工尿道括约肌置入术（成人），各种 sling 术式不会明显增高膀胱出口阻力而达到控尿的目的，其中 AUS 通常作为最后的选择，这主要与感染、泵故障、袖套侵蚀及袖套尺寸不合适等各种并发症较多有关，神经源性尿道括约肌功能低下的控尿手术方式发生日新月异的变化，尿道吊带术（自体筋膜及人工合成材料）已经作为替代人工尿道括约肌治疗神经源性尿失禁膀胱出口关闭障碍患者的有效选择，其控尿率达到 50% ～ 92%，现就尿道吊带术在治疗神经源性尿失禁中的应用进行介绍。

（一）尿道吊带材料

理想的吊带材料应该具备最小的异物反应性，组织相容性好，容易缝合，抗感染效果好，无致癌性，无机械张力。吊带术应用手术治疗早在 100 年前开展，1986 年 Mcguire 最先报道筋膜吊带术治疗儿童神经源性尿失禁，利用人体腹部阔筋膜或腹直肌前鞘筋膜做吊带，悬吊膀胱颈部并固定在耻骨联合。自 20 世纪 90 年代中期起，自体和异体移植物筋膜（如真皮移植片、尸体阔筋膜、猪心包膜、猪小肠黏膜）得到广泛应用。近 20 年合成材料如聚丙烯、聚乙烯在成人无张力吊带得到广泛应用，吊带悬吊技术日益成熟，尿道悬吊术亦可以在门诊手术完成。膀胱颈腹直肌筋膜吊带术是一种并发症少，手术简单，预后好的吊带技术，目前已作为儿童神经源性括约肌功能不全引起的尿失禁的一线治疗选择，但各种合成材料临床上也得到越来越多的应用，但效果不是特别理想，因此对于生物材料的改进显得非常迫切。

（二）手术适应证

在神经源性排尿功能障碍中，尿道吊带术理想的适应证是伴有膀胱出口关闭不全的女性患者，有足够长的尿道长度，接受间歇导尿而膀胱状态良好（有足够的膀胱容量和良好的稳定性、顺应性），特别是尿道固有括约肌功能不全的Ⅲ型压力性尿失禁。一般来说，膀胱造影显示膀胱颈口明显张开并且 VLPP < 30cmH$_2$O，提示内括约肌关闭不全，在这种情况下建议行改善膀胱出口关闭状况的手术。尿流动力学对患者手术治疗选择的指导意义。

现代学者对女性尿失禁的发病机制从腹压传递障碍、膀胱顺应性改变、逼尿肌功能受损、尿道括约肌结构及功能异常和神经系统障碍等几个层面做出了新的诠释，引出了诸如膀胱过度活动、膀胱尿道的黏弹性变化、盆底功能障碍、尿道中段悬吊理论等新理念，全面理解尿失禁症状产生的病理生理机制是制订治疗方法的基础，即尿失禁症状是由于膀胱功能异常（逼尿肌过度活动、膀胱顺应性降低、小膀胱容量），或由于括约肌功能异常等引起，抑或是两者共同引起。神经源性尿失禁患者通常伴随着膀胱功能异常，术前影像尿流动力学评估膀胱的顺应性、容量、逼尿肌的稳定性对于神经源性尿失禁诊断治疗具有重要意义。

McGuire 认为影像尿流动力学检测腹部漏尿点压或 Valsalva 漏尿点压对于评估膀胱颈口的关闭功能及手术选择上具有重要的意义，各种术式用于提升尿道和膀胱颈控尿能力，增加尿道阻力的前提必须保证低压储尿，保护上尿路为基本原则，尿道阻力的高低和膀胱顺应性是重要的参考指标。

根据术前影像尿流动力学评估决定是否需要同期行膀胱扩大术加膀胱出口封闭是一个复杂的问题，某些神经源性膀胱患者尽管膀胱出口阻力低，但用膀胱扩大术就能治愈尿失禁，尤其是男性患儿，随着前列腺的发育，膀胱出口关闭功能可逐渐改善。另一方面，在术前影像尿流动力学评估时，用某些方法闭合膀胱出口检测（如检测时用球囊尿管阻塞膀胱出口），如果检查结果提示膀胱稳定，容量和顺应性良好，那么实施尿道吊带术改善膀胱颈部支撑足以治愈或改善尿失禁。因此，对于那些膀胱出口阻力很低的神经源性膀胱患者，扩大膀胱容量的手术和增加膀胱出口阻力的手术，是同期进行，还是先做一种手术，目前仍然还存有争议。

如果膀胱造影显示膀胱颈明显张开并且 VLPP < 30cmH$_2$O，提示内括约肌关闭不全，在这种情况下建议行改善膀胱出口关闭状况的手术。但是部分患者按照上述原则治疗，术后并不能达到预期的效果。正如 Kreder 和 Webster 指出的那样，尽管尿流动力学显示逼尿肌参数正常，膀胱

颈吊带术后仍然可能出现逼尿肌不稳定及膀胱容量和顺应性的下降，为了使神经源性尿失禁患者免于二次手术，一些研究者主张同期对患者行膀胱扩大术和腹直肌筋膜悬吊术，Decter 是这一观点的支持者之一，他发现单纯行膀胱颈悬吊而未做膀胱扩大术患者的术后漏尿率明显高于同期实施两种手术的患者，然后这也导致了一部分患者可能接受了不必要的膀胱扩大术。Chrzan 认为如果患者术前最大膀胱容量为正常人的 80%，并且正常 70% 的膀胱容量时膀胱压 < 20cmH$_2$O，可先实施吊带悬吊术，而低顺应性膀胱应考虑行膀胱扩大术。神经源性膀胱尿失禁患者当尿道压 > 25 ~ 30cmH$_2$O，仅行膀胱扩大术似乎足以保证控尿。Perez 等复习文献并结合自身经验发现，约 70% 的神经源性尿失禁患者需要同时行膀胱扩大术及尿道吊带术，并且认为尿道压在 20 ~ 40cmH$_2$O 者都可以考虑进一步行膀胱扩大术。综上所述，目前对于膀胱颈悬吊术同时行膀胱扩大术的适应证仍然充满争议，我们建议合并有逼尿肌不稳定收缩、膀胱容量减少同时伴随压力性尿失禁的患者可考虑同期行膀胱颈悬吊和膀胱扩大术。

（三）手术方法

1. 膀胱颈筋膜吊带术

（1）手术方式：膀胱颈悬吊术围手术期应用广谱抗生素，如果同时行膀胱扩大术，抗生素持续应用到术后数天。同期行肠道膀胱扩大术的患者，需行肠道准备，若准备同时行膀胱颈悬吊术和肠道膀胱扩大术，常在行膀胱扩大术前先做筋膜取材和游离膀胱颈部，膀胱扩大完成后立即将筋膜吊带放到合适位置固定。如果同时行回肠膀胱成形术，正中切口暴露满意后腹膜外操作，膀胱颈的游离多采用经腹切口，在成年女性也可行经阴道切口或经腹部经阴道联合切口，经腹腔途径需切开两侧骨盆内筋膜，环形游离膀胱颈和后尿道，绕过膀胱颈，手指放在男性患者直肠做引导有助于膀胱颈后缘与精囊腺前面的层面分离。经阴道途径采用阴道前壁正中纵形或弧形切口，切口起自尿道外口近端 1.5cm 处延长至膀胱颈近端 1cm 处，膀胱颈位置可借助导尿管球囊来判断，将阴道黏膜从其下方的尿道周围筋膜分离开，显露膀胱尿道交界，打开骨盆内筋膜后，借助锐性和钝性分离进入耻骨后间隙，这样带线钳就能在指尖引导下安全地从耻骨上区进入阴道区域。

（2）吊带置入的方式：吊带置入的方式主要是围绕膀胱颈和中段尿道呈 U 形或 X 形环状包绕，张力适中。也有术者认为放置吊带的目的在于增加膀胱漏尿点压 10 ~ 15cmH$_2$O，而并不需要特意考虑吊带置入的形式。一般常用长 6 ~ 10cm、宽 1.5 ~ 2cm 腹直肌筋膜做吊带，也可选用阔筋膜，可纵形或横行取腹直肌筋膜，也可保留条状筋膜的一端，而游离端均匀地环绕在膀胱颈周围，用 2-0 聚丙烯丝线固定在耻骨联合或腹直肌上以提高膀胱颈。

在男性患者，常将吊带在前列腺上方环绕膀胱颈，也有医师将吊带放在前列腺部尿道远端，认为该处尿道更容易对合关闭（图 17-83）。在女性患者，即将筋膜吊带绕过膀胱颈和近端尿道，为防止吊带卷曲或移位，常将它用可吸收线固定在膀胱颈两侧。若用的是游离筋膜，则把它绕过膀胱颈前和两侧分别穿上 0 号或 1 号聚丙烯缝线。若是采用经阴道途径，用带线器在指尖引导下经耻骨后间隙从阴道切口穿出，然后将缝线从腹前壁穿出，最后将缝线在耻骨上方打结。膀胱壁环绕悬吊技术不会引起尿道侵蚀，同时并不影响留置导尿管，通过吊带悬吊可以提高尿道闭合能力，同时环绕尿道吊带悬吊可以均匀地压迫在膀胱颈周围，并能够有效地提高尿道闭合能力，从而保证患者的控尿。

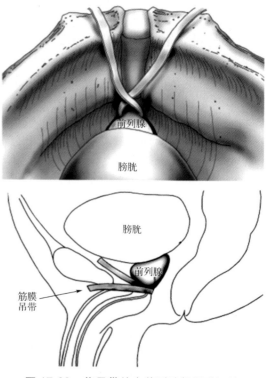

图 17-83　将吊带放在前列腺部尿道远端

为了使膀胱出口呈环形，逐渐缩窄且被悬吊，许多学者采用了带蒂膀胱逼尿肌肌条、条状腹直肌筋膜、远端做蒂的腹直肌或锥状肌瓣环绕膀胱颈的环包法。在一些病例中，包绕材料的一端与腹直肌筋膜固定以达到抬高膀胱颈的目的。理论上膀胱颈环包法比悬吊法更容易进行导尿，因为环绕的力量相对均匀地围绕膀胱颈分布，避免了尿道的折曲。Snodgrass 采用腹直肌筋膜环绕膀胱颈的环包，然后将筋膜用聚丙烯缝线固定在耻骨膜上，膀胱顶部固定在腹直肌右侧近脐部，这样增加了逼尿肌漏尿点压，约增加了 $12cmH_2O$，虽然达到了控尿的目的，但可能引起上尿路损害。

（3）筋膜吊带张力的控制：为了获得理想的吊带张力，对于进行间歇导尿的神经源性膀胱患者，不用担心尿潴留，但应该避免吊带过紧引起的尿道侵蚀和尿道萎缩。Elder 描述他经过耻骨上膀胱造瘘管灌注 0.9% 氯化钠溶液，同时增加吊带张力直到漏尿现象消失，还有人采用使尿管球囊不能在膀胱颈口活动，或者将 1～2 个手指放在线结与筋膜之间作为调整吊带张力的标准，也可以在膀胱镜下缝合收紧，直到观察到膀胱颈口关闭为准。Decter 建议由于前列腺两侧叶的存在，为了达到理想的抬高和压迫尿道的目的，缝合张力需要比女性患者的大，手术者应该保证在确定最后吊带张力前进行导尿管插管。逆行最大尿道压测定与增加腹压观察尿道漏尿情况判断，即在保持膀胱适当容量的基础上，提高逆行最大尿道压 10～$15cmH_2O$，咳嗽时尿液从尿道外口溢出 1～2 滴尿作为悬带张力适度的指标。手术者应当保证在确定最后吊带张力负荷前需要置入导尿管，同时必须避免尿道的折曲，保证受力的均匀一致。

2.经闭孔无张力尿道中段悬吊术（TVT）TVT 由瑞典妇产科医师 Ulmsten 设计，使 90% 患者的尿失禁症状改善，该手术因治愈率和有效率高、并发症少、手术简单而微创。TVT 手术的原理是利用无组织反应的 Prolene 聚丙烯网带，轻巧地支撑中段尿道，使其回复到正常位置且无张力，从而修复和加强盆底筋膜、阴道尿道悬筋膜及尿道旁结缔组织。在身体静止时，吊带并不会产生任何张力，但是在运动及压力下，它便可以提供有效的尿道闭锁功能。Hamid 建议神经源性膀胱合并有压力性尿失禁的患者行 TVT 手术时，应用如下方法确定悬吊的张力：以咳嗽时尿液从

尿道外口溢出 1～2 滴尿作为悬带张力适度的指标，后来通过控制 32 号 Hegar 钳可置入于吊带与尿道之间为判定标准。

3.男性耻骨后骨锚尿道悬吊术　手术方式与前列腺摘除术后尿失禁患者类似，术前予以广谱抗生素，取过度截石位，留置导尿管以手指可以触及尿道，取会阴部 3cm 正中切口，仔细分离浅层软组织至球海绵体肌及尿道，侧面分离至近耻骨下支内上侧，固定骨螺钉，将一侧耻骨下支上的三条合成线穿过吊网两角分别结扎固定，并固定于耻骨下支，并采用 prolene 缝线穿过裁剪好的补片打结，然后以适宜的松紧度固定另一端吊带，使膀胱颈的悬吊满意，悬吊结束后均匀平坦舒展补片，缝合关闭，留置导尿管。悬吊张力确定：逆向漏尿点压，以咳嗽动作和逆行膀胱灌注来检测悬吊张力，标记悬吊材料帮助缝合固定，逆行灌注括约肌测压导尿管置于海绵体部尿道球部尿道水平定为零点，缓慢升高灌水袋，目标为 60～$65cmH_2O$。国内何恢绪通过逆行最大尿道压测定与增加腹压观察尿道漏尿情况并判断，即在保持膀胱适当容量的基础上，提高逆行最大尿道压 10～$15cmH_2O$，咳嗽时尿液从尿道外口溢出 1～2 滴尿作为悬带张力适度的指标。详细手术步骤请参考第 16 章，在此不再赘述。

（四）结果和并发症

有关膀胱颈尿道吊带悬吊术治疗神经源性尿失禁的文献中主要集中于儿童，也有部分成人的混合病例报道。术后效果判定以 24 小时尿垫使用量作为判断手术成功的标准，"干燥"（无须或极少使用尿垫）、"好转"（≤ 2 块/24 小时）和"潮湿"（≥ 3 块/24 小时甚至较术前更加严重），多数研究者的控尿率 > 80%。我们注意到这些患者的选择中更多的是女性，一些研究者显示女性 85%的术后控尿率明显高于男性 69% 的术后控尿率。Kuzrock 等认为性别间吊带手术效果差异可能与男性存在前列腺导致抬高和关闭近端尿道更困难有关，在控制漏尿方面，筋膜包绕膀胱颈并不比吊带更有效，筋膜吊带的并发症相对少见，包括因筋膜断裂、缝线脱出或尿道侵蚀导致的吊带损坏引起漏尿，尿道可发生扭曲成角引起导尿困难，Decter 报道悬吊过紧容易导致尿道侵蚀，一旦出现即需要移除吊带。

Dave 等认为膀胱出口关闭不全的患者吊带术后不可避免地要实施膀胱扩大术，并且认为如果

不行膀胱扩大术，术后膀胱功能恶化是不可避免的。但 Snodgrass 通过比较同期实施尿道吊带术 + 膀胱扩大术和单纯实施 sling 悬吊术发现，两种手术的术后尿失禁控制率未见明显差异，同期实施尿道吊带术 + 膀胱扩大术的患者留置导尿管时间延长，但服用抗胆碱能药物的剂量明显降低，两组患者的独立生活、社会交际能力方面明显改善。随访 39 个月，通过尿流动力学检测逼尿肌顺应性发现膀胱功能稳定，单纯行膀胱颈悬吊术未行膀胱扩大术的患者术后长期随访发现，患者的膀胱顺应性良好，术后 1 年如果仍然存在膀胱逼尿肌的不稳定收缩，提示需要服用抗胆碱能药物而不是膀胱扩大术，这点与 Austin 研究一致。

Hamid 报道 TVT 无张力尿道中段悬吊术在女性压力性尿失禁合并神经源性膀胱患者的使用，通过长达 10 年的随访发现，中段尿道悬吊术手术简单有效、创伤小、尿失禁控制率高。Xu 报道了 TVT 无张力尿道中段悬吊术在轻中度男性尿失禁患者中的应用，结果显示可以提供有效的尿道控尿功能，但重度尿失禁患者不建议使用。Abouassaly 报道，术中、术后并发症有尿潴留（6.2%）、膀胱穿孔（5.8%）、阴道出血及后腹膜血肿（1.90%）、感染（0.4%）、术中出血（2.5%）。

Madjar 和 Jacoby 首次报道男性耻骨后骨锚尿道悬吊术治疗前列腺术后尿失禁的控尿成功率为 87.5%（以每天使用 0～1pads），Daneshmand 及何恢绪使用该技术治疗神经源性膀胱，通过平均 36 个月的随访发现，患者控尿率达 83%，并且没有严重并发症，提示成年男性神经源性尿失禁予以耻骨前列腺尿道吊带悬吊术是治疗神经源性尿道括约肌功能低下的有效安全的选择。但需要注意的是耻骨后骨锚尿道悬吊带与人工尿道括约肌呈 360° 环形压迫尿道不同，耻骨后骨锚尿道悬吊带仅压迫球部尿道腹侧，保留尿道背面及两侧血供不受干扰。球海绵体肌像一个缓冲垫衬在尿道与悬带之间，减少尿道糜烂坏死的危险，但聚丙烯悬带与自体或尸体筋膜不同，其不可吸收，也不能伸展或沿尿道纵向撕裂，形成对尿道腹侧的持续压迫，用于儿童神经源性括约肌功能不全，随着患儿的生长发育，固定的人工悬吊带是否会不适应机体发育而导致对尿道压力的改变，甚至出现并发症尚不明确。

综上所述，尿道悬吊术目前多用于轻中度尿失禁患者，重度尿失禁患者多考虑行人工尿道括约肌术，因此必须从严掌握手术指征，术中按照适度有效原则调整吊带张力，术后严密长期随访，对术后症状、上尿路的形态功能、排尿情况、膀胱容量、残余尿量等指标进行动态监测，必要时配合间歇清洁导尿。膀胱颈腹直肌筋膜吊带是重建外科的一种有价值的补充，由于不需要外来材料，方法简单，使它成为多种膀胱出口关闭不全患者的选择，但其长期疗效还需进一步积累资料。目前对于膀胱颈悬吊术是否同期行膀胱扩大术尚无定论，还需要前瞻性多中心的循证医学研究。尽管聚丙烯、聚乙烯人工合成吊带广泛应用于治疗压力性尿失禁及前列腺术后尿失禁，但此方法在神经源性尿失禁的远期疗效有待于后续应用证实。

十、人工尿道括约肌置入术

1973 年 Scott 首先报道将人工尿道括约肌装置应用于临床，经过不断改进，目前国际上应用的是 AMS 800 型人工尿道括约肌。AMS 800 型人工尿道括约肌装置主要由套袖、储水囊和控制泵三部分组成，在控制泵上有一制动按钮，通过两根连接管将三部分连为一体。其工作原理为：手术将套袖置入球部尿道（男性）或膀胱颈（女性、儿童），控制泵置于男性阴囊内或女性阴唇皮下，储水囊置入膀胱附近的耻骨后间隙。由控制泵调节套袖内液体的充盈与排空，液体充盈套袖时压迫球部尿道或膀胱颈防止尿失禁，套袖内的液体排空时解除对球部尿道或膀胱颈的压迫从而尿液排出。

人工尿道括约肌置入术的适应证为尿道固有括约肌受损或张力减退导致的尿道括约肌功能不全。所有准备接受人工尿道括约肌置入术的患者术前均应接受影像尿流动力学检查评估尿失禁的类型、程度及膀胱的感觉、容量、顺应性和稳定性。术前应通过影像尿流动力学检查证实膀胱容量、顺应性、稳定性良好，排除尿道狭窄、膀胱出口梗阻和膀胱输尿管反流等异常。术前通过膀胱尿道镜检查证实膀胱颈和球部尿道的腔内结构正常。准备接受人工尿道括约肌置入的患者必须具有正常智力及生活自理能力，双上肢功能良好，能够独立使用人工尿道括约肌装置。术前应告知患者术后存在间歇导尿的可能性。

术前必须排除泌尿生殖系统感染，可能导致感染的诱因如泌尿系统解剖畸形、泌尿系结石等必须在术前予以纠正。神经源性尿失禁患者应用人工尿道括约肌装置前建议常规进行菌尿方面的评估，如果存在泌尿生殖系统感染，术前必须予以纠正。男性患者还要了解射精情况、对生育方面的要求，以有助于选择套袖置入的位置。

成人男性神经源性尿失禁患者套袖置入的最佳位置尚存在争议。部分学者建议将套袖首选置入膀胱颈，他们认为通过会阴部切口将套袖置入球部尿道周围可能会导致坐轮椅患者的切口愈合问题。插管导尿过程对尿道的创伤是公认的增加尿道侵蚀的危险因素，此外将套袖置入膀胱颈可能保留患者顺行射精的能力，但将套袖置入膀胱颈部位手术难度较置入球部尿道周围更加复杂。

部分神经源性膀胱患者接受人工尿道括约肌置入术后，由于膀胱出口阻力增加，逼尿肌漏尿点压力达到 $40cmH_2O$ 时的膀胱相对安全容量可能降低，膀胱壁的顺应性也可能发生相应变化，因此术后应及时复查影像尿流动力学检查。

因神经源性尿道固有括约肌功能不全而接受人工尿道括约肌置入术的患者，术后总体控尿率为 70%～95%，人工尿道括约肌装置翻修率为 16%～60%，装置取出率为 19%～41%。主要远期并发症包括人工尿道括约肌装置机械故障、感染、侵蚀等。部分神经源性膀胱患者术后因膀胱出口阻力增加，膀胱内压力超过安全范围导致肾积水、膀胱输尿管反流等并发症，必要时应配合使用 M 受体阻滞剂、自体膀胱扩大术、肠道膀胱扩大术等方法降低膀胱压力、扩大膀胱容量，改善膀胱顺应性。

（张　帆　廖利民）

十一、Finetech-Brindley 膀胱控制系统与 SDAF-SARS 手术

从 20 世纪 50 年代开始，人们试图通过电刺激的方法治疗脊髓损伤患者尿失禁，直接刺激膀胱壁、脊髓、内脏神经都未获得稳定疗效，20 世纪 60 年代英国科学家 Brindley 经过多年的实验研究后，1976 年首次为患者做了骶神经前根刺激（sacral anterior roots stimulation，SARS）手术，但由于电刺激同时产生了难以忍受的疼痛而宣布失败。1978—1979 年 Brindley 又成功将骶神经前根电刺激器置入了 5 个截瘫患者，虽然患者排尿功能得到了一定的改善，但是储尿功能不理想，甚至造成"反射性尿失禁"。针对以上问题，

为了改善储尿功能、反射性尿失禁，德国 Werner Wicker 医院的 Dieter Sauerwein 教授做了巨大贡献，他是第一个提出通过切断 S_2～S_5 神经后根来达到骶神经的完全性去传入（sacral deafferentation，SDAF），并在临床上取得了满意效果。1986 年后 Brindley 决定在置入 Finetech-Brindley 膀胱控制系统的同时行 S_2～S_5 双侧后根的切断来达到完全性 SDAF，确定了 SDAF-SARS 手术的标准程序，而大大提高了骶神经前根电刺激排尿手术的稳定性和疗效。Brindley 电刺激排尿至 2000 年已在全世界开展了 2000 多例，效果良好，配合进行骶神经后根切断去传入，SDAF-SARS 手术能完全满足脊髓损伤后膀胱功能重建的主要目标是：①恢复膀胱的正常容量，增加顺应性，恢复低压储尿功能，以减少膀胱输尿管反流，保护上尿路；②减少残余尿，降低尿路感染发生率；③减少尿失禁；④不用导尿管；⑤恢复膀胱的可控制性排尿。

SDAF-SARS 手术是针对完全性骶髓上脊髓损伤患者唯一能够主动控制排尿的临床技术，到目前为止，全世界已经超过 3000 例患者接受了该手术，都取得了相当满意的排尿效果。中国目前处于该技术的起步阶段，仅 10 例患者接受了 SDAF-SARS 手术。随着中国经济的持续快速增长，该技术的价格因素将很快被突破，可以预计，中国即将迎来一个 SDAF-SARS 技术的快速增长期。

（一）Finetech-Brindley 膀胱控制系统的组成

SDAF-SARS 手术的核心部分是英国科学家 Brindley 发明的一套电刺激器，称为 Finetech-Brindley 膀胱控制系统。包括体内和体外两部分（图 17-84）。体外部分的功能是发射电磁波。体内部分由环抱在骶神经前根上的电极、连接导线和放置在腹部皮下的电磁波接受线圈组成，需要通过腰椎部位的手术置入。

Finetech-Brindley 膀胱控制系统有硬膜内型和硬膜外型两种，区别主要在导线末端电极的设计上，硬膜内型的是两个槽装电极（图 17-84），手术时将马尾神经的 S_2～S_4/S_5 前根卡入相应的电极槽中。硬膜外型的电极位于导线末端 23mm 长的一段，有 3 个裸露的电极丝，带有一对侧翼。手术时将电极包绕在硬膜外的 S_2～S_4/S_5 神经根（包括前后根）处，缝合侧翼将电极和神经根捆

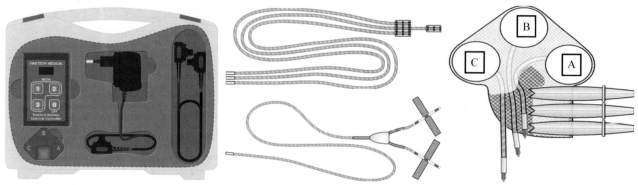

图 17-84　Finetech-Brindley 膀胱控制系统。包括体外部分的控制盒、充电器等（左）和体内部分的电极导线（中）和接收器（右）

绑在一起。硬膜外型电极和神经根之间有一层较厚的神经外膜阻隔，而硬膜内型电极直接接触马尾神经根，稳定性要高于前者，在国外应用也最为广泛。

（二）Finetech-Brindley 膀胱控制系统控制排尿的机制

正常膀胱功能包括储尿和排尿两个方面，是由膀胱逼尿肌和尿道括约肌相互协同而完成的。膀胱尿道的神经支配包括交感（$T_{12} \sim L_3$）、副交感（$S_2 \sim S_4$）和躯体神经（$S_2 \sim S_4$）三个方面，并受脊髓、脑桥的调节和大脑皮质的意识控制。膀胱逼尿肌的神经支配主要来自 $S_2 \sim S_4$ 的副交感纤维（刺激阈值 3mA），尿道括约肌的神经支配主要来自 $S_2 \sim S_4$ 的躯体运动纤维（刺激阈值 0.3mA），两者组成 $S_2 \sim S_4$ 前根，出椎间孔后，即分为内侧的盆内脏神经（副交感）和外侧的阴部神经（躯体运动）。但在椎管内，两者是混合在一起共同走行的，很难将其区别分开。

当在椎管外对 $S_2 \sim S_4$ 神经根进行电刺激时，不仅激发膀胱逼尿肌的收缩，而且更激发了尿道括约肌的收缩。尿道括约肌为横纹肌，其刺激阈值（0.5V）远低于属于平滑肌的膀胱逼尿肌（$2.5 \sim 3V$），而收缩速度和收缩强度却远远大于逼尿肌。骶神经根电刺激排尿的机制正是利用了横纹肌与平滑肌的收缩特性不同，即前者的收缩、舒张反应远较后者为快的特点。当采用低频率（< 50Hz）的方波串刺激时（持续 $3 \sim 5$ 秒），逼尿肌与括约肌均收缩，且括约肌收缩压力远大于逼尿肌压力，不能发生排尿；停止电刺激后，尿道括约肌立即松弛，但逼尿肌舒张缓慢，在停止电刺激后的间隔时段内（持续 $7 \sim 10$ 秒）仍维持收缩，此时逼尿肌产生的膀胱内压超过括约肌

松弛后的尿道内压，逼尿肌即可将尿液逼出体外而发生排尿。临床一般经 $3 \sim 5$ 个"刺激－间隔"周期即可完全排净膀胱，不留残余尿。这种间断的排尿方式依赖于逼尿肌和尿道括约肌收缩后舒张的时间差，被称为刺激后排尿（post-stimulus voiding）。

Finetech-Brindley 膀胱控制系统通过电极刺激骶神经前根诱发膀胱收缩，同时也会诱发尿道括约肌和盆底肌收缩。支配尿道括约肌的神经是直径较粗、兴奋阈值较低的躯体运动神经纤维，支配膀胱平滑肌的神经是直径较细、兴奋阈值较高的副交感内脏神经纤维，因此 Finetech-Brindley 膀胱控制系统电刺激后激发膀胱逼尿肌收缩的同时也激发了尿道括约肌收缩。尿道括约肌的主要成分是横纹肌，其生物学特点是刺激时收缩快但持续时间短，刺激停止后会即刻松弛；膀胱逼尿肌主要成分为平滑肌，其生物学特点是刺激时收缩慢但持续时间长，刺激停止后仍旧处于收缩状态，保持较高的膀胱压。因此在相同参数的电刺激作用下，尿道括约肌收缩的持续时间要短于膀胱逼尿肌的收缩持续时间，这样在尿道括约肌已经进入刺激后不应期开始舒张后，膀胱逼尿肌仍能保持收缩状态，使尿液在刺激后的这一时间顺利排出尿道。因此 Finetech-Brindley 膀胱控制系统的电刺激排尿是一种"刺激后排尿"模式（图 17-85，图 17-86）。

（三）SDAF-SARS 手术的适应证和病例选择

进行骶神经根电刺激排尿必须具备两个先决条件：①患者的骶髓 - 盆腔副交感传出通路完整，即脊髓损伤平面应位于圆锥以上，对于脊髓圆锥

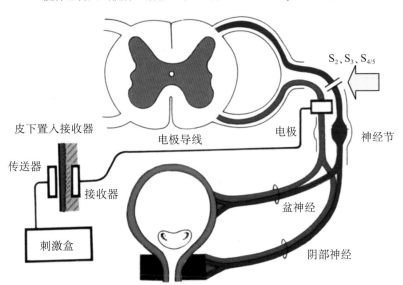

骶神经传入（骶神经后根纽带＋前根置入 Brindley 制激器）

图 17-85　SDAF-SARS 手术示意图：完全切断 S₂、S₃、S₄ 神经后根，在骶神经前根置入 Finetech-Brindley 膀胱控制系统的电极

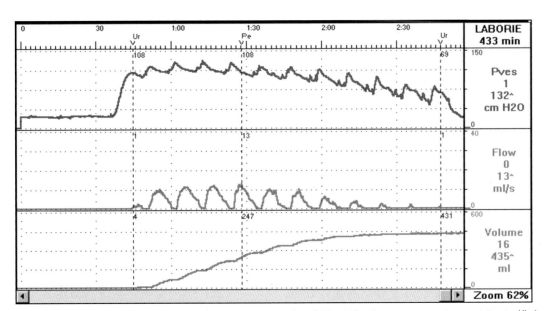

图 17-86　Finetech-Brindley 膀胱控制系统的电刺激排尿是一种"刺激后排尿"（post-stimulus voiding）模式，尿流率呈现间断排尿模式

损伤所致弛缓性膀胱，由于支配膀胱的低级排尿中枢受损，不适合该术式；②患者的膀胱尚未发生纤维化等严重器质性病变，具有较好的收缩功能，由于圆锥以上脊髓损伤后膀胱不易发生纤维化，作者最长一例患者在伤后 20 年采用骶神经前根电刺激排尿获得成功。临床上往往需要综合考虑脊髓损伤的性质、损伤后时间、残存神经对膀胱的支配效能等多种因素。目前临床施行手术患者绝大多数为圆锥以上完全性脊髓损伤患者，

即 ASIA 分级为 A 级的完全性脊髓损伤患者。

SDAF-SARS 手术适用于完全性骶髓上脊髓损伤所导致的排尿功能障碍，即骶髓的反射功能保留，骶髓与大脑中枢之间的联系因为高位的脊髓损伤而中断。同时要求膀胱壁未发生纤维化，具有良好的收缩功能。因此膀胱壁严重纤维化及逼尿肌收缩无力的患者不适合此术式。临床上可以通过骶部的 4 个躯体反射，即球海绵体反射、勃起反射、踝反射、肛门瞬目反射来判断。如果

上述反射有 3 个以上存在，可以初步判断骶髓的功能完整。当以上无创方法判断骶髓功能有困难时，可以采用直接电刺激骶神经测量膀胱压的方法：手指及电极针伸入肛门，按压在骶骨上，直接刺激骶神经，测量膀胱压的变化。如果膀胱逼尿肌收缩良好，膀胱压升高（男性 $> 50cmH_2O$、女性 $> 35cmH_2O$），则说明"骶髓-骶神经根-膀胱"神经通路功能良好，这是 SDAF-SARS 手术的基础。

手术时机一般选择在患者脊髓损伤功能恢复稳定之后。对于完全性骶髓以上截瘫患者，男性最好在伤后 9 个月之后，女性在 3 个月以后。因为女性切断骶神经后根对其功能影响较小，而且女性缺乏合适的体外集尿装置，因此可以尽早做这一手术。研究发现，脊髓损伤后的神经功能恢复，在伤后 3 个月内最快，在伤后 9 个月内仍有恢复，但在受伤 1 年之后很少再有恢复。因此，安装 SARS 刺激器，对完全性脊髓损伤的女性，应至少等待观察 3 个月，对完全性脊髓损伤的男性，应至少等待观察 9 个月。一般伤后 1 年的完全性脊髓损伤患者（ASIA-A 级）均可考虑。Brindley 报道在脊髓损伤后 25、28 和 30 年安装 SARS 刺激器，患者仍能获得良好的排尿效果。作者曾为一例伤后 20 年患者安装 SARS 刺激器同样取得良好的排尿效果。

对不完全性脊髓损伤的患者（ASIA-B、C、D 级），术前检查方法同前。但还必须慎重考虑以下 3 个问题：①脊髓功能是否还会恢复，因此等待观察至少 2 年是比较明智的。②患者保留残存感觉功能的愿望，因此必须同患者及其家属认真沟通，并充分权衡利弊。保留残存感觉功能与进行完全性的骶部去传入是一对矛盾。但临床经验已充分证明了完全性骶部去传入的优点，应详细向患者及其家属讲明。③使用刺激器可能引起疼痛。如果患者接受了完全性去传入，则不存在疼痛问题。对于不完全性脊髓损伤，需要等到伤后 2 年，脊髓功能恢复稳定以后再做决定，对此类患者，要权衡利弊，慎重选用。

由于 Brindley 电极激发的刺激电流超过了正常人的疼痛阈值，因此对于不完全性脊髓损伤患者，需要判断患者是否能够耐受电刺激带来的疼痛。术前使用 53V、300 微秒的电流刺激盆内脏神经，如果患者没有产生痛觉或者能够耐受几秒的疼痛，则 SDAF-SARS 手术后使用 Brindley-

Finetech 膀胱控制系统排尿时不会感到疼痛不适。为减轻电刺激带来的疼痛，对于不完全性脊髓损伤建议使用四导联的 Finetech-Brindley 膀胱控制系统，针对不同的神经根设置不同的电刺激参数，发生疼痛不适的机会更少。

（四）SDAF-SARS 手术的术前准备

除了对患者全身情况进行检查评估、排除手术禁忌证外，还应重视以下检查。①骶髓中枢相关的 4 个反射是否存在。②尿流动力学检查，最简单的是膀胱充盈测压试验，是所有准备接受手术的患者必须要做的。对于判断骶髓功能是否保留特别困难者，可以采用手指电极刺激骶丛测量膀胱压或电极导针穿刺入 S_2、S_3、S_4 骶孔，进行骶神经根电刺激下的膀胱测压。③判断马尾神经之间粘连情况：了解患者是否曾经患过脊髓脑膜炎或蛛网膜下腔出血，是否有脊髓造影史，如有相关病史，会使得前后根分离变得困难或不能分离，对这类患者 MRI 检查常是有用的；对于马尾神经根之间严重粘连者，应选用硬膜外型膀胱控制系统。④选择硬膜内或硬膜外型 Finetech-Brindley 膀胱控制系统：CT 检查初步测量椎管大小，明确椎管的骨性狭窄情况，如果椎管够大，硬膜内型为首选。反之，则选用硬膜外型。

如果术前患者已经在使用抗胆碱类药物，需要至少在术前 1 周该停用该药物；术前常规用药时避免使用阿托品。

和患者沟通手术的得失和风险。向男性患者告知，SDAF 操作将导致原有的阴茎勃起反射消失，但可以在 Finetech-Brindley 膀胱控制系统上设置一套电刺激勃起的参数，通过电刺激勃起完成性生活。

（五）SDAF-SARS 手术操作

圆锥上脊髓损伤发生在脊髓排尿中枢（$S_2 \sim S_4$ 节段）以上，在脊髓休克恢复后，多发展成痉挛性膀胱，患者的膀胱储尿与排尿功能双重障碍，不仅造成频繁的反射性尿失禁，而且残余尿多，尿路感染常见。

在 1981 年以前，Brindley 仅进行电极的安放，不进行骶神经后根切断，虽然能用电极控制排尿，但膀胱的储尿功能不理想，因为膀胱的脊髓反射弧完整，当膀胱储尿达到一定容量时（一般不超过 150ml），仍将发生不可控制的反射性收缩，造成"反射性尿失禁"（reflex incontinence）。1981 年以后，Brindley 在安装电极的同时，在部

分患者进行两侧 S_2、S_3 后根切断，部分打断了膀胱的脊髓反射弧，膀胱容量增大，储尿功能获得改善，但在部分患者"反射性尿失禁"仍然存在，且随着时间的推移，几年之后出现"反射性尿失禁"的病例有所增多。1986 年，德国 Sauerwein 指出，进行包含两侧 S_2、S_3、S_4 的后根切断，能完全去除膀胱的脊髓反射弧，获得"反射性尿失禁"的彻底根除。后来，Brindley 建议在安装 SARS 电极的同时进行 $S_2 \sim S_4$ 后根切断，如果存在 S_5 和尾神经根，也应予以破坏。由于尿道内括约肌尚接受交感神经（$T_{12} \sim L_3$）的支配，去传入之后仍有张力，患者并不发生压力性尿失禁。20 世纪 90 年代以来，$S_2 \sim S_4$ 骶神经前根电刺激（sacral anterior root stimulation，SARS）配合完全性骶神经后根切断去传入（complete sacral deafferentation）手术，被认为是治疗脊髓损伤排尿功能障碍的理想方法之一。

SDAF-SARS 手术包括完全性后根切断去传入（SDAF）操作和 Finetech-Brindley 膀胱控制系统置入（SARS）操作两部分。

SDAF 的方法可以分为硬膜内法和硬膜外法，硬膜内 SDAF 方法又细分为两种：①在脊髓圆锥处分离前后根并切断；②在马尾神经出硬膜处确定后根并切断。硬膜外 SDAF 方法多采用在骶神经根处找到并切除神经节的方法，但因容易发生神经损伤已经弃用。骶部去传入有 3 个途径：①经 $L_4 \sim S_2$ 椎板切开，在硬膜内马尾神经出口处切断 $S_2 \sim S_4$ 后根；②在骶管内硬膜外切断 $S_2 \sim S_4$ 后根神经节；③经 $T_{12} \sim L_2$ 椎板切开，在脊髓圆锥部切断圆锥背侧最远端的 31mm。常用的组合方式有 3 种（表 17-6）。早期以 Brindley

法应用较多，如最早的 464 例中有 442 例采用硬膜内安装法。目前 Barcelona 法最常用，优点是操作简单，既不会损伤前根纤维，又能达到完全性去传入的目的。在作者完成的 9 例患者中，7 例采用了 Barcelona 法。

SARS 操作就是置入 Finetech-Brindley 膀胱控制系统，硬膜内和硬膜外两种 Finetech-Brindley 膀胱控制系统的置入方法的区别主要在电极的置入，硬膜内型需要打开硬膜，将电极置入到硬膜内；而硬膜外型需要咬除骶骨椎板，显露一段出硬膜后的骶神经根，不用打开硬膜（图 17-87）。

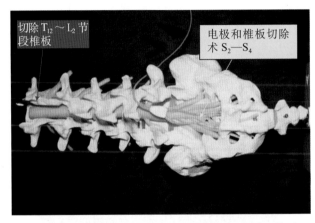

图 17-87 硬膜外途径置入 2 个背部后正中切口位置

患者俯卧位，垫空腹部和膀胱，防止受压。最好将皮下接收器安放在腋前线的侧胸部，可免除术中翻身的麻烦。对右利手的患者，以左侧胸部为好；对左利手的患者，以右侧胸部为好，方便患者自己操作。也可将皮下接收器安放在腹部，在系裤带部位上方或下方，防止因系裤带或皮带造成压迫，接收器表面的皮肤发生缺血性改变。

表 17-6 电刺激排尿的 3 种手术方法及优缺点

	电极安放部位	去传入部位	优点	缺点
Brindley 方法	硬膜内 $S_2 \sim S_4$ 前根	硬膜内 $S_2 \sim S_4$ 后根切断	1 个切口完成 切骨显露耗时短	分离前后根耗时长 可能损伤前根 去传入可能不彻底 操作空间小 有脑脊液漏的危险
Tanagho 方法	骶管内硬膜外 $S_2 \sim S_4$ 神经根	骶管内硬膜外 $S_2 \sim S_4$ 后根神经节切除	1 个切口完成 安装电极方便	分离后根神经节费力耗时 容易损伤前根 容易出现去传入不彻底
Barcelona 方法	骶管内硬膜外 $S_2 \sim S_4$ 神经根	硬膜内圆锥背侧 最远端 31mm 后根根丝切断	安装电极方便 去传入彻底 不会损伤前根	需 2 个切口 切骨显露耗时长

1. 硬膜内型 Brindley-Finetech 膀胱控制系统置入的手术步骤 麻醉一般选用气管插管全身麻醉，如果手术区域没有痛觉，也可以只用监护，不需要麻醉。肌松剂只能在麻醉诱导时使用，以免膀胱逼尿肌麻痹，影响手术中通过骶神经根电刺激测压判断前后根。

手术体位一般选择俯卧位。如果接收器准备放置胸前外侧壁，整个手术过程患者需要俯卧位。如果接收器准备放置在腹部、大腿前面、前胸的位置，则在安放接收器时需要变更为仰卧位。因手术时间较长（约 5 小时），推荐使用术中血液回收装置，术中加用一次抗生素。

取 L_5 为中心的腰骶部后正中切口，长度约 12cm。显露 $L_3 \sim S_2$ 的棘突、双侧椎板，清理软组织，冲洗止血。剪除 L_3 部分和 $L_4 \sim S_2$ 全部的棘突，咬除 $L_4 \sim S_1$ 双侧椎板，保留小关节；显露硬脊膜后在手术切口的双侧放置连接吸引器的 Y 形引流管，并覆盖大棉片，启动负压吸引，自动吸出创面的渗液，保持硬膜区域术野的清晰图 17-88。

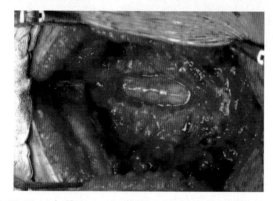

图 17-88 去除 $L_4 \sim S_2$ 椎板、显露硬脊膜范围：长 10 ~ 12cm，两侧至小关节

显微剪刀剪开硬脊膜，注意保持蛛网膜的完整性，以免脑脊液在这时渗漏。常规 0 号丝线悬吊牵引硬脊膜，硬脊膜切开长度 4 ~ 5cm。然后再撕开蛛网膜，让脑脊液自然流出通过自动引流装置吸走图 17-89。

显露马尾神经后，按照"L_5 与 S_1 相似而 S_2 会明显变细的规律"首先确定 S_2 神经根，再向远端逐个分离出 S_2、S_3、S_4 神经根图 17-90。分离神经时需要两把专用的神经钩配合使用，钝钩负责牵拉，锐钩负责分离神经根。S_2 神经根的各束支可以在肉眼下分开，依据出硬膜处前后排列的位置关系和颜色（后根偏白、前根偏灰），初步判断前根和

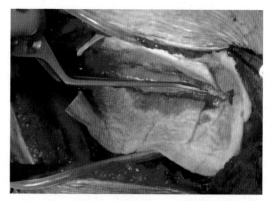

图 17-89 放置负压吸引管和面片，保持硬膜区域的术野清晰。剪开硬脊膜，注意保持蛛网膜的完整性，以免脑脊液在这时渗漏影响术野

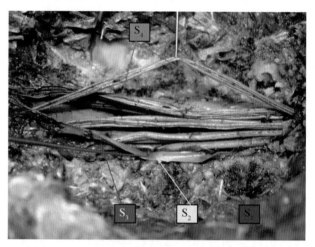

图 17-90 剪开硬脊膜、蛛网膜，分离后的 S_1、S_2、S_3、S_4 神经根（尸体解剖标本）

后根，然后分别电刺激测量膀胱压以确认前、后根。前根电刺激后可以引起膀胱压升高、腹压升高和伴随的下肢运动。而电刺激后根时膀胱压无变化。中胸椎以上脊髓损伤患者电刺激后根通常会引起血压升高。S_3、S_4 神经根较纤细，分离各束时需要在放大头镜或显微镜下操作。$S_2 \sim S_4/S_5$ 后根逐一确认后电凝两端，然后切除 2cm（图 17-91）。

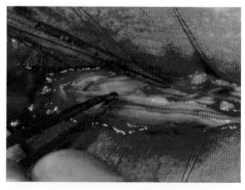

图 17-91 逐一确认 $S_2 \sim S_4/S_5$ 后根，电凝后切除

电刺激测量膀胱压判断前后根时，对硬膜内的马尾神经根宜选用三齿的电极（齿间距 2mm，中间为负极），三齿电极较两齿电极电场弥散范围小，对邻近的神经根影响较小，能够更准确地反映单一神经根电刺激后引起的膀胱压变化。电刺激参数设置：观察骨骼肌反应 3Hz/0.3 ～ 1.0V；观察膀胱平滑肌反应 30Hz/1.5 ～ 4.0V，特殊情况下电压可以调高至 10V。

后根切断完成后，将逐一将骶神经前根置入电极槽中：三导联的电刺激器左右 S_2 前根分别置入近端外侧的两个槽，双侧的 S_3 前根置入近端中间的槽，双侧的 S_4（S_5）前根置入远端的槽。两导联的电刺激器则双侧的 S_2 前根置入近端槽，双侧的 S_3 ～ $S_{4/5}$ 前根置入远端槽，分别按装电极槽的封盖。

通过导线电刺激检测膀胱压：将刺激电极的两个齿扣入导线的接口进行电刺激，观察膀胱压变化，通过这一步骤确认导线无断裂、神经根选择正确。

安放硬膜护翼，便于硬膜的无张力严密缝合，防止脑脊液渗漏。用盐水润滑导线和护翼后透明的导线最先穿过中间的孔，然后是白色和黑色的导线，注意各导线不要弯曲和打结。缝合硬膜时采用连续缝合，硬膜与护翼的涤纶层缝合，不要贯穿护翼的全层，以避免针眼处脑脊液渗漏。

硬膜缝合完毕后，导线通过肌层和皮下脂肪，用引导套管将导线引至侧腹部暂时寄存导线，缝合两处皮肤伤口。

翻身改仰卧位，腹部重新消毒铺单。打开侧腹部伤口，引出导线。在髂窝处设计横切口，切开皮肤、皮下脂肪，潜行分离成口袋状，再次通过与接收器导线连接时要注意：① A 导联连接 S_4 神经根，B 导联连接 S_3 神经根，C 导联连接 S_2 神经根；②各个导线连接时按照电极针和插孔上标记的颜色一一对应，标记的颜色分为白色、黑色和无色 3 种。最后将接收器置于皮下脂肪层，缝合固定于腹部深筋膜。

硬膜内型 Brindley-Finetech 膀胱控制系统置入手术后，需要保持头低位卧床 4 天，患者会有头痛不适，但多可以忍受，术后 1 周可以进行电刺激排尿的检测和参数设置。

2. 硬膜外型 Brindley-Finetech 膀胱控制系统置入的手术步骤　用甲紫标明手术切口，切口 1：腰骶部正中切口，将电极头固定于骶神经根上。

切口 2：左侧胸部切口，此处皮下接收刺激器。

切口 3：T_{12} ～ L_2 正中切口，进行脊髓圆锥部去传入手术。

先做切口 1，L_5 ～ S_3 正中切口，长 8 ～ 10cm。向两侧剥离皮肤后，咬除 S_1、S_2 椎板，显露硬膜的末端及骶神经根。按解剖特征初步确定 S_2、S_3 和 S_4 神经根后，再按前述方法进行电刺激，做膀胱测压，并记录下肢肌肉反应，从解剖和功能上进行双重确定。采用 2 导型置入电极。将一根导线的 2 个电极分别固定在左、右 S_2 神经根上，另一根导线的 2 个电极，分别与左 S_3 ～ S_4 和右 S_3 ～ S_4 神经根固定在一起。硬膜外电极头上携带一硅胶薄片，长约 39mm、宽 6mm，使用时从后方绕过神经根后再与自身缝合，即可将电极头与神经根固定在一起（图 17-92）。

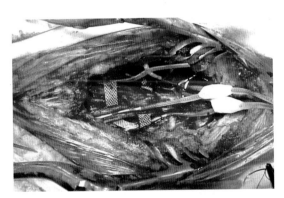

图 17-92　硬膜外骶神经电极置入

做 T_{12} ～ L_2 切口，长约 5cm。切除 T_{12} 和 L_1 椎板，打开硬膜，见到脊髓背面终末段。脊髓表面布满血管，而其下方的神经束（马尾）表面没有血管。此处很难确定哪些后根小束（根丝）属于何神经根，但前侧传出神经束（运动）与后侧传入神经束（感觉）分界明显，在两侧方分界处可见一纵行脊髓血管走行，有明显的界线。用神经剥离子从侧方将前后侧神经束分开，其背侧即为脊神经背根，用尺子从脊髓背侧终末点（terminal tip）向上测量，切除圆锥背侧最远段的 31mm 脊神经背根，能保证完全性的骶部去传入，即切断了 S_2 及其以下的所有根丝（图 17-93）。如果累及部分或全部 S_1 后根，对完全性脊髓损伤的患者而言，亦并无害处。张世民等（2001）对 10 例国人脊髓标本的测量，切断最远侧的 25mm 即能包含 S_2 及以下的所有根丝，20mm 能包含 S_3 及以下的所有根丝（图 17-94）。

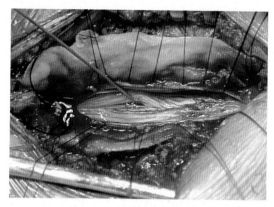

图 17-93 圆锥部去传入术

在侧胸部肋缘上做 5cm 长切口。用皮下隧道开通器，也可用吸引管将腰骶切口与侧胸切口打通，引入导线。将皮下接收器按规定位置与导线接通，并用医用液体硅橡胶封闭所有导线接口，防止术后漏电。因体外刺激器与此皮下接收器是靠电磁感应起作用的，因此接受器表面不应有过厚的脂肪。一般保留 1.0 ～ 1.5cm 厚度，多余的脂肪予以切除。将接受器安放在皮下组织与深筋膜之间，并缝合固定在深筋膜上。防止发生翻转等变动接收器位置。关闭两处切口，放置引流。

将电极及刺激接收器安装完毕，并行骶部去传入手术后，可用体外控制盒进行测试（注意无菌操作），观察在用体外控制器发出刺激时，反映膀胱收缩的压力水柱是否升高，由于是刺激后排尿，应在刺激停止后 2 ～ 3 秒出现水柱升高。

（六）Brindley 电刺激技术术后参数设置和调整

术后应用抗生素约 1 周。在刺激器调试使用之前，应间歇导尿或留置导尿。一般在术后第 3 天或第 4 天，调试体外控制盒，试行排尿。调试太早，患者的手术切口尚未稳定；调试太晚（如 6 天以后），难以发现神经根的术中损伤情况。测试时患者应完全暴露盆底部及两侧下肢。观察患者的排尿、两侧盆底肌肉和下肢肌肉收缩情况及收缩是否对称等。

插入导尿管后进行膀胱的充盈测压试验，用 37℃ 含造影剂的 0.9% 氯化钠溶液充盈膀胱，测量不同容量时的膀胱压。然后 A、B、C 3 个导联分别单独电刺激测量膀胱压，再拔除导尿管，同时电刺激 3 个导联，观察电刺激后排尿情况。

每位患者的刺激参数可能不同，需要根据膀胱测压进行调整。下列参数适合于大多数患者。①排尿参数：电压 5 ～ 10V（体内电极头之间电压），波宽 400msec，频率 26Hz，刺激时间 3 秒，间歇时间 6.5 秒；②排便参数：与排尿相同，但延长刺激时间为 10 秒，间隔期为 20 秒；③电刺激阴茎勃起需持续电刺激，强度较大，一般在 10 ～ 15V；④训练盆底横纹肌防治压力性尿失禁，仅兴奋躯体神经而不引起副交感神经兴奋，其电压肯定存在，但需仔细寻找，一般在 0.5 ～ 1.5V，频率 < 10Hz。

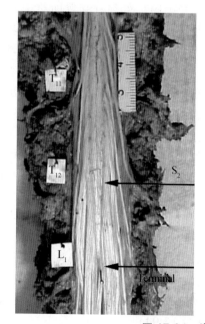

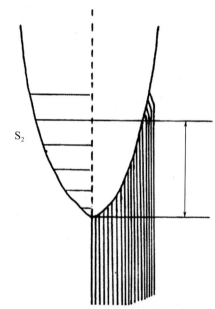

图 17-94 脊髓圆锥部去传入

电刺激排尿测试成功后，就可以让患者自己使用电刺激器进行排尿，记录每次的排尿量、排尿时间和下肢抽搐、身体的感觉等。然后根据使用情况调整参数，以达到最佳的排尿效果。

（七）随访结果及并发症的预防

目前 Brindley 电刺激排尿已在全世界开展了 3000 多例，效果良好。德国最近的大宗病例随访结果显示，约 83% 的患者可以获得足够的膀胱收缩产生有效排尿；94.1% 的患者能获得完全性去传入；尿道感染发生率从术前的每年 6.3 次减少到术后的 1.2 次。

Brindley 电刺激技术并发症可分为手术并发症和体内控制系统本身的损坏。手术并发症包括手术可能带来的损害（如前根损伤）和损伤本身的缺点（如后根切断去传入）。

1. 手术并发症

（1）骶神经前根损害：一般损害几根或几束，不会全部损伤。骶神经前根损伤在术后 3 天内不会显示出功能障碍，因为损伤平面远程的神经纤维尚完好，仍能传导电流至肌肉。但在损伤后的 4 ～ 7 天开始，损伤远端的神经发生华勒氏变性，残余尿量增加。因此如果术中电刺激排尿测试显示观察下肢肌肉收缩和膀胱逼尿肌收缩反应良好，但在术后第 8 ～ 14 天检测时出现膀胱收缩无力，则可能发生了骶神经前根损害。前根损伤最早在 8 周恢复，多数在 4 ～ 6 个月恢复对膀胱和盆底肌肉的支配。如果前根损伤很严重，电刺激不能激发排尿，则患者需导尿。

（2）后根切断去传入的影响：①骶尾部感觉功能丧失。对于骶尾部感觉功能保留的不完全性脊髓损伤患者，术前必须向患者交代，SDAF-SARS 手术后骶尾部感觉功能会丧失，让其权衡利弊；②降低结肠的反射性运动，便秘可能会加重；③失去反射性阴茎勃起，完全切断 S_2 ～ S_4 骶神经后根尤其是 S_2 或无意中造成 S_2 前根损伤，均有可能导致反射性阴茎勃起功能丧失。

（3）去传入不彻底：①不能彻底根除反射性尿失禁，膀胱容量低、储尿功能差；②电刺激诱发疼痛；③存在以血压骤升为特点的自主神经过反射现象；④下肢交感神经过度活动的改变。对这类患者可在脊髓圆锥部位重新进行去传入。

（4）脑脊液漏：发生率较低（1% 左右），一般术后要求患者头高足低位平卧休息，如发生脑脊液漏，一般经过外科处理预后都较好。

（5）感染：Brindley-Finetech 膀胱控制系统置入后的感染是其失败的主要原因之一，而且处理起来棘手，常需取出电极才能有效控制感染。国外报道的发生率约为 5.7%，国内目前开展的例数不多，但已经出现 1 例感染。为了有效控制感染，除了围手术期常规应用抗生素外，目前应用较多的是对置入体内的导线和接收器进行抗生素包裹，用混合有夫西地酸钠的医用硅胶均匀地涂抹在导线和接收器上以提高局部抗生素浓度，但操作复杂，需要重新消毒这些置入体内的器械。鉴于此笔者按 Bayston R 简介的浸渍法成功制成了携带抗生素（选用利福平 - 克林霉素 - 三氯生）的电极导线和接收器，操作简便，只需要在手术中将导线和接收器浸泡在抗生素 - 氯仿溶液中，预实验证实了这一方法的有效性。

2. 体内控制系统损坏的判断与修复

（1）体内装置损伤的判断：患者发现电刺激引起的肢体或膀胱反应突然改变，是最典型的刺激器损坏的表现。多数以前电刺激出现的一种反应突然消失，有时也会出现一种新的反应。对于损伤部位的判定是进行手术修复的前提。根据 Brindley 统计最常发生问题的部位是皮下接收器和与其导线的接口部位，占 60%，导线断裂为第二位，占 35%，另有少部分难以确定损坏部位。进行整体装置的多个角度 X 线摄片对于判断损伤部位也有一定的帮助。

（2）体内装置损坏的修复方法：Brindley 在最早的 500 例中曾经进行了 95 次修复手术，包括更换无线电接收器和重新接通断裂的导线（75 次，79%）和更换新电极（20 次）。

不同的损伤部位采用不同的修复或更新方法。①如果知道明确的导线断裂部位，且断裂位于导线的中间部分，两端距皮下接受器和蛛网膜下腔均在 5cm 以上。在这种情况下可仅修复导线。用一专用导线接口器将远近两侧的金属丝各自对应的拉入接口器的 3 个口中。需要注意将中间的阴极金属丝拉入中间的一个隧道，进行对接。如果发生阳极与阴极对接错误，则只有两根金属丝发挥作用，效果较三根者稍差，但仍可使用。②如果已知故障在皮下接收器与导线的接口处或离接收器 5cm 以内的导线断裂。修复方法是同时更换皮下接收器并接通导线。③如果导线在距蛛网膜下腔 5cm 内断裂。此处不做修理。可重新在骶管内硬膜外再安装新的电极，导线再与原来的皮下接收器接通，或直接调换新的皮下接收器。

（八）未来发展趋势

由于神经干细胞目前还未能应用于临床，骶神经前根电刺激技术在临床应用 30 年后，仍然是唯一能够达到控制性排尿的临床技术，是治疗骶上脊髓损伤性尿失禁的首选。如何对 Brindley 电刺激技术进行改善是目前一大研究热点，其中多数是针对手术操作技术和电极设计的改善。

1. 手术技术方面的改进　由于 SDAF-SARS 技术需广泛切除椎板，创伤较大并可能会影响到脊椎的稳定性。手术创伤对长期卧床的截瘫患者是一个挑战，因此，微创置入 Brindley-Finetech 膀胱控制系统是一个趋势。

德国医师 Possover 尝试在腹腔镜下置入 Brindley-Finetech 膀胱控制系统获得成功。她在 2006 年第 1 次成功为一位 T_8 截瘫的女性患者（因为蛛网膜炎而去掉了 Brindley 电极）在盆腔内、骶骨前方分离骶神经根并安装硬膜外型 Brindley-Finetech 膀胱控制系统的电极，术后 9 个月随访，效果良好。此后她又进行了更多的腹腔镜下置入 Brindley-Finetech 膀胱控制系统的手术，证实这一技术的稳定性。

2. 无线化的设计　鉴于 Brindley-Finetech 膀胱控制系统的故障都出现在导线部位，Kutzenberger 等提出了无线化的设计。笔者则倾向于设计接收器和电极一体化的骶神经电刺激器，手术只需要在神经根上安装一体化的电极和微型接收器，不再需要导线和多个切口，这些尝试正在进行动物实验。

（徐瑞生　付　光　侯春林　廖利民）

十二、骶神经调控术

骶神经调控（SNM）系统是近年发展起来的一种治疗慢性排尿功能障碍的新方法。人们最早应用电刺激盆底肌对尿失禁患者再教育过程中，认识到电刺激还可以对膀胱产生影响，刺激电极可以放置于肛门、阴道、阴茎，电刺激可以抑制膀胱收缩。Tanagho 和 Schmidt 是泌尿科神经调控领域的两位先驱，最初人们认识到电刺激可以通过训练盆底肌、促进盆底肌纤维肥厚增强控尿能力。后来人们又逐渐认识到主动收缩盆底肌通过阴部神经的躯体传入分支可以诱导膀胱松弛，上述推测可以解释电刺激为什么能够治疗压力性尿失禁，然而无法解释电刺激为什么还能够对膀胱收缩力低下和盆腔疼痛具有治疗作用。

目前对于骶神经调控作用机制主要的推测有：SNM 具有双向调节作用，可以恢复尿路控制系统内部兴奋与抑制之间的正常平衡关系，SNM 的治疗作用可能通过传入和传出两条途径实现。传入途径通过阻断上行感觉传导通路关闭脊髓以上排尿中枢介导的排尿反射，促进恢复正常储尿功能。传出途径骶神经调控可以抑制护卫反射（guarding reflex）通路，促进恢复正常排尿功能。最近对于皮质、皮质下结构在控尿中的作用进一步成为研究重点。尽管存在着多种假说，目前多数专家一致认为躯体传入神经是调节信号的载体。事实上，目前通常应用的骶神经调控刺激强度并不能激活内脏神经纤维，骶神经调控对于那些神经传导通路严重受损或中断患者无效。

目前美国 FDA 批准的 SNM 适应证为：难治性急迫性尿失禁、严重的尿急尿频综合征和无膀胱出口梗阻的原发性尿潴留。目前美国 FDA 尚未将神经源性膀胱列入适应证，但研究提示，SNM 对于部分神经源性膀胱也有治疗作用。目前因多发性硬化、帕金森病、脑血管损害、卒中、脊髓炎、血管性脊髓炎、不完全性脊髓损伤、脊柱裂、隐性骶裂、骶骨发育不全等病因导致的神经源性膀胱都有应用骶神经调控治疗成功的文献报道。需要指出的是，多发性硬化等病情可能进展（恶化）的疾病必须在神经系统原发病稳定后才考虑骶神经调控的可能性。另外，神经系统原发病的病情进展可能会影响骶神经调控的治疗效果。

骶神经调控术分经皮穿刺骶神经调控测试和长期刺激装置置入两阶段进行。测试期间通过排尿日记和症状改善程度评估疗效，测试 7～10 天，如患者主观症状及客观观察指标改善 50% 以上，即可进行刺激装置的永久置入。具体步骤可参考女性急迫性尿失禁的骶神经调控治疗章节。

2002 年 Scheepens 等报道了一组神经源性尿失禁患者接受骶神经调控术的病例结果，该组病例包括不完全性脊髓损伤 9 例，圆锥马尾综合征 5 例，多发性硬化 6 例，卒中 3 例，脊髓脊膜膨出 1 例。他们发现在测试阶段有两个因素与预后密切相关：①症状持续时间（如果症状持续超过 7 个月效果不佳）；②导致下尿路功能障碍的神经系统的原发病因及持续时间。那些神经系统原发病灶比较局限和不完全性神经损伤的患者效果较好。一般因椎间盘突出手术导致不完全性脊髓损伤的患者成功率更高，而完全性脊髓损伤和圆锥马尾损伤患者不是骶神经调控的良好适应证。

骶神经调控治疗神经源性尿潴留的病例报道较少，Hohenfellner 等报道的一组接受骶神经调控治疗的神经源性膀胱病例中 11 例有尿潴留症状，其余 16 例有尿失禁症状，经过测试后 11 例尿潴留患者中有 3 例置入体内长期刺激装置，2 例仅短期有效。目前看仅有少数以尿潴留症状为主的神经源性膀胱患者适合骶神经调控，骶神经调控对神经源性逼尿肌过度活动有抑制作用，骶神经调控治疗神经源性尿失禁的成功率低于治疗原发急迫性尿失禁的成功率。主要并发症有电极置入部位感染、疼痛、电极移位、电极被包裹纤维化等。目前报道最多的并发症主要是因为疼痛或感染而再次手术使电脉冲发生器移位，其发生率为 33%，常见并发症还包括导线所处位置的疼痛（25%），与导线相关并发症如导线移位（16%），伤口愈合不佳（7%），9% 的患者因各种原因而必须移除该电极，随着技术的不断提高，这些并发症的发生率亦逐渐减少。

（付　光　陈国庆　廖利民）

第 18 章

小儿尿失禁

正常的膀胱储尿、排尿功能包括足够的膀胱容量、低压储尿、持续逼尿肌收缩及括约肌松弛引起的膀胱排空。这个过程要求有正常的膀胱感觉及正常的膀胱出口阻力。正常的储尿及排尿功能的神经生理机制是由交感神经、副交感神经、体神经共同控制的，并最终由脊髓、脑干、中脑及更高级的皮质结构复杂的相互作用来控制。小儿尿失禁的病因复杂，可能为心理性、解剖性或神经源性疾病或功能障碍，涉及范围广泛，且与成人尿失禁相比，小儿尿失禁的治疗更需要小儿科、泌尿科、神经科及心理科等多科协同诊治。目前对小儿尿失禁病因的研究颇多，但尚无统一的归类标准，本章重点阐述神经源性尿失禁及遗尿症的诊治。

第一节 小儿控尿机制的发育

传统认为婴儿控制排尿的神经通路尚未完全发育成熟，故婴儿的排尿曾被认为是由自发性脊髓反射引起的。新生儿阶段，膀胱被认为是"无抑制性"的，排尿是通过简单的脊髓反射自主发生的，很少甚至不受高级中枢的控制。然而，最近的研究显示哺乳动物出生后与膀胱控制发育有关的突触联系和神经通路已经存在。同时睡眠新生儿脑电图记录显示膀胱的充盈可引起明显的大脑皮质放电增加。上述结果对此传统认识提出了质疑，推测婴儿膀胱控制可能与已经存在的中枢和周围神经系统相互融合有关，而不是简单的脊髓反射。因此，新生儿出生就存在不稳定性膀胱的观念应该重新认识，婴幼儿期排尿似乎是个"行为学独立事件"，排尿在睡眠及清醒之间不是随机分布的，清醒时也有发生。

宫内发育的最后 3 个月，尿液产生的速度明显高于出生后（30ml/h），排尿频率约为每 24 小时 30 次。出生后，排尿控制机制发生进一步改变和广泛调整。根据便携式膀胱监测仪及多通道超声记录，新生儿正常膀胱在睡眠期间是静态的，不会发生排尿，尽管排空效率很高，80% 以上都能完全排空，但是新生儿多采用间断排尿模式。婴儿刚出生后的几天，排尿并不频繁，出生后 12～24 小时发生第 1 次排尿，1 周后排尿频率迅速增加，2～4 周时达到高峰，平均每小时 1 次，然后开始下降，到出生后 6 个月达到平稳，为 10～15 次 / 天。1 岁以后降至 8～10 次 / 天，排尿量增加 3/4。

正常儿童的排尿过程不断发育，只有在排尿控制发育成熟后才有可能由新生儿不自主排尿发展到成人自主有效排尿。小儿 1～2 岁时，形成意识性的膀胱充盈感。2～3 岁时，形成根据膀胱充盈的不同程度自主排尿或抑制排尿的能力，形成社会性有意识控尿能力，这是一种更加自主的排尿模式。2～3 岁时小儿对膀胱膨胀感、排尿需求更加清楚，此时能够意识到与尿控相关的社会规范。即使积极地学习，要获得自主控制排尿、延迟排尿的能力仍需要一个社会适应过程，然后才能自主地启动排尿（甚至在膀胱未完全充盈的情况下）、加速排尿。3～4 岁时，多数小儿形成了成人排尿模式，24 小时无尿失禁现象。

1 岁之前，儿童自主排尿模式的逐步形成，依赖于：①完整的神经系统；②功能性膀胱容量的增加；③括约肌功能的成熟；④最重要的是实现膀胱 - 括约肌功能单位的有力控制。这样，小儿就可实现自主启动和抑制排尿反射。第 1 次有意识的自主排尿通常发生在 1～2 岁，3 岁的儿童通常能够控制尿道外括约肌，4 岁儿童多能像成人一样控制排尿和保持白天和夜间均无尿失禁。12 岁儿童每天排尿 4 ～ 6 次。婴儿期排尿压力远高于成人，据报道男孩的排尿压力高于女孩（118 cmH_2O vs 75 cmH_2O），这种高逼尿肌压随着年龄增长逐步下降。据观察，70% 的幼儿 3 岁时存在尿道低压和间断排尿模式。

神经源性膀胱功能障碍的婴幼儿，虽然清醒时存在明显的逼尿肌过度活动，但在睡眠期间观察到逼尿肌收缩受抑制。作为睡眠期间对膀胱扩张的反应，婴幼儿脑电图显示皮质兴奋、面部表情、肢体活动或苏醒等证据。这种觉醒是一过性的，婴儿会发生短暂的哭闹、肢体运动等，然后很快再次入睡。因为这种觉醒反应在新生儿中也存在，也证实了排尿控制是复杂的神经通路和高级中枢共同调节实现的。

在正常排尿控制机制的早期发育阶段，各种膀胱 - 括约肌 - 会阴部复合体的功能障碍都可能发生，这些功能性障碍可能与其他膀胱功能障碍（如器质性病变、先天畸形）并存。

8 岁之前，儿童膀胱容量逐渐增加，平均每年增加约 30ml。新生儿平均膀胱容量为 30ml，因而小儿膀胱容量 =30+30× 年龄。Hjälmås 等认为年龄与膀胱容量的线性关系（12 岁之前）为：男孩膀胱容量 =（24.8× 年龄）+31.6，女孩膀胱容量 =（22.6× 年龄）+37.4。婴儿膀胱容量的计算公式为：膀胱容量 =38+（2.5× 年龄）。

Kaefer 等认为年龄与膀胱容量的非线性模式是最准确的，膀胱容量（盎司）=2× 年龄 +2（< 2 岁），膀胱容量（盎司）=1/2× 年龄 +6（≥ 2 岁），膀胱容量的单位是盎司（注：1 英制液体盎司 =28.41ml，1 美制液体盎司 =29.57ml）。以上研究没有一项是在大规模人口学研究基础上获得的，不能反映正常的膀胱容量。膀胱容量通常被等同于最大排尿量，但有研究显示两者差异巨大。

女孩的膀胱容量大于男孩，但是两者随年龄的变化无明显差异。最大膀胱测压容量（MCC）可通过充盈期膀胱测压进行测量（表 18-1）。

男孩：MCC = 24.8× 年龄 + 31.6
女孩：MCC =22.6× 年龄 + 37.4
儿童：MCC = 30.0× 年龄 + 30.0

正常胎儿的排尿频率约为每 24 小时 30 次，1 岁时约为 12 次 /24h，然后逐渐降至（5±1）次 /24h。7 岁时平均排尿频率的正常范围为 3 ～ 7 次 /24h。12 岁时，日常排尿模式 4 ～ 6 次 /24h。正常小儿的排尿压力随年龄发生变化，逼尿肌压力与成人相似。男孩平均为 66 cmH_2O，女孩为 57 cmH_2O。

表 18-1 婴幼儿及儿童最大膀胱测压容量（MCC）参考值

年龄	男性婴幼儿（ml）	女性婴幼儿（ml）	年龄	儿童（ml）
1 个月	34	39	1 岁	60
2 个月	36	41	2 岁	90
3 个月	38	43	3 岁	120
4 个月	40	45	4 岁	150
5 个月	42	47	5 岁	180
6 个月	44	49	6 岁	210
7 个月	46	51	7 岁	240
8 个月	48	53	8 岁	270
9 个月	50	54	9 岁	300
10 个月	52	56	10 岁	330
11 个月	54	58	11 岁	360
1 岁	56	60	12 岁	390
			13 岁	420
			14 岁	450
			15 岁	480

第二节 国际小儿尿控协会推荐的相关术语

一、储尿症状（storage symptoms）

排尿次数增加指排尿次数达 8 次或 8 次以上，少于 3 次则为排尿次数减少。描述这些症状时，应指明"白天（day time）"排尿症状还是"昼夜（diurnal）"排尿症状。

尿失禁（urinary incontinence）是指不能控制的漏尿。连续性尿失禁现已替代术语"完全尿失禁"，指持续不断的漏尿。使用该术语时首先要排除先天畸形如异位输尿管或尿道外括约肌医源性损伤等引起的漏尿症状。婴儿大脑皮质已有控制排尿能力，排尿间隔时无漏尿。间歇性尿失禁指有一定间隔时间发生的漏尿。

尿急（urgency）是指突然出现没有预知到的

需要立即排尿的感觉。夜尿症（nocturia）是指儿童晚上醒来排尿，但有别于遗尿发生后醒来的儿童。夜尿症在学龄儿童普遍存在，不能作为预测下尿路功能异常的参数。

二、排尿症状（voiding symptoms）

成人使用的尿流分裂或喷洒（喷雾）性排尿适用于包皮环切术后尿道口狭窄的男孩。启动排尿困难或排尿开始前必须等待一段时间，称为排尿踌躇（hesitancy）。排尿用力（straining）是指用腹压进行和维持排尿。间断性尿流（intermittency）表现为尿流不连续，为几个不连续的排尿曲线，没有尿控能力的 3 岁以下儿童可为生理性。

三、其他排尿异常或相关疾病

遗尿（enuresis）是指睡眠中间断发生的尿失禁。遗尿和夜间间断性尿失禁含义相同，是一个症状也是一种疾病。白天和夜间尿床的儿童有两种不同的诊断名词，即白天和夜间尿失禁或遗尿。没有其他下尿路症状和膀胱功能障碍病史的遗尿被定义为单纯症状遗尿，否则为非单纯症状遗尿。研究显示非单纯症状遗尿在治疗和病理改变方面不同于单纯症状遗尿。根据遗尿的发生进行分类，对于已经至少有 6 个月未尿床的儿童又发生的遗尿称为继发性遗尿，否则为原发性遗尿。

白天伴发疾病或症状（daytime conditions）分类比较困难，需要考虑不同疾病症状重叠。常见白天伴发的疾病或症状有：①急迫性尿失禁（urge incontinence），指尿急时出现的尿失禁，是一个适用于许多膀胱过度活动症（over active bladder，OAB）儿童的术语。②排尿延缓（voiding postponement），常指白天尿失禁的儿童会有习惯性延缓排尿。特殊的排尿控制性动作是排尿延缓的常见表现。这些儿童通常伴有心理性疾病或行为性障碍。③下尿路梗阻（lower urinary obstruction），指排尿时下尿路存在机械性或功能性尿流阻碍，特征是逼尿肌压力增加和尿流率降低，影像尿流动力学检查可确定不同类型的下尿路梗阻。④阴道反流（vaginal reflux），指有排尿控制能力的青春期前女孩在正常排尿后 10 分钟内出现持续尿失禁，并能排除阴道截流尿液外的其他可能的疾病。⑤ Giggle 尿失禁（Giggle incontinence），指儿童在大笑时或之后立即出现的完全排尿，没有大笑时膀胱功能是正常的，是一种罕见综合征。⑥控制（保持）动作（holding maneuvers），常发生在排尿延迟或抑制尿急时。儿童意识到或意识不到这些动作的目的，但对家长来说是十分明显的表现。尿不尽感（feeling of incomplete emptying）不适用于青春期前儿童，因其不能清楚描述这个症状。⑦排尿后滴沥（post-micturition dribble），是指排尿结束后又出现不自主漏尿。阴道反流可以出现这个症状。小儿生殖器和下尿路疼痛通常是非特异和难以定位的，因此也无明确定义。在诊断小儿排尿异常时应注意这些术语多适用于 5 岁以上或具有排尿控制能力的儿童。主述无排尿异常症状并不意味着小儿不存在这些症状。

第三节　小儿尿失禁的评估

当患儿的主诉与症状、体征不相符时，需要进一步检查来明确诊断。社会文化、心理发育状况也要考虑在内。合理的问卷调查有利于病史采集。问卷调查可以对单一症状的夜间遗尿进行诊断。超声、尿流率、残余尿量，结合病史、体格检查等可以诊断大多数的神经源性逼尿肌和盆底肌功能障碍，但是对于神经源性和解剖性尿失禁伴有不完全排空的患儿，要保持高度警惕，这些因素都可能导致肾功能发生不可逆性损害。

在大多数尿失禁的儿童，非侵入性的检查可得出结果，但是病情不明确时，需进行进一步的侵入性检查：①排泄性膀胱尿路造影；②侵入性尿流动力学检查，如膀胱测压、压力/流率/肌电图、影像尿流动力学检查；③肾扫描、静脉尿路造影；④膀胱镜检查。

一、病史采集

下尿路功能障碍患儿的病史采集应尽可能详细，并应有足够的时间跨度以保证资料的完整性，可以从患儿和患儿父母处获得信息并相互印证。尿失禁患儿要区别是持续尿失禁还是间断尿失禁，尿失禁是发生在清醒状态还是睡眠状态。患儿或患儿父母主诉的漏尿量往往主观性较大，尿垫试验可能会使漏尿量的评估更加客观化。然而文献显示，有关儿童尿垫试验的可靠性还没有达成共识。

采集病史应从产科史开始，胎儿窘迫、缺氧、产伤、产前肾积水、羊水过少都可能与日后下尿路功能障碍相关。应详细采集患儿发育过程中关键时间段的信息。既往培养患儿如厕规律时的情况、获得日间及夜间控尿时的年龄等都是很有价值的信息。患儿的排尿频率、最大排尿量、漏尿量（尿失禁的量）、尿急感、对尿急的反应等信息都应详细记录。排尿日记（频率 - 容量表）中的数据还可以印证患儿的主诉。

患儿的如厕习惯及对自身排尿过程的主观感受都是很重要的信息。尿流是连续还是间断？是否需要增加腹压以维持尿流？尿流是否有力？Staccato 尿流曲线指在排尿过程中尿流曲线出现快速波动而始终未中断，可见于各年龄段儿童，包括正常儿童。Yeung 等在一系列研究中发现 Staccato 尿流曲线在下尿路正常的婴幼儿中的发生率为 20% ～ 70%，并有随年龄增长而逐渐下降的趋势。国内裴宇、文建国总结的 8 ～ 13 岁儿童 Staccato 尿流曲线的总体发生率为 31.9%。这都提示了 Staccato 尿流曲线在正常儿童中存在的普遍性，但患儿很难清楚区分 Staccato 排尿与间断排尿两者之间的差别。

女性儿童排尿后滴沥、每次排尿后浸湿臀部及大腿往往有阴唇粘连、处女膜覆盖尿道口等情况。尿急及患儿对尿急的反应往往可以提供很重要的信息。有必要让患儿家长认识到，膀胱过度收缩可发生在膀胱充盈过程中的任何阶段，当膀胱过度收缩停止时，尿急的冲动消失。患有膀胱过度活动症的小儿，其膀胱发生不稳定收缩时患儿经常下蹲，但当膀胱不稳定收缩消失后患儿往往又拒绝排尿。

对既往有尿路感染史者及相关手术史者应引起重视。肠道功能（便秘、大便失禁）及月经和性功能都应进行询问。布里斯托大便症状评分（Bristol stool scale）对于评价儿童肠道功能是一个有用的工具。家族病史的询问在下尿路功能障碍儿童中十分重要，特别是与神经系统畸形和先天性畸形有关的家族病史。

二、体格检查

检查下腹部要注意膀胱区是否充盈，饱满的乙状结肠、降结肠提示有便秘。除了一般的儿科查体外，还要重点检查会阴部感觉、$S_1 \sim S_5$ 神经控制的肛门周围感觉、会阴部反射（球海绵体反射、肛门反射）、肛门括约肌张力，要特别注意生殖区、尿道的情况。仔细检查臀部、下肢不对称等腰骶部神经发育异常的特征（皮下肿块、皮肤色素缺失、毛发生长、异常步态等）。

背部脊柱区要注意观察是否有脊柱弯曲畸形和弯腰能力受损（提示脊髓栓系）。要特别关注背部皮肤，以确定是否存在潜在的隐匿性神经管闭合不全，骶部皮肤凹陷、脂肪瘤、皮肤色素沉着、皮肤毛发等提示可能存在潜在的隐匿性神经管闭合不全。下肢功能可以反映神经病变影响脊髓的程度，肌肉萎缩、足部畸形、足下垂、臀部或下肢的任何不对称或步态不稳，这些体征都提示可能存在神经病变。外生殖器检查时，在女孩要注意检查尿道口的位置，在男孩要注意检查阴茎的外观和尿道口。

父母对儿童排尿习惯的观察是必要的，有些孩子可能通过改变体位掩盖或消除排尿障碍，例如有些小儿通过双腿交叉等姿势，阻碍了盆底肌放松及尿液的自由流出。

三、排尿日记（频率 - 尿量表、频率 - 容量表）

排尿日记是指每天由儿童或家属记录详细的排尿及其相关信息，包括排尿量、排尿次数、液体摄入量、有无夜尿症、遗尿和尿失禁发生等数据。排尿日记一般在家中记录。治疗和随访中经常记录的排尿频率和尿量（频率 - 尿量表、频率 - 容量表），应详细记录每次排尿时间、24 小时尿量，还应记录排尿次数、分布情况、尿量，是否有尿急、漏尿、尿滴沥等情况。推荐连续记录 3 天的频率 - 尿量表以获得更精确的信息。肠道（大便）的情况可以与排尿日记或频率 - 尿量表同期记录，又称为膀胱 - 肠道日记。

对于尿失禁要给予定量评估，既要考虑客观体征又要结合主诉和个人境况。主观尿失禁分类并不能说明病变的程度。12 小时尿垫试验和排尿频率 / 尿量表是了解尿失禁程度的有效方法。12 小时尿垫试验，是膀胱日记的补充，可以显示尿失禁的频率、分布情况及漏尿量。睡眠期间的漏尿量可以通过称量睡觉前后尿垫的重量来确定。夜尿总量 = 晨起排尿量 + 睡眠期间的漏尿量。在儿童 12 小时尿垫试验还应包括液体摄入量。

四、超声检查

建议所有存在下尿路功能障碍的患儿常规接受 B 超检查，最好能够在排尿前（膀胱充盈状态下）和排尿后即刻（膀胱空虚状态下）进行两次 B 超检查。排尿前膀胱充盈状态下 B 超可以评估膀胱形态、膀胱壁的厚度、上尿路是否扩张、储尿期膀胱颈形态及膀胱内储存的尿量。排尿后即刻 B 超可以测量残余尿量，一般认为残余尿量超过同年龄正常膀胱容量的 10% 有临床意义。可以在膀胱充盈和空虚状态下分别测量膀胱壁的厚度，但膀胱壁厚度的正常参考值尚未确立，从临床角度看，高度增厚的膀胱壁提示存在长期的储尿或排尿功能障碍。上尿路扩张积水往往与膀胱顺应性下降、储尿期膀胱压力过高、膀胱输尿管反流、膀胱输尿管连接部狭窄梗阻、UPJ 狭窄等有关。

五、尿液分析

尿液分析可以排除低比重尿、糖尿、蛋白尿和菌尿等，这些常能提示排尿功能障碍的病因和分类。尿失禁患儿经常发现无症状菌尿，这种无症状菌尿往往是患儿排空障碍或不规律的结果。另外，尿路感染还经常是产生膀胱刺激症状的根源。

六、尿流率测定（urine flow measurements）

尿流率／残余尿（超声）测定结果能决定是否需要进行侵入性尿流动力学检查。为保证结果的可靠性，要求充分饮水并在同一仪器上重复测定。如果前 2 次测定结果不一致，则需要进行第 3 次尿流率测定。尿流率测定同时测定盆底肌电图能提高尿流率测定的价值。最大尿流率（maximum flow rate，MFR）指尿流曲线中最高的、并持续 2 秒以上的曲线峰值，而尖锐的高峰通常是假象。

尿流曲线形状由逼尿肌收缩力、腹部压力和膀胱出口阻力决定。正常排尿曲线是一条光滑的钟型（bell）曲线。OAB 可以产生爆发性排尿收缩，尿流表现为持续时间较短的高幅度曲线，即塔形（tower）曲线。器质性流出道梗阻通常是低幅度甚至是低平的尿流曲线，也就是平台型（plateau）曲线。排尿时括约肌收缩也可产生相同的表现，但排尿时括约肌过度活动常使尿流曲线表现为高低起伏状，即不规则的曲线或断奏（staccato）曲线。逼尿肌活动低下或无收缩时腹部肌肉收缩就成为排尿的主要压力，尿流曲线通常表现为对应每次用力时的不连续波动，其间没有尿流，也就是间断（interrupted）或分段尿流曲线。

Staccato 尿流曲线指在排尿过程中尿流曲线出现快速波动而始终未中断，可见于各年龄段儿童，包括正常儿童。其发生机制尚未完全清楚，有资料显示 Staccato 尿流曲线的发生率与尿量呈显著相关，随着尿量增加发生率明显升高。这可能与尿量较多时儿童不能长时间维持尿道外括约肌稳定和逼尿肌 - 括约肌的协同有关，也提示儿童下尿路神经肌肉排尿调控尚未发育完善。Yeung 等在对下尿路正常的婴幼儿进行的膀胱测压研究中发现，在被测儿童出现 Staccato 尿流时，膀胱逼尿肌压力出现不同程度的上下波动。在尿流突然下降的同时伴有逼尿肌压力的急剧升高，而随着逼尿肌压力急剧下降，尿流恢复，认为 Staccato 尿流曲线与逼尿肌 - 括约肌协同失调（DSD）有关。以后进行的影像尿流动力学检查证实排尿过程中逼尿肌压力的急剧升高是因为尿道括约肌的突然收缩造成膀胱等容压力升高，而不是逼尿肌收缩所致。因此发现 Staccato 尿流曲线时，首先应考虑 DSD 的存在。但是，仅凭 Staccato 尿流曲线尚不能做出 DSD 的诊断，需进一步行膀胱测压和同步 EMG 检测来明确诊断。

国内裴宇、文建国对 169 例无下尿路症状儿童（男性 81 例，女性 88 例，年龄 8 ～ 13 岁，平均 10.3 岁 ±1.6 岁）进行自由尿流率检测，并用 B 超测量残余尿量。结果显示 8 ～ 13 岁正常儿童 Staccato 尿流曲线的总体发生率为 31.9 %，其中男性 29.6%，女性 34.1%，两者之间无显著性差异。随着年龄增长，男性发生率逐渐下降，女性发生率与年龄无相关性。Staccato 尿流曲线的发生率受尿量影响，随尿量的增加而增加。Staccato 尿流曲线儿童尿量、尿流时间和达到最大尿流时间均显著大于正常尿流曲线儿童，而最大尿流率、平均尿流率和残余尿的发生率与正常尿流曲线儿童无显著性差异。其认为正常小儿的 Staccato 尿流曲线常见，其发生率受年龄大小和尿量多少的影响。如果发现小儿 Staccato 尿流曲线，应结合残余尿是否增多来考虑其临床意义。Staccato 尿流曲线可用于初步筛查小儿排尿异常的参考指标之一。残余尿不增多提示排尿过程中引起 Staccato 尿流曲线的括约肌收缩（或 DSD）程度较轻，不影响膀胱的排空。反之，残余尿增多提示排尿过程中可能存在严重的括约肌收缩（或 DSD），影响了膀胱的排空。此时，应进一步查找原因和积极治疗 DSD。

七、尿流动力学检查

膀胱测压（cystometry）充盈期和排尿期膀胱测压有助于判断膀胱的充盈和排空功能。儿童充盈期膀胱测压要求使用生理性灌注速度，但生理性灌注速度只代表标准尿流动力学检查中能够被接受的灌注速度。生理性灌注速度是灌注速度小于肾脏产生尿液的最大预测值，即千克体重除以 4，单位是 ml/min，大于该值则为非生理性灌注速度。此外，还有学者提出采用预测膀胱容量的 5% 作为灌注速度。婴儿和儿童常不经允许就开始排尿，膀胱测压的准确性可能无法保证。

膀胱储尿功能重点观察膀胱感觉、逼尿肌活动性、膀胱顺应性和膀胱容量描述。婴幼儿除强烈排尿感外常不能表述其他膀胱感觉。充盈性膀胱测压中逼尿肌活动低下，可观察到膀胱感觉降低或膀胱感觉缺乏。当充盈达到依据年龄预测的膀胱容量仍无感觉时，则为膀胱容量感觉降低。控制动作（holding maneuvers）可以通过脚趾弯曲和腿部抖动表现出来，即使在婴儿也是如此。当膀胱灌注出现疼痛时，灌注应立即停止。ICS 定义的膀胱感觉只适用于大龄儿童和青少年。小儿正常逼尿肌在膀胱充盈时很少或没有压力变化，没有不随意的期相性收缩。排尿前出现逼尿肌活动则为病理性。逼尿肌过度活动的诊断主要依靠尿流动力学检查，即膀胱充盈期出现自发或诱发的逼尿肌不随意收缩。

OAB 是一种以尿急症状为特征的症候群，常伴有尿频和夜尿症状，可伴有或不伴有急迫性尿失禁，尿流动力学表现为逼尿肌过度活动或其他形式的尿道 - 膀胱功能障碍。但儿童尿急感在尿流动力学检查很少有逼尿肌收缩，这与成人不同。

ICCS 建议将逼尿肌过度活动替代过去的术语"逼尿肌不稳定"，神经源性逼尿肌过度活动替代了过去的术语"逼尿肌反射亢进"，无明确原因的逼尿肌过度活动称为"特发性逼尿肌过度活动"。

膀胱顺应性（C= $\triangle$ V / $\triangle$ pdet）描述膀胱容量（$\triangle$ V）变化和逼尿肌压力（$\triangle$ pdet）变化之间的关系。膀胱顺应性受膀胱充盈速度的影响，也与膀胱容量有关，因而还随年龄增长而变化。至今，小儿膀胱顺应性仍无可靠的参考值。充盈到根据年龄计算的最大膀胱容量时，逼尿肌压≤10cmH$_2$O 提示膀胱顺应性正常。由于膀胱容量从出生时的平均 30ml 增加到 10 岁时的平均 300ml，顺应性有随年龄增长的倾向。

正常排尿指持续的逼尿肌收缩使膀胱在正常的排尿时间内和无梗阻的情况下完全排空。排尿训练前的小儿膀胱收缩常不能主动启动。在婴儿中偶尔记录到的高逼尿肌排尿压力可以是正常的。膀胱活动低下指尿流动力学检查存在逼尿肌活动低下或逼尿肌无收缩。逼尿肌活动低下指逼尿肌收缩强度降低和（或）收缩持续的时间缩短，导致膀胱排空延长和（或）在正常时间段内不能完全排空膀胱。逼尿肌无收缩则是在尿流动力学检查中始终没有逼尿肌收缩。过去曾经将上述两种情况称为惰性膀胱，现在统称为膀胱活动低下。

功能性排尿异常适用于无神经源性疾病的儿童，主要表现为间断性和（或）波动尿流率，这是因排尿时尿道外括约肌或盆底肌不连续收缩造成的，常见症状是尿失禁。逼尿肌 - 括约肌协同失调仅适用于神经源性膀胱，指排尿期逼尿肌收缩总是伴随尿道和（或）尿道周围横纹肌的不随意收缩，偶尔也会出现尿流停止现象。这需要和储尿期的不随意逼尿肌收缩同时伴有括约肌肌电图活动增加（正常的保护反射）相区别。

尿道松弛性尿失禁指没有腹压增加和逼尿肌过度活动时因为尿道松弛而造成的漏尿，该术语已经替代了以前的"尿道不稳定"。尿流动力学压力性尿失禁指膀胱充盈测压时发生的尿失禁，被定义为腹压增加而逼尿肌无收缩时出现的不自主漏尿。尿流动力学压力性尿失禁被推荐替代真性压力性尿失禁。儿童尿流动力学压力性尿失禁罕见，多发生在有尿路疾病和神经源性疾病的女童。

腹压漏尿点压是指由于腹压增加而无逼尿肌收缩导致漏尿发生时的膀胱内压。逼尿肌漏尿点压指无腹压增加（如用力）及无逼尿肌收缩的情况下，产生漏尿时的逼尿肌压力，但包括了主动的括约肌收缩因素。ICCS 建议应用腹压漏尿点压代替术语"Valsalva 漏尿点压"，因为两者意义一样。逼尿肌漏尿点压增高是提示上尿路损害的很重要的危险因素（表 18-2）。

表 18-2　小儿膀胱功能障碍尿流动力学分类

储尿期	逼尿肌功能	膀胱/逼尿肌稳定性	稳定、过度活动
			过度活动是指以期相性逼尿肌无抑制收缩为特征，可以自发也可以由刺激如体位改变、咳嗽、散步、跳跃等诱发
			神经源性逼尿肌过度活动定义为逼尿肌过度活动是由神经控制机制障碍引起的，临床有确切的相关神经系统受损害证据
		膀胱感觉	正常、增高、降低、缺失
		膀胱容量	正常、增高、降低
		膀胱顺应性	正常、增高、降低
	尿道功能		正常、不完全
排尿期	逼尿肌功能		增强、正常、活动低下、逼尿肌无收缩
			活动低下定义为逼尿肌收缩强度不够和（或）不能持续足够的时间以至于影响到在正常时间段内排空膀胱
	尿道功能		正常（逼尿肌括约肌协调）、过度活跃（逼尿肌括约肌协同失调）、无活动性
			排尿期尿道过度活跃（逼尿肌括约肌协同失调）定义为逼尿肌收缩的同时伴有尿道和（或）盆底横纹肌的不随意收缩，可伴有尿流的中断

八、排尿期膀胱尿道造影

推荐排尿期膀胱尿道造影与尿流动力学检查联合应用。经常复发症状性泌尿系统感染的患儿，排尿期膀胱尿道造影有助于判断是否存在膀胱输尿管反流。有上尿路重复畸形、输尿管囊肿、上尿路扩张积水的患儿，排尿期膀胱尿道造影还有助于判断是否存在膀胱输尿管反流、膀胱出口梗阻、尿道畸形。

第四节　小儿遗尿症

对于遗尿症的定义学术界仍存在分歧意见，特别是在年龄和发生频率方面存在争议。国际儿童尿控协会于 2006 年制订的定义为：夜间遗尿症为年龄 ≥ 5 岁，无中枢神经系统病变的儿童，在睡眠中出现不自主的漏尿现象，至少每周 2 次并持续 3 个月或以上。夜间尿失禁和其他原因引起的夜间尿床统称为夜间遗尿症，根据遗尿是否伴有白天症状，可将其分为单症状夜间遗尿症和复合症状夜间遗尿症。根据遗尿出现的特点，可进一步分为原发性和继发性遗尿症。原发性遗尿症（primary enuresis）：指症状自幼持续存在（无症状期不超过 6 个月）的遗尿症。继发性遗尿症（secondary enuresis）：指曾有过至少 6 个月的无症状期而后再次发生的遗尿症。

一、流行病学

根据儿童夜间遗尿症的流行病学报道显示，不同国家和种族的患病率略有不同。根据英国的一项流行病学调查，在 13 973 名儿童（年龄 4.5 ～ 9.5 岁）中，4.5 岁、7.5 岁和 9.5 岁的儿童遗尿症的发生率分别为 8%、3% 和 1.5%，其中男性较女性多见。美国一项流行病学调查显示，5 ～ 17 岁的 10 960 名儿童中，遗尿症的总患病率为 10.63%，5 岁为 33.0%，8 岁降为 18.0%，17 岁降为 0.7%。非洲 5 ～ 16 岁的 1575 名儿童调查显示，遗尿症患病率为 12.95%。在亚洲，韩国 7 ～ 12 岁的 12 570 名儿童中，遗尿症总患病率为 10.6%，7 岁为 20.4%，12 岁降为 5.6%。长期随访每年的自愈率为 15%。另外，夜间遗尿症有明显的家族遗传倾向，父母均患遗尿症，子代遗尿发生率为 77%。父母一方有遗尿症，子代遗尿发生率为 15%。另外，存在其他生理、心理、智力等发育障碍的小儿中，遗尿症更为常见。

二、病因学

儿童遗尿症的病因尚不明确。导致遗尿症的可能因素有家族遗传、觉醒功能障碍、膀胱功能障碍、抗利尿激素分泌异常、精神因素、泌尿系统器质性病变等。

（一）控尿功能发育延迟

正常儿童的排尿功能有一个不断发育成熟的过程，1 岁之前，儿童自主排尿模式的逐步形成，依赖于：①完整的神经系统；②功能性膀胱容量的增加；③括约肌功能的成熟；④最重要的是实现膀胱 - 括约肌功能单位的有力控制。这样，小儿就可实现自主启动和抑制排尿反射。第 1 次有意识的自主排尿通常发生在 1 ～ 2 岁，3 岁儿童通常能够控制尿道外括约肌，4 岁儿童多能像成人一样控制排尿和保持白天和夜间均无尿失禁。12 岁儿童每天排尿 4 ～ 6 次。婴儿期排尿压力远高于成人，据报道男孩的排尿压力高于女孩（118 cmH_2O vs 75cmH_2O），这种高逼尿肌压随着年龄增长逐步下降。据观察，70% 的幼儿 3 岁时存在尿道低压和间断排尿模式。

神经源性膀胱功能障碍的婴幼儿，虽然清醒时存在明显的逼尿肌过度活动，但在睡眠期间观察到逼尿肌收缩受到抑制。作为睡眠期间对膀胱扩张的反应，婴幼儿脑电图显示皮质兴奋、面部表情、肢体活动或苏醒等证据。这种觉醒是一过性的，婴儿会发生短暂的哭闹、肢体运动等，然后很快再次入睡。因为这种觉醒反应在新生儿中也存在，也证实了排尿控制是复杂的神经通路和高级中枢共同调节实现的。

神经通路及高级中枢发育成熟延迟，夜间抑制逼尿肌收缩的能力降低，因而出现逼尿肌不稳定或非自主收缩，膀胱敏感性增高，夜间功能容量减少。49% ～ 79% 的患儿尿流动力学结果显示有逼尿肌的不稳定收缩，膀胱敏感性增高，夜间功能容量减少。存在语言、行为发育滞后的幼儿常合并有遗尿。因此，随着年龄增长，神经通路及中枢系统发育逐步成熟，遗尿症患者的自愈率会逐渐增加。

（二）膀胱功能障碍

遗尿症可能与神经通路或高级中枢发育异常或延缓有关，但也有人推测有部分患儿膀胱自主性增高是不受正常中枢神经系统所控制，都可表现为膀胱功能障碍。有研究者通过连续 24 小时膀胱测压和肌电图检查的方法对遗尿症患儿进行测定，结果发现出现同一症状的原因可能是膀胱不同的功能障碍所致，主要有：①日间正常，仅表现为夜间逼尿肌不稳定收缩或潜在的不稳定收缩；②白天膀胱容量减少，排尿期逼尿肌括约肌协同失调，夜间伴有逼尿肌不稳定收缩；③昼夜均存在的逼尿肌收缩压明显增高，疑有梗阻的排尿模式；④白天尿流动力学检查排尿功能紊乱，夜间尿频。多数患儿的神经功能紊乱与年龄相关，随着年龄增长功能逐步趋于稳定。

此外，在正常排尿控制机制的早期发育阶段，各种膀胱 - 括约肌 - 会阴部复合体的功能障碍都可能发生，这些功能性障碍，可能与其他膀胱功能障碍（如器质性病变、先天畸形）并存。

（三）抗利尿激素分泌异常

有研究报道，夜间遗尿与抗利尿激素（ADH）分泌的昼夜节律有关。夜间遗尿的患儿多表现为夜间 ADH 分泌不足，也有学者认为夜间遗尿的儿童可能没有 ADH 夜间的分泌不足，但存在 ADH 受体和信号传导异常。

（四）精神因素

多数遗尿患儿不一定存在精神异常，但会有适应不良、行为异常或诱发于某次与排尿有关的不良体验，紧张和焦虑对控制排尿的发育有一定影响。有资料显示遗尿患者与正常人相比有不同的行为表现，患者常有紧张、焦虑、自卑，而遗尿会进一步加重其焦虑或自卑等，而且可能会成为部分年长儿童或成人遗尿的重要原因。

（五）遗传因素

流行病学结果显示，约 62% 的遗尿症患儿的父母或其他亲属曾有过类似病史，夜间遗尿有明显的家族遗传倾向。夜间遗尿症为常染色体显性遗传，外显率为 90%，相关基因可能与平滑肌的收缩、夜间睡眠及 ADH 有关。

（六）其他

糖尿病、抑郁症及睡眠呼吸暂停等也可能与遗尿症相关。

三、诊断

（一）病史采集及体格检查

首先需详细询问病史，了解患者的精神、心理、行为，有无遗尿家族史，婴幼儿期的发育情况、睡眠状况，有无药物的应用史。社会文化、心理发育状况也要考虑在内。着重了解遗尿发生的时间、频率及是否伴随有其他排尿症状，包括日间的尿频、尿急、排尿困难或尿失禁症状等，是否合并有夜间多尿。可通过排尿日记客观和较为精准地记录储尿及排尿情况。

排尿日记指每天由儿童或家属记录详细的排尿及其相关信息，包括排尿量、排尿次数、液体摄入量、有无夜尿症、遗尿和尿失禁发生等数据。排尿日记一般在家中记录。治疗和随访中经常记录的排尿频率和尿量（频率-尿量表、频率-容量表），应详细记录每次排尿时间、24小时尿量，还应记录排尿次数、分布情况、尿量，是否有尿急、漏尿、尿滴沥等情况。推荐连续记录3天的频率-尿量表以获得更精确的信息。肠道（大便）的情况可以与排尿日记或频率-尿量表同期记录，这也称为膀胱-肠道日记。问卷调查可帮助进行病史采集。病史采集可以对单症状夜间遗尿和复合症状夜间遗尿进行诊断。

（二）体格检查

检查下腹部要注意膀胱区是否充盈，饱满的乙状结肠、降结肠提示有便秘。除了一般的儿科查体外，还要重点检查会阴部感觉、$S_1 \sim S_5$ 神经控制的肛门周围感觉、会阴部反射（球海绵体反射、肛门反射）、肛门括约肌张力，要特别注意生殖区、尿道的情况。仔细检查臀部、下肢不对称等腰骶部神经发育异常的特征（皮下肿块、皮肤色素缺失、毛发生长、异常步态等）。

背部脊柱区要注意观察是否有脊柱弯曲畸形和弯腰能力受损（提示脊髓栓系）。要特别关注背部皮肤，以确定是否存在潜在的隐匿性神经管闭合不全，骶部皮肤凹陷、脂肪瘤、皮肤色素沉着、皮肤毛发等提示可能存在潜在的隐匿性神经管闭合不全。下肢功能可以反映神经病变影响脊髓的程度，肌肉萎缩、足部畸形、足下垂、臀部或下肢的任何不对称或步态不稳都提示可能存在神经系统病变。

（三）超声检查

建议所有存在下尿路功能障碍的患儿常规接受B超检查，最好能在排尿前（膀胱充盈状态下）和排尿后即刻（膀胱空虚状态下）进行两次B超检查。排尿后即刻B超可以测量残余尿量，一般认为残余尿量超过同年龄正常膀胱容量的10%有临床意义。

（四）尿流动力学检查

对于遗尿症患者来说，尿流动力学检查是非必需的检查。但是，可通过尿流动力学检查了解膀胱功能、明确遗尿的原因并可帮助鉴别解剖型或器质性疾病。遗尿症患者可表现为逼尿肌不稳定收缩、敏感性增高、顺应性降低、膀胱有效容量减少。

四、治疗

尿失禁不仅是医学问题，还是社会问题。尿失禁是症状，而不是疾病的本质。必须明确尿失禁的病理生理学机制，才能明确哪些是有效的治疗方法。大多数儿童发育成熟后不再尿床，因而很多医师采取"保守观察"的态度。在一项尿失禁患儿的研究中，将调查问卷发放给100名患儿母亲、100名患儿老师、100名医师，结果显示：患儿母亲多采取容忍的态度，约2/3咨询过医师；大多数医师表示没有办法或者采取"保守观察"的态度，或者给予药物治疗而不是"夜尿警铃"行为治疗。从该项研究我们可以看出，我们不仅要教育患儿父母，还要教育患儿的老师甚至医师，告诉他们治疗小儿遗尿症的重要性。还应强调指出，夜间遗尿是常见现象，是发育迟滞的表现，不代表有心理疾病。只要给予正确的指导，高达19%患者可以在8周内保持干燥。

（一）行为治疗

1. 生活指导　鼓励孩子，使其正确认识遗尿这一现象不是孩子在犯错，避免责骂孩子。指导孩子正确地进食，避免因惧怕遗尿而不敢喝水，规律排尿，避免睡前及夜间大量饮水和过度憋尿，睡前排尿，限制过多的钙钠摄入（表18-3）。

表18-3　各年龄儿童及青少年推荐液体摄入量

年龄（岁）	性别	液体摄入量（ml/d）
4～8	女性	1000～1400
	男性	1000～1400
9～13	女性	1200～2100
	男性	1400～2300
14～18	女性	1400～2500
	男性	2100～3200

2. 如厕训练　在日间嘱患儿尽量延长排尿间隔时间，避免主动排尿。逐渐由每0.5～1小时延长1次至每3～4小时1次，以扩大有效膀胱容量。如厕训练的年龄在不同国家有所不同。如厕训练需要适宜的环境，以满足孩子采用正确姿

势排尿的需要。同时家长需根据排尿日记记录的信息制订个体化监督或训练如厕方案。

3. **唤醒疗法**　入睡后根据排尿日记记录的患儿遗尿情况及夜间排尿情况按需唤醒患儿起床排尿，强化"夜间尿意 - 觉醒"的神经反射，使之及时觉醒自动排尿，减少尿床的机会和次数。

唤醒的时机：①患儿在安静睡眠中突然出现翻身或其他躁动表现；②根据以往患儿出现遗尿的时间规律，在即将遗尿前唤醒排尿。

具体操作步骤：①睡前设定闹钟时间；②闹钟响后，患者必须在 3 分钟内关闭闹钟；③必须选择强烈治疗动机的家长，向孩子给予充分的说明与解释。唤醒疗法虽然治愈率较高，但是实际使用后，家长经常无法配合持续训练，所以临床上使用并不多。

4. **夜尿警铃的条件反射训练**　用一套遗尿的警报装置，训练患儿在遗尿前惊醒。在患儿身下放一个电子垫和一个电铃相连接，一旦电子垫被尿湿时，接通电路而使电铃发出声响，惊醒患儿起床排尿。其治疗遗尿症的机制是：①帮助患者建立正常的睡眠中尿意觉醒机制；②改善夜晚膀胱储尿功能。夜尿警铃是促进睡眠觉醒和治疗单纯性夜间遗尿最有效的方法。一般经 1 ～ 2 个月的训练可使 70% ～ 80% 原发性遗尿获得治愈，复发率是抗利尿激素药物治疗的 1/9。经 meta 分析，夜尿警铃条件反射训练的治愈率约 43%。持续治疗，平均成功率达 68%。尿失禁较重、患儿及其家长治疗态度积极，治疗效果较好。

（二）药物治疗

1. **精氨酸加压素（抗利尿激素）** 是机体出现高渗透压、低血容量时由下丘脑产生、垂体释放的激素，主要作用于肾脏集合管、远端小管，加强水吸收。夜尿增多的患儿是对醋酸去氨加压素治疗最敏感的人群，但是对由逼尿肌过度活动引起的尿失禁，此类药物无效。应用醋酸去氨加压素，短期的治疗效果优于"夜尿警铃疗法"，对治疗后患儿进行 6 ～ 24 个月的随访，结果显示每年治愈率约为 30%。

大量临床研究结果显示：醋酸去氨加压素耐受性良好，副作用小。SWEET 研究中，有 2.5% 的患儿因鼻腔内给药的轻微副作用停止服药。醋酸去氨加压素最主要的副作用为水中毒。Robson、Norgard 等 1996 年对夜间遗尿的低钠血症患儿进行研究，发现水中毒是服药期间大量摄

水所致，因而服药期间要合理限水，基本原则为晚餐 8 盎司（1 英制液体盎司 =28.41ml，1 美制液体盎司 =29.57ml）液体摄入、睡前 2 小时禁水。另外，偶有低钠血症、惊厥等副作用发生。

SWEET 研究发现应用醋酸去氨加压素治疗症状改善明显或消失的多为年龄偏大、漏尿量少、漏尿次数少，并且对最小药物剂量有较好反应的患者。在一项研究中显示，服用醋酸去氨加压素的患者连续保持 14 天干燥的人数，是安慰剂组的 4.6 倍。但是，短期的药物治疗，停药后症状经常复发。建议连续用药至少 3 个月。

2. **高选择性的抗胆碱能药物**　目前常用药物有托特罗定、索利那新。特别是对合并夜间逼尿肌活动过度的单症状遗尿症患儿疗效更为理想。另外研究结果显示，73% 的成年夜间遗尿患者同时存在功能性膀胱出口梗阻（膀胱颈功能障碍或逼尿肌括约肌协同失调），这也就提示我们对于抗利尿激素治疗无效的患儿，抗胆碱能药物可能是有效的选择。因此，抗胆碱能药物也适用于日间和夜间尿失禁并存的患者。一般情况下，托特罗定、索利那新耐受性较好，但也有口干、便秘等副作用。其中便秘会加重逼尿肌过度活动，减弱疗效。

另外，透明质酸钠 / 辣椒素等膀胱灌注药物可降低膀胱感觉传入，对部分逼尿肌过度活动患儿有效，但在儿童应用较少。

3. **三环类抗抑郁药物**　虽然三环类抗抑郁药物，尤其是丙米嗪，治疗一些患者有效，但是多数研究评价此类药物较陈旧。主要副作用为心血管毒性，治疗剂量也可能出现较大的副作用，超剂量可能致死。虽然三环类抗抑郁药物能有效减少尿失禁次数，但是仅 17% 的治愈率大大地限制了其应用。

（三）针灸疗法

按照中医理论，小儿尿失禁的主要原因为肾阳不足、肺脾气虚，治疗原则为健脾宣肺，温肾固摄。常用针刺取穴部位包括中极、膀胱俞、三阴交、气海、关元、肾俞、足三里、阴陵泉。

在一项随机对照试验中，40 例患者口服抗利尿激素或针灸治疗，75% 的患儿服药后 6 个月有效，针灸 12 个疗程后完全干燥。从以上研究结果我们可以得出结论：作为一种选择性的、有效的短期治疗，针灸是可行性的选择。另一项 meta 分析研究证实了针灸治疗小儿夜间遗尿的有效性。由于各项研究使用的定义不同、包含的症状不同、随访期限不同，因而针灸治疗的结果和治愈率很难比较。

（四）联合治疗

对单项治疗无效的患者，夜尿警铃与醋酸去氨加压素联合治疗效果较好。在此项研究中，两种治疗同时起步，抗利尿激素快速起效，有利于患者对夜尿警铃的适应。6周以后停止服药，夜尿警铃治疗持续至患者保持完全干燥。与单项治疗相比较，联合治疗更适用于尿失禁频繁、行为功能障碍的患儿，成功率更高。Van Kampen 等对60多例患者进行联合治疗（包括警铃、膀胱训练、激励治疗、盆底肌训练等），52例患者完全控尿变得完全干燥。

还有约 1/3 的患者对夜尿警铃训练及抗利尿激素无反应，其中大多数是由于小膀胱容量、逼尿肌过度活动所致。这类患者多有尿急及日间尿失禁，虽然目前没有文献证据支持，但应考虑口服抗利尿激素和抗胆碱药物。减少夜间尿液形成可以降低膀胱充盈的速率，减少逼尿肌无抑制性收缩，加强抗胆碱药物的疗效。通常治疗 1～2 个月可起效。一些对联合治疗无效的患者，可能是由于吸收性尿钙过高引起的夜间遗尿。可以通过适当的低钙饮食，配合抗利尿激素进行治疗。

五、预后

单症状夜间遗尿症可呈自限性。绝大多数患儿在改善生活习惯、使用遗尿报警器或醋酸去氨加压素治疗后等治疗手段后都可治愈，对部分治疗效果欠佳的患儿还应进一步找寻并明确引起遗尿的原因。

第五节　小儿神经源性尿失禁

任何与储尿和（或）排尿有关的中枢和外周神经损伤引起的膀胱功能障碍统称为神经源性膀胱，儿童神经源性膀胱的临床发生率较高，常见于脊髓神经管闭合不全、脊髓外伤、脑瘫等神经学疾病，主要表现为尿失禁、尿床、排尿困难等。该类疾病治疗的根本目的是保护肾功能，确保患者长期生存，尽可能实现控尿，提高生活质量。

原发病可治愈或恢复者，首先要处理原发病，尿失禁等症状会随着原发病的治愈而恢复。神经外科修复手术可以解决脊髓膨出、脊髓脊膜膨出等缺损，但是并不能恢复已经发生的不可逆的神经系统发育不良或损害。关于神经外科修复手术的手术时机、手术效果及相关并发症等，目前尚缺乏系统研究。应注意的是，完成神经外科修复手术后，需要进一步行泌尿外科评估并定期随访，应告知患儿家长，尿失禁症状仅仅是复杂泌尿系统疾病的一种表现，在该症状背后可能存在更为严重的肾脏、膀胱或尿道的功能障碍，定期随访是尽早发现疾病、预防进一步恶化的最佳方式。

膀胱尿道功能障碍主要依据尿流动力学检查结果进行针对性治疗，通过尿流动力学检查了解逼尿肌稳定性、膀胱顺应性、膀胱容量、逼尿肌漏尿点压等。明确排尿功能障碍的类型后，治疗原则与成人尿失禁基本相同。但小儿因其年龄及发育方面的特点，治疗有其特殊性，比如：间歇导尿可能需要家长的指导及配合；索利那新、托特罗定等药物，在儿童的长期使用中需要进一步大规模的随访研究。

对于经非手术治疗无效的患儿，可通过手术治疗改善尿失禁症状。常用的手术方式有膀胱扩大术、膀胱替代术、尿流改道、尿道吊带术、膀胱颈口悬吊术等。需要注意的是，神经源性尿失禁患儿的膀胱尿道手术应在神经系统处于基本稳定的状态后进行尿流动力学评估，病情稳定前，要尽可能采用可逆性非手术治疗手段。

第六节　小儿可控性尿流改道

可控性尿流改道不应用原有的尿道，而是通过重建的管道作为可以控尿的输出道（腹壁造口），术后经造口间歇导尿排空重建的储尿囊。小儿可控性尿流改道必须达到低压、可控，并有足够的容量以保护上尿路。在选择外科手术前应先经过系统的非手术治疗，包括间歇清洁导尿（CIC）及药物治疗。如非手术治疗失败，多数患儿可选择肠道膀胱扩大术（必要时重建膀胱颈及尿道，严重的控尿功能缺陷甚至可以封闭膀胱颈）。在严重下尿路解剖畸形及功能紊乱等没有条件行肠道膀胱扩大术时，可以考虑选择可控性尿流改道。小儿的智力及上肢功能必须满足术后自行间歇导尿，如术后不能按时规律导尿，可能发生尿路感染、结石形成、储尿囊穿孔、肾功能恶化等不良情况。

Mitrofanoff 术式的原理实际上是瓣膜机制（图 18-1），当储尿囊内压力增高传导至软性 Mitrofanoff 管，将这一包埋于黏膜下或包裹于储尿囊壁的管道挤压于储尿囊壁使管腔闭合以达到阻止尿液流出的目的。一般情况下，输出道管腔内压比储尿囊内压高 2 ～ 3 倍，并且随储尿囊内压增高而增高，因此即使腹压突然增高也不至于发生尿失禁。只要黏膜下或储尿囊壁包埋的 Mitrofanoff 管长度与管腔直径之比达 5：1 即能发挥尿液可控作用。临床应用证明，采用不同细管状结构（阑尾、小肠、输尿管等）成形的 Mitrofanoff 管和不同的储尿囊（自然膀胱、扩大或成形的新膀胱）可控率达 90% 以上。

尿流改道要达到可控性并能完全排空常需清洁间歇导尿。如神经源性膀胱或膀胱外翻经功能修复术后的男孩，因尿道壁敏感或不规整经原尿道导尿有困难时改为经腹壁阑尾造口导尿。可控性尿流改道须达到：①足够的储尿袋容量，呈低压状态而无反流至上尿路以保护肾功能不受损；②有括约肌作用，防止尿外溢；③新膀胱或储尿袋可以排空或经自家清洁间歇导尿协助排空。Mitrofanoff 术以阑尾为输出道可达到可控性及易行自家导尿。阑尾管径粗细适中、管壁薄、

顺应性好，被公认为是 Mitrofanoff 管的理想选择，但约 31% 的阑尾由于病理因素（主要为管腔狭窄）而不能使用。当进入腹腔找到阑尾，初步判断可用后应注意保护血供。如果阑尾长度 <6cm，可于基底部切取 3 ～ 4cm 盲肠壁缝合成管状予以延长（图 18-2）。试插 12 ～ 14F 导管，确定管腔无狭窄后将阑尾远端与储尿囊前壁或后侧壁吻合，阑尾于储尿囊内做一抗反流乳头或者包埋于储尿囊黏膜下形成长约 5cm 的隧道，阑尾近端一般选择脐部或下腹壁较隐蔽的部位做皮肤造口。

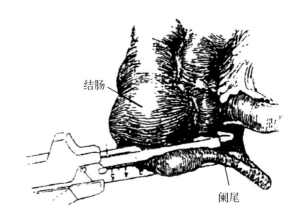

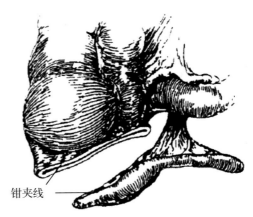

图 18-2　用胃肠钳截取部分盲肠壁以增加阑尾长度
（摘自 Sumfest et al. The Mitrofanoff principle in urinary reconstruction. J Urol, 1993, 150：1876）

1991 年 Hubner 等实验证实盲肠阑尾连接部有括约肌功能，他们测量盲肠、盲肠阑尾连接部及阑尾部环肌厚度时以盲肠阑尾连接部环肌最厚，能承受 37 ～ 112cmH_2O 的压力。回盲瓣本身已有防止尿外溢的作用，再加上阑尾根部包埋加强了可控性。但术时一定要试插导管看是否易于插入储尿袋。Sumfest 等应用以阑尾为输出道的尿流改道 47 例中有 45 例达到可控性。如阑尾长度

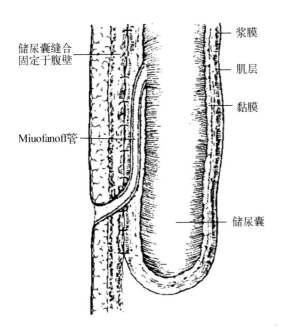

图 18-1　Mitrofanoff 管道原理示意图

浆膜
肌层
黏膜
储尿囊
Miuofanoff 管
储尿囊缝合固定于腹壁

不够时可裁取部分盲肠壁以增加长度（图 18-2）。如阑尾已被切除，可选用小肠、膀胱壁、输尿管等。须注意取材的血供及管径。如血供不良，术后可因缺血导致管腔狭窄。要使储尿袋有足够的容量并呈低压状态，需做去管术式。

北京儿童医院曾总结了 22 例临床上实施可控性尿流改道病例资料，其中脊髓脊膜膨出术后致低顺应性、小容量神经源性膀胱 11 例，男童陈旧性骨盆骨折导致后尿道断裂、反复手术后仍尿道狭窄伴尿失禁 2 例，女童陈旧性骨盆骨折导致尿道狭窄合并尿道阴道瘘反复手术修补失败 3 例，尿生殖窦畸形伴高位肛门闭锁术后完全性尿失禁 2 例，膀胱外翻和尿道上裂经 Young-Dees-Leadbetter 术式行膀胱颈重建后仍伴有尿失禁 2 例，男童后尿道瓣膜 2 例。肾、输尿管扩张积水 17 例 28 侧，其中 15 例 24 侧伴 Ⅱ～Ⅴ 级膀胱输尿管反流，术中行输尿管与储尿囊再吻合术。患儿均自阑尾输出道间歇清洁导尿。术前与术后行尿流动力学检查、IVU、B 超、排尿性膀胱尿道造影及血尿素氮、肌酐和生化电解质等检查。比较手术前后膀胱及上尿路功能的变化，评估手术疗效。术后随访 1.5～6.0 年，平均 3.6 年。22 例阑尾输出道均无漏尿。2 例术后早期阑尾输出道皮肤造口狭窄，扩张 1～3 个月后插管顺利。2 例仍自尿道漏尿，其中 1 例手术缝合膀胱颈口后治愈，1 例进行盆底肌肉训练。术前和术后储尿期末膀胱内压力分别为 (45.47 ± 14.15) cmH$_2$O、(16.24 ± 5.25) cmH$_2$O（1cmH$_2$O$=0.098$kPa），膀胱最大测压容积分别为 (65.5 ± 43.5) ml，(337 ± 189.5) ml，残余尿量 (56.0 ± 22.5) ml，导尿后完全排空，术前最大尿道闭合压力和术后最大输出道闭合压力分别为 (35.24 ± 14.46) cmH$_2$O、(78.40 ± 20.15) cmH$_2$O，膀胱顺应性分别为 (8.25 ± 7.33) cmH$_2$O、

(26.75 ± 8.45) ml/cmH$_2$O。手术前后比较差异均有统计学意义（$P < 0.01$）。肾、输尿管积水较术前无加重，膀胱输尿管未见反流。膀胱扩大加阑尾输出道可控性尿流改道手术是治疗小儿膀胱和尿道解剖及功能障碍的一种有效方式，可以避免上尿路进一步损害，提高患儿的生活质量。

成功的可控性尿流改道需要适合的储尿囊（reservoir）、抗反流的尿流改道管道和位置恰当的瘘口（stoma）。理想的储尿囊应可储存 4～6 小时尿液，并且保持膀胱内压不超过 35～40cmH$_2$O。如果储尿囊是用原膀胱或部分原膀胱扩大的储尿囊，有时需要将膀胱颈口封闭，否则术后可能从原尿道漏尿。原膀胱容量较小时应同期行膀胱扩大术，回肠、结肠、胃等均可用于膀胱扩大术，其优缺点见表 18-4，回肠收缩性低，产生黏液多于胃而少于乙状结肠及盲肠，并随时间推移而减少。如果储尿囊完全需要用肠管成形重建时，使用盲肠和升结肠较方便。在女性患者，必须考虑到妊娠子宫可能产生的影响，因此最好将储尿囊及血管蒂固定于同侧腹壁并尽可能靠近腹前壁。

Mitrofanoff 抗反流通道的制作：抗反流的机制是通过制作管腔内或外隧道，或乳头样套叠技术来完成的。Mitrofanoff（1980）首次报道用黏膜下隧道法将阑尾移植于神经源性膀胱患儿的原膀胱黏膜下层以达到可控的输出道便于导尿。此后人们将细管状结构作为输出道包埋于储尿囊壁以控制尿液的原理称为 Mitrofanoff 原理（图 18-1）。近 30 年的临床实践证明，Mitrofanoff 可控性尿流改道术方法简单，尿液可控率高，重新修整率低。这个手术步骤被 Duckett 及 Snyder 广泛应用做可控性回盲肠储尿囊即 Penn 袋

表 18-4　各段消化道的优缺点

肠段	优点	缺点
回肠	顺应性（弹性）良好、分泌黏液相对较少	腹泻、维生素 B$_{12}$ 缺乏、高氯酸中毒、肠壁肌肉相对较薄
乙状结肠	易游离、易移植、肠壁肌肉相对较厚	收缩力强、顺应性（弹性）低于回肠、分泌黏液相对较多、高氯酸中毒
回盲段	回盲瓣膜结构可用于抗反流 / 控尿、容量好、血供好	腹泻、不一定适宜每位患者、易回缩
胃	长度较短 / 不受盆腔放疗影响、分泌黏液少、感染少、易移植	低氯碱中毒、规律收缩、血尿 / 尿痛

（图 18-3）。

下面以阑尾为例简要介绍 Mitrofanoff 抗反流通道的制作步骤：游离阑尾，注意保留阑尾系膜血供（图 18-4），从阑尾根部离断，剪去阑尾尖部，依次用 F12、F14、F16 尿道扩张器扩张阑尾（图 18-5），在储尿囊上距离脐部造口或腹壁皮肤造口张力最小的部位制作隧道，将阑尾尖部从隧道拉入，剖开阑尾尖部末端约 0.5cm，翻转形成一小乳头应用 5-0 可吸收缝线与膀胱黏膜间断缝合（图 18-6，图 18-7），分离脐部皮下组织与前鞘间隙，脐部皮肤打孔，将阑尾根部从脐部皮肤打孔处拉出并与皮肤间断缝合，阑尾壁浆肌层与腹壁筋膜间断缝合 4 ~ 6 针固定（图 18-8），阑尾通道内留置 F12 或 F14 硅胶尿管支撑引流。

阑尾管径粗细适中，管壁薄，顺应性好，被公认为是做 Mitrofanoff 管的理想选择，但约 31% 的阑尾由于病理因素（主要为管腔狭窄）而不能

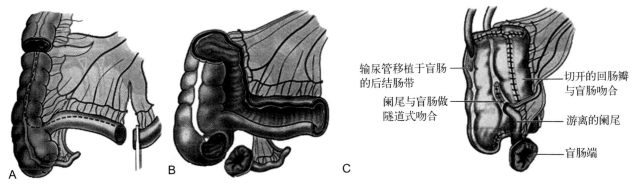

输尿管移植于盲肠的后结肠带
阑尾与盲肠做隧道式吻合
切开的回肠瓣与盲肠吻合
游离的阑尾
盲肠端

图 18-3　Penn 袋。游离回盲段；在对肠系膜缘切开肠管，游离阑尾及其系膜；利用阑尾建立 Mitrofanoff 管道，阑尾的盲肠端做输出道皮肤造口

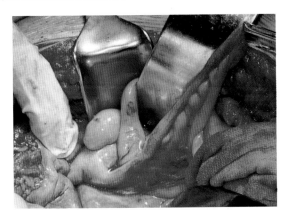

图 18-4　游离阑尾，注意保留阑尾系膜血供，围绕阑尾根部做荷包缝合后切断阑尾根部，收紧缝合荷包后，再次浆肌层加固缝合

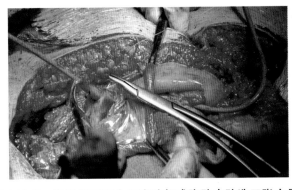

图 18-6　选择储尿囊上距离脐部或腹壁皮肤造口张力最小的部位制作通道，将剪去头端的阑尾尖部引入储尿囊内，可以用"乳头法"或"隧道法"建立抗反流机制

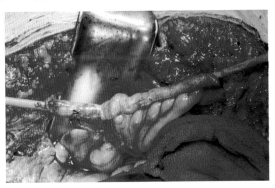

图 18-5　剪去阑尾尖部，可以依次用 F12、F14 尿道扩张器扩张阑尾内腔，阑尾内置橡胶尿管或 F12 硅胶尿管支撑

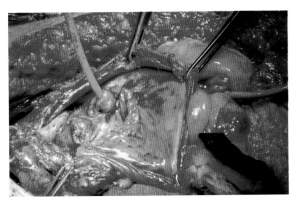

图 18-7　应用 5-0 可吸收缝线翻转阑尾尖部形成一抗反流的小乳头

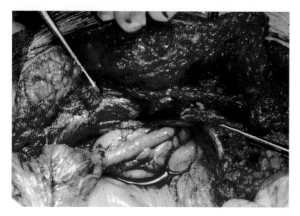

图 18-8　将阑尾根部从脐部打孔处拉出并与皮肤间断缝合，阑尾壁浆肌层与腹壁筋膜间断缝合

使用。在阑尾无法使用的情况下，可采用下端输尿管，与阑尾相比，输尿管成形者瘘口狭窄的发生率较高，插管时的不适感更明显，但用已扩张的输尿管与阑尾的效果无明显差异。当阑尾和输尿管均无法使用时，可考虑采用小肠或胃成形管。小肠多选用末端回肠。据报道利用大弯侧胃壁成形也曾取得较好效果。该方法具有可避免肠吻合引起的并发症等优点。在特殊情况下，也可试用输卵管、包皮成形 Mitrofanoff 管。

皮肤造瘘口（stoma）位置一般选择在下腹壁较隐蔽的部位。脐部腹壁薄，较靠近阑尾血管壁，便于阑尾成形管皮肤造口，尤其因脐部造口隐蔽性好而广受欢迎。但脐部瘘口狭窄的发生率（13%）高于腹部瘘口（4%）。将管口做成匙形与 2～3cm 三角形皮瓣缝合成形瘘口的 V 形皮瓣技术是降低瘘口狭窄发生率的有效方法。

对于术前存在输尿管反流的患儿，虽然肠道膀胱扩大术后，输尿管反流有可能自愈，但做储尿囊重建术时，尤其存在输尿管膀胱低压性反流者，需要考虑同期做抗反流术。患儿仅有轻中度输尿管膀胱反流，高膀胱内压、低顺应性膀胱者，可做单纯肠膀胱扩大术，而不需要做输尿管再置。因为膀胱扩大术后膀胱内压降低，反流可能随之改善。

术后处理：输尿管支架管留置引流建议最少

1 个月，抗生素须维持到拔除全部引流管。如用胃扩大膀胱，临时须用 H_2 受体阻滞剂。储尿囊建议用大管径的硅胶管引流 3～4 周，3～4 周每日冲洗储尿袋 2～3 次，日后逐渐减少至每日冲洗 1 次，以预防过多的肠黏液分泌阻塞尿管。当患儿及其家长会自行导尿时，则拔除储尿囊的导尿管。只有完全排空储尿囊，才能防止感染、结石形成、尿失禁、储尿囊穿孔等并发症并维持肾功能稳定。术后 3 个月内每月复查上尿路及储尿囊的彩超、腹部放射线检查，以及血清肌酐、电解质测定。术后 3 个月以后，建议每间隔 6 个月检查 1 次，逐渐过渡到每年 1 次。也应检测维生素 B_{12} 及身体发育情况。建议术前和术后要常规进行尿流动力学检测，包括储尿期末膀胱内压力、膀胱最大测压容积、残余尿量、术前最大尿道闭合压力和术后最大输出道闭合压力及膀胱顺应性。手术成功则上述指标术后应有明显改善。

可控性尿流改道手术并发症包括：①最常见的是因 Mitrofanoff 造口狭窄导致插管困难，发生率约为 21%。非阑尾成形者瘘口狭窄的发生率较高，轻度狭窄需定期扩张，如扩张治疗失败，可采用皮瓣前移的方法修整瘘口。②尿失禁可能是由于 Mitrofanoff 管的瓣膜功能不全或（和）储尿囊内压太高所致。由于隧道长度不够导致瓣膜功能不全引起的，应切开整形，可采用储尿囊壁全层包裹的方法延长隧道部分。还有的尿失禁复发是由于既往曾行膀胱颈手术，膀胱颈瘢痕固定，因此扩大膀胱同时应仔细缝合封闭膀胱颈口。③储尿囊内结石形成也是一常见并发症，发生率约 33%。储尿囊排空不全导致黏液滞留及细菌感染是结石发生的主要原因。定期用 0.9% 氯化钠溶液和抗生素溶液冲洗储尿囊可有效降低结石发生率。若发生结石 B 超或 X 线引导下经皮穿刺内腔镜下碎石是一较好方法，如此方法失败，可行切开取石术。其他少见并发症还有 Mitrofanoff 管假道形成，储尿囊自发破裂及肠瘘、肿瘤发生、瘘口周围皮炎等。

（付　光　任力娟　杜广辉）

第19章

老年尿失禁

在老年人群中，尿失禁发生率很高，随着社会老龄化进程的加速，尿失禁的患者数量也呈指数增长的趋势。定义"年长"或"老年"是一个困难的命题，因为这个年龄段存在多变性，同时个体差异明显，该年龄层既有那些能够积极参与社交活动和正常体力劳动的健康人，又有哪些被慢性疾病缠身、长期卧床、存在肢体或认知功能障碍的患者。与体弱者相比，健康老年人在社会表现和生理学上均与中年人相近。因此本章内容不仅包含尿失禁的病因和治疗，还涵盖了其他问题，如疾病负担、残疾、患者对药物治疗的不同反应、护理人员的作用、护理的目标和制度化管理等。

体弱老年人的尿失禁不同于健康老年人。前者尿失禁的病理生理学具有更广泛的疾病概念，更多地应以患者为中心，而不是局限于下尿路和神经系统的功能障碍上。体弱老年人的尿失禁是由大量危险因素通过复杂的相互作用综合导致的，包括年龄相关的生理学改变、合并症及潜在于两者之间的共同途径。体弱尿失禁造成的危害包括肢体功能损害、对护理人员的严重依赖与沉重的医疗负担。

因此，体弱老年人尿失禁评估涉及更宽泛的医学和功能学范畴。如果未意识到该人群体弱尿失禁的多因素特点，不但会限制临床护理、病因及治疗的研究，也将影响患者肢体功能和生活质量的改善。应当采用综合的治疗手段，许多相关的因素必须同时加以考虑，同时药物治疗需注意老年人的药理学特点、药物联合治疗和副作用及敏感性。

有研究表明，尿失禁和体弱之间的关系较为复杂。65 岁以上的人群，尿失禁造成日常生活活动受损的危险性提高 2 倍，尿失禁或许是体弱的早期信号。老年性尿失禁可造成一些严重不良事件。早期研究发现，患有尿失禁的老年人其死亡风险更高。后续的一些多因素研究发现，卒中时新发尿失禁的患者，其发病 6 个月和 2 年后死亡或残疾的概率更高（OR 分别为 3.21 和 4.43），尤其是尿失禁持续存在者（OR=7.47）更为显著。

第一节　老年尿失禁的病因

一、老年综合征

体弱老年人尿失禁的本质病因在于老年综合征。老年人，尤其是体弱者，导致尿失禁的很多因素并不直接与泌尿生殖系统相关，尿失禁可视为老年综合征的一部分。老年综合征定义为一种多因素的健康状况问题，由于多系统损害的累积效应导致老年人应对外界变化的适应能力降低。多种基础疾病和危险因素的累积和相互作用，减弱了老年人的应激反应能力。这些多因素相互作用的复杂性，加上个体的危险因素，造成了体弱者尿失禁病理生理学的复杂性。

常见的危险因素（如上、下肢体远端无力、感觉和情感减退）可能引起不同的老年综合征（如尿失禁、跌倒和肢体功能障碍），这些或许是临床干预的切入点。Kuo 和 Lipsitz 认为，脑室周围和皮质下大脑白质的高密度病灶是不同类型老年综合征（如跌倒、认知执行功能受损、抑郁症和尿失禁）的主要危险因素。功能磁共振成像（functional magnetic resonance imaging，fMRI）研究发现，中枢神经系统区域与个人抑制尿急的能力相关，眶、额回区域激活失败可导致抑制尿急能力的减退，右侧岛叶和扣带回前段内的联合路径可能对控尿也存在作用，不同大脑区域的协调性下降可能是衰老的早期关键事件之一。通过早期临床干预预防大脑白质高密度病灶的发展，如控制血管危险因素，也可以预防尿失禁的发生。

年龄相关的下尿路改变是老年尿失禁持续发展和恶化的危险因素（表19-1）。同时，单一因素往往不足以解释老年尿失禁，再者，文献上对"正常"下尿路老化的研究存在很多方法学上的缺陷。鉴于当前前瞻性研究数据的缺乏、"正常下尿路衰老"定义的不确定性、入选观察对象的偏倚，导致很难确切回答年龄引起的膀胱改变的实质是什么。

与年龄相关的典型尿流动力学改变包括排尿量减少、残余尿量增加、膀胱容量减小、逼尿肌过度活动（detrusor overactive，DO）。尿流动力学检查发现尿流动力学参数与临床症状无明确相关

表 19-1　可能导致老年性尿失禁的年龄相关因素

年龄相关的改变	对控尿的影响
电子显微镜下膀胱的超微结构 —染色体分离 —肌肉轴突变性	膀胱过度活动和急迫性尿失禁 膀胱收缩力受损，残余尿增加 功能性膀胱容量减小
膀胱功能 —容量减小 —逼尿肌过度活动增加 —逼尿肌收缩性减弱 —残余尿增加	尿路症状和尿失禁可能性增加
尿道 —女性尿道关闭压降低	压力性和急迫性尿失禁可能性增加
前列腺 —良性前列腺增生发生率增加 —前列腺癌发生率增加	尿路症状和尿失禁的可能性增加
女性雌二醇降低	萎缩性阴道炎和相关症状发生率增加 反复尿道感染的发生率增加
夜间尿量增加	夜尿症和夜间尿失禁的可能性增加
中枢和周围神经递质的浓度和活性改变	下尿路功能障碍的可能性增加
免疫功能改变	反复尿路感染的可能性增加

性。在健康老年人中，DO的患病率并不随年龄增长而增加，人群中只有约18%的个体其尿流动力学检查结果完全正常。然而，一项有关步行、认知、社区交流的老年女性志愿者的横向研究发现，不管DO存在与否，最大尿道闭合压、逼尿肌收缩力、尿流率都随年龄增长呈显著下降趋势。

即使无膀胱出口梗阻或明显的混杂疾病，健康老年人的逼尿肌收缩力也会减退。各种不同的危险因素、衰老和常见的合并症，可以引起年龄相关的逼尿肌收缩力下降，最终导致逼尿肌收缩力低下。老年人排尿期逼尿肌收缩力的下降可引起低尿流率和残余尿量（postvoid residual urine volume，PVR）的轻微增加（一般 ≤ 50ml）。伴膀胱出口梗阻（bladder outlet obstruction，BOO）的男性，PVR增加可能反映了逼尿肌收缩力下降而非尿路梗阻。一些研究认为逼尿肌收缩力下降是肌源性的收缩力受损，另一些人则认为是局部缺血再灌注损伤引起斑片状失神经改变，从而导致逼尿肌收缩力的下降。膀胱不完全性排空引起功能性膀胱容量减少，也是老年人尿频和夜尿增多的常见原因。

可感受到尿意的膀胱容量随年龄增长而缩小，这种现象可能混杂着合并症和药物治疗的因素。许多老年性尿失禁伴随着储尿期DO和排尿期收缩力减弱，这种情况称为逼尿肌过度活动伴收缩力受损（detrusor hyperactivity with impaired contractility，DHIC）。此时，膀胱收缩并没有完全排空膀胱，而是出现大量残余尿，这又无法用BOO来解释。同时，由于逼尿肌活动下降可能无明显症状，DHIC也可被误诊为DO。

尿流动力学检查、膀胱组织活检和电子显微镜检提示，尿流动力学检查结果与膀胱超微结构的改变具有相关性，尿流动力学证实DO患者其膀胱超微结构经常出现"中性粒细胞聚集"和"过度密集的桥接"，推测这种超微结构改变是老年人逼尿肌不自主收缩的解剖学基础。膀胱收缩力受损的患者其膀胱超微结构往往出现纤维化并伴有广泛播散的逼尿肌和轴索变性。两种特异性的超微结构改变或许与衰老相关：肌细胞膜呈现显著的细胞膜穴样内陷，肌细胞间隙轻微增宽伴有胶原和弹力蛋白填充。细胞膜穴样内陷可能与肌细胞的分化低下相关，分化低下最后可能导致收缩活跃的细胞成为无活性、幼稚的细胞，同样的现象也存在于动脉粥样硬化的血管和绝经后的子

宫肌层中。衰老和绝经后雌二醇水平下降可能引起膀胱肌细胞分化低下和收缩力减弱，雌二醇替代疗法可逆转细胞膜衰竭和逼尿肌纤维化。

二、合并疾病

体弱的老年尿失禁患者往往存在很多基础疾病。一项大规模研究发现，60% 的老年尿失禁（日常生活需要佩戴尿垫）独立地与一种或多种其他老年基础疾病相关（如认知受损、摔伤、头晕、视力受损、听力下降等）。糖尿病的合并症也可通过多种机制影响泌尿系统功能，导致尿失禁的发生。

在体弱的老年人群中，神经和精神疾病很普遍。卒中、痴呆综合征（阿尔茨海默病最常见，其次为多发性脑梗死导致的痴呆）、帕金森病等引起尿失禁的机制很复杂。首先，这些疾病可以影响脑桥排尿中枢和额叶，干扰负责抑制排尿的中枢神经。其次，所有这些疾病都可造成患者的认知功能损害。再次，疾病会导致肢体功能障碍，患者因此无法独立如厕。英国的一项横断面研究纳入了 15 051 例认知障碍患者（最小意识检查评分 ≤ 23，患病率 18%），认知障碍患者更可能患有尿失禁（OR1.3）、听力受损（OR1.7）、视力受

损（OR1.7）、6 个月内至少有两次跌倒（OR1.4）。认知障碍的老年人住院治疗时，发生尿失禁的危险增加近 6 倍（表 19-2）。

三、药物

老年人经常需要服用多种药物，也因此承受着药物副作用的高风险。许多药物可能导致或诱发尿失禁形成（表 19-3）。治疗老年性尿失禁时，需注意某些药物可能引起尿失禁。

体弱老年人出现尿急时，因肢体运动功能障碍，往往造成如厕不便，引起尿失禁。失用症伴中重度痴呆可造成独立如厕和卫生保健的不便。体弱的老年人视力普遍受损，也影响独立如厕。因此，应用一些护理装置如床旁便桶、便盆，并注意消除潜在的环境危险因素（如通往厕所的道路障碍、光线照明不当、卫生间没有扶手、马桶过低等），对预防跌伤和尿失禁都是有益的。

卒中后，尿失禁有特殊的诊断提示意义。意大利的一项研究指出，伴有尿失禁的卒中患者 1 年内更有可能出现肢体功能下降（OR1.64）。西班牙多学科老年医学康复中心研究表明，入院时即患有尿失禁的卒中患者，后期运动和自理功能改善不佳。

表 19-2　与体弱老年尿失禁相关的合并症

疾病	注释	相关处理
糖尿病	控制不佳可引起多尿症，促成或加剧尿失禁，也与糖尿病神经源性膀胱相关	控制血糖水平可减少渗透性利尿和相关多尿症，改善尿失禁
关节退行性变	导致运动障碍，造成急迫性尿失禁	药物和非药物治疗疼痛可以提高运动和如厕能力
慢性肺部疾病	咳嗽可加剧压力性尿失禁	抑制咳嗽可减少压力性尿失禁和急迫性尿失禁
充血性心力衰竭和下肢远端静脉功能不全	夜间尿量增加导致夜尿症和尿失禁	药物治疗充血性心力衰竭，限制钠盐，穿长筒袜，抬高下肢。傍晚服用快速利尿剂，可减轻夜间多尿症及相关的夜尿症和夜间尿失禁
呼吸睡眠暂停综合征	增加心房钠尿肽，以增加夜间尿量	通常予持续性正压气道设备，可改善症状，减少夜间多尿症及相关夜尿和尿失禁
严重便秘和大便硬结	多重失禁（尿液和大便）	恰当应用大便软化剂，摄入充足的液体，增加运动量
神经和精神疾病卒中	可诱发急迫性尿失禁，尿潴留常少见，同时运动障碍	急性卒中后尿失禁往往与康复一并处理 持续性尿失禁应该进一步行专科处理 对于永久性运动障碍人群，规范的辅助如厕很重要
帕金森病	急迫性尿失禁，尿潴留少见，晚期也引起运动和认知障碍	通过治疗可改善运动功能和尿失禁

续表

疾病	注释	相关处理
正常压力的脑积水	出现尿失禁，伴步态和认知障碍	对晚期出现运动和认知障碍人群，规范的辅助如厕 三种症状都出现的患者应该行头颅拍片以排除这种少见 的情况，因为随脑室腹腔分流，情况可能改善
痴呆（阿尔茨海默病、 多发性梗死、其他）	急迫性尿失禁；认知障碍和失用症 影响如厕和个人卫生	对晚期出现运动和认知障碍人群，规范辅助如厕很重要
抑郁症	可能导致控尿的功能受损；也可能 是尿失禁的后果	优化抗抑郁药物和非药物治疗，可改善尿失禁
药物	见表 19-3	停药或服用药物调整
功能障碍 　肢体运动障碍 　认知障碍	以上列出的各种情况都可导致认知 和（或）运动障碍。其他是能干预 的方面，独立如厕和促成尿失禁	对严重运动和认知障碍人群，规范辅助如厕很重要
环境因素 不能自行如厕 厕所设施不安全 上厕所时，无法得到护 　理人员的帮助	高龄体弱、功能障碍人群需要便利、 安全的厕所装置，很多时候需要 人工辅助排尿	环境改造很有益，若护理人员临时不在，支持性措施如 　佩戴尿垫是很有必要的

表 19-3　可能导致或诱发体弱者排尿障碍的药物

药物	控尿效果
α 肾上腺素受体激动剂	增加尿道和前列腺的平滑肌张力，可能促进下尿路梗阻、尿潴留和相关症状
α 肾上腺素受体拮抗剂	降低尿道平滑肌张力，可促进女性压力性尿失禁
血管紧张素转化酶抑制剂	引起咳嗽从而加重尿失禁
抗胆碱能类药物	可引起膀胱排空受损、尿潴留、便秘，从而引起尿失禁 也可引起认知受损造成如厕困难
钙通道阻滞剂	可引起排空受损、尿潴留、便秘，从而引起尿失禁
乙酰胆碱酯酶抑制剂	增加膀胱收缩性，可造成急迫性尿失禁
利尿剂	多尿，造成尿失禁
锂	糖尿病尿崩症形成多尿症
阿片类镇痛药	可出现尿潴留、大便失禁、精神错乱、肢体功能障碍，以上均可导致尿失禁
精神类药物 镇静药 催眠药 抗精神病药 组胺 H_1 受体拮抗剂	可引起精神错乱，肢体功能障碍，促成尿失禁 抗胆碱能效应 精神错乱
选择性 5- 羟色胺重吸收抑制剂	加强胆碱能递质传递，导致尿失禁
其他 加巴喷丁 格列唑酮 非甾体抗炎药	可引起水肿，从而造成夜间多尿症，夜尿症和夜间尿失禁

第二节　老年尿失禁的评估

老年尿失禁是由众多因素引起的，所以应进行全面评估，以明确所有潜在的致病因素。初诊医师、老年病医师、泌尿专科医师、护士，以及陪护人员共同合作来制订最佳的评价和治疗策略。医护人员可以采用体弱老年人调查表，以筛查老年尿失禁的高危患者（表 19-4）。得分在 3 分以

表 19-4　体弱老年人调查表（VES-13）

1. 年龄（75 ～ 84 岁为 1 分，≥ 85 岁为 3 分）

2. 你的年龄对比其他人，你认为你的健康状况是：

差（1 分）

一般（1 分）

好

很好

极好

3. 进行以下体力活动时的困难程度（每项回答，得分 1 分，最高是 2 分）：

	无困难	有点困难	一些困难	很困难	无法执行
弯腰、蹲下、跪下等动作					
提起或搬运重约 4.5kg 的物体					
伸长手臂达到或超过肩膀水平					
书写或者抓握起小物件等精细动作					
行走约 400m					
重家务劳动如擦地板或擦洗窗户					

4. 对您健康或身体状况，从事下述工作是否有困难？

（一项或更多的"肯定"回答计 4 分）

A. 购买个人用品

是—购物需要帮助吗？　　　　　　　　　　　　　　是　　无

否

不能做：由于健康原因？　　　　　　　　　　　　　是　　无

B. 理财（如保持收支平衡）

是—理财需要帮助吗？　　　　　　　　　　　　　　是　　无

否

不能做：由于健康原因？　　　　　　　　　　　　　是　　无

C. 穿过房间（借助手杖或助行器）

是—步行需要帮助吗？　　　　　　　　　　　　　　是　　无

否

不能做：由于健康原因？　　　　　　　　　　　　　是　　无

D. 从事轻家务活（像洗碗、整理、清洁）

是—干轻家务活需要帮助吗？　　　　　　　　　　　是　　无

否

不能做：由于健康原因？　　　　　　　　　　　　　是　　无

E. 沐浴或淋浴？

是—沐浴或淋浴需要帮助吗？　　　　　　　　　　　是　　无

否

不能做：由于健康原因？

上人群发生死亡和肢体功能下降的风险比3分以下的人群明显高。

1. 咳嗽诱发试验　一项200例老年女性尿失禁的分析表明：在筛查压力性尿失禁方面，膀胱充盈状态下进行咳嗽诱发试验与X线或尿流动力学检查一样能达到同样的效果。临床诊断结合咳嗽诱发试验，对漏尿诊断的精确性能达到78%，压力性尿失禁则仅有6%的假阴性率，但就急迫性尿失禁而言，精确度仅有44%，假阴性率高达45%。

2. 排尿后残余尿（PVR）的测量　PVR测量对临床诊断和治疗结果是否存在影响尚不得而知。体弱老年人，特别是合并DHIC者，更容易合并PVR增高。有研究分析了100例入住老年病房的体弱老年患者，结果发现34%的患者PVR > 50ml；这些患者更易发生尿失禁，死亡率更高（36% vs 9%）。

3. 尿流动力学检查　推荐体弱老年人在接受手术或微创治疗前进行尿流动力学检查。

综上所述，针对体弱老年人，第一步是筛查是否存在尿失禁及其相关危险因素，第二步是识别是否存在可治疗、可逆转的诱发或加重尿失禁的因素，如意识障碍、感染、液体超负荷、便秘、药物、内科合并症等。纠正这些诱发因素非常重要，因为改善致病因素可直接减少尿失禁的发生，加强治疗效果，提高患者的生活质量。

第三节　老年尿失禁的治疗

第三届国际尿失禁咨询委员会（International Consultation on Incontinence，ICI）建议区别对待体弱的老年尿失禁人群和健康老年人群。要综合权衡治疗目标、风险与收益比、心理预期、社会学和经济学等多方面的关系，这反映了以患者为中心的个体化诊疗方案的重要性。很多体弱老年人伴有残疾和诸多合并症，这两者都会影响尿失禁的治疗和对临床干预的反应。

体弱老年人在合并症、主观感觉、生活期望值、护理条件等方面与健康人群存在较大差别。目前临床干预措施的关注点一般为尿失禁发作频率的改善，而不是患者的感觉和生活期望值。对于体弱的老年人，特别是合并严重认知和功能障碍的住院人群，希望达到完全性控尿（完全干燥）是不现实的，但通过治疗可以改善患者的泌尿和消化系统功能，从而提高生活质量。第三届ICI老年尿失禁委员会推荐了一种适合体弱老年人的控尿模式（图19-1），该模式随后将扩展到所有尿失禁人群。在该模式中，"依赖控尿"是指需要借助行为治疗、药物治疗等干预措施获得完全控尿，当停止干预后，尿失禁又会复发，类似"高血压"或"糖尿病"等慢性疾病模式。"独立控尿"是指无须干预措施就可达到完全控尿。对于不能取得独立或依赖控尿的患者，"社会性控尿／可接受的尿失禁"指应用尿垫等辅助用具，达到"社会意义上控尿"或"可接受的尿失禁"的治疗目标。所有的尿失禁治疗措施具有共同目的，即给患者带来希望，保持生活的舒适和尊严，预防尿失禁的并发症。

一、药物治疗

国外主要针对速效奥昔布宁片对治疗体弱老年尿失禁的疗效进行了研究，除此之外还有奥昔布宁缓释片和经皮奥昔布宁贴剂。速效奥昔布宁

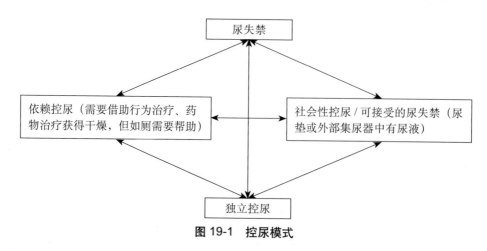

图 19-1　控尿模式

片的代谢产物 N- 去乙基奥昔布宁，在血浆中含量更高，随着人体的衰老，其药物生物利用度逐渐提高。有研究发现，使用经皮奥昔布宁贴剂时，血液中奥昔布宁的药代动力学与年龄无关。

应用奥昔布宁 2.5mg，每日 3 次，68% 的患者症状部分或完全缓解；30% 的患者有口干等副作用，但只有 10% 的患者因副作用而停药。另一项随机试验表明，对改善尿频而言，速效奥昔布宁联合膀胱训练，患者的主观和客观指标改善都优于单纯膀胱训练。奥昔布宁缓释片可能对认知功能有影响。目前还没有关于体弱老年人应用经皮奥昔布宁贴剂发生副作用的报道。

有研究采用速效奥昔布宁 5 ~ 15mg/d，为期 2 ~ 4 周，治疗急迫性尿失禁和经尿流动力学检查发现的 DO。与漏尿相关的因素包括认知定向力障碍、每日排尿次数、饮水量。治疗后持续漏尿往往与定向力障碍有关，膀胱灌注时感觉减退，CT 扫描显示大脑皮质低灌注，提示皮质因素是奥昔布宁治疗前后急迫性尿失禁严重性的主要决定性因素。痴呆患者和认知功能良好患者，用抗毒蕈碱药物治疗后，虽然客观检测指标提示疗效没有差异，但痴呆患者的主观感觉改善程度不大，这些结果提示治疗效果与认知效应相关。

抗毒蕈碱治疗对象：体弱老年性尿失禁合并 OAB、急迫尿失禁或混合性尿失禁的症状；评估发现有引起合并症的因素（包括存在的药物）；适合或已接受了行为治疗试验的人群。具体抗毒蕈碱药物的选择应基于：①药代动力学上年龄相关的变化，可能影响具体药物的代谢和清除；②药物引起不良反应，如便秘、口干和视力受损等；③潜在的药物与药物和药物与疾病之间的相互作用。

药物治疗应从最小剂量开始，并积极监测和反复评估药物的疗效和副作用。对伴有 OAB 的急迫性尿失禁或混合性尿失禁，行为疗法证实是可行的，这样的体弱老年人服用奥昔布宁速效片是有效的，但需监测药物不良反应。局部应用雌二醇制剂（膏状、片剂、环剂），可辅助女性泌尿生殖系萎缩的治疗，目前尚缺乏关于口服或局部应用雌二醇治疗体弱老年女性尿失禁的研究。

综上所述，结合行为治疗短期应用奥昔布宁速效片治疗体弱老年尿失禁，对减少尿频和急迫性尿失禁具有轻中度疗效。定向力障碍、大脑皮质低灌注和膀胱感觉减退的体弱老年尿失禁患者，奥昔布宁的疗效减弱。

二、外科治疗

体弱的老年女性尿失禁患者接受手术比率很难统计，总体来说很低。有研究报道，痴呆、脑血管疾病或偏瘫女性的尿失禁手术率仅有 0.11%。1994—1996 年，80 岁以上女性尿失禁手术率一直在 4% ~ 5%，盆腔脏器脱垂手术率也相近 (5%)。总体来说，老年患者接受抗尿失禁手术的死亡率与非心脏手术的死亡率类似。死亡率不随年龄增长而增加，却与心脏功能或癌症等并发症高度相关。有报道，应用耻骨上悬吊术（SPARC）治疗 43 例老年女性尿失禁，平均随访 3 年，客观治愈率（临床和尿流动力学检查）和主观治愈率分别为 91% 和 95%。

体弱老年男性的尿失禁手术疗效尚未取得明确结论。有小样本研究发现，前列腺切除术后通过尿道注射胶原填充剂治疗尿失禁，年龄不是影响疗效的因素。另有研究报道，80 岁以上的老年男性行经尿道前列腺切除术（其中 68% 的患者存在尿潴留），80% 的患者对手术结果满意，术后 6 周时，80% 的尿潴留患者可自行排尿，并且残余尿量很少，术后早期和晚期并发症的发生率分别为 41% 和 22%。

综上所述，目前尚缺乏评估老年尿失禁术后功能或生活质量变化的研究，体弱老年患者接受抗尿失禁手术的死亡风险与其他非心脏手术类似，老年人接受抗尿失禁手术的死亡风险很低，但死亡常由于心脏并发症或癌症等并发症导致，手术死亡率并不是随年龄增长而升高。

第四节 老年夜尿症

夜尿的定义是夜间醒来排尿 1 次以上，每次排尿之前和之后都入睡。与尿失禁类似，体弱老年人的夜尿症通常是由多种因素引起的。夜尿症发病率随年龄增长而升高。据报道，80 岁以上老年人，高达 90% 每晚起夜 1 次，70 ~ 79 岁的男性，约 50% 夜间起夜 2 次以上。起夜次数的增加很大程度上由老龄化带来的病理生理学改变引起。成年女性的夜尿症比男性多见，但 60 岁以后，夜尿症发生率的性别比率则出现反转。夜尿症与高血压、糖尿病、进展性肾功能不全、心血管疾病等慢性疾病有关。夜尿症可引起体弱老年人意外跌倒。罹患夜尿症的老年人，同时伴步态和平衡异常及其他跌倒危险因素时，受伤及其相关并发症显著增加，但至今尚缺乏有关夜尿症治疗对降低跌倒风险的研究。夜尿症对生活质量也有不良影响，包括抑郁和自理能力减退，可归因于睡眠质量下降。

老年夜尿症患者的病理生理改变通常是多方面的：低膀胱容量往往是男性 OAB、DO、急迫性尿失禁或膀胱出口梗阻的表现之一；夜间多尿症常伴随睡眠紊乱。

夜间尿量占全日尿量的比例随年龄增长而增加，即使是健康的老年人也不例外。研究表明，体弱老年人夜间尿量占 24 小时尿量的比例为 50%，而健康男性为 30%。某些老年人夜尿症源于心脏功能不全、药物、外周水肿引起的机体液体负荷过重。也有一些研究认为许多老年夜尿症患者其精氨酸垂体后叶加压素（arginine vaso-pressin，AVP）的分泌和（或）活性异常，或正常分泌节律紊乱（夜间不恰当的低剂量）。也有研究并未发现 AVP 缺乏与夜间多尿症相关。此外，一些体弱的老年夜尿症患者其夜间心房钠尿肽（atrial natriuretic peptide，ANP）分泌水平升高。呼吸睡眠紊乱和呼吸睡眠暂停也与老年夜尿症和夜间尿失禁相关，至于是否与 ANP 产物、呼吸暂停产生的膀胱排尿机制或其他相关，目前还不得而知。

评价夜尿症的方式与尿失禁类似。推荐记录 24 小时排尿频率 - 容量表，包括夜间和白天每次排尿时间和尿量，排尿时和入睡时的膀胱感觉。询问病史侧重于既往是否存在睡眠紊乱，如睡眠质量、白天睡意、打鼾、夜间腿脚运动等。体格检查时注意是否存在膀胱过度充盈，是否存在下肢静脉功能不全、心力衰竭，超声心动图或脑钠尿肽睡眠监测可能有助于诊断。

老年夜尿症应针对潜在病因进行个体化治疗。完全治愈夜尿症在临床实践或研究中都是难以达到的。大多数治疗都只在一定程度上减少夜尿事件。患者的主观评价非常重要，包括一般满意度调查、夜尿相关困扰和夜尿带来的生活质量下降。治疗的另一个重要目标是减少夜尿引起的困扰。夜尿症治疗往往是多途径的，联合行为疗法、药物、睡眠紊乱治疗、夜尿特效药物的治疗。

行为疗法主要包括：调整液体或钠盐的摄入，抬高双腿以缓解水肿。床旁准备便桶，居室内改造缩短如厕路线并进行无障碍化处理，充足的照明光线可减少夜间排尿时意外跌倒的风险，尤其是对那些步态不稳和有其他意外跌倒风险的老年人。对下肢静脉功能不全或充血性心力衰竭患者，避免液体摄入过量，傍晚可服用呋塞米有助于缓解夜间多尿和多尿症。给予持续性正压通气治疗呼吸睡眠暂停综合征可降低夜尿症的严重度。对既往失眠的患者，给予短效地西泮；对腿脚运动者，给予多巴胺能激动剂，可改善睡眠质量。有 RCT 资料分析指出，行为治疗、强化盆底肌训练，可减少女性以夜尿和尿频为主的尿失禁，夜尿症事件平均可减少 0.5 次 / 晚，比抗毒蕈碱类药物平均疗效好（0.3 次 / 晚）。由于大多数夜尿症都有多种潜在病因，因此往往需要联合治疗。

一般而言，若病史、排尿日记、查体表明夜尿症主要或部分原因是 OAB/DO/ 急迫性尿失禁，那么就应该考虑抗毒蕈碱药物治疗。一些研究表明，抗毒蕈碱药物可减少夜尿次数，包括速效奥昔布宁、索非那新和托特罗定。虽然统计学上这些药物明显减少夜尿次数，但实际夜尿症减少次数平均仅仅为 0 ～ 0.3 次。研究表明，这类药物最好与其他方式联合治疗，而不是单一药物治疗。

良性前列腺增生（benign prostatic hyperpla-sia，BPH）可导致夜尿症，α 肾上腺素能阻滞剂可对 BPO 引起的夜尿症有中度治疗作用，平均减少夜间排尿次数 < 1 次 / 晚。5α- 还原酶抑制剂可能对夜尿症作用不大。一项非随机研究显示，绝经后女性，雌二醇联合促孕药物治疗 6 个月后，夜尿显著减少，但该研究不可重复。还有采用促睡眠药物和褪黑激素治疗夜尿症的研究，但疗效不明。

20 世纪末，很多人致力于外源性 AVP 如去氨加压素治疗老年人夜尿症的研究。有些研究表明，夜尿次数和夜间尿量减少，患者主观认为夜间睡眠时间延长。虽然这种方式在临床上可能有效，但这些研究结果存在选择偏倚，可能推广困难。多数人口服去氨加压素剂量 0.4mg，老年人口服低剂量 0.1mg 或 0.2mg 就可以显著减少夜间排尿次数。去氨加压素治疗的副作用为液体潴留（可能造成潜在的心血管疾病恶化）和低钠血症。

而很多老年人可能原先存在低钠血症。统计表明，老年人服用去氨加压素治疗后，低钠血症的发生率为 0.9%。由于大多数研究样本中，体弱老年人的例数较少，临床上与去氨加压素相关的低钠血症实际发生率还是一个未知数。相反，有研究认为，去氨加压素治疗体弱老年人夜尿和（或）夜间尿失禁无效，该研究未发现夜间排尿次数较少，但低钠血症发生率很高。

综上所述，被夜尿症困扰的老年患者应接受诊断评估，评估焦点是识别可能潜在的病因，包括夜间多尿症、既往睡眠紊乱、OAB/DO/ 急迫性尿失禁。夜尿症的治疗应集中于根本的病因。夜间多尿症患者应行致病因素评估和治疗，包括水

肿、充血性心力衰竭、液体摄入类型和时间、呼吸睡眠暂停等。

夜间多尿患者，针对致病因素治疗无效或病因不确定时，可考虑傍晚时口服呋塞米 10mg，并监测药效、容量变化、电解质、肾功能。当对行为疗法等治疗无效时，傍晚给予利尿剂治疗，可减轻下肢静脉功能不全或慢性心力衰竭患者的夜尿症。若 OAB、DO 和（或）急迫性尿失禁是夜尿症的主要原因，可考虑应用抗毒蕈碱类药物。若夜尿症只是由失眠引起的，则可考虑应用短效镇静催眠药。由于低钠血症的风险，体弱老年人不适宜应用去氨加压素。

（王建业　张耀光　王　鑫　张志鹏）

第20章

特殊类型的尿失禁

第一节 尿道控尿机制概述

一、男性及女性尿道的控尿解剖要点

（一）男性尿道解剖

1. 男性尿道的分部、形态和结构 男性尿道是具有排尿功能和射精功能的管状器官，起自膀胱颈的尿道内口，止于阴茎头顶端的尿道外口，全长 16～22cm，直径 0.5～0.6cm。尿道内腔平时闭合，呈裂隙状，排尿和射精时扩张。尿道分为前尿道和后尿道，前尿道即海绵体部尿道，包括尿道球部和尿道阴茎部；后尿道包括尿道壁内部、前列腺部尿道和膜部尿道。

尿道壁内部起自尿道内口，为尿道穿过膀胱壁的部分，长约 0.5cm，周围有来自膀胱壁平滑肌环绕而成的尿道内口平滑肌，起一定的控尿功能。前列腺部（prostatic part）为尿道贯穿前列腺的部分，周围被前列腺包绕。前列腺部尿道上接尿道内口，自前列腺底部进入前列腺，由前列腺尖部穿出，移行至尿道膜部。前列腺部尿道的中部是全部尿道中管径最宽的部分。膜部（membranous part）很短，长约 1.2cm，位于尿生殖膈上、下筋膜之间，是尿道穿过尿生殖膈的部分，被尿道括约肌环绕。尿道膜部是尿道最狭窄的部分，但其扩张性很大，膜部尿道是男性最主要的控尿功能部位。海绵体部（cavernous part）尿道是尿道中最长的部分，起始于尿道膜部末端，终止于尿道外口，全长 15cm，贯穿整个尿道海绵体。海绵体部尿道的起始部位于尿道球内，称尿道球部。尿道球部内径较宽，也称尿道壶腹部，有尿道球腺排泄管开口。尿道球部位于会阴部坐位时的受力部位，因此骑跨伤时常被伤及。尿道海绵体部的中部内径较窄，直径约 0.6cm，横断面呈裂隙状。

2. 男性尿道括约肌

（1）尿道内括约肌：又称膀胱括约肌，由膀胱壁的平滑肌纤维延续环绕膀胱颈和尿道前列腺部的上端而成。膀胱颈的平滑肌、括约肌受交感神经和副交感神经双重支配，交感神经兴奋时括约肌收缩，副交感神经兴奋时括约肌舒张。

（2）尿道外括约肌：又称尿道膜部括约肌，在会阴深横肌的前方，由深、浅两层肌束环绕尿道膜部而成。浅层肌起自耻骨下支、骨盆横韧带及其邻近的筋膜；深层肌起自坐骨支向内包绕尿道膜部及前列腺下部周围。括约肌为随意肌，肌细胞直径较大，混有慢反应纤维和快反应纤维，通常处于收缩状态，具有括约尿道膜部和压迫尿道球腺的作用。尿道膜部括约肌的神经来自骶神经，并由阴部神经的分支支配。

（二）女性尿道解剖

1. 女性尿道的分部、形态和结构 成年女性尿道长 3.5～5cm，直径较男性尿道宽，约为 0.6cm，尿道外口最细，在排尿时尿道内口扩张，尿道呈圆锥形。尿道起自耻骨联合下缘水平的尿道内口，几乎呈直线走行，朝向前下方，穿过尿生殖膈终止于位于阴道前庭的尿道外口。

女性尿道分为上、中、下三段，且以此相互延续。在尿生殖膈以上的部分，尿道的前方与耻骨联合相毗邻，其间有阴部静脉丛；尿道的后方借疏松结缔组织与阴道壁紧密接触。尿道与阴道之间的结缔组织称为尿道阴道隔。尿生殖膈以下部分的前方与两侧阴蒂脚的汇合处相邻。尿道的横断面呈横裂状，扩张时呈圆形。尿道内层为黏膜，尿道外口为复层扁平上皮，其余部分为复层柱状上皮。尿道黏膜及黏膜下层形成多数皱襞及陷窝，后壁上部正中线上有一明显的纵襞，称为尿道嵴，其上方与膀胱垂相连。尿道黏膜下有许多小的尿道腺，相当于男性的前列腺，开口于黏

膜表面。尿道远端的黏膜下有一些小的腺体，称为尿道旁腺，开口于尿道外口后方的两侧。尿道肌层主要由平滑肌构成。膀胱颈和尿道内口周围为膀胱平滑肌下延并环绕形成的膀胱括约肌，也称尿道内括约肌，对控制排尿起主要作用；尿道中段有尿道阴道括约肌环绕，对尿道和阴道有括约作用；尿道外口为矢状裂口，周围隆起呈乳头状，位于阴道前庭阴道口的前方和阴蒂的后方。

2. 女性尿道括约肌　女性尿道由横纹肌和平滑肌组成。纵行平滑肌收缩可以稳定尿道并且允许环行横纹肌收缩关闭尿道内腔或在排尿时协调膀胱颈的开放。

尿道平滑括约肌是指膀胱颈部及近段尿道周围的平滑肌群，它不是解剖学意义上的括约肌，而是生理性括约肌，不受自主神经控制。横纹括约肌是指近端尿道外壁的横纹肌系统，在男性及女性都存在这种括约肌系统（即所谓内在的或壁内的括约肌）；紧密包围女性尿道中段强大的骨骼肌系统（即所谓外在的或壁外的横纹括约肌），主要包围尿道中部的这部分肌肉被称为尿道外括约肌，受自主神经控制。

尿道平滑肌细胞聚集成小束并相互黏附连接，而不是间隙连接。尿道壁的平滑肌束与膀胱平滑肌束相比要小，排列层次明显。女性尿道壁均可见横纹肌组织，其形成的条形括约肌与盆腔底部尿道周围的骨骼肌有区别。在女性，横纹肌延续到邻近尿道的远端。尿道括约肌呈马蹄形，肌细胞比普通骨骼肌要小，直径为 $15 \sim 20\mu m$。

尿道间质主要包括纵行排列的胶原纤维和弹性纤维组织。尿道固有膜内丰富的血管填充在尿道控尿中起重要作用，尽管其对控制尿液的作用强度还不清楚。雌激素可以增加尿道的血流，使尿道固有膜血管扩张程度增加。尿道动脉供血受损可降低尿道腔内的压力，有研究资料显示，尿道压力下降初期是由于血管充盈降低，后期则由于尿道平滑肌的缺血效应。

二、男性与女性尿道控尿机制

（一）男性尿道控尿机制

膀胱尿液的容纳除有一定的膀胱容量外，还依靠非肾上腺素能神经控制的膀胱颈内括约肌（PPS）及与其相连的膀胱颈控制；实际上，膀胱颈内括约肌是功能上的概念，它包括平滑肌及一些弹性纤维；PPS 的张力随着膀胱的不断充盈而呈反射性地逐渐增高，起到抗失禁的作用。PPS 的另一功能是防止射精过程中精液向膀胱反流（逆行射精）。在前列腺切除之后，膀胱颈平滑肌被切除，尿道的环形平滑肌（也受非肾上腺素能神经支配）可作为被动括约肌起到抗失禁作用。前列腺切除后，PSS 被破坏，则可能发生逆行射精。前列腺及膜部尿道周围的括约肌（PMS）包含快反应及慢反应肌纤维，其中受躯体神经支配的慢反应肌纤维起到被动括约肌功能，而受躯体神经支配的尿道周围横纹肌括约肌（PUSS）则对排尿停止起到自主控制作用。

前列腺前外侧的 PMS，在盆底肛提肌活动激发的 PUSS 收缩协同下，对膜部尿道的括约功能起重要作用。盆底肌群的收缩，不但抬高膀胱底部，延长尿道，而且还起到使膜部尿道收缩的作用；此外，它还可通过盆壁内短反射抑制逼尿肌的收缩，自主地松弛盆底，以激发逼尿肌收缩。

（二）女性尿道控尿机制

尿道支持结构来源于：①尿道侧方韧带、耻骨尿道韧带；②阴道及其侧方韧带；③盆底筋膜腱弓；④肛提肌。Petros 及 Ulmsten 于 1990 年提出盆底整体理论(the integral theory)。该理论认为，尿道闭合及开放机制是尿道周围韧带、阴道壁和耻骨尾骨肌相互作用的结果。具体过程中，由耻骨尾骨肌和盆底肌肉分别产生向前和向后的力量，伸展阴道上方尿道，使之在一个平面上围绕耻骨尿道韧带成角（弯折），这种状态下尿道是关闭的。因此耻骨尿道韧带变得薄弱，或阴道壁(阴道吊床)的松弛，不能有效维持腹压增加时的尿道闭合压，从而出现压力性尿失禁。

第二节　特殊类型尿失禁的病因及概述

按照国际尿控协会（ICS）的描述，患者或护理人员观察到的任何尿液不自主地流出的漏尿现象，称为尿失禁。ICS 推荐的分类为压力性尿失禁、急迫性尿失禁、混合型尿失禁等三大类，

也有将充溢性尿失禁算入一类。压力性尿失禁（stress urinary incontinence，SUI）是指腹压大于最大尿道压时，在无逼尿肌收缩的状态下，尿液不自主排出，多在咳嗽、运动和大笑等腹压增加

时发生。其中不伴有逼尿肌收缩和低顺应性膀胱，仅因尿道关闭功能不全引起的漏尿称为真性压力性尿失禁（genuine stress incontinence，GSI）。女性SUI的病因不十分明确，包括妊娠、阴道分娩及分娩损伤、年龄、运动、盆腔内肿物、妇科手术史等因素。此外，增加尿失禁的危险因素包括体重指数过高、家族史、慢性便秘、吸烟等。自然情况下，男性压力性尿失禁和括约肌源性尿失禁发生率很低，主要见于医源性或因创伤所引起，其中，前列腺癌根治性切除术后尿失禁是目前最常见的病因。根据目前文献报道，其发生率差异很大，总结原因，有以下几方面：①前列腺癌手术方式的改变，从传统的开放手术到腹腔镜手术及机器人辅助前列腺癌根治术，手术方式不同，尿失禁发生率不同；②不同的术者手术熟练程度不同，术后患者的控尿率不同；③目前对前列腺癌根治术后尿失禁的理解不同，没有一个标准的定义和诊断参考，可能是最重要的一点。

本书有关章节已对压力性尿失禁、急迫性尿失禁、混合型尿失禁、充溢性尿失禁、真性尿失禁等做了详细描述。尚有部分尿失禁患者的病因分类无法归集在上述尿失禁类型中，故归为特殊类型尿失禁。

一、盆腔疾病放射治疗（pelvic radiation disease，PRD）导致的尿失禁

"冰冻尿道""冰冻膀胱"是指对盆腔内肿瘤进行放射治疗导致非肿瘤发生尿道膀胱组织的病变，包括宫颈癌、子宫内膜癌、前列腺癌、低位消化系统肿瘤等疾病因盆腔放射疗法后发生的一系列并发症。尿道表现为炎性僵硬结构，括约肌缺乏张力和弹性，尿失禁作为该病在泌尿系统损伤的主要并发症之一，往往伴有排尿困难，治疗难度大，严重影响患者的生活质量。

研究表明，尿道括约肌系统（黏膜及黏膜下层、尿道内括约肌、尿道外括约肌）和尿道括约肌的支持系统（膀胱颈、阴道前壁、盆内筋膜、盆筋膜腱弓、肛提肌）经放疗后相关细胞发生凋亡，导致具有收缩功能的肌细胞数目减少，功能下降，继而收缩力降低，尿液控制功能减弱；另一方面，放疗后局部组织供血减少，静脉、淋巴回流受阻，移行上皮完整性破坏及上皮细胞功能紊乱，组织水肿、纤维化，表现为尿道僵硬。二者共同导致正常膀胱容量下产生的膀胱内压大于

尿道内压，膀胱内的尿液自尿道不自主地排出。Bernard对11例接受盆底放疗后尿失禁妇女进行横断面研究，发现子宫切除术加放疗后平均3.1年，盆底肌肉力量、收缩次数和耐力与尿失禁严重程度相关。与单纯子宫切除术的18名对照组相比，有过放疗史的妇女其盆底最大收缩力和收缩次数表现出下降的趋势。

二、骨盆骨折所致尿失禁

骨盆骨折导致的尿道损伤（posterior pelvic fracture urethral distraction defect，PFUDD）是泌尿外科中的挑战性难题，包括尿失禁和排尿障碍。骨盆环损伤可源自前后压缩、侧方挤压、垂直剪切及综合应力作用等。由于尿道前列腺部由耻骨前列腺韧带固定于耻骨联合下方，膜部尿道穿过并固定于尿生殖膈，当骨盆环发生较大的前后、左右及上下移位变形时，耻骨前列腺韧带受到急剧牵拉而被撕裂，或连同前列腺突然移位导致前列腺部尿道与膜部尿道交接处受损，或因尿生殖膈撕裂导致穿过其中的膜部尿道受损。骑跨式损伤暴力直接作用于会阴部，后尿道嵌压于骨盆前环的后下方，可导致尿道球部损伤。耻骨支、坐骨支骨折端移位可刺伤尿道，伤及前列腺部尿道或女性膜部括约肌。尿道损伤严重或尿道狭窄盲目的尿道扩张治疗形成假道，因为尿道假道没有括约肌功能，经常由于假道的存在造成严重尿失禁。

三、尿道解剖结构异常

如尿道憩室，女性多见，前尿道局部膨大，往往表现在排尿后仍有少量尿液渗出、站立位尿湿内裤现象，查体时，阴道前壁可触及囊性包块感，挤压时见液体从尿道口流出，男性压迫会阴，球部尿道也可见尿液流出。尿道憩室是一种位于尿道周围与尿道相通的囊性腔隙病变，多发生于30～50岁女性，发病率0.02%～6%。其发病机制尚未完全明确，其中，尿道旁腺体的慢性堵塞或反复炎症引起的腺体破溃开口进入尿道是其主要的发病机制。部分罕见的先天性尿道憩室则会在患者年轻的时候表现出来，研究认为是胚胎发育时Gartner管、中肾管的残余引起的。

四、输尿管异位开口（ectopic ureter）

输尿管芽的起源位于中肾管的更近端，则可

能会导致输尿管开口仍位于中肾管,最终输尿管开口完全位于膀胱外的尿道括约肌以下,引发尿失禁。输尿管开口位于膀胱三角区以外的部位且约80%的患者合并重复肾畸形,其总体发病率约为1/2000且女性发病率大于男性,比例约为5:1,成人罕见。女性可开口于膀胱颈至尿道口的任何部位(35%)、前庭(34%)、阴道(25%)、子宫和输卵管(6%),男性则可开口于后尿道(47%)、精囊(33%)、前列腺小囊(10%)及输精管或射精管(10%)。临床表现中女性通常以连续性尿失禁为主,而男性则以受累器官的感染或疼痛为主。

第三节　盆腔放射疾病与尿失禁

盆腔放射疾病(pelvic radiation disease,PRD)是指对盆腔内肿瘤进行放射疗法导致非肿瘤生发组织的病变(冰冻盆腔),包括宫颈癌、子宫内膜癌、前列腺癌等疾病因盆腔放射疗法后发生的一系列并发症。尿失禁(urinary inconvenience,UI)作为该病在泌尿系统损伤的主要并发症之一,严重影响患者的生活质量。通常来说,UI根据临床表现分为压力性尿失禁、急迫性尿失禁、真性尿失禁、充溢性尿失禁,而放疗后所致的尿失禁临床表现多样,但其病因尚未具体阐明,治疗方案也无明确的指南作为指导。

一、病因

研究表明,尿道括约肌系统(黏膜及黏膜下层、尿道内括约肌、尿道外括约肌)和尿道括约肌的支持系统(膀胱颈、阴道前壁、盆内筋膜、盆筋膜腱弓、肛提肌)经放疗导致相关细胞发生凋亡,导致具有膀胱收缩功能的肌细胞数目减少,功能下降,继而收缩力降低,尿液控制功能减弱,导致小膀胱容量下产生的膀胱内压大于尿道内压,膀胱内的尿液自尿道不自主地排出;另一方面,放疗后局部组织供血减少,静脉、淋巴回流受阻,移行上皮完整性破坏及上皮细胞功能紊乱,组织水肿、纤维化,膀胱挛缩容量变小。尿道动脉供血受损可降低尿道腔内的压力,有研究资料显示,尿道压力下降初期是由于血管充盈降低,后期则由于尿道平滑肌的缺血效应,表现为尿道、阴道僵化(冰冻尿道)。两者共同导致小膀胱容量下产生的膀胱内压大于尿道内压,同时尿道控尿压力下降,膀胱内的尿液自尿道不自主地排出。Bernard对11例接受盆底放疗后尿失禁妇女进行横断面研究,发现子宫切除术加放疗后平均3.1年,既往生育次数,盆底收缩力和耐力(持久性)与尿失禁严重程度相关。与单纯子宫切除术的18例对照组相比,有过放疗的妇女其盆底最大收缩力和收缩次数表现出下降趋势。

二、临床表现

美国肿瘤放射协作组织(the Radiation Therapy Oncology Group,RTOG)定义放疗后所致的泌尿系统损伤可分为90天内的急性损伤和90天后持续的慢性损伤,其中急性损伤后的症状包括尿急、尿频、夜尿增多、排尿困难、膀胱痉挛、尿路上皮溃疡伴出血等,根据症状严重程度不同,该并发症的发生率为20%~80%。而慢性损伤则包括膀胱黏膜毛细血管扩张、反复频繁的血尿、膀胱容量的减少,严重的患者膀胱容量甚至小于150ml。导致患者出现泌尿系统损伤,引起储尿控尿能力的下降,表现出尿液不自主流出的症状,往往伴排尿困难。

三、诊断

(一)放疗病史

曾因盆腔肿瘤行放射性治疗,在治疗过程中或治疗后出现尿失禁症状。

(二)体格检查

主要检查有无压力性尿失禁,膀胱颈抬举试验后压力性尿失禁能否得到控制;下腹部、会阴部皮肤、组织,盆底有无僵硬、盆腔脏器有无出血;有无瘘的情况。

(三)B超

主要判断有无肾积水,膀胱壁厚度,膀胱容量,残余尿等。

(四)尿流动力学检查

最重要的检查包括尿流率、压力-流率、静态尿道压力测定,按国际尿控协会标准进行诊断,明确尿失禁类型及严重程度。

(五)膀胱尿道造影

了解膀胱形态,有无输尿管反流,是否有压力性尿失禁,有无尿道狭窄等。

（六）磁共振成像（magnetic resonance imaging，MRI）

盆腔磁共振可观察膀胱尿道形态及组织结构。

（七）内镜检查

主要为膀胱尿道镜检查，观察尿道及膀胱组织结构及黏膜形态，观察尿道括约肌形态，有无尿道狭窄及放射性膀胱炎。怀疑存在膀胱阴道瘘、膀胱直肠瘘时可辅助亚甲蓝试验。

（八）妇科 B 超

了解盆腔脏器的结构，阴道、宫颈、子宫及与尿道膀胱的关系。近年来妇科三维 B 超的运用，使放疗后下泌尿道结构及尿失禁显示更为清晰。

四、治疗

（一）非手术治疗

1. 生活方式干预　部分症状较轻的患者可以通过改变生活方式，如减少液体摄入量、减少食用容易刺激膀胱的食物（如咖啡、热香料）、调整心理状态、加强身体锻炼等均能改善储尿期的下尿路症状。盆底肌功能锻炼（pelvic floor muscle exercise，PFME）是前列腺癌根治术（radical prostatectomy，RP）术后恢复盆底肌肉和膀胱功能最常用的方法。有研究提示，PFME 也可以作为放疗引起前列腺癌患者的尿道括约肌功能受损后改善方法之一。此研究对放疗后的前列腺癌男性患者进行了 3 个月及更长时间的筛查，从 43 例有中重度泌尿系统症状患者中招募了 22 例参加试验及随访，分别在干预前和干预后 4 个月，通过填写国际前列腺症状评分表及记录排尿日记对患者进行随访和测评，结果显示，经 PFME 干预后，患者的下尿路症状得到了不同程度的改善。

2. 药物治疗　口服药物治疗是患者最容易接受的方案之一，针对一些放疗术后短期的尿失禁可采用盐酸非那吡啶及抗胆碱能药物。泌尿系统经放射疗法后可能存在各种非细菌性炎症，尿液对泌尿系统的刺激和疼痛也是造成患者可能存在一些急迫性尿失禁的原因之一。非那吡啶主要针对尿路感染或刺激引起的泌尿道疼痛、尿道口烧灼感、尿急、尿频等不适症状，该药物已经广泛应用于治疗细菌性膀胱炎，但对放射疗法后所致的膀胱炎患者尚无公开的临床试验研究。医师通常在放射治疗的急性期开具 M 受体阻滞剂用于对症治疗尿频、尿急和急迫性尿失禁。使用抗胆碱能药物治疗放射性膀胱功能障碍也有显著效果。在一项单中心研究中，249 例因放射治疗后膀胱功能障碍的患者每天接受 5mg 索利那新治疗，研究人员发现了在膀胱容量、每天排尿次数、夜尿、尿频尿急和尿失禁等方面的改善。Yan 等的后续研究中，前列腺近距离放射治疗的患者在坦索罗辛治疗的基础上联合每天 2 次 20mg 曲司氯铵，结果显示 IPSS 评分和生活质量有所改善。展望未来，诸如 β_3 受体激动剂米拉贝隆，或药物治疗与泌尿括约肌和膀胱肌肉或神经组织的干细胞再生相结合，可能在此类患者中发挥作用。

膀胱灌注治疗也是作为非侵入性治疗的有效方案之一，有试验发现，透明质酸钠膀胱灌注治疗可缓解下尿路症状。此项试验纳入 23 例放射性膀胱炎患者，患者在第 1 个月和之后的第 6、8 和 12 周每周接受透明质酸（HA）的膀胱灌注治疗，18 例（78%）患者的夜间排尿频率明显下降。透明质酸钠膀胱灌注治疗可保护膀胱尿道黏膜，降低放疗膀胱毒性，降低感染发生，对膀胱尿道的出血有效。透明质酸钠膀胱灌注方案为每周 1 次，连续 6 周，然后改为每月 1 次，连续 2 个月（为 1 个疗程）。

3. 其他非手术治疗方案　常见的非手术治疗包括尿失禁衬垫和抗尿失禁贴剂。由于这些方案没有从病因及症状上改善患者病情，仅适用于一些身体条件极差的患者，因此临床意义不大。

（二）手术治疗

1. 尿道填充剂　骨盆放射病史伴有严重尿失禁的妇女参加了一项有关聚丙烯酰胺的多中心研究，其中 25% 的女性在填充剂治疗后完全控制住了尿失禁的症状，而在同期未经放射治疗的女性中，这一比例为 36%。另一学者 Plotti 在对 24 例根治性子宫切除术后的患者，她们在经放射性辅助治疗后表现出压力尿失禁的症状，研究人员对这些患者采用聚二甲基硅氧烷填充改善她们的尿失禁症状，结果提示 24 例患者中有 10 例（42%）患者得到治愈，其他患者症状则有不同程度的改善，研究者继续随访了 5 例患者，她们在注射填充剂后 12 个月内未发现其他并发症。因此尿道填充剂作为一个手术创伤较小的方案之一，有一定的应用前景。

2. 尿道中段悬吊术　很少有研究报道有放射治疗史的妇女接受吊带手术的结果。Chuang 和

Kuo 曾进行了一次较大规模的临床研究，16 例行子宫根治切除术的妇女并接受放疗至少 3 个月，放疗与手术平均间隔 5.9 年，术后 6 个月复发性压力性尿失禁发生率为 100%（$n=2$）。相似的是，另一项观察研究中，对 120 例采用无张力阴道带（TVT）吊带术的女性进行了临床研究，有两例患者有放疗史，在 26 个月的平均随访中，绝大多数妇女在咳嗽试验中无漏尿，但是两例既往有放疗病史的患者手术都失败了。同样地，在一项对 75 例女性患者行尿道中段悬吊术，其中有两例接受过放疗，研究人员在 2 年随访中报告了总体 80% 的治愈率，但他们发现有放疗史的两例患者中有 1 例发生了吊带侵蚀的症状，由于类似的研究数据有限，似乎放射治疗后与吊带侵蚀之间有一定的关系，但仍需要更广泛的研究。

3. 自体筋膜耻骨阴道吊带　有关放疗后自体筋膜和生物吊带的发表研究同样不多。O'Reilly 发表了一项针对 121 例压力性尿失禁患者采用自体阔筋膜悬吊术的研究，其中包括 1 例有放疗史的女性，进行了平均 6.5 个月的随访，整体结果仅有 8 例妇女出现了复发性压力性尿失禁，而其中包括了那位有放疗史的患者，该患者术前进行尿流动力学检查发现患者的腹压漏尿点压为 $10cmH_2O$，进行筋膜悬吊后仅增加到 $21cmH_2O$，这可能是患者手术效果不佳的原因之一。

4. 人工尿道括约肌　人工尿道括约肌是治疗括约肌功能失代偿所致尿失禁的有效方案。在 Vayleux 用人工尿道括约肌治疗的 215 个病例中，包括 9 例既往接受过放疗的患者，研究平均随访 6 年，结果有 3 例患者发生了吊带侵蚀的症状，研究采用了多因素分析结果显示出了显著的相关性（OR=4.37，CI=1.02 ～ 18.5）。另外，Duncan 在一项 29 例女性患者接受人工括约肌治疗的研究中，12 例患者的植入物周围发生了感染，有 8 例患者有较为严重的侵蚀现象，需要取出，而其中 7 例曾接受过放射。因此，尽管人工尿道括约肌是盆腔肿瘤手术根治术最有效的方案之一，对于放疗后是否选择人工括约肌进行治疗，仍值得探讨（具体手术方法见本书有关章节）。

5. 螺旋吊带和尿道重建　完全环形螺旋状尿道吊带已被一些作者推荐为治疗膀胱颈被破坏并反复出现压力性尿失禁的选择。未发现具体在既往曾接受放射治疗的妇女中螺旋状尿道吊带术后结局的报道。对于膀胱出口被破坏的妇女，出口需要重建，Mundy 描述了 30 例女性尿道替代治疗的病例报道，其中包括 4 例曾接受结肠替代和人工尿道置换的放射治疗。在用结肠替代和人工括约肌治疗的患者中，50% 的患者失败并需要尿道重建。作者建议对既往放疗的患者，应考虑采用带蒂管状皮瓣尿道成形术。

6. Burch 阴道悬吊术　没有专门针对用 Burch 阴道悬吊术放射治疗后尿失禁患者的已发表结果。放射疗法被引用为特定的排除标准，例如在 2011 年压力性尿失禁外科治疗试验回顾性研究中，将 655 例妇女随机分为两组：Burch 阴道悬吊术组和合成吊带术组。与合成吊带术相比，Burch 阴道悬吊术不存在植入异物负荷，因此 Burch 阴道悬吊术的侵蚀率将比合成吊带术低。但是，考虑到放疗后严重影响膀胱的生理功能，即使在无放疗史的压力性尿失禁妇女中 Burch 阴道悬吊术也仅有 49% 的成功率，预计在曾接受放疗的妇女中，Burch 阴道悬吊术的成功率会更低。

7. 尿流改道　对于放疗造成尿道括约肌或膀胱出口功能严重受损导致的一些难以挽救的尿失禁患者，尿流改道是一种标准的治疗方案。考虑到医源性尿道下裂的可能性，应避免长期留置导尿管。针对这类患者可选择耻骨上膀胱造瘘术，除耻骨上造瘘外，如果有术式能够部分重建膀胱出口功能，有可能还需要配合增强膀胱出口控尿功能的手术。另外，也可以考虑封闭膀胱颈，但要了解到放疗后伤口愈合不良会使患者面临更高的失败风险。

放射治疗和尿流改道之间的时间间隔通常在数年到数十年之间。放疗后改道的选择包括保留原膀胱的手术和不保留原膀胱的回肠通道术。Banerji 研究了 28 例宫颈癌放疗后平均 9.8 年行回肠通道术的患者，其中 18 例使用切除镜和 Colin 刀实施膀胱阴道造口术，使阴道分泌物流出，防止脓囊炎。理想情况下，选择作为重建储尿囊的肠段应该在放疗区域之外，以改善组织愈合，减少纤维化，并改善尿失禁。在 Stolzenburg 的 24 例接受 Mainz 结肠袋病例中，作者报道平均随访 35 个月时的平均储尿囊容量为 294ml，并有 20 例患者的储尿囊达到满意容量。在先前接受过放射治疗的 18 例患者中，储尿囊容量在 308ml 时已经足够，作者归因于用于重建储尿囊的升结肠和横结肠位于先前放疗辐射区域以外。在 Wilkin 等的类似研究中，26 例妇女在切除复发的妇科癌症时接受了印第安纳储尿囊治疗，其中 12 例曾接受过放疗。在此系列的 12 例患者中有 3 例由传出神经引起的尿失禁。对于膀胱出口受损严重和终末期膀胱的患者来说，在仔细衡量患者生活质量改善程度与 65%～83% 的术后并发症发生率后，尿流改道仍然是一种标准的治疗方案。

总之，盆腔疾病放射治疗后的尿失禁处理很棘手，目前尚无特定的有效疗法，临床需要个体化综合治疗，改善尿失禁和排尿困难症状。

第四节　骨盆骨折所致尿失禁

严重外伤性骨盆骨折导致尿道损伤（posterior pelvic fracture urethral distraction defect, PFUDD）是泌尿外科中的挑战性难题，骨盆骨折尿道断裂、外括约肌损伤导致的尿失禁和排尿障碍可以并存。尽管如今对 PFUDD 的处理有多种策略，尿道吻合成形术仍然是各种方法的基础。大量临床研究显示尿道吻合成形术治疗骨盆骨折尿道损伤狭窄有很高的成功率。但也存在一系列与尿道吻合成形相关的并发症，其中尿失禁是常见并发症之一。在一些报道中尿失禁发生率接近 10%，在 Morey 及另一些报道中尿失禁发生率则较低。

一、病因

患者在接受尿道修复手术之前，因尿道狭窄造成的排尿困难为主要问题，经尿道吻合手术或尿道内切开、尿道扩张解除后尿道狭窄后，损伤膜部括约肌；或盲目尿道扩张造成尿道假道引发的真性尿失禁往往严重影响患者的生活质量。

（一）严重外伤导致尿道内外括约肌受损造成的尿失禁

骨盆环损伤可源自前后压缩、侧方挤压、垂直剪切及综合应力作用等。由于尿道前列腺部由耻骨前列腺韧带固定于耻骨联合下方，膜部尿道穿过并固定于尿生殖膈，当骨盆环发生较大的前后、左右及上下移位变形时，耻骨前列腺韧带受到急剧牵拉而被撕裂，或连同前列腺突然移位导致前列腺部尿道与膜部尿道交接处受损，或因尿生殖膈撕裂导致穿过其中的膜部尿道受损。骑跨式损伤暴力直接作用会阴部，后尿道嵌压于骨盆前环的后下方，可导致尿道球部损伤。耻骨、坐骨支骨折端移位可刺伤尿道，伤及前列腺部膜部尿道和女性膜部括约肌。受伤后采用尿道会师结合气囊导尿管牵拉复位进行治疗，如牵拉的压力较大或时间较长会增加膀胱颈关闭不全的风险，在尿道恢复连续性后可发生控尿功能改变。

受伤后导致尿道狭窄，多次进行并不适宜的尿道内切开，甚至尿道内切开合并电切术损伤了控尿机制。

（二）假道性尿失禁

骨盆骨折外伤所导致的尿道狭窄或后尿道闭锁，而在治疗时则有可能形成后尿道假道，由于尿道假道没有括约肌功能，因此会发生尿失禁，可分为两种情况：①尿道扩张或尿道内切开时从狭窄部位直接进入膀胱造成后尿道假道；②开放手术在切除尿道周围瘢痕进行尿道吻合时，没有找到上浮移位的正常后尿道黏膜，误将膀胱黏膜当作后尿道黏膜，从而直接将前尿道吻合在膀胱上形成假道。诊断需要依靠尿道造影，并需做顺行 + 逆行结合造影，可同时显示正常后尿道和假道。

（三）尿道内切开术后尿失禁

尿道内切开给患者的印象是体表没有刀口、创伤小，对医师而言，操作相对简便，并发症少，但很多后尿道狭窄患者经过多次的尿道内切开，包括冷刀或激光内切开、尿道瘢痕电切等，其结果是尿道狭窄没有解决，同时增加了新的并发症——尿失禁，因此患者往往既有排尿困难，同时又伴有尿液滴滴答答不自主地流出，增加了再次治疗的难度。多次尿道内切开比开放性尿道吻合手术更容易形成尿失禁，原因可能是多次的尿道内切开，尤其是电切，往往造成后尿道组织损伤形成瘢痕、尿道僵硬，失去了尿道黏膜的正常闭合和开放功能，这样就会造成既有排尿困难又有尿失禁的状态。而且，尿道内切开时也可能损伤尿道括约肌而导致尿失禁的发生。

二、诊断

（一）临床病史

①骨盆骨折的一般情况包括认知能力、生活习惯、活动能力等；②与腹压增加有关的尿失禁症状，如大笑、咳嗽、打喷嚏、跳跃或行走等各

种腹压增加的状态下，尿液是否漏出，停止腹部加压动作后漏尿是否随即终止；③泌尿系其他症状，如血尿、排尿困难、尿路刺激征及夜尿等或下腹或腰部不适等。

（二）体格检查

①一般状态：生命体征、身体活动能力、盆腔稳定及协调能力等。②全身体检：神经系统检查包括下肢肌力、会阴部感觉、肛门括约肌张力及病理征等；腹部检查时注意有无尿潴留体征。③专科检查：有无盆腔脏器膨出及程度，外阴部有无长期感染所引起的异味、皮疹，棉签试验了解尿道活动度，双合诊了解子宫水平、大小和盆底肌收缩力等；直肠指诊检查括约肌肌力，并观察有无直肠膨出。

（三）尿垫试验

尿垫试验可以检测一定时间段内发生的尿失禁，并通过在标准化状况下测量尿垫重量变化来量化尿失禁的量。尽管未被国际尿控协会高度推荐，尿垫试验仍被认为是评估尿失禁的一个选择。尿垫试验可以诊断尿失禁但不能确定其原因。NICE 指南建议尿垫测试应该是提供给需要量化症状的男性，尿垫测试是可重复的并且与症状相关，但他们无法区分尿失禁的不同机制。如果要求短时间检测，可以在膀胱容量恒定条件下，在诊室或病房进行 20 ～ 60 分钟的尿垫试验。如果要求更接近"现实生活"的精确检测，可以进行 24 小时或更长时间的尿垫试验。较长时间的 24 小时尿垫试验可以在家中进行，目的是使尿失禁的测定更接近现实生活。由于并未设定运动方式，24 小时尿垫试验对压力性和急迫性尿失禁都可以进行量化。有研究发现在膀胱容量恒定时，24 小时家庭尿垫试验比 1 小时尿垫试验更为灵敏。有文献表明，超过 24 小时更长时间的尿垫试验并不比 24 小时尿垫试验明显优越。

（四）尿流动力学检查

建议常规进行尿流率及残余尿测定。当腹压增加时漏尿，伴有排尿困难或尿频、尿急等膀胱过度活动症症状时需要进行尿流动力学检查，内容包括：①膀胱压力 - 容积测定；②腹压漏尿点压 （abdominal leak point pressure，ALPP）测定；③压力 - 流率测定；④尿道压力描记，条件允许，如果能够进行同步尿道测压，则可以更加直观地描记患者功能尿道的长度及尿道闭合压力；⑤结合肌电图可以捕捉潜在的逼尿肌 - 括约肌协同失

调（DSD）。尿失禁伴有残余尿及排尿困难表现的患者，还需接受影像尿流动力学检查。

（五）膀胱镜检查

怀疑有膀胱颈梗阻、膀胱肿瘤和膀胱阴道瘘等疾病时，需要做此检查。

（六）膀胱尿道造影

顺逆行造影对了解尿道狭窄、括约肌的开放、关闭功能，是否有假道或需要进行压力性尿失禁分型的患者，同时对明确骨盆腔和尿道的关系、位置有重要意义。

（七）超声

了解有无上尿路积水、膀胱容量及残余尿量。

（八）CT 增强及三维重建

了解骨盆腔和尿道关系、位置，盆腔骨折愈合、骨折断端和尿道的关系。

三、治疗

（一）非手术治疗及盆底康复锻炼

尿失禁患者尤其是骨盆骨折或尿道手术后的获得性真性尿失禁患者，建议在 6 ～ 12 个月首选非手术治疗，因为其中有一些患者的尿控经康复锻炼可在 1 年内得到一定程度的改善。在这个过程中，患者可以使用尿垫、纸尿裤、阴茎夹或者避孕套式的集尿器或者保留耻骨上造瘘管。建议至少进行 3 个月的盆底肌肉训练治疗，大多数研究认为盆底锻炼可以提高患者的控尿力，但治疗时间较长，往往需要数月才能看到是否有效。如果经过充分的非手术治疗，仍然无法控制症状，应考虑手术方案。

（二）注射疗法

传统意义上经尿道注射填充剂的机制为减少尿道空间，增加尿道阻力，从而达到改善患者控尿的目的。注射疗法是在超声或膀胱镜下引导，在膀胱颈或后尿道周围注入填充剂，以增加尿道闭合压来增加控尿功能，这是一种简单的微创治疗，可在局部麻醉下进行，也可多次反复进行。注射用材料的品种较多，主要生物材料如胶原，化学材料如特氟隆、硅胶，自体组织如脂肪，以及组织工程材料如肌源性干细胞等，其中胶原是最常用的注射材料。注射治疗对轻度压力性尿失禁的早期有效率为 60% ～ 80%，但随着时间推移而下降，在 18 ～ 24 个月后，30% 需再次注射，但注射填充剂对严重尿失禁无效。注射疗法具有操作简单、创伤小的优点。远期疗效不

理想。

（三）尿道悬吊术

尿道悬吊术操作简单、费用低廉，逐渐被大家所接受，尤其是轻中度尿失禁，各种新技术层出不穷，主要悬吊方式有以下 3 种类型：骨锚球部尿道悬吊术、可调节的耻骨后尿道悬吊术和经闭孔尿道悬吊术固定中段尿道（女性患者）或压迫球部尿道（男性患者）。其中可调节的耻骨后尿道悬吊术可以在术中或术后调节吊带张力，避免出现吊带张力过大或过小，有效率达 80%（具体手术方法见本书有关章节）。

由于骨盆骨折患者，往往会阴盆底结构破坏严重，经过多次手术，组织瘢痕化，给吊带材料的使用和疗效带来不确定性。主要与以下因素有关。

（1）悬吊材料的选择：悬吊的材料可分为自体材料、生物材料、合成材料及复合材料等。自体材料如阔筋膜、腹直肌筋膜、股薄肌，虽然没有抗原性不会发生排斥，但存在取组织部位的并发症，吊带的力量往往有所欠缺；生物材料如猪真皮胶原、小肠下黏膜组织 SIS 等，术后疗效不能持久；合成材料如聚丙烯网带、硅酮、TVT 吊带、心脏补片、人造血管等复合材料为两种以上材料组成。目前应用最多的是合成材料，因为其悬吊力量可靠，而且已经商品化，比较容易获得。

（2）悬吊的松紧程度也是主要因素。既要避免因吊带过紧导致术后排尿困难，又要避免过松导致疗效欠佳，调节的方法较多，松紧程度凭术者的经验，术后第 1 天拔除导尿管，观察排尿情况，若仍有尿失禁，切口再拉紧悬吊的尼龙线；在悬吊时嘱患者咳嗽，尽力悬吊拉紧，以基本无溢尿为度。也可术中进行尿流动力学检测尿道内压（闭合压超过 $100cmH_2O$），以此作为确定悬吊的松紧尺度。

（3）术前尿失禁的严重程度也影响治疗效果，对轻中度尿失禁，球部尿道悬吊治疗效果满意，对重度尿失禁则疗效欠佳。

（四）人工尿道括约肌

人工尿道括约肌（artificial urinary sphincter，AUS）是治疗男性真性尿失禁的金标准，其通过可舒缩的环形袖带环绕放置于球部尿道，从而最大程度地模仿正常尿道括约肌的功能，达到控尿目的，手术成功率达 75%，患者满意度达 92%，尿道狭窄术后尿失禁也是 AUS 的适应证之一，但因尿道经前期尿道吻合手术，球部尿道的条件往往较差，瘢痕分离难、血供不足、尿道萎缩等，手术难度大，术后控尿率也受影响。使用小袖套患者的疗效与其他患者并无差别，且尿道侵蚀或疼痛等并发症的风险也无明显升高。

AMS 800 型 AUS 主要包括了 3 个部分：袖套、压力调节球囊及控制泵。具体步骤见相关章节。术后 48 小时拔除导尿管，7 天后出院，术后 6 周激活 AUS 控制泵。

由于骨盆骨折后尿道损伤多为复杂性，在制订 AUS 置入手术计划时需考虑如下几个方面。①手术入路（经会阴或是经阴囊）：经会阴切口是经典术式，但也有人主张采用经阴囊横切口，认为此入路的优点是手术时不需摆截石位，可减少对尿道球部的牵张，使尿道海绵体与阴茎海绵体更易分离。②袖套放置的位置（尿道球部或是膀胱颈），常规应将袖套放置于球部尿道水平；袖套的尺寸从 3.5cm 到 14cm 不等，最常用于放置在球部尿道的袖套尺码是 4.0cm 及 4.5cm。大口径袖套主要用于膀胱颈部置入（8～14cm）。小口径（3.5cm）袖套的出现使得医师可以进一步缩小周径，使袖套更加贴合于尿道外周，尤其是对于那些既往接受过尿道吻合术后尿道萎缩的患者，以及曾多次翻修需将袖套放置在球部远端尿道周围的患者。

（五）尿流改道术

上述外科治疗方法无效时，应考虑选择尿流改道来保护上尿路功能及提高患者的生活质量。根据患者条件选择适合的尿流改道方案，一般分为可控尿流改道术、不可控尿流改道和终止尿流改道。

四、预后和随访

实际上，大多数尿失禁并发症可以随着时间的推移而逐渐好转。已报道的后尿道修复的结果由于研究中成功的定义不同，随访时间和患者状态的不同而有很大的差异。患者在导尿管拔出后第 3、6、12 个月进行随访，之后 6 个月随访 1 次。在随访期间进行尿流率测定。如果患者主诉为梗阻症状，则采用逆行和顺行尿路造影术或膀胱镜检查。在随访期间利用勃起功能国际指数（IIEF-5）问卷调查表对术后性功能障碍进行调查。在 3 个时间点进行评估，即受伤前、本次手术前和导尿管拔出后 2 周。利用尿垫试验对压力性尿失禁进行评估。将尿失禁分为轻度，即一般活动及夜间无尿失禁，腹压增加时偶尔出现尿失禁，没有穿戴尿垫的必要；中度，即腹压增加及站立活动时，经常出现尿失禁，需要穿戴尿垫生活；重度，即站立活动或卧位体位改变时发生尿失禁，并且严重影响患者的生活和社交活动。

第五节 尿道憩室所致尿失禁

一、女性尿道憩室的概况

尿道憩室是一种位于尿道周围与尿道相通的囊性腔隙病变，多发于 30 ～ 50 岁的女性，发病率 0.02% ～ 6%。其发病机制尚未完全明确，其中，反复炎症引起的尿道旁腺体导管慢性堵塞或腺体破溃开口进入尿道是其主要发病机制。部分罕见的先天性尿道憩室则会在患者年轻时表现出来，研究认为是胚胎发育时 Gartner 管和中肾管的残余引起的。由于其发病隐匿及症状不典型，临床表现复杂，易被临床医师及患者所忽视，部分患者在社区医院被诊断为尿路感染进行长时间的治疗，最终发现症状难以控制或者迁延不愈后才进一步就诊。往往表现在排尿后，仍有少量尿液渗出，站立位尿湿内裤现象，查体时，阴道前壁可触及囊性感的包块，挤压时见液体从尿道口流出。

二、女性尿道憩室的诊断

（一）临床表现及体格检查

由于尿道憩室位于女性尿道括约肌外侧，多数患者会合并出现各种复杂下尿路症状，很大一部分尿道憩室患者临床表现为会阴部坠胀不适伴有排尿后尿滴沥，甚至患者增加活动后也可感觉到尿液的溢出，从而出现类似于"尿失禁"的症状，当患者出现这种特殊的下尿路症状时，可对患者进行体格检查，患者截石位状态下，在阴道前壁可触及肿块，挤压后可发现患者尿道口流液，称为挤压征阳性。而当憩室合并感染化脓时，则会表现为会阴部疼痛，挤压后会发现脓性液体自尿道口流出。进行体格检查的同时，亦可让患者膀胱适度充盈，嘱其做咳嗽或增加腹压的动作，以证实是否存在压力性尿失禁。

（二）影像学检查

三维盆底超声可以作为该病最佳辅助诊断手段，经济、无创的检查手段可以发现阴道前壁的囊性包块，而当包块合并感染时会出现囊腔内实性回声，并仍可以通过囊腔的开口及病变囊壁的厚度进行判断和评估。盆腔 MR 可发现阴道近端前方的类圆形长 T_1、长 T_2 信号，DWI 为低信号，MR 对憩室的大小、位置可以更加清楚地显示，以帮助临床医师制订进一步的治疗方案；排泄性尿路造影则需要患者配合进行排尿动作，临床医师可在动态状态下发现尿道憩室的存在，对理解、了解尿道憩室的位置具有重要意义。

（三）尿流动力学检查

部分患者合并压力性尿失禁的患者可行尿流动力学检查，从而明确尿失禁的存在。部分伴有复杂下尿路症状的患者，也可以通过尿流动力学检查在治疗前全面了解患者的储尿排尿状态，为进一步的治疗提供依据。

（四）尿道镜检查

尿道镜检查可与手术同期进行，其主要目的是在尿道内寻找憩室开口，明确憩室的存在，进一步确诊尿道憩室，为便于找到憩室开口，可采用细输尿管镜，在导丝、输尿管导管引导下，经憩室口插入，并可在尿道憩室内进行亚甲蓝染色，为进一步外科手术切除提供方向和范围。

三、女性尿道憩室的治疗

（一）手术治疗

多项临床研究已经证实：尿道憩室治疗最有效的方法是经阴道行尿道憩室切除术，这种方法的治愈率达 83% ～ 97%。手术目的是切除尿道憩室，恢复尿道连续性及完整性，缓解临床症状，预防憩室的恶性变。术前严格控制感染，若患者存在憩室合并感染，以引流脓液为第一步，控制感染后二期手术切除憩室。

手术采取全身静脉麻醉或连续硬膜外麻醉，麻醉成功后患者取膀胱结石位，留置导尿管并放空膀胱。用 10ml 注射器取等渗盐水注入阴道前壁，形成凸出水垫，以便于寻找无血管间隙。对憩室较为复杂、预估术中出血较多的患者，可在水垫中配入 1 ～ 2 滴去甲肾上腺素。沿水垫将阴道前壁与尿道分开，斧头刀片在阴道前壁做"U"形切口，长柄剪刀在切口两侧的阴道黏膜下钝性及锐性结合分离组织，动作轻缓。逐步分离阴道前壁，直至可见尿道憩室囊壁，充分暴露后继续沿憩室周围分离组织，尽量避免损伤憩室囊壁，向憩室的尿道开口方向分离，辨认尿道组织，尽量完整切除憩室。用 4-0 可吸收缝线从尿道基底部逐步关闭创面，缝合阴道皮瓣。术后标本送病理检验。碘伏纱布置入阴道压迫伤口，并于术后 24 小时内拿出，术后予以每日阴道清洁擦洗，清除分泌物，术后继续使用抗生素抗感染治疗，根据憩室大小，于术后 10～14 天后拔除导尿管。

（二）术后并发症

术后最严重的并发症为尿道阴道瘘，多由于术中分离偏差未完整切除憩室，残留憩室合并感染，最终形成窦道，导致尿道阴道瘘。尿道分离层次不清则会导致分离创面过大，此时缝合时可用带蒂大阴唇纤维脂肪瓣填塞于尿道周围筋膜与阴道前壁之间并紧密缝合，减少术后渗血及感染的概率。尿道近端的憩室可能延续至膀胱三角区，游离时需注意分离平面，否则有损伤输尿管的可能，若术前评估存在此风险，可在尿道镜检查时留置输尿管支架管，以便及时修补。

（三）合并压力性尿失禁的处理

术前尿流动力学检查可明确患者是否合并存在压力性尿失禁，尽管有研究提示术中对患者同时行抗压力性尿失禁手术不会引起相关并发症，而且可以降低患者的住院负担，但两种手术同时进行会对吊带的位置造成影响，而且存在吊带侵蚀的风险，仍建议患者先行尿道憩室手术，术后 1 个月再进一步行抗压力性尿失禁手术。若患者在术后拔除导尿管后，新出现了压力性尿失禁的症状，切忌在短期内进行抗压力性尿失禁手术，建议患者进行盆底康复治疗，密切随访，绝大多数患者可在 1 年内恢复控尿。

四、男性尿道憩室的相关诊疗

尿道憩室在男性患者中较为少见，多发生在前尿道，存在继发性因素，常见的病因有尿道周围及前列腺脓肿、尿道狭窄、尿道外伤、尿道结石或医源性尿道成形术后等，各种因素作用导致尿道压力增加，尿路上皮突出，从而进一步发展成为尿道憩室。其他因素如神经源性膀胱患者为长期留置导尿管，患者尿道存在慢性炎症，尿道逐步慢性纤维化导致瘢痕形成，进一步在尿道薄弱处发展为尿道憩室。男性患者临床表现为各种形式的下尿路症状、反复难治的尿路感染、患者诉排尿后尿滴沥等。诊断上在排除普通下尿路感染、慢性前列腺炎等疾病后，仍以影像学检查为基础，辅助以内镜检查、功能学检查，对于其诊断并不困难。治疗上则应进行个体化管理，因为男性尿道憩室多存在原发性疾病，尿道周围组织的完整性、连续性及尿道与尿道憩室的关系需要通过严密的术前评估，以制订合理的手术方案，否则，单纯切除憩室有可能造成较大的尿道腔缺损，导致尿道皮肤瘘形成。另一方面，针对长期留置导尿管的神经源性膀胱患者、多次尿道手术尿道重建困难的患者等，尿流改道是一种合理的选择方案。

第六节　输尿管异位开口所致尿失禁

输尿管异位开口（ectopic ureter）是指输尿管开口位于膀胱三角区以外的部位且约 80% 的患者合并重复肾畸形，其总体发病率约为 1/2000 且女性发病率大于男性，比例约为 5∶1，成人罕见。女性可开口于膀胱颈至尿道口的任何部位（35%）、前庭（34%）、阴道（25%）、子宫和输卵管（6%），男性则可开口于后尿道（47%）、精囊（33%）、前列腺小囊（10%）及输精管或射精管（10%）。临床表现中女性通常以连续性尿失禁为主，而男性则以受累器官的感染或疼痛为主。

一、病因

在胚胎发育过程中，中肾管末端向背外侧发出输尿管芽，正常情况下，原始输尿管芽逐渐移向头侧，中肾管逐渐移向尾侧；同时，原始尿生殖窦的上端部分，即膀胱尿道管，逐渐发育膨大形成膀胱和尿道，随着膀胱的生长扩大，逐渐将中肾管的末端输尿管芽吸入膀胱壁内。

若输尿管芽起源位置在中肾管正常起源位置的近端，则输尿管开口在膀胱壁内移行的行程就较短，这会导致其开口偏向正常位置的上方和内侧。如果输尿管芽的起源位于中肾管的更近端，则可能导致输尿管开口仍位于中肾管，最终输尿管开口完全位于膀胱外。在男性中，共同起源于中肾管的组织器官包括附睾、输精管、精囊和前列腺；在女性中，输尿管芽近端的中肾管形成卵巢冠、卵巢和 Gartner 管。异位输尿管如果引流尿液入上述妇科器官则会进入邻近的输卵管、子宫、阴道上部和前庭。

二、临床表现

由于异位输尿管在两性间的开口位置不同，其临床表现通常与性别密切相关。

（一）尿失禁

女性的异位输尿管可能位于尿道括约肌的近端（如膀胱颈、近端尿道）或之外的远端，在进行如厕训练后出现不同于正常排空模式的连续性尿失禁是其典型症状（患者表述能成次数的排尿，又有不断的漏尿）。然而，约 20% 的输尿管异位开口患者合并单侧发育不良且功能差的肾脏，这些患者可能出现间歇性尿失禁，漏尿量与发育不良且功能差的肾脏分泌尿量有关。

（二）阴道分泌物

阴道持续出现明显分泌物，性状及量类似于尿失禁，此为输尿管异位开口于阴道的典型临床表现。

（三）尿路感染

通常为亚急性，表现为持续的低热并伴有周期性高热。男性的异位输尿管可能将尿液引入膀胱颈、前列腺尿道或 Wolffian 管等外括约肌近端结构，一般不会出现尿失禁而容易产生尿路感染，此为输尿管异位开口男性患者的常见临床表现。若异位的输尿管末端位于 Wolffian 管的遗留结构则常导致附睾炎；若尿液引流入前列腺窝则可出现尿频尿急，需避免误诊为尿失禁。

（四）腹部包块

少数患者因输尿管开口异常造成梗阻，最终可导致严重的肾积水和输尿管积水扩张而表现为腹部包块。

（五）其他

女性患儿可能表现为腹痛、生长发育停滞、膀胱输尿管反流；男性患者可能表现为便秘、腹痛、盆腔痛、射精不适甚至不育；青少年和成年人群中输尿管异位开口发病率较小，通常表现为感染和腹痛，少有尿失禁发生。

三、诊断

（一）产前检查

应用产前超声检查可诊断异位输尿管及辨认出由于异位输尿管梗阻而引起的肾积水。

（二）体格检查

对于进行了如厕训练后的女性患儿仍出现持续性尿失禁者，在排除了神经源性膀胱功能障碍和尿道括约肌缺失后，需要考虑输尿管异位开口的可能。外阴的直接视诊能够发现外阴有尿滴沥不尽或潮湿；外阴和外生殖器皮肤红斑、湿疹或皮肤浸软可能是尿液长期浸泡导致；一般情况下能够明显观察到位于阴道尿道隔上的穿孔点或开口。

（三）B 超

B 超作为输尿管开口异位的首选检查方法，可以显示重复肾伴随扩张输尿管，对发育不良肾脏进行定位，发现输尿管末端向阴道、尿道或前列腺延伸，其典型图像为上肾的肾盂和集合系统扩张，正常膀胱后输尿管扩张。

（四）静脉肾盂造影（intravenous pyelography，IVP）

上肾的存在使得下肾向下向外移位，IVP 形成所谓的下垂型百合花样形状。需要特别注意对侧肾脏以免漏诊双侧输尿管开口异位（占比约 10%）。此外，IVP 在至少 50% 的患者中会发现反流入下肾输尿管，而根据不同的排泄时相所表现的反流，可初步判断输尿管异位开口的位置。

（五）排尿性膀胱尿道造影（voiding cystourethrography，VCUG）

VCUG 可对输尿管远端、膀胱及尿道进行最明确的评估，是一项必需的影像学检查。

（六）磁共振成像（magnetic resonance imaging，MRI）

MRI 作为输尿管异位开口敏感性最佳的影像学检查，能够定位其他影像学不能显示的发育不良的上肾及其输尿管异位开口的位置，T_2 加权图像可发现和明确充盈尿液的异位输尿管。

（七）内镜检查

包括膀胱尿道镜和阴道镜。首先在异位开口好发部位（如阴道前庭、尿道和阴道）仔细观察，特别是在黏膜皱襞中。若发现疑似输尿管开口，可插入输尿管导管并进行逆行肾盂造影以进一步明确解剖结构。

（八）放射性核素肾成像

发现肾区肾影，评估肾功能，但肾脏其他部分也必须确定。

四、治疗

输尿管异位开口的治疗目的是保护肾功能，解决梗阻和膀胱输尿管反流及其引起的反复感染，改善及恢复正常排尿。

（一）术前评估

包括肾功能和膀胱功能评估。

1. 肾功能评估　放射性核素肾成像仍然是评估肾功能的金标准，上肾的功能主要是观察对象，但肾脏其他部分也必须确定，特别是在罹患肾积水的情况下。

2. 膀胱功能评估　即使膀胱不是输尿管异位开口的主要受累部位，但部分患者可能需要在术中行膀胱颈重建术，因此膀胱功能评估不可或缺。

（二）手术治疗

手术是治疗输尿管异位开口的唯一方式，应根据患肾发育情况、是否合并重复肾及重复肾病变程度和所伴发的畸形情况决定手术方式。

1. 半肾切除术　当上位肾无功能且反复泌尿系统感染的患者，通过影像学检查发现上位肾发育不良且可能伴大量积水扩张时，半肾切除术通常是首选，包括开放手术、腹腔镜下和机器人辅助下。

半肾切除术时采用肋腹部切口有利于上位肾血管的暴露并轻柔地收紧肾脏以免影响血供从而损伤功能良好的下位肾。若还存在异位输尿管反流的情况，可做一 Gibson 切口以完整地切除输尿管。此外，行半肾切除术前经膀胱镜提前放置输尿管导管有利于在腹腔镜手术时更准确地探查到输尿管。

2. 输尿管膀胱再植术　适用于功能良好型单侧输尿管异位开口（如开口于尿道或膀胱颈）伴肾脏畸形者，可解除梗阻、保留肾单位功能，保证泌尿道通畅。

3. 输尿管造口术　若患儿罹患脓毒血症或肾脏及输尿管严重积水伴扩张可先予以输尿管末端造口术，造口位置应处于 Pfannenstiel 切口的外侧。通常在造口术后 4～6 个月进行肾功能评估，若已无肾功能，可进行半肾切除术且将输尿管切除至造口处；若肾功能尚可挽救，可重新将输尿管置入膀胱三角区。

4. 特殊类型异位输尿管的治疗　双侧单系统的异位输尿管十分罕见，可伴有膀胱颈的发育异常，最终形成的膀胱颈基底较宽、结构欠佳且功能不良。手术方式通常是在评估肾功能和膀胱功能后行双侧输尿管再置术。

若输尿管异位开口于尿道括约肌的近端，行内镜扩张能够缓解尿路梗阻；若异位输尿管源自功能极差的单肾系统时，行该肾的动脉栓塞可使其完全丧失功能以消除尿失禁。

五、随访

由于输尿管异位开口目前尚无标准化术式，所有患者出院后均需定期随访。随访内容包括排尿情况、有无尿失禁等排尿日记记录内容；尿常规、肾功能等常规检验指标；术后影像学检查应包括术后 4～6 周的超声检查和 VCUG 以评估是否存在膀胱输尿管反流的并发症，在此之前通常预防性使用抗生素。术后 1 年内需常规来院随访及做相关检查，之后每年行电话或门诊随访即可。

（卫中庆）

第五篇

膀胱阴道瘘

第21章

膀胱阴道瘘

膀胱阴道瘘（vesicovaginal fistula，VVF）指的是膀胱和阴道之间腔道的异常相联通。大多数膀胱阴道瘘由医源性损伤造成，先天发育异常、恶性疾病、炎症感染、放疗、外伤、局部缺血、分娩和其他多种原因也可导致。膀胱阴道瘘是泌尿外科最常见的瘘。一旦诊断为膀胱阴道瘘，患者应进行尿液的持续通畅引流，直至手术修复前。膀胱阴道瘘历史悠久，1663 年 Hendrik Von Roonhuyse 首次描述了膀胱阴道瘘的外科治疗过程。1675 年 Von Roonhuyse 被认为是首次成功完成膀胱阴道瘘手术的人。著名的妇产科手术巨匠 James Marion Sims 在 1852 年首次描述了经阴道修复 VVF 的方法，而首例成功进行经腹入路的 VVF 修复则由 Trendelenburg 于 1888 年报道。Martiaus 于 1928 年首次提出转移皮瓣的方法。

一、流行病学

发达国家和发展中国家 VVF 的病因不尽相同，发达国家 VVF 的主要病因是妇产科、泌尿科、盆腔手术术中损伤，其中以子宫切除最为常见，其他还包括盆腔手术、盆底重建手术、压力性尿失禁手术等。发展中国家 VVF 常见的原因则是产程延长过程中胎头使阴道、膀胱、膀胱颈和尿道受压所致坏死。此种情况造成的盆底损伤往往严重和复杂，因盆底广泛受压缺血，术后修复难度也较大。梗阻性分娩损伤综合征被用来描述梗阻性分娩带来的复杂情况。放疗导致的 VVF 一般较大，组织条件差，修复极为困难。我国情况特殊，兼具发达国家及发展中国家 VVF 出现的特点，既有相对大比例的外科术后医源性损伤所致 VVF，在一些地方医院，也常见梗阻性分娩所致 VVF。因此，熟知各种病因所致的 VVF 具体修复方式的差异，有助于提高 VVF 修复成功率。

二、诊断

典型的临床表现为持续阴道漏尿，但仅凭漏尿这一表现往往不能确定 VVF 的存在。较大的 VVF 往往使患者膀胱失去储尿功能而完全从阴道流出，但一些细小的 VVF 则可能表现为间断性的会阴区潮湿，腹压增加时或者体位改变时才出现漏尿或漏尿增加，这类表现往往不典型，需要借助其他诊断手段来确定。

细致的查体，包括膀胱阴道的内镜检查，都对确诊 VVF 非常重要（图 21-1，图 21-2）。大部分 VVF 可以在查体时观察到阴道前壁的瘘口，而少部分较深在者则无法观察到，只有借助内镜检查才能观察到具体位置。

此外，向膀胱内注入靛蓝、次甲基蓝等有色染料溶液，观察阴道内有无蓝色漏液可以帮助确定有无 VVF 的存在。相对小的瘘口，可以向阴道内填塞干燥清洁纱布、按压膀胱、改变患者体位等提高漏液出现的概率。若反复检测阴道内纱布均未被染色，可以静脉注射靛蓝后重复阴道填塞

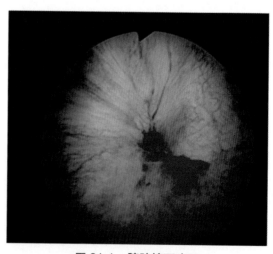

图 21-1　膀胱镜下瘘口

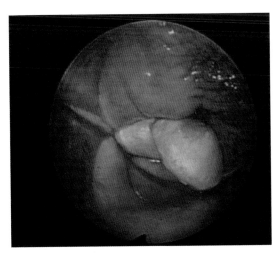

图 21-2 经阴道观察，巨大瘘口内异物结石

检查，若出现近心端染色则提示输尿管阴道瘘。

膀胱镜检查在 VVF 诊断中至关重要。成熟的瘘在膀胱镜下可观察到清楚的形态和边缘，而未完全成熟的瘘则可能因为组织水肿和炎症而看不清瘘口。常见的 VVF 膀胱内瘘口位于三角区远方，若瘘口距离输尿管开口位置较近，则需要高度怀疑同期的输尿管损伤。膀胱镜下向窦道内留置导丝或输尿管导管有利于标记，对后续修补过程有帮助。

影像学检查方面，膀胱造影或排泄性膀胱尿道造影，侧位 X 线片可以显示 VVF 的位置和形态（图 21-3）。静脉尿路造影可以帮助评价上尿路，判断有无同期存在输尿管阴道瘘。若输尿管远端不显影，可进一步行逆行肾盂造影。CT、MR 和超声也可用于 VVF 的评价，阴道内出现造影剂延迟显影则考虑存在 VVF。

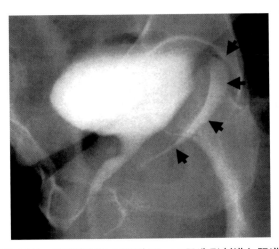

图 21-3 排泄期膀胱尿道造影，可见造影剂进入阴道

术前尿培养有助于围手术期抗生素的选择。尿流动力学检查对于评估患者瘘修补术前的膀胱尿道功能状态很重要，可选择应用。

三、治疗

（一）非手术治疗

对于一些不成熟的瘘，或者较小的瘘，可能通过留置导尿管持续引流并且联合应用 M 受体阻滞剂保持膀胱的稳定，而获得治愈。

对于留置 3 周以上导尿管，检查发现窦道未能愈合并且有上皮生长于窦道内，这部分瘘仅依靠留置导尿管无法获得治愈。

留置导尿管可以联合电凝处理一部分瘘比较小的患者，内镜下以细小的电极从瘘的远端逐渐向近端烧灼，将整个窦道进行完整的电灼，窦道边缘电凝成白色。Stovesky 报道了 15 例小窦道经过电凝和充分引流（2 周以上）后，成功治愈了 11 例。VVF 上皮细胞被破坏、纤维化、瘢痕形成、窦道闭合是此治疗方法成功的可能机制。

笔者应用此方法治疗成功过数例 VVF 患者，对于那些周围组织条件良好、初次探查时窦道内存在异物、窦道较小（不超过 3mm）、窦道结构简单的患者，可以在取出异物、清理周围环境后，采用特殊细电极将窦道充分电灼，留置导尿管时间建议 1 个月，再行复查。笔者认为在选择性患者中，治愈率可达 60% 左右。

（二）手术修复

1. 膀胱阴道瘘修复的时机和路径 关于 VVF 最适宜的修补时机还存有争议。从缩短患者痛苦的过程来讲，早期修补更适宜，但需要严格遵循外科手术所需条件。经典教科书中建议 VVF 修补应等瘘口稳定 3 ～ 6 个月后再进行，待组织水肿和局部炎症减轻、组织软化后再行修补，这样便于术中辨认血供正常的组织界线和游离过程中组织的层次。这样伤口缝合的层次更好、组织愈合更佳，缝合张力更小，更易于修补成功。目前认为较清洁的妇科手术后获得明确诊断的 VVF 早期即可尝试修补。清洁的外科创伤更应如此。对于外科创伤所致 VVF，笔者的经验是即便污染的外伤，若患者年轻，组织血供良好，经过清创后一期修补可以获得良好的修补效果。笔者曾接诊 2 例建筑工地高处坠落伤，钢筋穿插所致 VVF，均于 24 小时内修补，一期修补均成功。另外，一些报道也提出一期关闭瘘口在产科瘘方面也可获得良好效果。Raz 认为对于子宫切除术后简单的 VVF 应尽可能经阴道修补，其中在经阴道子宫切除后 VVF 的修补尽量间隔 1～2 个月。对于复杂腹盆腔手术所致 VVF，需要等待炎症消退后再进行。

VVF 修补途径分为经阴道和经腹修补，各途径手术效果虽然与患者身体条件、组织状态、瘘口大小、位置、既往手术史等因素密切相关，但影响手术效果的决定性因素是术者经验。对经验丰富的术者，经阴道和经腹修补成功率相仿。经阴道修补需要熟悉阴道及周围解剖，需要泌尿科医师加强学习。经阴道修补具有手术创伤小、时间相对短、住院时间短、恢复快、手术不受既往腹盆腔手术影响、术后不影响膀胱容量、对后续手术路径的影响小等优点。

但对于一些高位瘘、无经阴道生产史、无法取过截石位的患者，经阴道 VVF 并不适合。此外，需要结合患者意愿，经阴道 VVF 术后往往会有不同程度的阴道缩短。

经腹修补的优势包括瘘口靠近输尿管或有输尿管瘘可以同期修复、需要同期进行其他腹盆腔手术的 VVF。另外，巨大瘘和既往多次经阴道修补失败的瘘，可以选择经腹修补。

此外，对于一些巨大瘘、复杂瘘，也可选择联合经腹和经阴道 VVF 修补。

关于窦道是否需要切除也有不同观点，支持切除者认为此法可以获得新鲜的缝合组织边缘，有利于愈合。反对者则认为切除窦道会导致更大的组织缺损，增加后续修补难度，尤其对于距离输尿管开口较近者，切除窦道可能导致原本并不需要的输尿管再置变成必须。此方法浪费了已经形成瘢痕的窦道纤维组织，此组织也可应用于修复。

笔者采取的是不切除窦道的修补方法。至于是经腹还是经阴道修复，则取决于患者的自身条件和瘘的特点，一般对于低位瘘、相对简单的瘘，选择经阴道修补，而对于一些复杂瘘或合并输尿管瘘则选择经腹修补。手术时间方面，除去新鲜的瘘（24 小时内），一般留置导尿管充分引流一段时间，部分患者可能自愈，此外一般等待 3 个月左右再行修补。在此期间，嘱患者持续引流，注意阴道清洁。

2. 经阴道修补非复杂性膀胱阴道瘘　经阴道修补非复杂性膀胱阴道瘘适用于大多数简单性 VVF（图 21-4）。患者一般取高截石位，将会阴

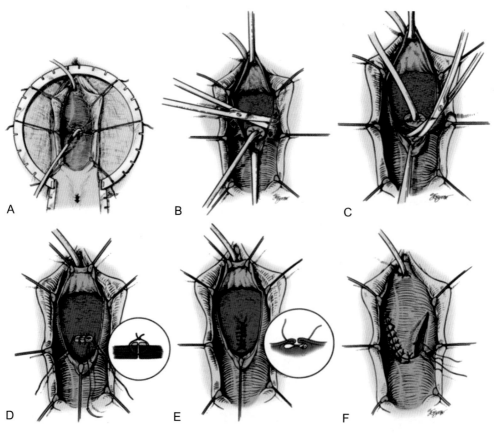

图 21-4　经阴道膀胱阴道瘘修补示意图

区充分显露，对于一些有下肢活动障碍的患者，可在麻醉前让患者自行尝试体位是否可以耐受。

第一步：应用阴道重锤、阴唇牵拉线牵开阴唇，若无环状牵引器，可以应用小金属拉钩牵拉暴露术野。以膀胱镜术前行膀胱尿道镜检，再次确认瘘口位置，若与输尿管开口距离接近，则应该留置输尿管导管辅助判断。

第二步：游离阴道皮瓣：以 Foley 尿管（型号与瘘口大小有关，一般可以顺畅置入窦道即可，常用 F12 ～ 16），将水囊充起，向下牵拉导尿管，将 VVF 拉向阴道外口。设计阴道皮瓣并标记，笔者一般采用包绕窦道的倒"U"形切口，要选择血供丰富的阴道皮瓣切缘。因为最后需要将阴道皮瓣覆盖于瘘的上方，作为最后一层的阻隔。阴道皮瓣在各个瘘口周围方向都游离出需要后续缝合的区域，一般至少需要 1.5 ～ 2cm。

第三步：处理瘘口。牵拉导尿管，将瘘口牵拉至接近阴道外口处，在瘘口两端缝合标记线，撤除导尿管。以电刀伸入窦道烧灼全部窦道内上皮。严密一字形缝合瘘口。一般笔者选用 3-0 薇乔线缝合。这是第一层缝合。

第四步：包埋窦道及关闭阴道切口。与前一层垂直的缝合方向进行第二层缝合，是膀胱壁浆肌层的包埋缝合。尽量减少张力，并减小与前一层的重合范围。最后关闭阴道皮瓣，确保阴道皮瓣顶端组织血供良好，完全覆盖窦道远端。

选取这种修补方式一般可以实现三层阻隔。

术后本中心常规阴道内填塞碘仿纱条 24 小时，帮助止血及清洁伤口。术后常规留置导尿管，部分中心术后 3 周行膀胱造影，未发现瘘则拔除导尿管。笔者常规留置导尿管 3 ～ 4 周，并不常规行膀胱造影。留置导尿管过程中建议常规应用 M 受体拮抗剂，维持膀胱稳定状态有利于瘘修补的愈合。术后 3 个月内建议避免性生活。

除了上述经典的经阴道修补术式外，还有诸如阴道缩短、阴道残端切除等。

经阴道修补 VVF 最主要的并发症是阴道缩短及狭窄，游离过程中注意勿过多分离正常阴道壁组织，可以尽量减少对阴道的影响。但若权衡瘘修补的成功及阴道长度的缩短与否，笔者认为适当地缩短若能提高瘘修补的成功率，则是有价值的。

对于复发性瘘，仍然可以选择经阴道途径再次修补，但需要评估阴道条件及患者的一般状态。经阴道途径联合辅助性肌肉瓣或 Martius 瓣都可以选择性应用于复杂的膀胱阴道瘘患者。

3. 经腹途径的膀胱阴道瘘修复　经腹 VVF 修补对于复发瘘、巨大瘘，特别是需要同期行输尿管再置的患者是一个很好的选择（图 21-5）。修

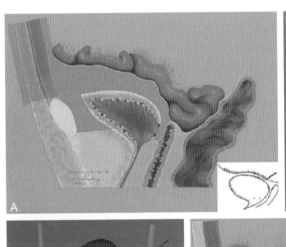
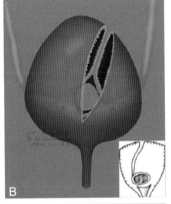
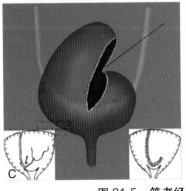
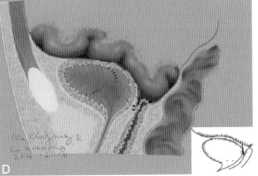

图 21-5　笔者经验——经腹 VVF 修补手术示意图

补的途径包括开放经腹腔途径、开放经腹膜外途径、腔镜 / 机器人辅助经腹腔途径。

体位一般选取平卧截石位，便于术中探查阴道情况，可以应用可调节腿架，便于术中随时调整体位。对于瘘口邻近输尿管开口者，术前可留置输尿管导管辅助辨认。

经腹手术具体又可分为经腹膜内、腹膜外和经膀胱 3 种方法。最为经典的手术方式为 O'Conor 法，即于下腹部游离膀胱而不切开腹膜，从腹膜外直接进入膀胱周围间隙，充分游离膀胱顶部及后方，全程保护腹膜完整，垂直劈开膀胱直至瘘口。瘘口的提前定位有助于术中辨认，可以经由阴道在窦道内留置导尿管。在瘘口两端缝合标记线辅助牵拉，而后可以选择切除窦道或保留瘘道并电灼。与经阴道手术路径相仿，经腹修补的关键也是窦道周边区域的游离，即需要将膀胱与阴道分离开来，游离至窦道的远心端并有足够范围用于各自缝合。因阴道相对固定，而膀胱的游离度相对较大，所以膀胱的游离非常重要。充分分离后，首先缝合阴道瘘口，可应用可吸收缝线连续缝合阴道，或严密地间断缝合阴道瘘口。若准备于阴道和膀胱中间游离其他组织瓣（如大网膜瓣或腹膜瓣）则应将组织瓣游离后缝合固定于 VVF 窦道远心端 1 ～ 2cm。然后关闭膀胱，关闭膀胱的方法是连续缝合一层再包埋一层。缝合膀胱的过程中需要注意，若未切除窦道，则需要扭转膀胱瓣，使窦道位于缝合的一侧，而另一侧为健康新鲜的膀胱切缘，这样更加有利于膀胱内瘘口的愈合。常规留置耻骨后引流管 1 根和膀胱内导尿管 1 根。导尿管的选择：建议应用较粗、支撑力较强的硅胶导尿管，笔者常规应用 F20 三腔或双腔导尿管，保持尿液的充分引流。阴道内常规填塞碘仿纱条。术后第 1 天可进食后即可开始抗胆碱能药物的应用，因术中对膀胱的游离和劈开缝合、术前膀胱储尿功能的破坏使得膀胱容量缩小、因而术后膀胱刺激症状往往严重而持久，应用抗胆碱能药物的目的是使膀胱保持充分"稳定"的状态，减少膀胱刺激症状和膀胱痉挛痛苦，促进组织愈合。术后碘仿纱条的拔除时间同经阴道手术，一般在术后 24 ～ 48 小时拔除，拔除后即可开始阴道清洁，笔者常应用硼酸粉坐浴和（或）稀碘伏水冲洗。抗生素的静脉应用一般维持 1 周，此后更换口服抗生素。术后关键的三点为：保持阴道清洁、维持膀胱稳定和导尿管引流畅通。虽然上述三点看

起来平淡无奇，但结合 VVF 患者复杂的诊治状态，充分地实现上述三点并不容易。

4. 转移组织瓣的膀胱阴道瘘修复 对于复杂的膀胱阴道瘘，瘘口周围组织状态往往极差，若无足够可供愈合的组织，纵使手术技巧再精妙，也难以获得修补成功。在这种情况下只有求助于身体其他位置的血供良好的组织，如腹膜瓣、大网膜瓣（图 21-6）、Martius 瓣（阴唇脂肪垫）（图 21-7）、股薄肌（图 21-8）、腹直肌等。

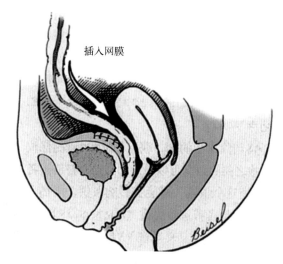

图 21-6 转移大网膜瓣

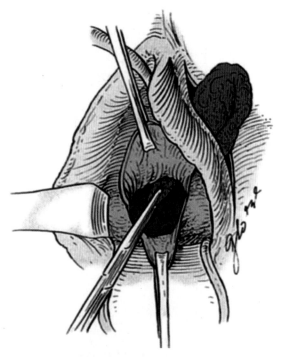

图 21-7 Martius 瓣的转移

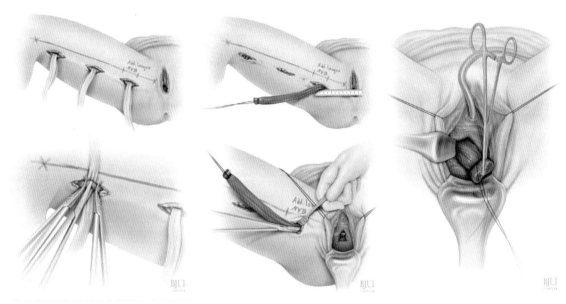

图 21-8　股薄肌瓣的转移

5. 腹腔镜 / 机器人辅助的膀胱阴道瘘修复术
腹腔镜膀胱阴道瘘修补术分为传统经膀胱途径，即经典 O'Conor 技术，此技术始于 20 世纪 70 年代，术式方法与开放 O'Conor 技术相同。另一种晚一些出现的为腹腔镜下膀胱外途径的 VVF 修补方式，此方法出现于 20 世纪 90 年代，采取特定位点切除及缝合技术，不劈开或切开膀胱，手术采用 4 孔法，过程中通过阴道内窦道内留置尿管标记，尿管充盈膀胱直至可以寻找到膀胱阴道反折，切除 / 不切除窦道，分别缝合膀胱和阴道壁。有文献总结了膀胱内外途径的成功率，对于有经验的术者，无论初次瘘还是复发瘘，成功率都可达到 90% 以上。

一篇 meta 分析总结了 1994—2014 年发表的 VVF 文献，其中 9 篇机器人辅助修补，3 篇腔镜单孔修补，31 篇传统腹腔镜修补。比较了经膀胱修补 VVF 及膀胱外途径修补 VVF 的成功率，其中前者有 22 篇，共 146 例；后者 19 篇，共 103 例，而 1 篇兼有经膀胱途径和膀胱外途径。平均随访时间 1 ~ 74 个月，整体手术成功率 80% ~ 100%，其中经膀胱途径成功率 95.89%，膀胱外途径修补成功率 98.04%。瘘口关闭层数及是否转移组织瓣的修补成功率无显著性差异，但术中是否充盈膀胱检测漏水，则对手术成功率有轻微影响。机器人和腹腔镜 VVF 修补具有安全、有效、微创的优势，对于有相应经验的术者，修补成功率与开放手术相仿。笔者所在中心目前开展了机器人辅助经腹膀胱阴道瘘修补联合原位腹膜组织瓣加固技术（图 21-9），对于瘘口位置较高、腹腔条件良好的患者，不失为一种好的选择。随着机器人和腔镜手术技术及术中器械和材料的不断成熟与进步，相信微创会成为 VVF 修补可靠的选择之一。

四、展望

膀胱阴道瘘的诊断较为复杂，需要综合考虑瘘口位置、组织条件、患者营养状况、合并存在情况，手术方式的选择同样多种多样，经阴道、经腹、腹腔镜辅助、机器人辅助修补具有各自的优势和局限，术者需要结合自身经验进行适当的选择。目前尿路修复的人工替代材料在尿道损伤修复中已获相对普遍引用，但对于一些复杂瘘，尤其是接受过放疗的 VVF、巨大复杂产伤所致瘘的修补都仍然存在巨大挑战，笔者认为人工材料的进步同样有望对超复杂 VVF 的治疗带来新的契机。术式方面，虽然机器人的应用日臻广泛，但受限于 VVF 好发地区往往经济欠发达，相对于微创的伤口而言，患者可能更看重能否一次成功。但对于显露、尤其缝合而言，机器人辅助腔镜技术无疑具有明显的技术优势。相信未来 VVF 的修补格局将是百花齐放和百家争鸣。

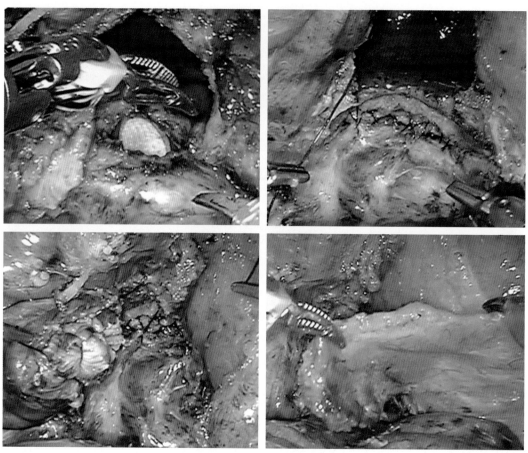

图 21-9　笔者经验——机器人辅助经腹 VVF 修补 *

（杨　洋　吴士良）

注：* 图片版权归北京大学第一医院泌尿外科所有

第六篇

**膀胱疼痛综合征/
间质性膀胱炎**

6

第22章

膀胱疼痛综合征

一、名词定义

间质性膀胱炎（IC）是一种以下尿路症状为主要表现的膀胱疾病，其典型症状包括尿频、尿急、膀胱区疼痛等，膀胱区疼痛可严重影响患者的生活质量。既往曾错误地认为亚洲人群间质性膀胱炎的发生率很低，近年来随着对间质性膀胱炎疾病特点认识的加深，人们逐渐认识到间质性膀胱炎在亚洲人群中同样常见。但是，时至今日人们尚不清楚该病的病因和病理生理学变化。近年来，在间质性膀胱炎协会（Interstitial Cystitis Association）及美国国立卫生研究院（NIH）的支持下，人们开展了大量卓有成效的研究，但是根本性的问题仍有待解决。

国际尿控协会（ICS）建议应用膀胱疼痛综合征（painful bladder syndrome，PBS）代替间质性膀胱炎，该协会将膀胱疼痛综合征（PBS）定义为：主诉与膀胱充盈有关的耻骨上区域疼痛，伴有其他泌尿系症状如白天和夜间尿频，排除泌尿系统感染、膀胱原位癌等其他明确的病理征象。但国际尿控协会同时建议将"间质性膀胱炎（IC）"这个名称仍应保留，即有典型膀胱镜检和组织学特征的膀胱疼痛综合征。从逻辑上来讲，IC应包括膀胱壁深层结构的部分炎症组织，只有一部分具有典型膀胱镜检和组织学特征的膀胱疼痛综合征（PBS）符合间质性膀胱炎（IC）这个诊断。

欧洲膀胱疼痛综合征/间质性膀胱炎协作组（European Society for the Study of Bladder Pain Syndrome/Interstitial Cystitis，ESSIC）建议用膀胱疼痛综合征（BPS）代替间质性膀胱炎。ESSIC定义BPS为与泌尿系膀胱相关的慢性（＞6个月）盆腔疼痛，疼痛呈压迫感或不适感，伴有至少一种其他泌尿系症状，如持续尿急或尿频等。必须

排除可能同样产生这些症状的其他疾病的干扰。BPS可能与其他慢性疼痛综合征,如肠易激综合征、纤维肌痛和慢性疲劳综合征密切相关（图22-1）。BPS诊断的进一步确定和分类，需根据膀胱镜下水扩张和膀胱活检发现形态学变化进行确定。其他相关症状如认知、行为、情感、性生活等障碍均应同样予以关注。

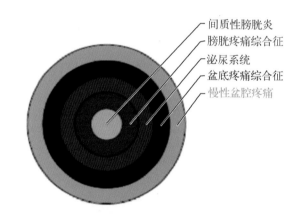

- 间质性膀胱炎
- 膀胱疼痛综合征
- 泌尿系统
- 盆底疼痛综合征
- 慢性盆腔疼痛

图 22-1　慢性盆腔疼痛（chronic pelvic pain）、盆底疼痛综合征（pelvic pain syndrome）、泌尿系统症状、膀胱疼痛综合征（bladder pain syndrome）和间质性膀胱炎（interstitial cystitis）之间的关系

但是美国泌尿协会（AUA）指南建议应用IC/BPS这一名称，AUA将其定义为"一种与泌尿系膀胱相关的不适感（疼痛、压迫感等），伴有持续6周以上的下尿路症状，并排除感染及其他可明确的病因"。之所以如此定义是因为它允许在症状出现相对较短的时期就开始治疗，最大限度地减少了治疗初期的时间延误，而在应用ESSIC的定义时，很可能存在潜在延误治疗的可能性（需要持续6个月以上的长期症状）。科学研究或临床试验中应用的定义并不适合用于临床实践，如果依据这些标准，许多患者可能会被误诊或延误

诊断和治疗。

二、流行病学

由于 IC 的发病率比较低，而且就 IC 的定义仍未达成广泛一致的意见，因此其流行病学研究数量有限，进展缓慢。现已证实，美国国立卫生研究院糖尿病、消化道和肾脏疾病研究所（NIH-NIDDK）出于研究目的制订的相应标准过于苛刻，致使多达 60% 的临床患者被排除在外。最近，人们为深入了解 IC 的流行病学特点进行了不懈努力，结果显示，该病的发病率比人们预想得高。第一项人群研究于 1999 年发表，该研究旨在评估 IC 的发病率。护理健康研究（nurses health study，NHS）Ⅰ和Ⅱ是两项以人群为基础的大规模远期流行病学研究，它们要求参试者填写特定的 IC 问卷。据 NHS Ⅰ报道，每 100 000 人中 IC 确诊病例为 52 例，而另据 NHS Ⅱ报道，每 100 000 人中 IC 确诊病例为 67 例。其他流行病学特征（如症状出现时的年龄、确诊时的年龄、延误诊断的情况）与既往报道的结果类似。NHS Ⅰ及 NHS Ⅱ显示，患者确诊时的平均年龄分别为 54.4 岁和 35.8 岁，而从出现症状到确诊的平均间隔分别为 5.3 年和 7.1 年。

NHS 队列不包括男性和儿童，也未纳入不同种族的人群，因此其在流行病学方面有一定的局限性。最近有人估计，IC 的男女比例约为 1∶9，但是，越来越多的证据显示，很多男性患者可能被漏诊。在某项研究中，有 29 名男性在 8 年内被诊断为 IC，其中 14 人最初被诊断患有前列腺炎，11 人最初被诊断患有 BPH，而事实上 21 人具有 IC 的典型表现及膀胱溃疡。另外，儿童 IC 的发病率也可能比预想的高，在具有下尿路症状，提示可能多达 50% 的患 IC 的儿童符合 NIDDK 专为儿童制订的标准。我们尚需在成人及儿童中进一步开展纵向流行病学研究，以便更加全面地了解该病的自然病程及对生存质量产生的影响。当前收集到的证据均表明，IC 是一种慢性消耗性疾病，这是该病的特点。但是，有关其各种临床表现的专门资料寥寥无几。近期，研究人员建议扩展 IC 的临床定义，将膀胱源性慢性盆腔疼痛列入其中，以便对广泛人群相关症状的出现情况进行更为准确的评估。但是，在进行纵向流行病学研究之前，我们需要明确这种分类方法的敏感性和特异性。

1975 年芬兰统计间质性膀胱炎的发病率为 10/100 000（男性、女性）及 18/100 000（女性），1987 年美国统计间质性膀胱炎的发病率为 30/100 000，1994 年美国报道为 501/100 000（男性、女性）和 865/100 000（女性）。发病率明显的差异与流行病学调查所采用的诊断标准有关，芬兰学者采用膀胱镜检查作为最后的诊断，而美国的流行病学调查主要通过问卷形式。目前估计，美国间质性膀胱炎的发生率约为 0.5%。我国目前尚无膀胱疼痛综合征 / 间质性膀胱炎的流行病学资料。

三、病因学

目前为止，IC/BPS 的病因还不是很清楚，最近几年的研究进展显示，IC 之所以出现一系列症状可能与多种因素有关，但其确切病因仍不得而知。人们已根据不同层次的支持证据提出了多种理论，可是难以得到统一的意见。

目前，主流的 IC/BPS 发表机制理论包括：①泌尿系统上皮细胞的渗透性发生改变；②肥大细胞增生，同时伴有促炎症介质的释放；③神经免疫机制；④神经可塑性；⑤感染。

（一）炎症

炎症是典型 IC 或溃疡型 IC 的普遍特征。膀胱病变处的组织学检查可以发现有淋巴细胞和浆细胞浸润的膀胱壁全层炎症和周围神经炎症。

（二）肥大细胞的活化

肥大细胞被认为在 IC/BPS 的病因和（或）发病机制中起着重要作用。肥大细胞是多功能的免疫细胞，是许多强效炎症因子的储存库，可以释放包含如组胺、白三烯、血清素及细胞因子等强效炎症介质。溃疡型 IC/BPS 中的许多症状和特征，如疼痛、尿频、水肿、纤维化及固有层新血管的生成可能均与肥大细胞衍生因子的释放有关。因此，当涉及发病机制时，肥大细胞 –IgE 系统及其与其他炎症细胞和神经系统相互作用似乎非常重要。

相比较而言，溃疡型 IC/BPS 患者的膀胱组织中肥大细胞以数十倍的数量增长。然而，在非溃疡 IC/BPS 患者中，肥大细胞的数量正常或仅轻度增加。除上述机制外，IC/BPS 可能还有其他机制。Bouchelouche 等对比了 IC/BPS 患者的尿白三烯 E4 和嗜酸性粒细胞蛋白 X 的排泄量，发现 IC/BPS 患者的逼尿肌中肥大细胞增多及尿白三烯 E4 和嗜酸性粒细胞蛋白 X 增加。

（三）泌尿系上皮功能障碍/GAG 层缺陷

Parsons 等提出 IC/BPS 患者泌尿系上皮黏多糖（GAG）层缺陷的理论。由于泌尿系上皮黏多糖（GAG）层缺陷，导致黏膜下层神经纤维更易暴露于尿液中的有毒物质，这从一个方面解释了 IC/BPS 患者膀胱疼痛和尿频的原因。溃疡型 IC/BPS 患者膀胱壁中有肉芽组织形成，这表明了黏膜反复破坏后有修复的过程。电镜等技术还证明了 IC/BPS 患者逼尿肌细胞间紧密连接的加宽和通透性的增加。

Parsons 等的最近研究表明 Tamm-Horsfall 蛋白的数量在 IC/BPS 患者和对照组中不同。Tamm-Horsfall 蛋白在肾脏合成并随尿液排出体外，其在免疫防御和防止尿液中有害成分损害尿路上皮细胞中起很重要的作用。

（四）抑制膀胱尿路上皮细胞增殖

研究表明，IC/BPS 患者尿路上皮细胞不仅与上皮生长因子的产生有关，而且与增殖速度和抗增殖因子（APF）的产生有关。Keay 等的研究表明，尿路上皮细胞的 APF 抑制机制可能同时涉及刺激细胞增殖基因的负向调节及抑制细胞生长基因的正向调节。该研究组还发现，抗增殖因子（APF）似乎仅在 IC/BPS 患者的尿液中升高，而在其他疾病中不升高，这为今后研究 IC/BPS 的生化标志物提供了线索。

（五）自身免疫性机制

大量研究报道 IC/BPS 患者存在自身抗体，这些自身抗体的确切特性还有待确定。IC/BPS 患者呈现的某些临床和组织病理学特征表明，IC/BPS 与其他自身免疫病有部分相似之处。但只有部分 IC/BPS 患者有自身抗体，另外还有人认为自身抗体的存在可能反映了疾病的严重程度。

通过对膀胱黏膜和外周血进行免疫表型和流式细胞仪分析，从而证明溃疡型和非溃疡型 BPS 患者的差异。广泛的 T 细胞浸润和 B 细胞结节在溃疡型中均可见，而非溃疡型 BPS 中 T 细胞浸润非常少。

（六）感染

从来没有一种微生物被确认可能引起 IC/BPS。Lynnes 等在 IC/BPS 患者中没有发现最近革兰阴性菌或阳性菌感染的证据，也没有发现尿 IgA 和 IgG 升高。Warren 等对最近出现 IC/BPS 症状的女性进行了病例对照研究，结果显示仅有少数患者的症状开始阶段能发现尿路感染的证据。因此由于微生物感染导致 IC/BPS 的可能性仍然是一个悬而未解的问题。

（七）一氧化氮代谢的影响

尿一氧化氮合酶活性的调控对 IC/BPS 患者的免疫应答非常重要。口服补充一氧化氮合成所需的 L- 精氨酸可以增加 IC/BPS 患者尿中一氧化氮相关酶及其代谢物，另有研究指出溃疡型和非溃疡型 IC/BPS 患者的一氧化氮消除代谢存在差异。

（八）毒性物质

一些文献报道尿液中的毒性物质可能造成膀胱受损导致 IC/BPS 症状。其中一个假设是热不稳定的、低分子量的阳离子尿液成分可能发挥细胞毒作用。另一组研究人员认为细胞因子分泌的物质可能降低膀胱黏膜对毒性物质的防御功能。

（九）组织缺血缺氧

有报道称微血管的减少是某些 IC/BPS 患者膀胱的一个特征，但是有研究表明单独的膀胱缺血不能说明 IC/BPS 的症状。

（十）遗传

Warren 等报道在同卵双生人群中同时患 IC/BPS 的概率要高于异卵双生人群，该研究表明 IC/BPS 可能存在遗传易感性。该研究组随后发现 IC/BPS 患者的一级成年女性亲属患 IC/BPS 的危险性是普通人群的 17 倍。

最近，有人提出了神经炎症反应失调机制，借以阐述 IC 患者出现的种种特点。实际上，IC 与由神经炎症反应引起的其他慢性盆腔疼痛综合征具有许多共性，包括疼痛定位不明确（盆腔），膀胱邻近区域出现疼痛感（会阴、耻骨联合上部、背部下方、臀部），以及确实存在不明原因的炎症变化等。下述证据提示，神经炎症反应参与了 IC 的病理生理学变化：在 IC 患者的膀胱活检标本中，含有 P 物质的神经纤维有所增加；在 IC 患者的尿液中，具有免疫活性的 P 物质含量增多。众所周知，P 物质可诱导肥大细胞脱颗粒，并且与其剂量有关。此外，P 物质还可诱导释放组胺，增加血管通透性，促使白细胞发生聚集。Jasmine 及其同事为了建立神经源性膀胱炎的模型，曾用病毒感染小鼠中枢神经系统中特定的神经元环路，他们的工作为阐明 IC 的神经学方面的原因提供了更多直接证据。在实验中，研究人员将嗜神经伪狂犬病毒（neurotropic pseudorabies virus，PRV）

注射进动物尾部的肌肉中（ACD），使支配这一肌肉的中枢运动神经元出现病毒感染。免疫染色随即显示，PRV 跨过突触，到达腰骶椎区，而此处的副交感节前神经元恰恰支配着膀胱。注射病毒约 96 小时后，小鼠在行为、肉眼检查和组织学检查中表现出膀胱炎的指征。膀胱壁 PRV 染色均为阴性，尿和膀胱病毒培养也为阴性。接受 ACD 肌内注射的小鼠脊髓病毒培养为阳性。在 ACD 注入病毒后，实施全膀胱去神经可防止膀胱发生炎症。据此，研究人员提出，PRV 感染引发的免疫反应可激活邻近的躯体神经环路和自主中枢神经环路，导致出现神经源性膀胱炎。最近有研究发现，机体在出现炎症之前尿组胺水平就有所升高；尿组胺水平恢复正常的同时脱颗粒肥大细胞的密度大大减小；在向 ACD 内注射病毒之前采用某种化合物预先使肥大细胞发生脱颗粒可预防神经源性膀胱炎。这些进一步证实，肥大细胞在神经源性膀胱炎的发病中发挥着一定的作用。

在上述有关 IC 的病理生理学模型的研究基础上，我们可以看出 IC 具有 3 个明确的阶段：①由中枢介导出现神经源性膀胱炎（其中涉及初级感觉传入支），释放出神经肽，进而反过来诱导炎症的发生；②肥大细胞出现脱颗粒，引发炎症反应；③组胺及由肥大细胞释放的其他介质得以释放，激发炎症反应。有人采用电子显微镜对 IC 膀胱的超微结构进行了分析，他们在膀胱皮下组织的神经附近发现了一些肥大细胞，这进一步增强了该理论模型的可信度。但是，人们尚不清楚可能引起这种神经源性炎症的原因，目前尚无证据显示病毒感染与其有关。

总之，目前 IC/BPS 的病因和发病机制尚不完全清楚，并且 IC/BPS 的病因远比以前想象的要复杂得多。考虑到 IC/BPS 作为躯体功能紊乱的一部分，我们应该找寻研究 IC/BPS 的新途径，研究者应继续探索 IC/BPS 的中枢神经发病机制，以及免疫学、遗传学、感染等病因。

图 22-2 汇总了 IC/BPS 可能的病因。

四、病理学

IC/BPS 目前还没有特征性的病理组织学表现。在诊断 IC/BPS 时病理组织学的主要作用是排除其他可能的疾病，例如膀胱原位癌、嗜酸性粒细胞膀胱炎、结核性膀胱炎及其他有特定组织病理

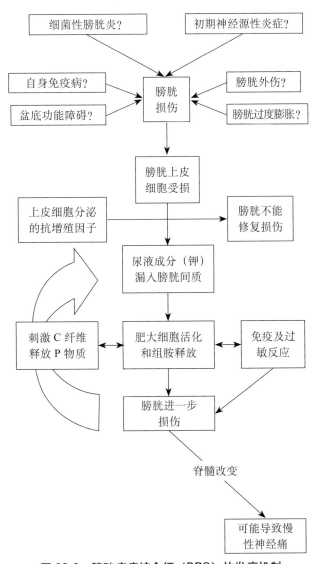

图 22-2 膀胱疼痛综合征（BPS）的发病机制

学特征的疾病。

IC/BPS 的病理结果并不一致。IC/BPS 患者的活检组织学表现千变万化，甚至同一患者在不同时间的活检病理结果都不相同。在非溃疡型 IC/BPS 患者中甚至可以见到完全正常的活检结果。从非溃疡型转变成溃疡型 IC/BPS 是非常罕见的，并且这两种类型 IC/BPS 的病理表现完全不同，肥大细胞浸润尽管在溃疡型 IC/BPS 患者的逼尿肌中非常常见，但是在先天性膀胱功能不稳定患者中也很常见。通过类胰蛋白酶免疫细胞化学染色可显示肥大细胞增多。

Lynes 等学者认为组织活检对于确诊 IC/BPS 没有帮助。尽管在 IC/BPS 患者中上皮细胞裸露、溃疡及黏膜下层炎症的发生率和严重程度都很高，但是没有一项是确定 IC 诊断的特异性病理特征，而且，这些"典型"表现仅在有脓尿或膀胱容积

变小的 IC/BPS 患者中可见。有学者尝试通过电镜确诊 IC/BPS，但没有成功。

在没有 Hunner 病变的患者中，病理显示 24% ～ 76% 可见炎症反应。尽管最近研究表明严重异常的病理可能与预后差有关，但事实并非如此。就这一点而言，膀胱活检在诊断 IC/BPS 中最主要的意义在于排除原位癌等其他疾病。因此组织病理学对于 IC/BPS 的诊断仅起辅助作用。

五、临床表现及诊断标准

美国国立糖尿病、消化道和肾脏疾病研究所（NIDDK）曾在 1987 年和 1988 年制订了间质性膀胱炎（IC）的诊断标准（表 22-1），该标准对科学研究很有意义，并且广泛应用于科研领域，但是临床专家认为该标准应用于临床实践过于严格，依据此标准仅有 1/3 的 IC/BPS 患者可以诊断为间质性膀胱炎。

患者可能只有 32% 符合。目前看，在进行间质性膀胱炎的研究时，由于需要统一和严格的标准，NIDDK 标准可能有一定的价值。但作为临床诊断标准，NIDDK 标准可能将很多间质性膀胱炎患者排除在诊断之外，可能有 60% 的患者无法诊断为 IC。例如 NIDDK 标准认为年龄必须大于 18 岁才能诊断 IC，但 IC 的确可在儿童或青少年中出现。间质性膀胱炎数据库（interstitial cystitis database，ICDB）标准是继 NIDDK 诊断标准之后又一个国际上提出的 IC 的诊断标准（表 22-2）。Simon LJ 等认为，与早期 IC 流行病学的研究结果相比，ICDB 标准的提出为 IC 的诊断和治疗预后的评估提供了一个更好的标准。经过大量的研究进一步证实间质性膀胱炎（IC）是一种慢性病，目前尚没有办法能长期有效地缓解症状。Propert KJ 等通过 ICDB 及其相关研究得出结论：

表 22-1　NIDDK 诊断标准

入选标准

1. 或有 Hunner 溃疡，或红斑症阳性
2. 与膀胱充盈或尿急相关的疼痛

排除标准

1. 清醒状态尿流动力学检查时，无论采用气体或液体灌注，膀胱测压容积超过 350ml
2. 膀胱测压，在灌注速度为 30 ～ 100ml/s 时，气体灌注至 100ml 或液体灌注至 150ml，仍无急迫排尿感
3. 充盈期膀胱测压时有期相性膀胱非随意收缩
4. 症状持续存在 < 9 个月
5. 无夜尿
6. 抗生素、抗胆碱能药物和抗肌肉痉挛药物能使症状缓解
7. 清醒状态下，每天排尿次数 < 8 次
8. 3 个月内确诊为细菌性膀胱炎或细菌性前列腺炎
9. 膀胱或输尿管下段结石
10. 活动性生殖器疱疹
11. 子宫、宫颈、阴道和尿道癌症
12. 尿道憩室
13. 环磷酰胺或其他任何化学性膀胱炎
14. 结核性膀胱炎
15. 放射性膀胱炎
16. 膀胱良性或恶性肿瘤
17. 年龄 < 18 岁的阴道炎患者

表 22-2　ICDB 标准（间质性膀胱炎数据库研究诊断标准）

1. 自愿参加该项研究并签署知情同意书
2. 研究过程中能够在局部麻醉或全身麻醉下行膀胱镜检查
3. 年龄 > 18 岁
4. 患有尿频、尿急，或疼痛至少 6 个月
5. 每天排尿次数至少大于 7 次，或者存在尿急或疼痛
6. 无泌尿生殖系统结核病史
7. 无尿路上皮癌症病史
8. 无膀胱恶性肿瘤病史，高级别发育不良和原位癌病史
9. 男性：无前列腺癌病史
10. 女性：既往 3 年内无卵巢、阴道和宫颈癌病史
11. 女性：无急性阴道炎、滴虫及真菌感染
12. 既往 3 个月内无细菌性膀胱炎病史
13. 既往 3 个月内无疱疹病毒感染病史
14. 既往 3 个月内未因尿道感染使用过抗生素
15. 无环磷酰胺用药史
16. 无放射性膀胱炎史
17. 无神经源性膀胱病史（如脊髓损伤、卒中、帕金森病、多发性硬化、脊柱裂和糖尿病性膀胱病变）
18. 无膀胱出口梗阻（尿流动力学诊断）
19. 男性：既往 6 个月无细菌性膀胱炎病史
20. 既往 3 个月内无膀胱、尿道、输尿管结石病史
21. 既往 3 个月内无尿道炎病史
22. 既往 3 个月内未在麻醉下行尿道扩张、膀胱测压、膀胱镜和膀胱活检检查
23. 无膀胱扩大术、膀胱切除术、膀胱神经阻滞术、神经切除术史
24. 无严重尿道狭窄（< 12F）

NIDDK 诊断标准尽管曾被广泛接受，但由于其过于严格的诊断标准，真正间质性膀胱炎的

IC/BPS 患者中 41％患者的主要症状为严重尿急，41％为严重尿频，而 29％为严重疼痛。而 Messing E 发现 IC 患者中 Hunner 溃疡的出现与疼痛和尿急有显著相关性，同时尿频、尿急和膀胱容量减小也存在明显相关性。Nigro DA 发现膀胱容量减小同麻醉下膀胱镜检查发现 Hunner 溃疡之间存在明显负相关性。同时其初尿意容量明显减小，膀胱出血性红斑也明显增多。这些结论的推出均是基于 ICDB 标准之上而得出的。

研究者尝试从以下方面制订客观的诊断标准：局部麻醉或全身麻醉下的膀胱镜检查＋膀胱水扩张，膀胱壁可能出现"肾小球样"出血点及 Hunner 溃疡病变，膀胱壁组织活检用于评价炎症、溃疡、纤维化程度及肥大细胞浸润等，尿流动力学检查用于检测膀胱的容积、顺应性和稳定性。然而，依据上述客观指标制订诊断标准都不是特别理想，更为切实可行的方法是制订一个宽泛的临床诊断标准，主要依据症状诊断并排除其他相关疾病，然后通过尿流动力学检查、膀胱镜检、组织病理学及其他检查对患者进行分类，并依据这些检查中有意义的指标对疾病的诊断和治疗进行结果评估。

（一）病史

首先应进行全面详细的病史采集。应特别关注既往盆腔手术史、尿路感染史、盆腔放射治疗史、自身免疫病病史、膀胱／泌尿系统疾病病史，盆腔疼痛的位置（牵涉痛），以及疼痛与膀胱充盈／排空的关系，疼痛开始的特点、疼痛的类型，与其他情况的关系等。

疼痛为 IC/BPS 的基本症状。传统认为间质性膀胱炎的疼痛主要位于膀胱区（下腹部），膀胱充盈时疼痛，排尿后缓解。但 IC/BPS 也可表现为尿道、阴道、盆底或直肠疼痛。疼痛可出现在耻骨上、尿道、会阴或混合的多区域。疼痛必须是慢性的，无其他特殊疾病。

（二）体格检查

应该进行下腹部触诊以了解膀胱的充盈情况及是否有压痛，站立位检查是否有脊柱后凸畸形、瘢痕、疝气，仰卧位检查臀部的外展／内收功能、疼痛敏感区。

女性查体应包括阴道检查和阴道触诊，以了解膀胱、尿道、盆底肌和大腿内收肌群是否有压痛，压痛可分为轻度、中度或重度。视诊检查外阴，排除外阴炎等外阴／前庭疾病皮肤病，检查前庭腺或外阴皮肤有无触痛（可以用湿棉签或指尖触诊）。检查阴道要注意在插入和打开窥器时有无触痛，必要时进行子宫颈病理学检查，检查阴道穹窿时注意除外子宫内膜异位症。双合诊检查要注意是否有尿道和膀胱区的压痛、浅／深阴道触痛、盆底肌的压痛（肛提肌、内收肌）、附件区压痛等。

男性直肠指诊应包括阴囊 - 肛门的疼痛区，并触诊了解膀胱、前列腺、盆底肛提肌和内收肌，以及阴囊内容物的压痛情况等。

（三）实验室检查

尿常规检测注意尿 pH、白细胞、硝酸盐水平，必要时进行尿培养，无菌性脓尿要警惕结核的可能性。高危人群建议行尿脱落细胞学检查。女性阴道的脲原体和衣原体检测以及男性前列腺炎检测并非强制性的。

据报道尿液中一些成分在 IC/BPS 患者中有所改变，这些成分经研究有可能作为 IC/BPS 的标志物。理想的标志物应该满足以下条件：在 IC/BPS 患者和正常人群中可以分辨，并且没有或极少有重叠现象；可以预测临床疾病的出现，并且可以随治疗的成功而恢复正常。文献报道的 IC/BPS 患者尿液成分中标志物的变化可能与一种或几种 IC/BPS 病因相关联，并且都和正常对照有明显的重叠，只有两个指标可以在 IC/BPS 患者和正常人中明确区分开，它们是糖蛋白 -51（GP-51）和抗增殖因子（APF）。

GP-51 是一种由人类和小鼠膀胱移行上皮分泌和产生的糖蛋白。近来有研究显示 IC/BPS 患者同正常对照相比，其尿液和膀胱检查中发现 GP-51 的量降低。然而，当 IC/BPS 患者按照美国国立糖尿病、消化病和肾病研究所（NIDDK）的标准来衡量时，在 IC/BPS 患者和正常对照之间很容易区分 GP-51（并且尿液成分没有重叠）。因此其临床应用被 NIDDK 标准所限制。

APF 通过抑制肝素 - 结合表皮生长因子样生长因子（HB-EGF），从而抑制培养的人膀胱上皮细胞的增殖。IC/BPS 患者尿中 APF 含量增加，由于其敏感度达到 91.4％，特异度达到 90.6％，因此可用来诊断 IC/BPS。APF 含量增加，HB-EGF 含量减低都可以作为 IC/BPS 的标志物。尿液中 APF 和 HB-EGF 含量都可以用来评价治疗效果，并且在膀胱镜水扩张或骶神经刺激后恢复正常。重要的是，这些标志物含量恢复正常的同时伴随症状的缓解。这些标志物虽然很好，但目前应用于临床的检测试剂盒尚未上市。显然，今后仍需要大量研究来证明这些标志物的临床特点及其对 IC/BPS 病理生理学的意义。

（四）症状评估

在初步评估时应连续记录 3 天的排尿日记，包括入量和出量，还应同时记录患者排尿时的感觉。其后可以只记录白天和夜间的排尿次数，记录醒后的晨尿量有助于监测最大膀胱功能容量。

1. 排尿日记　排尿日记是评估患者排尿情况的基本工具。排尿日记的内容包括每次排尿时间、每次排尿量、是否伴有尿失禁、排尿或尿失禁前有无尿急症状等，其内容可根据个体需要加以增减。排尿日记能够提供引起排尿症状的线索，并有助于制订治疗计划。排尿日记模板如表 22-3。

间质性膀胱炎患者的典型表现为白天排尿次数增多，尿量减少，排尿日记能准确反映以上现象。Brown JS 等认为排尿日记能准确反映昼夜排尿次数、尿急及尿失禁的发生情况，有较高的重复性和稳定性，记录 3 ～ 4 天的排尿日记就足以反映患者的真实状况。而 Locher JL 等认为对于社区老年女性来说，连续记录 7 天的排尿日记才能准确反映患者的真实情况。

2. O'Leary–Sant 症状量表　O'Leary-Sant 症状量表（表 22-4，表 22-5）可以用作基本症状评分，生活质量评分是从国际前列腺症状评分基础上改进而来的。

表 22-3　排尿日记

姓名　　　　　　　　　　年　　月　　日

排尿时间	排尿量（ml）	饮水时间	饮水量（ml）	尿急	尿失禁	疼痛程度（0 ～ 5 分）

憋尿疼痛程度评分：0 分—无痛；1 分—轻微痛；2 分—疼痛明显；3 分—非常疼痛；4 分—疼痛剧烈；5 分—疼痛难以忍受

表 22-4　O'Leary Saint 间质性膀胱炎评分－症状评分

症状指数

在过去的 1 个月中，以下症状成为多大程度的问题？

1. 在毫无预警时感觉强烈排尿感？

_____	一点没有	=0
_____	小于 1/5 次	=1
_____	小于一半次数	=2
_____	约一半次数	=3
_____	大于一半次数	=4
_____	总是如此	=5

2. 两次排尿时间间隔小于 2 小时？

_____	一点没有	=0
_____	小于 1/5 次	=1
_____	小于一半次数	=2
_____	约一半次数	=3
_____	大于一半次数	=4
_____	总是如此	=5

3. 夜间排尿次数？

_____	无	=0
_____	1 次	=1
_____	2 次	=2
_____	3 次	=3
_____	4 次	=4
_____	5 次	=5

4. 是否有膀胱灼热或疼痛经历？

_____	没有	=0
_____	很少	=2
_____	相当常见	=3
_____	几乎总有	=4
_____	总有	=5

总分 _____

表 22-5　O'Leary Saint 间质性膀胱炎评分－问题评分

问题指数

在过去的 1 个月中，以下各项症状成为多大程度的问题？

1. 白天频繁排尿？

_____	没问题	=0
_____	很小问题	=1
_____	小问题	=2
_____	中等问题	=3
_____	大问题	=4

2. 夜间起夜排尿？

_____	没问题	=0
_____	很小问题	=1
_____	小问题	=2
_____	中等问题	=3
_____	大问题	=4

3. 毫无预警排尿？

_____	没问题	=0
_____	很小问题	=1
_____	小问题	=2
_____	中等问题	=3
_____	大问题	=4

4. 您是否感觉到膀胱有灼热、疼痛、不适和压迫感？

_____	没问题	=0
_____	很小问题	=1
_____	小问题	=2
_____	中等问题	=3
_____	大问题	=4

总分 _____

症状指数＋问题指数 =

O'Leary-Sant 症状量表：问题评分（ICPI）和症状评分目前广泛用于评价 IC/PBS 的 4 种主要症状：膀胱区疼痛、尿急、尿频和夜尿。该评分能够准确鉴别 IC 患者和对照人群，具有良好的有效性、稳定性、敏感度和可重复性。O'Leary MP 等发现 ICPI 或 ICSI 评分中任一评分超过 6 分，其诊断 IC 的敏感度就高达 90%，特异度为 95%。Sirinian E 对 O'Leary-Sant 问卷表中涉及的 4 个问题进行了相关性研究，认为 ICSI 和 ICPI 对相同的 4 个问题的统计中相关性最好的依次为尿急（r=0.84）、夜尿（r=0.82）、疼痛（r=0.70）、尿频（r=0.68），而 Diggs C 认为 ICSI 表格在评价尿频和疼痛方面准确性较高，但其低估了尿急症状的广泛性和严重程度。进一步改进 ICSI 中对于尿急的描述语言将有助于进一步准确评估 IC。也有作者将 O'Leary-Sant 问卷表同 PUF 表进行对比，认为同时使用两种表格鉴别诊断 IC 有显著特异性（$P < 0.001$）。Kushner L 等认为 PUF 评分表较 O'Leary-Sant 问卷表在辨别 IC 患者中准确性更高。此外，两表均不能用于诊断 IC，但可以用来对有下尿路症状者进行鉴别诊断，确定是否需要进一

步检查诊断 IC，以及对已确诊者进行跟踪随访。

3.疼痛评分表 疼痛评分是用来评价间质性膀胱炎症状严重程度的基本工具。目前有一系列表格或问卷可用来评价慢性盆底疼痛患者的疼痛程度和频度。了解疼痛的程度和位置对于明确疼痛发生与否，以及建立一个基线指标以便治疗后对比评价疗效是十分必要的。目前用来评价疼痛的评分表主要有以下几种。

（1）Visual Analogue Scale/Score（VAS）：VAS 也称为目测类比评分法，简单易行，相对比较客观，并且敏感性较高。方法是在一张纸上画一条长 10cm 的直线，标有 10 个刻度，两端分别为"0"分端和"10"分端，"0"分表示无痛，"10"分代表难以忍受的最剧烈的疼痛。临床使用时让患者在直尺上标出能代表自己疼痛程度的相应位置，医师根据患者标出的位置为其评出分数。

评估疼痛推荐使用 24 小时疼痛视觉模拟量表（VAS）记录（要与排尿日记同步记录），要评估一般性疼痛及最轻的和最重的疼痛分数（表22-6）。

表 22-6 视觉模拟评分法（VAS）

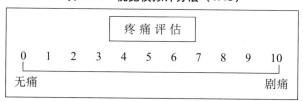

注：视觉模拟评分法（visual analogue scale/score，VAS）：该方法比较灵敏，有可比性。具体做法是：在纸上面划一条 10cm 的横线，横线的一端为 0，表示无痛；另一端为 10，表示剧痛；中间部分表示不同程度的疼痛。让患者根据自我感觉在横线上画一记号，表示疼痛的程度。轻度疼痛平均值为 2.57 ± 1.04；中度疼痛平均值为 5.18 ± 1.41；重度疼痛平均值为 8.41 ± 1.35

VAS 有不同的表达方式，Wewers 等对不同的 VAS 表达方法的优劣进行了比较。VAS 适用于比较不同个体之间的疼痛程度。Williamson A 等报道 VAS 较 VRS 或数字疼痛强度分级法来说实际操作难道更大一些，此表比较适用于文化程度低及抽象概念理解有困难的患者。

（2）语言测定评分（verbal rating scale，VRS）：VRS 法简单易懂、便于操作，由于仅以疼痛"忍受"程度和睡眠状况为观察内容，显得过于笼统、简单。疼痛的忍受程度因人而异，有轻易即可忍受者，也有需要有较大的意志力才能忍受者，若都归为同一程度疼痛则会产生较大的偏差。Ⅱ级（中

度）与Ⅲ级（重度）疼痛程度缺乏细分化，故 VRS 法不精确，灵敏度较差。

（3）数字疼痛强度分级法（numeric pain intensity scale，NRS）：数字疼痛强度分级法是一种评估疼痛的较简单方法。通过在横线上标 0～10 的数字，0 表示不痛，1～4 表示轻度疼痛，5～6 表示中度疼痛，7～10 表示严重疼痛。此表可以较全面地反映患者对疼痛程度的感受程度。同时 NRS 表灵敏性较高，且数据可进行统计学处理，更易精确和灵敏。

（4）简式 McGill 疼痛问卷（short form mcGill pain questionnaire，SF-MPQ）：简式 McGill 疼痛问卷是一种多因素疼痛调查评分方法，其设计较为精密，重点观察疼痛及其性质、特点、强度、伴随状态和疼痛治疗后患者所经历的各种复合因素及其相互关系。MPQ 采用的是调查表形式，表内附有 78 个用来描述各种疼痛的形容词汇，以强度递增的方式排列，分别为感觉类、情感类、评价类和非特异性类 4 类。1987 年 Melzack 将之简化并加入目测类比法，形成 SF-MPQ。

4.尿流动力学检查 在女性，尿流率、残余尿量及压力-流率测定是选择性的。而对于有条件的男性患者来说，都建议做尿流率、残余尿量检测，如果最大尿流率＜15ml/s，必须进行压力-流率测定和残余尿量检测。建议以 50ml/s 的充盈速度进行充盈期膀胱压力测定，以了解膀胱过度活动、初感时膀胱容量及膀胱测压容积。目前并不建议 IC 患者常规接受尿流动力学检查，但是某些尿流动力学检查结果有助于排除 IC 诊断，其中包括最初有排尿感时膀胱容量＞150ml，膀胱最大容量＞350ml，在预先测定基线排尿状况时未出现夜尿。部分 IC 患者会合并排尿困难症状，如果准备选择 A 型肉毒毒素注射治疗 IC，建议注射前进行压力-流率测定和残余尿量检测，有助于预测注射 A 型肉毒毒素后是否需要辅助间歇导尿。

根据 ICDB 的统计，约 14% 的 IC 患者会出现膀胱不自主收缩，因此临床上不能排除 IC 的诊断。但是 NIDDK 出于研究目的给 IC 下的定义过于严格，他们将患者出现膀胱不自主收缩视为 IC 的排除标准。

5.钾离子试验 Parsons 建议膀胱内灌注 0.4mmol/L 的氯化钾溶液，比较感觉神经对钠和钾的敏感性。该测试的实际价值存在争议，疼痛和

刺激症状为阳性表现，但阳性结果是否就表明患者的膀胱上皮存在着通透性异常或感觉神经过敏还不是很清楚。正常膀胱上皮从不是绝对紧密的，总是会有些小的渗入，因此用氯化钾膀胱内灌注试验诊断间质性膀胱炎还没有充分的依据。

钾离子试验（PST）的原理是间质性膀胱炎膀胱黏膜通透性增加，如膀胱内灌注钾离子溶液，因钾离子渗入黏膜下，引起疼痛反应；如黏膜 - 尿液间屏障正常，则有仅少量的钾离子渗入，与间质性膀胱炎患者比较，疼痛明显减轻或甚至无明显疼痛。疼痛评分为 0 ～ 5 级，0 为与基础值比较无明显差异，5 为严重疼痛或尿急。首先通过细导尿管往膀胱内缓慢（2 ～ 3 分钟）注入 40ml 室温无菌液体（或无菌 0.9% 氯化钠溶液），在灌注过程中让患者使用 0 ～ 5 分来评估基础疼痛或尿急程度。将液体保留 5 分钟后从导尿管导出。然后灌入 0.4mmol/L 氯化钾溶液，灌注过程中再让患者评估疼痛及尿急程度，如果前后比较大于 2 分就提示 PST 阳性。将氯化钾溶液停留 5 分钟（除非发生严重的疼痛），将导尿管拔掉后让患者排尿，再次评分。如果整个过程中患者并无疼痛或尿急可认为 PST 阴性；如果在盐水或氯化钾溶液灌注过程中感到不适则认为可能患有 IC/BPS。这个试验可以立即诱发不适感和使症状明显加重。

PST 阳性提示黏膜渗透性异常。但此项试验阳性不能确诊 IC，因为其他膀胱疾病（如急性细菌性膀胱炎和放射性膀胱炎）亦可表现为阳性；PST 阴性也不能完全排除 IC/BPS，因为假阴性会出现在以下患者：近期使用肝素或二甲亚砜（DMSO）、进行膀胱水扩张、接受镇痛治疗。< 3％的健康人群会表现为 PST 阳性，而 80%IC/BPS 患者的 PST 呈阳性。总而言之，PST 试验是一种敏感的诊断工具，通过判定膀胱上皮渗透性异常从而提示 IC/BPS 诊断。PST 与患者既往史、阴性尿液分析、体格检查相结合，可诊断大部分 IC/BPS 患者。

钾离子试验阳性提示黏膜渗透性异常。但此项试验阳性不能确诊 IC/BPS，因为其他膀胱疾病（如急性细菌性膀胱炎和放射性膀胱炎）亦可表现为阳性；PST 阴性也不能完全排除 IC/BPS，因为假阴性会出现在以下患者：近期使用肝素或二甲亚砜（DMSO）、进行膀胱水扩张、接受镇痛治疗。< 3％的健康人群会表现为 PST 阳性，而 80%IC 患者的 PST 呈阳性。总而言之，PST 试验

是一种敏感的诊断工具，通过判定膀胱上皮渗透性异常而提示 IC/BPS 诊断。PST 与患者既往史、阴性尿液分析、体格检查相结合，可诊断大部分 IC/BPS 患者。

6. 膀胱镜检查　Hunner 在 1914 年描述了 IC/BPS 的典型膀胱镜检图，即一个"隐蔽"的膀胱溃疡，相应的膀胱镜检表现为片状区域外翻的红色黏膜、小血管围绕中央苍白的创伤区、纤维蛋白沉积物或凝结物附着于该区域，后来将该病理表现命名为 Hunner 溃疡（图 22-3）。Hunner 溃疡最常见于膀胱顶壁与后壁、侧壁的交界处，存在 Hunner 溃疡的患者症状往往更严重。

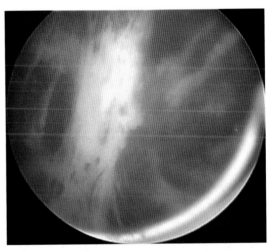

图 22-3　Hunner 溃疡

之后，水扩张后出现的"肾小球样"点片状出血成为 IC/BPS 的主要膀胱镜检特征。但并非所有的有 IC/BPS 症状的患者膀胱镜检都有"肾小球样"点片状出血，同样并非所有的有"肾小球样"点片状出血表现的患者都有 IC/BPS 症状。尽管 Hunner 溃疡与疼痛和尿急有显著相关性，但"肾小球样"点片状出血及其严重程度与 IC/BPS 的主要症状之间并无明确相关。另外，判断 Hunner 溃疡或"肾小球样"点片状出血有一定程度的主观性。

膀胱镜检查的目的：① Hunner 溃疡的诊断；②麻醉下水扩张；③膀胱随机活检除外膀胱原位癌或其他局部病理病变。笔者发现间质性膀胱炎患者进行水扩张之前膀胱镜下就会表现一些异常征象，例如苍白的膀胱黏膜、僵直的血管、血管僵硬走行呈"弹簧圈样"改变（图 22-4）。如果临床医师缺乏识别诊断早期 IC 的经验，即使曾经做过局麻下膀胱镜检查，也由于膀胱灌注少量

0.9%氯化钠溶液患者就感觉疼痛难以忍受被迫中止检查，从而无法获得有价值的线索。

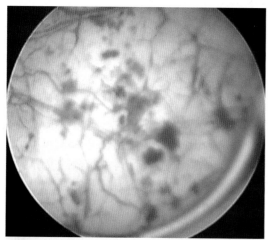

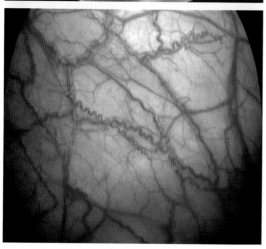

图22-4　苍白的膀胱黏膜、僵直的血管、血管走行呈"弹簧圈样"改变

麻醉下水扩张：脊髓麻醉或静脉麻醉，取截石位，冲洗液距耻骨联合上方80cmH$_2$O，经尿道插入膀胱镜，观察膀胱各壁有无肿物、憩室、结石、溃疡和出血，并行随机活检。继续灌注膀胱直至冲洗液无法明显进入膀胱为止（此时膀胱内压力约为80cmH$_2$O）。女性患者由于尿道阻力较低，膀胱在达到规定压力之前可能出现灌注液从尿道与膀胱镜的间隙外漏，可通过阴道内手指辅助压迫尿道内膀胱镜两侧间隙，直至膀胱内液体压力达到规定数值，以确保膀胱容量测定的准确性。严重的间质性膀胱炎可能在达到规定压力之前即出现明显的出血、黏膜撕裂现象，因已达到诊断的目的，可提前中止水扩张（如仅仅作为诊断性检查）。达到80cmH$_2$O压力后保持1～3分钟，引流冲洗液，并重新灌注，同时观察膀胱黏

膜。如每象限出现10个以上出血点，并有3个象限以上，提示红斑症阳性（NIDDK诊断标准）（图22-5）。红斑症阳性并不是间质性膀胱炎的特异性诊断，因为一些其他疾病患者行麻醉下水扩张也会出现红斑症阳性，如放射性膀胱炎，因此还需结合患者的症状和其他排他性检查。此外，麻醉下膀胱最大容量<300ml，则可诊断膀胱挛缩。麻醉下水扩张还可用于对20%～30%的患者进行治疗。

膀胱活检历来在IC/BPS诊断上作用较小，因其组织学特征同炎症相似并且无特异性。尽管膀胱活检能够明确膀胱上皮浅表病变，除外原位癌，但在IC的诊断中并不是必需的。近来的发现表明：一些组织病理学的特征也许可以预测特异性IC/BPS的症状，实际上可以降低观察到的IC/BPS症状学方面的变异性。在ICDB研究中的637例患者，有211例行膀胱活检术，根据研究标准，依据以下症状的优先级别，在膀胱内病变最严重的地方取两个活检：存在Hunner溃疡，黏膜下微血管末端的点状出血，膀胱后壁即无Hunner溃疡也没有黏膜下微血管末端的点状出血出现。此外再从膀胱三角区取一点活检作为组内对照。用10点Likert标准评价患者的尿急和疼痛症状，用排尿日记记录3天昼夜排尿次数。如前所述，膀胱镜取病理（不论Hunner溃疡和黏膜下微血管末端的点状出血是否出现）同任何IC/BPS症状均没有统计学意义的联系。但是根据患者特点用独立多因素前瞻性模型对其分析时，可发现选择性的活检也许同尿频、夜尿和泌尿系疼痛有相关性。特别要引起注意的是：膀胱上皮的完全缺失，黏膜固有层的肥大细胞增多和黏膜固有层中出现微血管末端的点状出血都和夜间尿频有相关性。同样，黏膜固有层的血管密度增大也与进展性夜尿频繁有关。黏膜下粒细胞聚集增加同尿急加重和夜尿增多有联系。最后，泌尿系疼痛同膀胱上皮的黏膜缺失的程度和黏膜下出血的程度有关。

在总结这些有意义发现的基础上，作者认为IC/BPS的病理学诊断应该包括3个方面：膀胱上皮完整性消失、血管损害和黏膜肥大细胞增多。这些发现为关于此类疾病病理学的一些理论提供了依据，同时也证明了本病之所以难以诊断的病因多源性。作者没有明确说明这些现象导致IC/BPS发展的顺序性，同样对于病理特征同疾病的

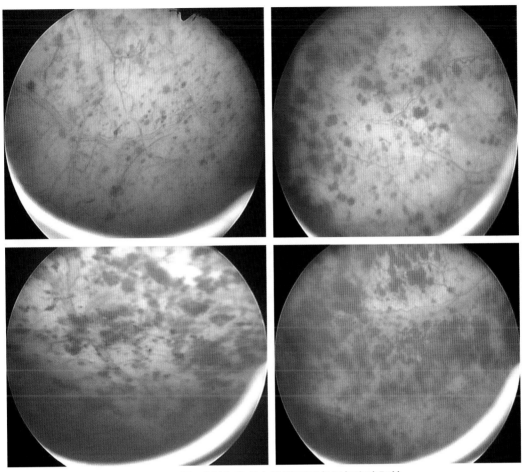

图 22-5 同一例 IC 患者水扩张不同象限红斑症阳性

自然病程和治疗结果之间的关系仍不甚明了，这仍需要长期的随访进一步提供依据。

7. 排除易混淆疾病 见表 22-7。

表 22-7 膀胱疼痛综合征的易混淆疾病

易混淆疾病	排除或诊断依据 [a]
膀胱癌和原位癌	膀胱镜检和活检
感染	
普通肠道细菌	普通细菌培养
沙眼衣原体、解脲脲原体	特殊培养
人（型）支原体、生殖支原体	
解脲棒杆菌、念珠菌	
结核分枝杆菌	计数；如果是"无菌"脓尿行结核菌培养
单纯疱疹和人乳头状瘤病毒	体格检查
放射疗法	病史
化学疗法、包括环磷酰胺免疫疗法	病史
噻洛芬酸抗炎治疗	病史
膀胱颈梗阻和神经源性膀胱出口梗阻	尿流率测定和超声
膀胱结石	影像学或膀胱镜检

续表

易混淆疾病	排除或诊断依据 [a]
下段输尿管结石	病史和（或）血尿；上尿路成像如 CT 或 IVP
尿道憩室	病史和体格检查
泌尿生殖器脱垂	病史和体格检查
子宫内膜异位症	病史和体格检查
阴道念珠菌	病史和体格检查
宫颈、子宫及卵巢癌	体格检查
膀胱排空不完全	超声测残余尿
膀胱过度活动	病史和尿流动力学检查
前列腺癌	体格检查和 PSA
良性前列腺梗阻	尿流率测定和压力 - 流率测定
慢性细菌性前列腺炎	病史、体格检查、前列腺液培养
慢性非细菌性前列腺炎	病史、体格检查、前列腺液培养
阴部神经卡压	病史、体格检查、神经阻滞可能证明诊断
盆底肌相关疼痛	病史、体格检查

注：CT. 计算机断层扫描；IVP. 静脉肾盂造影；PSA. 前列腺特异性抗原。

[a] 诊断易混淆疾病并不需要排除 BPS 的诊断

六、治疗

（一）非手术治疗

1. 等待观察　对于轻度的 IC/BPS 患者，如夜尿 1 ～ 2 次，白天每 2 ～ 3 小时排尿 1 次，轻微膀胱疼痛，对生活无明显影响者可以等待观察。尽管有一部分 IC/BPS 会自发消退，但可能会持续多长时间，是否会发展，什么类型的会有进展均尚不清楚。等待观察期间患者应接受有关 IC/BPS 的健康教育，了解 IC/BPS 可能遇到的问题，以便及时进行其他治疗。

2. 行为治疗　定期记录排尿日记是行为治疗的基本措施，能定期了解尿频、尿急和膀胱疼痛症状的变化。其他行为治疗的内容有定时排尿、逐步延迟排尿、饮水控制和盆底肌训练等。近期行为治疗的有效率高达 50%，但行为治疗仅作为辅助治疗，不能完全控制患者的症状，尤其是症状较严重者。

3. 物理治疗　主要形式有生物反馈治疗和软组织按摩以放松盆底肌等，适用于间质性膀胱炎合并尿生殖膈及肛门直肠功能异常者或间质性膀胱炎合并盆底疼痛者。针对盆底肌肉的物理疗法对 IC/BPS 患者有治疗作用。这一理论的基础是：盆底功能障碍作为起始事件，会导致膀胱壁神经性炎症和盆底肌肉张力增高，两者都有可能是疼痛的原因，并可能是逆行反射引起膀胱神经性炎症的诱因。10 例 IC/BPS 患者接受了肌筋膜物理治疗，即经阴道用一个手指对尿道周围组织进行挤按和侧方的牵拉及向耻骨联合方向挤压耻骨尿道肌肉，随后经阴道进行向后方的牵拉，和做耻骨阴道肌肉的等容收缩。10 例中有 7 例报告其症状在平均随访 19 个月后，有中度到明显（51% ～ 99%）的缓解。患有尿急尿频综合征（该症状被认为是 IC/BPS 的轻度症状）伴或不伴有疼痛的患者也对此治疗有反应，约有 83% 的患者报告症状有中度至明显的改善或症状完全缓解。经阴道的 Theile 按摩法对 IC/BPS 患者也有治疗效果，有约 90% 的患者症状有短时间的缓解。

4. 饮食调整　间质性膀胱炎患者应避免酸性饮料和食物、咖啡、辛辣食物和酒精等。

（二）口服药物治疗

1. 阿米替林及三环类抗抑郁药物　阿米替林治疗间质性膀胱炎的机制与抗抑郁无关，其抗 H_1 受体的作用能稳定肥大细胞并减少其释放炎症介质。阿米替林能抑制 5- 羟色胺和去甲肾上腺素的再摄取，从而抑制伤害感受器的冲动产生，该作用可能与阿米替林能有效缓解间质性膀胱炎的疼痛有关。应该说阿米替林是迄今为止治疗间质性膀胱炎最有效的药物之一，总有效率高达 60%～90%。阿米替林的副作用有嗜睡、体重增加、口干、眼干和排尿困难等。起始剂量 25mg 每天 2 次，可逐渐增加到每天总量 75～100mg。

2. 盐酸羟嗪　盐酸羟嗪有 H_1 受体阻滞作用，也有镇痛和抗胆碱能的作用。总体疗效为 20%～30%，因此该药物仅对部分患者有效。现有的资料多为开放研究，疗效最好者总有效率也不超过 50%，唯一的随机双盲对照研究报道认为盐酸羟嗪单独服用与安慰剂无显著性差异。

3. 戊聚糖多硫酸钠（PPS，ELMIRON）20 世纪 50 年代早期曾作为抗凝药物上市，但因其抗凝作用极弱而逐渐弃用。90 年代初发现该药物能在膀胱黏膜表面形成一保护膜而对破损的 GAG 层有修复作用。一般剂量为 100mg，每天 3 次。临床研究发现该药物的作用主要与服用持续时间有关，服用越久疗效越好，提高剂量并无明显的疗效提高。早先的随机双盲临床研究显示总有效率高达 80%。但最近的研究报道每天 400mg 口服，治疗 4 个月的疗效与安慰剂无显著性差异。因此有关戊聚糖多硫酸钠治疗间质性膀胱炎的疗效越来越受到质疑，相互矛盾的临床研究结果可能与药物起效慢、评估标准不同等因素有关，临床中确有相当多的患者服用 PPS 6 个月以上出现症状的缓解。该药物也是目前美国 FDA 批准的唯一一种治疗 IC/BPS 的口服药物。

4. 植物制剂　槲皮素是一种生物黄酮素，具有抗炎、抗肿瘤、抗氧化等生物学效应，有研究表明，单纯口服槲皮素胶囊治疗 4 周，可使约 86% 的 IC/BPS 患者症状改善，但植物制剂的疗效存在明显的个体差异。

（三）膀胱治疗

1. 麻醉下水扩张　麻醉下水扩张既是 IC/BPS 的诊断手段，也是 IC/BPS 的治疗方法之一。采用麻醉下水扩张治疗时，扩张的方法有所不同，通常将膀胱内压力维持在收缩压和舒张压之间的平均值水平，一般持续 5～10 分钟。对于溃疡型 IC/BPS，水扩张时不要压力太高、时间太长以避免膀胱穿孔破裂。最初认为麻醉下水扩张通过导致膀胱壁内感觉神经的缺血坏死而达到治疗目的。最近的研究发现，麻醉下水扩张后，尿中

HB-EGF 增加，而 APF 减少，从而有助于膀胱黏膜的生长。也有学者认为这可能与膀胱微血管的改变有关。

既往所报道的有关麻醉下水扩张疗效也各异。麻醉下水扩张 6 个月后的疗效为 37.7%～60%，1 年后的有效率为 21.9%～43.3%。目前不推荐反复多次麻醉下水扩张治疗。

2. 二甲亚砜（DMSO）膀胱灌注　DMSO 治疗间质性膀胱炎的作用机制有抗炎、胶原反应的改变和影响感觉神经（尤其是 C 纤维）的神经传导作用。50% 二甲亚砜每周膀胱灌注 1～2 次，医师可以根据患者症状缓解的时间长短来决定灌注的频数。主要副作用为身体出现大蒜样口臭味。治疗初期 10%～15% 的患者出现症状暂时加重现象。单纯二甲亚砜膀胱灌注的有效率为 50%～70%，4 次灌注治疗后随访 24 个月 40% 的患者症状复发。二甲亚砜膀胱灌注治疗也是美国 FDA 目前唯一批准的膀胱灌注治疗 IC/BPS 的药物。由于 DMSO 理论上有造成胶原分解、膀胱纤维化的风险，因此不建议长期应用。

3. 肝素　肝素与 GAG 层的结构相似，能修复 GAG 层，因此也是膀胱灌注肝素治疗间质性膀胱炎的机制。肝素还有抗炎、抑制新生血管形成和抗纤维母细胞和平滑肌细胞增生的作用。2 万～4 万 U 肝素溶于 20ml 生理盐水中膀胱灌注每周 3 次，治疗 3 个月后，总有效率为 56%。肝素与 DMSO 合用，能明显延长 DMSO 的疗效。

4. 透明质酸钠（西施泰）　透明质酸钠为 GAG 层非硫化黏液多醚类成分，主要存在于表皮下结缔组织中。透明质酸钠能覆盖膀胱表面，使得膀胱黏膜免受有害物质的刺激和破坏；透明质酸钠还能具有清除自由基的作用。透明质酸钠 40mg，每周灌注 1 次，连续 4 周治疗的有效率为 56%；连续治疗 12 周的有效率为 71%。一般无副作用。

5. 膀胱壁注射 A 型肉毒毒素　A 型肉毒毒素注射治疗 IC/BPS 的机制主要与抑制乙酰胆碱释放和抗伤害感受器介质释放有关。治疗第 1 周膀胱内注射 A 型肉毒毒素 100～200U，随访 3 个月后，间质性膀胱炎的症状缓解程度高达 79%。但目前有关 A 型肉毒毒素的治疗方案并未完全确定，也需要长期大宗的临床研究进一步证实其疗效。

（四）外科治疗

只有药物治疗或膀胱灌注治疗疗效差时才考虑外科治疗。除骶神经电刺激神经调控外，其他外科治疗均为破坏性和不可逆的。

1. 骶神经调控治疗　骶神经调控通过刺激传入神经而抑制盆底传出神经的冲动，从而达到治疗尿频、尿急和急迫性尿失禁的目的。该治疗最初用于顽固性膀胱过度活动症。由于 IC/BPS 也有类似的症状，尤其是严重的尿频和尿急，有学者将此疗法用于 IC/BPS 的治疗，得到良好的疗效。此后的研究发现骶神经调控能降低患者尿中的 APF 和升高 HB-EGF 含量，长期治疗可恢复膀胱黏膜的完整性，但确切的作用机制尚未清楚。由于该治疗属于微创术式，并不破坏患者的任何解剖结构，也无明显的合并症，在美国已成为顽固性 IC/BPS 主要的治疗手段之一。

利用 Interstim 进行骶神经调控近来被用来治疗 IC/BPS 患者，效果令人振奋。近来一项多中心研究对 22 例接受骶神经调控的 IC/BPS 患者的临床疗效进行评价，利用 IC 症状和问题指数问卷（O'Leary-Sant 症状指数）发现有 60% 的患者其 IC 症状中的尿频和疼痛症状明显缓解。其他作者也有相似的报道，可以在那些有难治性 IC 症状或口服、腔内药物治疗效果不好的患者中考虑行骶神经调控，膀胱全切加尿流改道同样也是这些患者的另一种选择方法。骶神经调控的作用机制尚不明了，但有可能因为 IC 是一种神经源性

介导的膀胱炎。有意思的是上文提到的 IC 的两个尿中的标志物：肝素结合表皮生长因子（HB-EGF）和抗增殖因子（APF），随着骶神经调控缓解 IC 症状后，也恢复到了正常水平。

2. 经尿道膀胱 Hunner 溃疡切除或激光消融术　溃疡型 IC/BPS，通过经尿道手术，采用电切、电灼或激光消融以切除 Hunner 溃疡，患者的症状，尤其是疼痛症状能得到明显缓解，有效率为 40% ～ 70%。

3. 开放手术　开放手术主要有肠道膀胱扩大术、膀胱切除尿流改道术等。肠道膀胱扩大术主要适用于膀胱顺应性减低的 IC/BPS 患者，但从临床报道来看，既使行膀胱部分切除术，仅保留尿道和三角区，肠道膀胱扩大术后仍有部分患者疼痛不缓解。产生术后疼痛持续存在的原因可能与残余部分膀胱壁仍有间质炎症有关，也可能仅为间质性膀胱炎引起的长期疼痛导致中枢或精神性敏感增加所致。膀胱尿道全切及尿流改道是间质性膀胱炎治疗的最后手段，尤其适用于膀胱容量明显减少及出现尿道疼痛者，通常术后患者症状缓解率为 80% 左右，仍有部分缓解会主诉一定程度的疼痛。由于开放手术的破坏性和不可逆性，同时仍有小部分患者术后仍存在盆底疼痛，因此无论选择何种开放手术均应慎重，主要适用于长期严重的间质性膀胱炎已导致膀胱纤维化，顺应性明显减低，甚至已经影响上尿路功能者。

（张　鹏　付　光）

第23章

间质性膀胱炎

第一节　定义、流行病学与症状

间质性膀胱炎（IC），也称为疼痛膀胱综合征或膀胱疼痛综合征，是一种慢性破坏性膀胱疾病，因为其原因不明，故没有明确的治疗方法。

其主要症状是与泌尿系膀胱相关的疼痛、压迫感、不适感或其他不愉快的感觉，常合并白天和夜间尿频、尿急。虽然症状可能类似泌尿系统感染，但是尿液中没有发现感染，并且尿检显示没有符合症状的可鉴别疾病。依据症状，排除所有可能引起这些症状的疾病（易混淆疾病），并通过膀胱镜检和组织学检查即可诊断。治疗很复杂，因为没有一种药物对所有患者都有效，并且需要依据个人的症状和体征制订专门的治疗方案。IC患者可能有一种或多种表现。IC对于患者的社交、心理、职业、家庭、身体及性生活都有重大影响。

一、定义

自从1987年由NIDDK起草的IC定义达成初步共识，到1988年修订，对间质性膀胱炎一直在努力解决定义问题。该标准主要专门用于研究，目的是为一些必需研究提供一个共同的基础框架，从而使这些研究能互相比较。NIDDK标准从未被推荐应用于临床。但是，由于临床医师缺乏其他可应用的临床诊断指南，所以NIDDK标准被广泛用于临床诊断。据估计，在有IC症状的患者中，约60%不能符合这些严格的标准，导致许多患者仍然未能确诊，因此得不到治疗。

2002年，国际尿控协会（ICS）建议使用专业术语"膀胱疼痛综合征（PBS）"，定义为"主诉与膀胱充盈相关的耻骨上区疼痛，伴随其他泌尿系症状如白天和夜间尿频，并缺乏尿路感染的证据或其他明显病理特征。他们对于有"典型膀

胱镜检和组织学特征"的患者保留间质性膀胱炎这个术语。但遗憾的是，ICS并没有明确阐述这些典型特征是什么。事实上因为医师发现很难指出IC和PBS之间的区别，所以习惯于联合应用术语IC/PBS或PBS/IC。之后这个定义被认为是不足的，因为其诊断排除了许多患者。

欧洲间质性膀胱炎/膀胱疼痛综合征研究协会（ESSIC）在2006年依据膀胱镜检和活检结果设计了一种典型分类系统，使用的名称为膀胱疼痛综合征（BPS），该名称来自于国际疼痛协会（IASP）的泌尿生殖系统疼痛分类，该分类系统已经用于EAU指南中慢性盆腔疼痛（见：www.essic.eu）。ESSIC在2008年定义BPS如下：BPS的诊断将基于与泌尿系膀胱相关的慢性盆腔疼痛（>6个月）、压迫感或不适感，并伴随至少一种其他泌尿系症状如持续性尿急或尿频。必须排除引起类似症状的其他疾病。BPS的进一步确定和分类可能需根据膀胱镜检下水扩张和膀胱活检发现形态学变化进行。其他系统器官表现的症状诸如认知、行为、情感和性生活表现都应记录。

2008年，NIDDK推出了5年多中心研究计划，题名为盆腔疼痛的多学科研究方法（MAPP），与此同时研究焦点发生新的转移。该研究项目将在更广泛的系统性框架中研究间质性膀胱炎（IC）和慢性前列腺炎（CP/CPPS），更仔细地研究经常并存的功能紊乱如纤维肌痛、肠易激综合征、慢性疲劳及外阴痛之间的关系，以及上述疾病重叠的部分。

NIDDK MAPP IC的入选标准如下：①女性或男性有与膀胱相关的不愉快的感受（疼痛、压力、不适），伴随至少有连续3个月持续的下尿路症状，

无感染或其他可鉴别的原因。②尿频评分至少1分，疼痛、压力、不适感评分至少1分。

2009年，日本间质性膀胱炎协会（SICJ）及东亚地区（日本、韩国、中国台湾）均出版了详细的指南，指南中他们均提到一种新症状，被复杂地称为过敏性膀胱综合征（HBS）。这将是一个临床实体，比单独疼痛综合征更具有包容性，因为它包括了疼痛及无疼痛的患者。他们定义间质性膀胱炎（IC）为一种泌尿系膀胱疾病，通过3个条件诊断：①下尿路症状，如膀胱过敏、尿频、膀胱不适及膀胱疼痛；②膀胱病理，如Hunner溃疡及膀胱过度膨胀后的黏膜出血；③排除易混淆疾病如尿路感染、恶性肿瘤和结石。作者解释HBS可用作复杂症状的描述语，或者作为怀疑有IC但达不到IC诊断标准患者的诊断名称。

2011年，美国泌尿学会（AUA）出版了"间质性膀胱炎/膀胱疼痛综合征的诊断和治疗"指南。该指南的目的是为间质性膀胱炎/膀胱疼痛综合征的诊断和治疗提供临床框架。在诊断领域，其重点强调排除其他疾病或功能紊乱及患者的症状。它采用的定义为："一种与泌尿系膀胱相关的不愉快感觉（疼痛、压迫、不适），伴随持续6周以上的下尿路症状，并排除感染或其他可明确的原因。

专家组解释之所以如此定义是因为它允许在症状出现相对较短的时期就开始治疗，因此防范了过去因定义中症状需要持续较长时间（如6个月）所导致延误治疗的情况。此处强调的是应避免将用于科学研究或临床试验的定义应用在临床实践中，如果临床实践中依据这些标准，许多患者可能会被误诊或延误诊断和治疗。完整的AUA指南可在以下网址查阅：

http://www.painful-bladder.org/pdf/2011_AUA_Washington.pdf

二、流行病学

IC在世界各地的所有国家和所有种族都可见。但是，每次研究和每个国家的患病率数字相差很大，这依赖于所应用的诊断标准及定义、用于做出诊断的方法及研究涵盖的人口数有多少。虽然没人能在一定程度上确定地说出目前有多少人患有IC，但是据估计每100 000人中约有300人患有IC，并且可能更多。

就目前诊断来看，IC主要见于女性（80%～90%）。接近10%～20%的IC患者见于男性，这些男性以前可能被误诊为非细菌性前列腺炎（前列腺的炎症）或前列腺痛。一个复杂因素是慢性前列腺炎/慢性盆底疼痛综合征（CP/CPPS）临床上与IC非常相似，并且两种疾病有许多重叠症状。但是，男性误诊可能意味着事实上患有IC的男性比到目前为止想象的更多，并且男性IC患者的比例可能会因此而更高。对于有与膀胱相关疼痛症状的男性患者应该考虑IC的诊断。然而，CP/CPPS和IC也可同时发生。儿童中也发现有IC。但是，自从以前的NIDDK研究标准从研究中排除儿童后，因此许多医师认为IC不会发生于儿童。所以，在过去20年中关于儿童IC的研究或科学文献非常少。然而，IC可在儿童期的任何年龄发生。许多成年IC患者主诉其在童年或青春期就已经有泌尿系症状。

目前流行病学数字倾向于将所有存在膀胱疼痛的患者收集在一起，各种亚型之间不进行任何区分。目前，唯一常区分的是典型的炎性IC（合并有Hunner溃疡或损伤）和无溃疡型IC（膀胱无损伤）。相对非常少的患者（10%～50%）可见Hunner溃疡或损伤（注：以前的名称为Hunner溃疡，但是自从发现其不是真正溃疡后认为该名称并不恰当，目前常描述为损伤）。然而，尽管Hunner型IC曾经被认为很罕见，但是目前认为其比原来想象的更普遍。许多研究者认为合并有损伤的经典型和无损伤型可能是两种不同疾病。

三、症状

间质性膀胱炎的典型症状是：与泌尿系膀胱相关的疼痛感、不适感或其他不愉快感，白天和夜间的尿频和（或）尿急。

（1）疼痛、压迫感、不适感或不愉快感当膀胱充盈时可能会加重；排尿往往可以缓解疼痛并给予临时缓解的感觉。

（2）耻骨上疼痛或不适感，盆腔疼痛（下腹疼痛），有时牵涉下背部、腹股沟及大腿。

（3）在女性，阴道和会阴可能会疼痛。

（4）在男性，阴茎、睾丸、阴囊和会阴部疼痛。

（5）在男性和女性中，均可能有尿道和直肠疼痛。

（6）在男性和女性中，均可能有性交痛；男性还可能有射精痛。

（7）特殊食物或饮料可使疼痛加重。

（8）尿频，包括在夜间。

（9）尿急（常有急迫或强烈的需要排尿）。

疼痛可表现为膀胱的不适感、压痛、刺痛或烧灼感，以膀胱或周围痉挛的形式表现，或表现为阴道剧烈痛或烧灼感，或表现为单纯膀胱区或膀胱内的压迫感，尽管膀胱中只有一点尿液却有膀胱充盈感。部分患者可通过排尿暂时缓解疼痛，而其他患者排尿后仍感觉剧烈疼痛。疼痛或不适感可以持续存在，也可间断出现。还可遍及整个盆腔，包括下消化道和直肠。一些患者的疼痛可能非常严重。而有些患者，特别是在早期阶段，可能只有轻微尿频伴 / 不伴尿急，并没有真正的疼痛感，实际上可能根本没有任何疼痛感，她 / 他们所感受的可能是下坠感、充盈感、不适感或压迫感。

IC 患者的尿频有时可能非常严重，有些患者一天排尿达 60 余次，一般尿频指一天排尿 8 次以上。然而，一天排尿 8 次这个数字仅仅是个近似值，因为每天排尿次数将部分取决于患者的饮水量、生活的气候环境，并且患者所服用的药物也可有直接影响。尽管排尿日记对于显示排尿次数和尿量很有用，但是排尿次数每天、每周都在变化，这依赖于患者的症状是否进展或是否相对稳定。排尿频率并不总是与膀胱大小有关。尽管一些 IC 患者的膀胱挛缩纤维化并且在麻醉下膀胱容积仍很小，而另外一些 IC 患者虽然有正常大小的膀胱，但是因为膀胱充盈时感觉过敏导致严重尿频。IC 的一个典型特征是夜间需要排尿数次，但尿量可能很少，甚至只有几滴。

IC 患者的尿急是由于患者不能忍受的疼痛或不适感加重，急迫或强烈地需要排空膀胱，并且部分患者伴有不舒服和（或）恶心感。有些患者发现强行延迟排尿可能导致尿潴留或启动排尿困难。IC 患者尿急感的原因仍不是完全清楚。

这些症状可能开始没有明确的原因，有时发生于手术后，尤其是女性子宫切除术或其他妇科手术后、分娩后或膀胱细菌感染、反复的感染后。疾病起初进展可能非常慢，许多年后才明显，但也可能突发并突然加重。一些患者回忆在儿童期或青春期膀胱就有问题，比其他人去厕所的频率更频繁，经过很长时间后出现疼痛。

然而，应该强调的是尽管部分患者患有严重的和破坏性的膀胱疾病，但是与相对轻微的 IC 相比，许多患者的病情并不进一步恶化，麻醉下还有正常的膀胱容积，而且并不发展成一个挛缩的、瘢痕累累的膀胱。目前，还没有证据表明非典型 IC 以后一定发展成 Hunner 损伤型 IC。

突然的自发出现或缓解是许多 IC 患者的典型特征。许多女性发现在月经期之前、月经期间、排卵期，或口服避孕药后症状会加重。当经历绝经期时，女性 IC 患者的症状会暂时加重。任何身体或心理的压力可诱发 IC 的发作。但是，特别需要强调的是压力并不认为是 IC 的原因之一，并且 IC 并不是一种身心疾病。IC 患者承受的疼痛、尿频、尿急和随之发生的睡眠不足，以及疾病对患者生活各个方面的影响，不仅导致筋疲力尽，而且是压力、紧张、焦虑和抑郁的重要原因。许多 IC 患者还发现，某些食物、饮品甚至某些药物可诱发疾病的突发从而使膀胱感到不适。

第二节 诊 断

间质性膀胱炎的诊断具有挑战性，因为患者的症状、体格检查及临床检验表现各异，往往导致严重的误诊、漏诊及延误诊断。

目前，由于缺乏特殊检查或标志，IC 的诊断基于以下几点。

（1）症状：疼痛感、不适感、压迫感或其他不愉快感，伴随其他泌尿系症状如白天和夜间尿急和（或）尿频持续 3 个月以上。

（2）排除其他任何可能导致这些症状的疾病，例如明确的感染、疾病或功能紊乱（所以称为易

被混淆的疾病）。

* 一些定义为症状持续 6 周，如果当时能够排除其他所有可能的易被混淆的疾病，应该立即开始治疗而不是让患者继续在等待中承受疼痛。

** 然而，应该考虑到的是诊断易被混淆的疾病时并不排除 IC 的诊断。某些易被混淆的疾病和 IC 可同时存在。

以下几点可支持诊断：膀胱镜检结果（伴或不伴水扩张）；膀胱活检结果；化验检查以确定膀胱是症状的来源。

虽然膀胱镜检和活检结果发现炎症、Hunner溃疡／损伤、球状出血或一般轻度水肿可支持诊断，但是不是在所有患者都能发现炎症或球状出血或损伤，并且许多非溃疡型 IC 患者虽然有严重的症状但其膀胱似乎完全正常。任何结果都将有助于指导选择后续治疗。（膀胱镜检的录像可在 ESSIC 网站上看到：http：//www.essic.eu/videomenu.html）

诊断流程应包括：仔细询问病史；体格检查；实验室检查，包括尿液分析、常规和特殊培养、尿细胞学检查；40 岁以上男性患者的血清 PSA 检查；尿流率和超声检测排尿后残余尿量；膀胱镜检及活检。

国际膀胱疼痛综合征研究协会（ESSIC）制作了一个关于排除易被混淆疾病的表格（表 23-1）。

表 23-1　ESSIC 所列相关的易被混淆疾病以及如何排除或诊断这些疾病

易被混淆的疾病	排除或诊断方法
癌或原位癌	膀胱镜检和活检
感染： 普通肠道细菌 沙眼衣原体 解脲支原体 人型支原体 生殖支原体 解脲棒杆菌 结核分枝杆菌 念珠菌属 单纯疱疹 人乳头状病毒	 普通细菌培养 特殊培养 特殊培养 特殊培养 特殊培养 特殊培养 如果是"无菌"脓尿行结核菌培养 特殊培养 体格检查 体格检查
放射疗法 化学疗法，包括环磷酰胺的免疫疗法 噻洛芬酸抗炎治疗	病史 病史 病史
膀胱颈梗阻 神经源性膀胱出口梗阻 膀胱结石 下段输尿管结石	尿流率测定和超声 病史，尿流率测定和超声 影像学或膀胱镜检 病史和（或）血尿（上尿路成像如 CT 或 IVP）
尿道憩室 泌尿生殖器脱垂	病史和体格检查 病史和体格检查
子宫内膜异位症 阴道念珠菌病	病史和体格检查 病史和体格检查
宫颈、子宫及卵巢癌	体格检查
膀胱排空不完全（尿潴留）	超声测残余尿
膀胱过度活动 前列腺癌 良性前列腺增生 慢性细菌性前列腺炎 慢性非细菌性前列腺炎	病史和尿流动力学检查 体格检查和 PSA 尿流率测定和压力-流率测定 病史、体格检查、前列腺液培养 病史、体格检查、前列腺液培养
阴部神经卡压 盆底肌相关疼痛	病史、体格检查、神经阻滞可证实诊断 病史、体格检查

注：来源：欧洲 IC/PBS 研究协会（European Society for the Study of IC/PBS，ESSIC）www.essic.eu. 24.1.2008 Eur Urol. 2008 Jan；53（1）：60-7. Epub 2007 Sep 20.

该表格可从 ESSIC 网站上见到：

http：// www.Essic.eu/pdf/ESSICconsensus2007.pdf

一、病史

首先，应仔细详尽地询问患者的病史，并特别关注以前的盆腔手术史、各种尿路感染病史、泌尿系疾病或性传染病病史、各种自身免疫病、其他慢性疼痛或慢性疾病（包括如肠易激综合征、外阴痛），以前的各种盆腔放射治疗、化学疗法，疼痛部位及疼痛是否与膀胱充盈/排空相关，疼痛的类型及是否有多个疼痛触发点。患者是否有性交痛问题？某些特殊食物或饮料是否会使症状加重？膀胱充盈是否会增加疼痛？月经期间或前后是否会加重疼痛？患者夜间是否必须排尿？以前所用药物或其他药物史也很重要，因为某些药物被认为可导致类似于 IC 的膀胱症状（如噻洛芬酸、环磷酰胺及最近社会上滥用氯胺酮导致 K 粉膀胱炎。注：K 粉也称为克他命）。

二、体格检查

全面进行体格检查，包括疼痛体表分布区。女性还要行阴道检查，男性行直肠指诊。建议行盆腔的评估。

三、实验室检查

尿检和尿培养用于检查细菌性感染或传染病，包括结核。特殊的尿、血或棉拭子检测用来检查传染性生物体的存在，如脲原体、衣原体和念珠菌，这些生物体用普通尿检不能发现。在男性，前列腺液检查可以提示有无感染。尿细胞学检查以明确有无恶性细胞并排除膀胱癌。

四、评估症状的排尿日记和调查表

不同调查表的目的是评估症状的严重程度和性质，以及症状对患者生活质量的影响。虽然并不推荐这些调查表用于诊断，但是对于记录症状/生活质量和患者的病情进展很有好处。

五、尿流动力学检查

当泌尿科医师认为有必要时可行尿流动力学检查，但是对于 IC 的诊断不是必需的。是否行尿流动力学检查在每个国家都不同。但在男性 IC 患者，尿流动力学检查被认为是必要的。

六、影像学检查

超声扫描以测量残余尿。

七、膀胱镜检

尽管世界上的许多国家推荐膀胱镜检为 IC 的标准检查，但是在一些国家包括美国，即使是门诊膀胱镜检也常仅仅用于血尿（尿中有血）患者及因此而需要排除癌症或其他疾病的可能，或患者对非手术治疗或一线治疗无反应时。

局部麻醉下门诊膀胱镜检是一项检查，可用于排除引起这些症状的其他可能原因，如肿瘤、结石、嗜酸性粒细胞膀胱炎等。门诊膀胱镜检还可发现膀胱壁的瘢痕或红斑，这些可能是 Hunner 溃疡/损伤。这特别重要，因为 Hunner 溃疡/损伤亚型的 IC 普遍治疗效果良好。并且，泌尿科医师还能同时观察一下尿道情况。

在欧洲一般认为，当怀疑 IC 时在全身麻醉或腰麻下进行膀胱镜检是必需的。膀胱镜检的目的是进行水扩张，而且水扩张中两次将膀胱充满液体，第 1 次目的是在麻醉下测量最大膀胱容积，第 2 次比第 1 次灌注的要少，目的是检查膀胱壁。水扩张的主要作用在于其为研究和 Hunner 溃疡/损伤的诊断提供了信息。一些患者水扩张时膀胱壁上会产生球状出血。有些国家目前正提出质疑，水扩张作为一种常规临床检查是否有意义，而相反在其他国家水扩张则被认为是必要的。有时水扩张作为一种治疗手段选择性应用于某些患者身上，并可得到暂时缓解。

膀胱镜检查的结果包括：

球状出血——不再被认为是诊断依据。

球状出血是非常小的伴有瘀斑的出血，只在膀胱充盈后可见。它们有时被描述为"小瀑布"或"瀑布"，还被称为"哭泣的膀胱"。

尽管球状出血曾被认为是 IC 的特征，但自从 1978 年坎贝尔泌尿学上 Walsh 首次提出球状出血后，在正常膀胱的患者，以及放疗、膀胱癌、暴露于化学疗法或有毒药物的患者膀胱中也可发现，而在一些有 IC 所有临床症状患者的膀胱中却根本没有球状出血的迹象。因此，球状出血不再被认为是 IC 的诊断依据。

Hunner 溃疡或损伤仍被认为是典型的 IC 亚型。过去的术语"ulcer"容易给人以困惑并误解，因为其不是真正的溃疡，而是炎性损伤，有时还被认为是"补丁"。膀胱扩张可导致类似瘢痕的损伤膀胱壁出现裂缝或出血。目前如果这种典型的炎性损伤型 IC 在膀胱镜检水扩张中能很好鉴别的话，其被认为较非损伤型少见。

这些损伤可能正在列入诊断。目前所做的每项努力都是为了确保泌尿科医师和泌尿妇科医师在看到膀胱 Hunner 损伤时能识别出来。瑞典教授 Magnus Fall 在 ESSIC 网站上描述这些损伤如下："Hunner 损伤典型表现为圆形红色黏膜区，伴有小血管向中心损伤处辐射，并且有纤维蛋白沉积或凝固附着。当膀胱过度膨胀时该损伤处会破裂，从损伤处和黏膜周边似瀑布样渗出血液形成瘀斑。膀胱膨胀后形成非常典型的轻微大疱样水肿，并向周边扩展。"

ESSIC 网站可查阅到更详细的描述，网址为：http：//www.essic.eu/Hunner_lesion.html

八、活检

膀胱活检可能发现膀胱壁逼尿肌中肥大细胞增多。IC 患者肥大细胞的数量常比其他膀胱疾病患者的多。肥大细胞的发现表明值得试用抗组胺药。但是，在一些没有 Hunner 损伤的患者中可能发现完全正常的活检结果。活检对于排除导致这些症状的其他可能性（如膀胱癌、嗜酸性粒细胞性膀胱炎和结核性膀胱炎）非常重要，因此所有膀胱壁损伤或瘀斑都应该活检。活检在欧洲和日本比美国应用更广泛。尽管可能增加医疗费用是未普遍实施的因素之一，但是有些专家认为活检是一种侵入性操作，仅在一线保守治疗无效时才会采用。

九、钾敏感性试验

钾敏感性试验作为一种潜在诊断 IC 的方法已经研究了一段时间，现在不再认为其是用于诊断的可靠方法。此外，试验还给患者带来痛苦的经历。最近有学者成功开展了一种较温和的改良的钾试验，用于选择患者，这些患者可能对于膀胱腔内治疗有较好的反应，这种膀胱腔内治疗目的是暂时补充膀胱黏膜（所谓的 GAG 黏膜层）。并非所有的 IC 患者都出现膀胱黏膜渗漏。

十、麻醉激发试验

膀胱灌注碱化利多卡因越来越多地被用于评估疼痛是在膀胱还是来自其他地方，如果疼痛来自膀胱，利多卡因将使其缓解。此外，膀胱灌注碱化利多卡因还单独或与肝素联合用于缓解膀胱极度疼痛的挽救性治疗。

即使进行了所有检查并且结果都是阴性，也并不一定意味着患者没有 IC。一些患者可能在以上检查中没有表现出任何异常，但是仍然有间质性膀胱炎的所有典型症状。

十一、再评估

如果患者对 IC 的治疗无效，建议进行重新评估，以了解是否遗漏了某些易被混淆的疾病。

十二、表型

2009 年出现的"雪花假说"与 IC 和 CP 都有关，依据没有两个患者完全一样的观点，就像每一片雪花都不同但仍然是雪花。这促使 Nickel、Shoskes 和 Irvine-Bird 发明了试验性临床表型系统，称为 UPOINT。这个试验性表型系统的目的是依据临床相关领域或亚型对 IC 患者进行分类，最终目标是优化治疗并改善结果。UPOINT 领域包括泌尿系统(urinary)、社会心理(psychosocial)、器官特征（organ specific)、感染（infection)、神经病学／全身（neurologic/systemic)、触痛（tenderness)。

关于 UPOINT 的更多信息见于：http：//www.upointmd.com/ 和 http：//www.upointmd.com/faq.php

第三节　治　疗

一旦确诊 IC，临床医师将面临向患者解释的艰巨任务：对于 IC 无法治愈，并且没有一种方法对所有患者均有效，因此治疗的目的是缓解症状和改善患者的生活质量。

尽管在治疗上没有明显进展，但是研究仍然在继续，并且临床医师的选择也在不断增加，逐步去除了某种治疗可能是对某个患者最好的观念。

治疗包括患者宣教、控制饮食、行为改变及减少压力，一种或多种口服药，局部药物治疗，膀胱灌注或膀胱内注射，膀胱扩张，激光疗法或电灼疗法（尤其对于 Hunner 溃疡／损伤），神经调节／电疗法，手术治疗，各种物理治疗和身心治疗，肌筋膜治疗，触发点治疗和盆底肌松弛，运动，性行为治疗和（或）给予帮助解决性生活问题的相关辅导。

最初的治疗取决于症状的严重性、患者是否有 Hunner 溃疡 / 损伤、临床医师的判断和患者的喜好。因为每个患者不同，所以治疗也完全不同。治疗应集中于疼痛和泌尿系症状如尿急和尿频。应重视对疼痛的处理，但疼痛仅是其症状之一。如果疼痛非常严重并且规范治疗无效时，合理的方法是转至疼痛门诊治疗，不应该对患者的疼痛置之不顾！一些临床医师喜欢同时用多种治疗方法，而其他医师更喜欢开始时每次用一种治疗方法并评估其疗效。IC 的典型特征是症状的自发和缓解，阻碍了疗效的评估。因此，有时评估到底是治疗改善了症状还是疾病自发的缓解非常困难。

药物不良反应的耐受程度不同，包括多种药物的耐受不良，可能成为某些 IC 患者的难题并且使口服药物治疗复杂化，医师和患者都对此非常沮丧。一些患者可能是真的过敏，而大部分患者是不能耐受或非过敏性地对药物高度敏感，包括认知功能障碍、眩晕、虚弱、平衡障碍、过度换气、恶心、肠道功能紊乱、视物模糊、极度疲劳或小剂量给药后即困倦。对于口服药，最好从有效的最小剂量开始，仅用一小部分片剂。然而，膀胱内治疗可能是这些患者的最好选择。

经过一段时间治疗无效时应停止治疗，并尝试其他治疗方法。如果所用的治疗方法均无效时，应重新对患者进行评估以了解是否有其他易混淆的疾病没有发现或是误诊为 IC。

一、教育，自理和行为控制

教育对所有患者都很重要：她 / 他们应该了解膀胱如何工作，什么是 IC，哪些治疗方法有效，每种治疗方法的目的及反复试验治疗的事实。患者的资料以及支持者和可靠网站提供的资料，将为患者了解自身的疾病及如何治疗提供更好的信息。

二、饮食控制

许多患者不久将从他们自己的经验中发现某些食物和饮料似乎能加重她 / 他们的膀胱症状。每个患者都不同并且不是所有 IC 患者都受到饮食的影响，但是通过患者凭自己的经验得出的可消除疼痛的食物，患者至少能避免不必要的导致膀胱症状加重的因素。较轻的 IC 患者甚至发现，她 / 他们的治疗方法只需要控制饮食。她 / 他们尝试排除饮食的影响，起初是非常温和的饮食，逐渐一次增加一种食物。然而，仍然有一些关于最可能加重症状的食物和饮料的参考。2007 年 7 月 Barbara Shorter 等发表的关于食物和饮料影响的相关研究：食物对间质性膀胱炎症状的影响。这项研究依据一组患者的问卷调查，目的是了解某些食物、饮料和（或）食物添加对 IC 的症状是有肯定影响还是没有影响。研究包括 154 种食物 / 饮料。结果表明：确实有很多 IC 患者因为食用某些特殊的食物和饮料而使症状加重。研究发现，影响较大的食品包括咖啡因、柑橘及柑橘汁、西红柿及西红柿类产品，饮品包括醋和酒精。其中，咖啡因是影响最大的。一些患者还发现，当她 / 他们服用某些口服药物和某些食品添加剂如维生素 C 时，她 / 他们的膀胱症状会加重（表23-2）。

表 23-2　食物调整

影响膀胱的食物高度个体化，在 IC 的患者最好避免，包括：
含咖啡因的食物或饮料
柑橘类水果和果汁
包括西红柿、醋等酸性食物
人工甜味剂
酒精类饮料
碳酸饮料 / 苏打水
辣椒类食物

（来源：Effects of Comestibles on Symptoms of Interstitial Cystitis. Journal of Urology，2007，178: 145-152.）

应该鼓励患者减少她 / 他们的生活压力，包括体能上的和精神上的，这样可以减少因压力因素引起的 IC 的发作。

假如有合适的训练良好的理疗师，理疗对 IC 是有帮助的。然而，假如患者疼痛的症状非常严重，患者也没有必要过于热心做这些。盆底功能异常在 IC 和 CP 的发病中具有重要作用，但并没有被充分地认识。基本的治疗包括排尿时不要挤压或用力排尿，避免便秘，一天两次温水浴，骨骼肌松弛剂，理疗。辅助的方法包括：生物反馈（这样可以帮助患者获得对那些引起疼痛的肌肉更好的控制）、催眠疗法、扳机点治疗、肌筋膜疼痛治疗、盆底肌再训练、针灸和中药治疗。任何的放松减压活动包括瑜伽、太极拳、冥思、深呼吸、规律的锻炼、行走（即使很短的距离）、游泳、温水浴、水疗、意象导引，都能帮助患者减轻压力。只有通过传统的治疗和理疗使患者可以控制症状，才能获得一个最佳效果。

三、口服药物治疗

口服药物治疗根据症状的性质和严重性不同，可以单用或多种药物一起运用，具体包括抗抑郁药、抗炎药物、解痉药物和抗胆碱能制剂、抗痉挛药物、组胺受体拮抗剂、免疫抑制剂、镇痛药物、戊聚糖聚硫酸钠、前列腺素类药物。

当尿培养阴性或使用抗生素后没有明确的效果，应该避免长期使用口服抗炎药物。

四、经阴道或直肠途径对疼痛的治疗

地西泮：一些医师会开具阴道地西泮栓剂或片剂，以帮助缓解盆底肌肉功能障碍引起的疼痛、IC、阴道疼痛和性交痛。与口服药物相比，阴道地西泮栓剂或片剂引起较少的嗜睡，但是仍有轻微镇静作用。剂量为 5～10mg 地西泮栓剂，每晚 1 次或数次。这种治疗也可以用于经直肠途径。

经直肠途径的栓剂也包括对乙酰氨基酚、双氯芬酸钠和阿片类药物。

五、膀胱内或黏膜下膀胱治疗

膀胱内灌注药物可以单独运用，也可以多种药物交替运用。包括类固醇类、抗生素、DMSO、肝素、PPS、镇痛药物（例如利多卡因结合碳酸氢盐灌注，碳酸盐可以碱化利多卡因，使之利于吸收）、透明质酸、硫酸软骨素。疗程可以十几次灌注或很多次的灌注。所谓麻醉下的"鸡尾酒"治疗通常包括碱化的利多卡因或肝素，可以快速缓解疼痛，这种效应可以延续几天或几周时间。

还有一些灌注药物，目的是补充膀胱 GAG 层氨基多糖缺乏。GAG 层作为膀胱壁的保护层可以预防有毒的或尿中的刺激物或感染成分穿透到膀胱壁层。研究认为 IC 或放射性膀胱炎 GAG 层受损。大多数灌注液体需要在膀胱内保持 15～60 分钟。时间长短取决于所使用的药物。

膀胱内麻醉治疗处方：2% 利多卡因凝胶、0.5% 布比卡因、10 000～20 000U 肝素、40mg 曲安奈德，2～3 次／周。（来源：Robert Moldwin MD，IC & Related Conditions：Practical Management Strategies AUA Annual Meeting Chicago 29/4/2009）

膀胱内注射的药物包括 A 型肉毒素素，在 IC 是经验性治疗，在一些患者中会有帮助。在某些患者可能引起尿潴留。

曲安奈德黏膜下注射近来用于治疗 Hunner 溃疡，取得了很好的效果。全身麻醉下内镜下注射 40mg/ml，依据病灶的大小可以 5～10ml 注射入病灶中心或周围的黏膜下。在有 Hunner 溃疡的患者，66% 的患者可以很好耐受。

六、EMDA- 利用电动势辅助药物吸收

EMDA 是利用少量电流使药物加速进入膀胱的方法，治疗 IC 安全有效。研究表明，相对于正常的药物灌注，这种方法可以加强药物的扩布和弥散，更好地改善症状。

七、高压氧治疗

研究表明，IC 患者进行高压氧治疗取得了令人激动的效果。将患者置于一个密闭的治疗舱内，吸入 100% 的氧气。这是一种成功治疗放射性膀胱炎的方法。在一些 IC 患者出现了一定的治疗效果并且安全，但因价格昂贵，故限制了它的应用。

八、外科治疗

外科治疗包括对神经系统的干预（如神经调节）和对膀胱本身的外科治疗。通过激光去除，对 Hunner 溃疡或病灶的电凝或经尿道切除可以用来治疗经典的 IC，即有 Hunner 溃疡的 IC，也同时用来清除病灶。可以减轻患者疼痛几个月，甚至几年，必要时可重复治疗。掺钕的钇铝石榴石激光治疗 IC 取得了明显的进展，但这种疗法偶尔导致肠道的穿孔，所以仍需要有经验的医师实施。TUR 在改善疼痛和尿频方面有一定的作用。

膀胱水扩张不仅用来诊断也用来治疗有选择的 IC 患者。但在实施过程中，要警惕膀胱穿孔和出血的可能。

九、神经调控

可以进行骶神经或阴部神经的刺激试验，观察是否适合置入长期刺激器。应该告之患者不能保证症状的改善。另外，一些侵入性小的神经刺激疗法，包括 TENS（经皮神经电刺激），这种方

法没有严重并发症，可以帮助一些患者。经皮胫神经（PTNS）是一个神经调节系统，主要用于治疗尿频、尿急和急迫性尿失禁，在选择的 IC 患者中有一定疗效。

十、关于膀胱和下尿路的外科技术

在一些 IC 患者，外科可能是唯一的选择。既然 IC 是一个复杂的疾病，同时外科手术可以带来并发症，所以手术不要轻易实施。手术前，应该告之患者手术中要进行的详细情况，同时可能出现的并发症及后果，包括术后疼痛仍可能存在，特别是没有 Hunner 溃疡的患者。

外科手术包括膀胱扩大术、尿流改道术、膀胱部分切除术或膀胱全切术，手术一定是在所有的治疗都失败、生活质量不能维持的情况下才考虑。

膀胱扩大术没有绝对的成功，在大多数 IC 患者，疼痛、尿急、尿频症状可以继续存在或复发，特别是麻醉状态下膀胱容量较大的患者。假如疼痛是患者的主要症状，膀胱扩大术后疼痛不一定会消失。然而，在最后一步实施膀胱切除之前，膀胱扩大确实可以起到一定的作用，是一种暂时性治疗措施。膀胱扩大术在一个小的纤维化膀胱，尿频占主要症状，而不是疼痛占主要症状的患者效果较好。

膀胱切除术、尿流改道术和造口术：在那些有不可忍受的疼痛或疼痛同时合并有小的膀胱容量，对其他治疗已经失败者，可以考虑尿流改道，同时可考虑施行膀胱全切。一些外科医师认为，IC 患者在切除膀胱时，最好切掉整个膀胱和尿道。假如保留尿道（一些医师宁愿将尿道留在原位），一些患者术后可能仍有相同的 IC 样疼痛，即使此时整个膀胱已经切除，这时还要再次手术切除疼痛的尿道。手术效果各异，不能保证每个人都会成功。

IC 患者采用回肠膀胱造口术较可控造口术的成功率要高，尽管后者美观，但疼痛复发和感染可以导致肠袋的并发症，如果乳头瓣失败，还可以导致漏尿。任何可控造口的患者都要求自我可以间歇导尿。

十一、IC 和合并症

许多 IC 患者有一种或多种并发症，包括慢性体质衰弱、自身免疫病，例如 Sjögren 综合征（干燥综合征）、系统性红斑狼疮、风湿性关节炎、纤维肌痛、胃肠道疾病、外阴痛和慢性非细菌性前列腺炎。既然 IC 一般由泌尿外科专家诊治，这些非膀胱疾病有可能会误诊误治。明确这些诊断需要多学科的共同协作完成。

（Jane M Meijlink　廖利民）

参 考 文 献

曹卷舒，谭志高，曹越，等，2014.针灸治疗压力性尿失禁的选经、用穴及配伍规律初探.针灸临床杂志，30(9):59-63.

陈文婷，赵子玲，陈大隆，等，2018.针灸治疗女性压力性尿失禁临床疗效的Meta分析.广西中医药，41(2):56-61.

陈文婷，赵子玲，钱蔚丽，等，2019.基于数据挖掘探讨针灸治疗压力性尿失禁的选穴规律.广西中医药，42(2):56-59.

郎景和，2004.妇科泌尿学和盆底重建外科：过去、现在和将来（之一）.中华妇产科杂志，39(10):649-651.

李骥，张谦，郭立华，等，2020.不同腹腔镜微创术式处理儿童重复肾畸形的研究.中华小儿外科杂志，41(05):431-436.

廖利民，2012.尿动力学.北京：人民军医出版社.

廖利民，2019.尿动力学.第2版.北京：科学出版社.

廖利民，付光，2012.尿失禁诊断治疗学.北京：人民军医出版社.

廖利民，吴娟，鞠彦合，等，2013.脊髓损伤患者泌尿系管理与临床康复指南.中国康复理论与实践，19(4): 301-317.

那彦群，叶章群，孙颖浩，等，2013.2014版中国泌尿外科疾病诊断治疗指南.北京：人民卫生出版社.

文璐，王志敏，文建国，等，2013.中老年人夜尿增多流行病学调查.中华老年医学杂志，32(10):1120-1122.

吴阶平，2009.吴阶平泌尿外科学.济南：山东科学技术出版社:4.

吴双霜，何大维，肖兴望，等，2020.儿童输尿管开口异位伴膀胱颈尿道发育不良的诊治.中华泌尿外科杂志，41(11):851-855.

许鹏，王荫槐，2019.前列腺癌根治术后尿失禁预防及治疗的研究进展.临床泌尿外科杂志，34(04):312-318.

许克新，2014.夜尿症的诊治.现代泌尿外科杂志，19(1):6-9.

张妍，谢江平，2016.针灸治疗女性压力性尿失禁临床研究的Meta分析.中医临床研究，8(22):16-20.

张亚群，刘明，王建业，等，2010.老年良性前列腺增生夜尿病因分类和相关因素分析.中华老年医学杂志，29(11):884-887.

周广伦，尹鉴淳，刘晓东，等，2021.儿童输尿管开口异位并肾脏畸形的诊疗分析.现代泌尿外科杂志，26(03):206-208.

Abarbanel J, Marcus E L, 2007. Impaired detrusor contractility in community-dwelling elderly presenting with lower urinary tract symptoms. Urology, 69(3):436-440.

Ahmed S, Barker A, 1992.Single-system ectopic ureters: a review of 12 cases. J Pediatr Surg, 27(4):491-496.

Aizawa N, Homma Y, Igawa Y, 2015. Effects of L-arginine, mirabegron, and oxybutynin on the primary bladder afferent nerve activities synchronized with reflexic, rhythmic bladder contractions in the rat. Neurourol Urodyn, 34(4):368-374.

Aizawa N, Gandaglia G, Hedlund P, et al, 2015. URB937, a peripherally restricted inhibitor for fatty acid amide hydrolase, reduces prosta-glandin E2-induced bladder overactivity and hyperactivity of bladder mechano-afferent nerve fibres in rats. BJU Int, 117(5):821-828.

Akca O, Kaouk JH, Zargar H, et al, 2015.Robot assisted heminephrectomy for duplicated renal collecting system: technique and outcomes. Int J Med Robot, 11(2):126-129.

Al Hussein Al Awamlh B, Lee DJ, Nguyen DP, et al, 2015. Assessment of the quality-of-life and functional outcomes in patients undergoing cystectomy and urinary diversion for the management of radiation-induced refractory benign disease. Urology, 85(2):394-400.

Ameda K, Sullivan MP, Bae RJ, et al, 1999. Urodynamic characterization of nonobstructive voiding dysfunction in symptomatic elderly men. J Urol, 162(1):142-146.

Andrew J, Nathan PW, 1964. Lesions on the Anterior Frontal Lobes and Disturbances of Micturition and Defaecation. Brain, 87:233-262.

Andersson KE, Wein AJ, 2004. Pharmacology of the lower urinary tract: basis for current and future treatments of urinary incontinence. Pharmacol Rev, 56:581-631.

Arteaga JL, Orensanz LM, Martínez MP, et al, 2012. Endothelin ET(B) receptors are involved in the relaxation to the pig urinary bladder neck. Neurourol Urodyn, 31(5):688-694.

Athwal BS, Berkley KJ, Hussain I, et al, 2001. Brain responses to changes in bladder volume and urge to void in healthy men. Brain, 124(Pt 2): 369-377.

Atala A, Bauer S B, Soker S, et al, 2006. Tissue-engineered autologous bladders for patients needing cystoplasty. Lancet, 367(9518):1241-1246.

Banerji JS, Devasia A, Kekre NS, et al, 2015. Early urinary diversion with ileal conduit and vesicovaginostomy in the treatment of radiation cystitis due to carcinoma cervix: A study from a tertiary care hospital in south india. ANZ J

Surg, 85(10):770-773.

Baron M, Auble A, Cornu JN, 2020. Predictors of device-related complications after exchange of the pressure regulating balloon in men with an artificial urinary sphincter. Urology, 136:278.

Barrington FJF, 1921. The relation of the hindbrain to micturition. Brain, 44(3): 23-53.

Barratt R, Malde S, Pakzad M, et al, 2019.The incidence and outcomes of urodynamic stress urinary incontinence in female patients with urethral diverticulum. Neurourol Urodyn, 38(7):1889-1900.

Bechara A, Damasio H, Damasio AR, 2000. Emotion, decision making and the orbitofrontal cortex. Cereb Cortex, 10(3):295-307.

Bemelmans BL, Mundy AR, Craggs MD, 1999. Neuromodulation by implant for treating lower urinary tract symptoms and dysfunction. Eur Urol, 36(2):81-91.

Ben-Josef AM, Wileyto EP, Chen J, et al, 2016. Yoga intervention for patients with prostate cancer undergoing external beam radiation therapy: A pilot feasibility study. Integr Cancer Ther, 15(3):272-278.

Bernard S, Moffet H, Plante M, et al, 2017. Pelvic-floor properties in women reporting urinary incontinence after surgery and radiotherapy for endometrial cancer. Phys Ther, 97(4):438-448.

Beppu M, Araki I, Yoshiyama M, et al, 2011. Bladder outlet obstruction induced expression of prostaglandin E2 receptor subtype EP4 in the rat bladder: a possible counteractive mechanism against detrusor overactivity. J Urol, 186(6):2463-2469.

Blok BF, Holstege G, 1998. The central nervous system control of micturition in cats and humans. Behav Brain Res, 92(2):119-125.

Blok BF, Holstege G, 1999. Two pontine micturition centers in the cat are not interconnected directly: implications for the central organization of micturition. J Comp Neurol, 403(2): 209-218.

Blok BF, Willemsen AT, Holstege G, 1997. A PET study on brain control of micturition in humans. Brain, 120(Pt 1): 111-121.

Bodner-Adler B, Halpern K, Hanzal E, 2016.Surgical management of urethral diverticula in women: a systematic review. Int Urogynecol J, 27(7):993-1001.

Bosch R, McCloskey K, Bahl A, et al, 2020. Can radiation-induced lower urinary tract disease be ameliorated in patients treated for pelvic organ cancer: Ici-rs 2019? Neurourol Urodyn, 39 (3):S148-S155.

Braas KM, May V, Zvara P, et al, 2006. Role for pituitary adenylate cyclase activating polypeptide in cystitis-induced plasticity of micturition reflexes. Am J Physiol Regul Integr Comp Physiol, 290(4):R951-R962.

Brady CM, Apostolidis AN, Harper M, et al, 2004. Parallel changes in bladder suburothelial vanilloid receptor TRPV1 and pan-neuronal marker PGP9.5 immunoreactivity in patients with neurogenic detrusor overactivity after intravesical resiniferatoxin treatment. BJU Int, 93(6):770-776.

Braverman AS, Doumanian LR, Ruggieri MR Sr, 2006. M2 and M3 muscarinic receptor activation of urinary bladder contractile signal transduction II . Denervated rat bladder. J Pharmacol Exp Ther, 316(2):875-880.

Braverman AS, Ruggieri MR Sr, 2003. Hypertrophy changes the muscarinic receptor subtype mediating bladder contraction from M3 toward M2. Am J Physiol Regul Integr Comp Physiol, 285(3):R701-R708.

Braverman AS, Tibb AS, Ruggieri MR Sr, 2006. M2 and M3 muscarinic receptor activation of urinary bladder contractile signal transduction. I. Normal rat bladder. J Pharmacol Exp Ther, 316(2):869-874.

Brazzelli M, Javanbakht M, Imamura M, et al, 2019. Surgical treatments for women with stress urinary incontinence: The ester systematic review and economic evaluation. Health Technol Assess, 23(14):1-306.

Breyer MD, Hébert RL, Breyer RM, 2003. Prostanoid receptors and the urogenital tract. Curr Opin Investig Drugs, 4(11):1343-1353.

Breyer RM, Bagdassarian CK, Myers SA, et al, 2001. Prostanoid receptors: subtypes and signaling. Annu Rev Pharmacol Toxicol, 41:661-690.

Bridgeman MB, Friia NJ, Taft C, et al, 2013. Mirabegron: beta3-adrenergic receptor agonist for the treatment of overactive bladder. Ann Pharmacother, 47(7-8):1029-1038.

Bromage S J, Dorkin T J, Chan L, et al, 2010. Urodynamics in the octogenarian female: Is it worthwhile? Int Urogynecol J, 21(9):1117-1121.

Burnstock G, Abbracchio M, Williams W, 2000. Handbook of experimental pharmacology on "Purinergic and Pyrimidinergic Signalling" . Berlin: Springer.

Burnstock G, 2001. Purine-mediated signalling in pain and visceral perception. Trends Pharmacol Sci, 22(4):182-188.

Cannon TW, Yoshimura N, Chancellor MB, 2003. Innovations in pharmacotherapy for stress urinary incontinence. Int Urogynecol J Pelvic Floor Dysfunct, 14(6):367-372.

Carrico C, Lebowitz RL, 1998.Incontinence due to an infrasphincteric ectopic ureter: why the delay in diagnosis and what the radiologist can do about it. Pediatr Radiol, 28(12):942-949.

Cassart M, Majoub N, Irtan S, et al, 2019.Prenatal Evaluation and Postnatal Follow-Up of Ureteral Ectopic Insertion in Multicystic Dysplastic Kidneys. Fetal Diagn Ther, 45(6):373-380.

Castro-Diaz D, Amoros MA, 2005. Pharmacotherapy for stress urinary incontinence. Curr Opin Urol, 15(4):227-230.

Cerentini TM, Schlottgen J, Viana da Rosa P, et al, 2019. Clinical and psychological outcomes of the use of vaginal dilators after gynaecological brachytherapy: A randomized clinical trial. Adv Ther, 36(8):1936-1949.

Chancellor MB, 2014. The overactive bladder progression to underactive bladder hypothesis. Int Urol Nephrol, 46(1):S23-S27.

Chancellor MB, Kaufman J, 2008. Case for pharmacotherapy development for underactive bladder. Urology, 72(5):966-967.

Chapple CR, Abrams P, Andersson KE, et al, 2014. Phase II study on the efficacy and safety of the EP1 receptor antagonist ONO-8539 for nonneurogenic overactive bladder syndrome. J Urol, 191(1):253-260.

Chapple CR, Osman NI, Birder L, et al, 2015. The underactive bladder: A new clinical concept? Eur Urol, 68(3):351-353.

Chen Q, Takahashi S, Zhong S, et al, 2005. Function of the lower urinary tract in mice lacking alpha1d-adrenoceptor. J Urol, 174(1):370-374.

Chen S, Zhang HY, Zhang N, et al, 2012. Treatment for chronic ischaemia-induced bladder detrusor dysfunction using bone marrow mesenchymal stem cells: An experimental study. Int J Mol Med, 29(3):416-422.

Chess-Williams R, Hashitani H, 2017. Cell biology (Committee 2). In: Incontinence, 6th Edition, 6th International Consultation on Incontinence. Tokyo:143-258.

Chulroek T, Wangcharoenrung D, Cattapan K, et al, 2019. Can magnetic resonance imaging differentiate among transurethral bulking agent, urethral diverticulum, and periurethral cyst?. Abdom Radiol (NY), 44(8):2852-2863.

Cinman NM, Mcaninch JW, Glass AS, et al, 2012.Acquired male urethral diverticula: presentation, diagnosis and management. J Urol, 188(4):1204-1208.

Cockayne DA, Dunn PM, Zhong Y, et al, 2005. P2X2 knockout mice and P2X2/P2X3 double knockout mice reveal a role for the P2X2 receptor subunit in mediating multiple sensory effects of ATP. J Physiol, 567(Pt 2):621-639.

Cockayne DA, Hamilton SG, Zhu QM, et al, 2000. Urinary bladder hyporeflexia and reduced pain-related behaviour in P2X3-deficient mice. Nature, 407(6807):1011-1015.

Coelho A, Antunes-Lopes T, Gillespie J, et al, 2017. Beta-3 adrenergic receptor is expressed in acetylcholine-containing nerve fibers of the human urinary bladder: An immunohistochemical study. Neurourol Urodyn, 36(8):1972-1980.

Conrad DH, Pacquee S, Saar TD, et al, 2019. Long-term patient-reported outcomes after laparoscopic burch colposuspension. Aust N Z J Obstet Gynaecol, 59(6):850-855.

Corcos J, Gajewski J, Heritz D, et al, 2006.Canadian Urological Association guidelines on urinary incontinence. Can J Urol, 13(3):3127-3138.

Craig AD, 2003. Interoception: The sense of the physiological condition of the body. Curr Opin Neurobiol, 13(4):500-505.

Craig AD, 2003. A new view of pain as a homeostatic emotion. Trends Neurosci, 26(6):303-307.

Critchley HD, Mathias CJ, Josephs O, et al, 2003. Human cingulate cortex and autonomic control: Converging neuroimaging and clinical evidence. Brain, 126(Pt 10):2139-2152.

Cucchi A, 1994. The development of detrusor instability in prostatic obstruction in relation to sequential changes in voiding dynamics. J Urol, 151(5):1342-1344.

Cucchi A, Quaglini S, Rovereto B, 2008. Development of idiopathic detrusor underactivity in women: From isolated decrease in contraction velocity to obvious impairment of voiding function. Urology, 71(5):844-848.

Cucchi A, Quaglini S, Rovereto B, 2010. Different evolution of voiding function in underactive bladders with and without detrusor overactivity. J Urol, 183(1):229-233.

Cucchi A, Quaglini S, Guarnaschelli C, et al, 2007. Urodynamic findings suggesting two-stage development of idiopathic detrusor underactivity in adult men. Urology, 70(1):75-79.

Dang K, Bielefeldt K, Gebhart GF, 2005. Differential responses of bladder lumbosacral and thoracolumbar dorsal root ganglion neurons to purinergic agonists, protons, and capsaicin. J Neurosci, 25(15):3973-3984.

Danuser H, Thor KB, 1995. Inhibition of central sympathetic and somatic outflow to the lower urinary tract of the cat by the alpha 1 adrenergic receptor antagonist prazosin. J Urol, 153(4):1308-1312.

Darblade B, Behr-Roussel D, Gorny D, et al, 2005. Piboserod (SB 207266), a selective 5-HT4 receptor antagonist, reduces serotonin potentiation of neurally-mediated contractile responses of human detrusor muscle. World J Urol, 23(2):147-151.

Demirtas T, Tombul ST, Golbasi A, et al, 2021.The ectopic ureter opening into the vulva, which is a rare cause of lifelong urinary incontinence: Treatment with ureteroureterostomy. Urol Case Rep, 36:101597.

De Wachter S, Wyndaele JJ, 2003. Intravesical oxybutynin: a local anesthetic effect on bladder C afferents. J Urol, 169(5):1892-1895.

Deng H, Liao L, Wu J, et al, 2017. Clinical efficacy of intravesical electrical stimulation on detrusor underactivity: 8 years of experience from a single center. Medicine (Baltimore), 96(38):e8020.

Devinsky O, Morrell MJ, Vogt BA, 1995. Contributions of anterior cingulate cortex to behaviour. Brain, 118(Pt 1):279-306.

Duicu C, Kiss E, Simu I, et al, 2018.A Rare Case of Double-System With Ectopic Ureteral Openings Into Vagina. Front Pediatr, 6:176.

Durnin L, Hayoz, Corrigan RD, et al, 2016. Urothelial purine release during filling of murine and primate bladders. Am J Physiol Renal Physiol, 311(4):F708-F716.

Egilmez T, Resit Goren M, 2014. Catheterized uroflowmetry as a noninvasive test for detrusor acontractility. Urol Int, 92(3):316-322.

El-Nashar SA, Bacon MM, Kim-Fine S, et al, 2014.Incidence of female urethral diverticulum: a population-based analysis and literature review. Int Urogynecol J, 25(1):73-79.

Emirdar V, Nayki U, Ertas IE, et al, 2016. Urodynamic assessment of short-term effects of pelvic radiotherapy on bladder function in patients with gynecologic cancers. Ginekol Pol, 87(8):552-558.

Fajardo O, Meseguer V, Belmonte C, et al, 2008. TRPA1 channels mediate cold temperature sensing in mammalian vagal sensory neurons: pharmacological and genetic evidence. J Neurosci, 28(31):7863-7875.

Figueroa VH, Chavhan GB, Oudjhane K, et al, 2014.Utility of MR urography in children suspected of having ectopic ureter. Pediatr Radiol, 44(8):956-962.

Fry CH, Ikeda Y, Harvey R, et al, 2004. Control of bladder function by peripheral nerves: avenues for novel drug targets. Urology, 63(3):24-31.

Fowler CJ, Griffiths DJ, 2010. A decade of functional brain imaging applied to bladder control. Neurourol Urodyn, 29(1): 49-55.

Frankland J, Brodie H, Cooke D, et al, 2019. Follow-up care after treatment for prostate cancer: Evaluation of a supported self-management and remote surveillance programme. BMC Cancer, 19(1):368.

Frazzoni L, La Marca M, Guido A, et al, 2015. Pelvic radiation disease: Updates on treatment options. World J Clin Oncol, 6(6):272-280.

Frenkl TL, Zhu H, Reiss T, et al, 2010. A multicenter, double-blind, randomized, placebo controlled trial of a neuro-kinin-1 receptor antagonist for overactive bladder. J Urol, 184(2):616-622.

Gacci M, Saleh O, Giannessi C, et al, 2015. Sodium hyaluronate and chondroitin sulfate replenishment therapy can improve nocturia in men with post-radiation cystitis: Results of a prospective pilot study. BMC Urol, 15:65.

Gambacciani M, Palacios S, 2017. Laser therapy for the restoration of vaginal function. Maturitas, 99:10-15.

Gill SS, Mamdani M, Rochon PA, 2004. Management of overactive bladder. N Engl J Med, 350(21):2213.

Gilleran JP, Zimmern P, 2005.An evidence-based approach to the evaluation and management of stress incontinence in women. Curr Opin Urol, 15(4):236-243.

González P, Jaguszewska K, Cardona JL, et al, 2018. Long-term effect of thermoablative fractional CO_2 laser treatment as a novel approach to urinary incontinence management in women with genitourinary syndrome of menopause. Int Urogynecol J, 29(2):211-215.

Gonzalez P, Ruiz AI, Galindo L, 2014. Tratamiento de la atrofia vaginal en la menopausia con laser de CO_2 fractional microablativo. Rev Enfer Tract Gen Inf, 8:36-40.

Goode PS, Burgio KL, Locher JL, et al, 2003. Effect of behavioral training with or without pelvic floor electrical stimulation on stress incontinence in women: a randomized controlled trial. JAMA, 290(3):345-352.

Green SA, Alon A, Ianus J, et al, 2006. Efficacy and safety of a neurokinin-1 receptor antagonist in postmenopausal women with overactive bladder with urge urinary incontinence. J Urol, 176(6 Pt 1):2535-2540; discussion 2540.

Greiman AK, Rolef J, Rovner E S, 2019.Urethral diverticulum: A systematic review. Arab J Urol, 17(1):49-57.

Griffiths DJ, 1991. Assessment of detrusor contraction strength or contractility. Neurourology and Urodynamics, 10(1):1-18.

Griffiths DJ, McCracken PN, Harrison GM, et al, 2002. Urge incontinence and impaired detrusor contractility in the elderly. Neurourol Urodyn, 21(2):126-131.

Griffiths D, Derbyshire S, Stenger A, et al, 2005. Brain control of normal and overactive bladder. J Urol, 174(5):1862-1867.

Griffiths D, Holstege G, Dalm E, et al, 1990. Control and coordination of bladder and urethral function in the brain stem of cat. Neurourol Urodyn, 9(1):63-82.

Griffiths D, Stasa D, Schaefer W, et al, 2007. Cerebral control of the bladder in normal and urge-incontinent women. Neuro Image, 37(1): 1-7.

Grifiths D, Tadic SD, 2008. Bladder control urgency and urge incontinence: evidence from functional brain imaging. Neurourol Urodyn, 27(6):466-474.

Griffiths DJ, Tadic SD, Schaefer W, et al, 2009. Cerebral control of the lower urinary tract: How age-related changes might predispose to urge incontinence. Neuroimage, 47(3):981-986.

Griffiths D, 2011. Use of functional imaging to monitor central control of voiding in humans. Handb Exp Pharmacol, 202: 81-97.

Gross C, Habli M, Lindsell C, et al, 2010. Sacral neuromodulation for nonobstructive urinary retention: A meta-analysis. Female Pelvic Med Reconstr Surg, 16(4):249-253.

Hafez AT, El-Assmy A, Sarhan O, et al, 2005.Perineal anastomotic urethroplasty for managing post-traumatic urethral strictures in children: the long-term outcome. BJU Int, 95(3):403-406.

Hahn I, Sommar S, Fall M, 1991. A comparative study of pelvic floor training and electrical stimulation for the treatment of genuine female stress urinary incontinence. Neurourol Urodyn, 10:545-554.

Hampel C, 2019. [ins and outs in the surgical treatment of female stress urinary incontinence]. Urologe A, 58(6):627-633.

Hampel C, Dolber PC, Smith MP, et al, 2002. Modulation of bladder alpha1-adrenergic receptor subtype expression by bladder outlet obstruction. J Urol, 167(3):1513-1521.

Hanna-Mitchell AT, Beckel JM, Barbadora S, et al, 2007. Non-neuronal acetylcholine and urinary bladder urothelium. Life Sci, 80(24-25):2298-2302.

Hanson GR, Gatti JM, Gittes GK, et al, 2007. Diagnosis of ectopic ureter as a cause of urinary incontinence. J Pediatr Urol, 3(1):53-57.

Haylen BT, de Ridder D, Freeman RM, et al, 2010. An International Urogynecological Association(IUGA)/International Continence Society (ICS) joint report on the terminology for female pelvic floor dysfunction.Neurourol Urodyn, 29(1):4-20.

Hennessey DB, Hoag N, Gani J, 2017. Sacral neuromodulation for detrusor hyperactivity with impaired contractility. Neurourol Urodyn, 36(8):2117-2122.

Hosseini J, Tavakkoli Tabassi K, 2008. Surgical repair of posterior urethral defects: Review of literature and presentation of experiences. Urol J, 5(4):215-222.

Iijima K, De Wachter S, Wyndaele JJ, 2007. Effects of the M3 receptor selective muscarinic antagonist darifenacin on bladder afferent activity of the rat pelvic nerve. Eur Urol, 52(3):842-847.

Indrekvam S, Sandvik H, Hunskaar S, 2001.A Norwegian national cohort of 3198 women treated with home-managed electrical stimulation for urinary incontinence

effectiveness and treatment results. Scand J Urol Nephrol, 35(1):32-39.

Ishiura Y, Yoshiyama M, Yokoyama O, et al, 2001. Central muscarinic mechanisms regulating voiding in rats. J Pharmacol Exp Ther, 297(3):933-939.

Jaszczynski J, Kojs Z, Stelmach A, et al, 2016. Post-irradiation bladder syndrome after radiotherapy of malignant neoplasm of small pelvis organs: An observational, non-interventional clinical study assessing vesicare(r)/solifenacin treatment results. Med Sci Monit, 22:2691-2698.

Jones RL, Giembycz MA, Woodward DF, 2009. Prostanoid receptor antagonists: development strategies and therapeutic applications. Br J Pharmacol, 158(1):104-145.

Jordan GH, Schlossberg SM, 2007. Surgery of the Penis and Urethra//Wein A J, Kavoussi L R, Novick A C. Campbell-Walsh Urology. 9th ed. Philadelphia: Saunders.1054-1084.

Joseph DB, Borer JG, De Filippo RE, et al, 2014. Autologous cell seeded biodegradable scaffold for augmentation cystoplasty: Phase ii study in children and adolescents with spina bifida. J Urol, 191(5):1389-1395.

Kadekawa K, Sugaya K, Nishijima S, et al, 2013. Effect of naftopidil, an alpha1D/A-adrenoceptor antagonist, on the urinary bladder in rats with spinal cord injury. Life Sci, 92(20-21):1024-1028.

Kajbafzadeh AM, Sharifi-Rad L, Ladi-Seyedian SS, et al, 2016. Transcutaneous interferential electrical stimulation for the management of non-neuropathic underactive bladder in children: A randomised clinical trial. BJU Int, 117(5):793-800.

Kamo I, Chancellor MB, de Groat WC, et al, 2005. Differential effects of activation of peripheral and spinal tachykinin neurokinin(3) receptors on the micturition reflex in rats. J Urol, 174(2):776-781.

Kawamorita N, Kaiho Y, Miyazato M, et al, 2015. Roles of the spinal glutamatergic pathway activated through α-amino-3-hydroxy-5-methylisoxazole-4-propionic acid (AMPA) receptors and its interactions with spinal noradrenergic and serotonergic pathways in the rat urethral continence mechanisms. Neurourol Urodyn, 34(5):475-481.

Kavia R, Dasgupta R, Critchley H, et al, 2010. A functional magnetic resonance imaging study of the effect of sacral neuromodulation on brain responses in women with Fowler's syndrome. BJU Int, 105(3):366-372.

Kavia RB, Dasgupta R, Fowler CJ, 2005. Functional imaging and the central control of the bladder. J Comp Neurol, 493(1):27-32.

Keast JR, Stephensen TM, 2000. Glutamate and aspartate immunoreactivity in dorsal root ganglion cells supplying visceral and somatic targets and evidence for peripheral axonal transport. J Comp Neurol, 424(4):577-587.

Keating GM, 2015. Silodosin: a review of its use in the treatment of the signs and symptoms of benign prostatic hyperplasia. Drugs, 75(2):207-217.

Kim M, Jeong CW, Oh SJ, 2018. Effect of preoperative urodynamic detrusor underactivity on transurethral surgery for benign prostatic hyperplasia: A systematic review and meta-analysis. J Urol, 199(1):237-244.

Kirchin V, Page T, Keegan PE, et al, 2017. Urethral injection therapy for urinary incontinence in women. Cochrane Database Syst Rev, 7:CD003881.

Kitamura K, China T, Kanayama M, et al, 2019. Significant association between urethral length measured by magnetic resonance imaging and urinary continence recovery after robot-assisted radical prostatectomy. Prostate Int, 7(2):54-59.

Kitta T, Mitsui T, Kanno Y, et al, 2015. Postoperative detrusor contractility temporarily decreases in patients undergoing pelvic organ prolapse surgery. Int J Urol, 22(2):201-205.

Koraitim MM, 2010.Assessment and management of an open bladder neck at posterior urethroplasty. Urology, 76(2):476-479.

Krhut J, Martan A, Jurakova M, et al, 2016. Treatment of stress urinary incontinence using polyacrylamide hydrogel in women after radiotherapy: 1-year follow-up. Int Urogynecol J, 27(2):301-305.

Kuhtz-Buschbeck JP, van der Horst C, Pott C, et al, 2005. Cortical representation of the urge to void: A functional magnetic resonance imaging study. J Urol, 174(4 Pt 1):1477-1481.

Kuhtz-Buschbeck JP, van der Horst C, Wolff S, et al, 2007. Activation of the supplementary motor area (SMA) during voluntary pelvic floor muscle contractions-an fMRI study. Neuroimage, 35(2):449-457.

Kullmann FA, Chang HH, Gauthier C, et al, 2018. Serotonergic paraneurones in the female mouse urethral epithelium and their potential role in peripheral sensory information processing. Acta Physiol (Oxf), 222(2):e12919.

Kunzi-Rapp K, Dierickx CC, Cambier B, et al, 2006. Minimally invasive skin rejuvenation with erbium:YAG laser used in thermal mode. Lasers Surg Med, 38(10):899-907.

Kuo HC, 2005. Videourodynamic characteristics and lower urinary tract symptoms of female bladder outlet obstruction. Urology, 66(5):1005-1009.

Kuo HC, 2007. Videourodynamic analysis of pathophysiology of men with both storage and voiding lower urinary tract symptoms. Urology, 70(2):272-276.

Kuo HC, 2007. Recovery of detrusor function after urethral

botulinum a toxin injection in patients with idiopathic low detrusor contractility and voiding dysfunction. Urology, 69(1):57-61; discussion 61-52.

Kuru M, Yamamoto H, 1964. Fiber connections of the pontine detrusor nucleus (Arrington). J Comp Neurol, 123: 161-185.

Lagos P, Ballejo G, 2004. Role of spinal nitric oxide synthase-dependent processes in the initiation of the micturition hyperreflexia associated with cyclophosphamide-induced cystitis. Neuroscience, 125(3):663-670.

Lazzeri M, Beneforti P, Spinelli M, et al, 2000. Intravesical resiniferatoxin for the treatment of hypersensitive disorder: a randomized placebo controlled study. J Urol, 164(3 Pt 1):676-679.

Lee CL, Kuo HC, 2018. Tailoring medication for lower urinary tract symptoms in men based on international prostate symptom score voiding to storage ratio. Urology, 120:30-35.

Lee HY, Bardini M, Burnstock G, 2000. Distribution of P2X receptors in the urinary bladder and the ureter of the rat. J Urol, 163(6):2002-2007.

Lecci A, Maggi CA, 2001. Tachykinins as modulators of the micturition reflex in the central and peripheral nervous system. Regul Pept, 101(1-3):1-18.

Leissner J, Black P, Fisch M, et al, 2000. Colon pouch (mainz pouch iii) for continent urinary diversion after pelvic irradiation. Urology, 56(5):798-802.

Levanovich PE, Diokno A, Hasenau DL, et al, 2015. Intradetrusor injection of adult muscle-derived cells for the treatment of underactive bladder: Pilot study. Int Urol Nephrol, 47(3):465-467.

Liao CH, Kuo HC, 2015. How to choose first-line treatment for men with predominant storage lower urinary tract symptoms: A prospective randomised comparative study. Int J Clin Pract, 69(1):124-130.

Liao L, Schaefer W, 2009. Within-session reproducibility and variability of urethral resistance and detrusor contractility in pressure-flow studies in men with lower urinary tract symptoms. Current Urology, 3(1):19-28.

Lies B, Groneberg D, Friebe A, 2013. Correlation of cellular expression with function of NO-sensitive guanylyl cyclase in the murine lower urinary tract. J Physiol, 591(21):5365-5375.

Liu S, Chan L, Tse V, 2014. Clinical outcome in male patients with detrusor overactivity with impaired contractility. Int Neurourol J, 18(3):133-137.

Liu Z, Liu Y, Xu H, et al, 2017. Effect of Electroacupuncture on Urinary Leakage Among Women With Stress Urinary Incontinence: A Randomized Clinical Trial. JAMA,

317(24):2493-2501.

Mansfield KJ, Liu L, Mitchelson FJ, et al, 2005. Muscarinic receptor subtypes in human bladder detrusor and mucosa, studied by radioligand binding and quantitative competitive RT-PCR: changes in ageing. Br J Pharmacol, 144(8): 1089-1099.

Masaki T, 2004. Historical review: Endothelin. Trends Pharmacol Sci, 25(4).219-224.

Masuda H, Chancellor MB, Kihara K, et al, 2009. Effects of cholinesterase inhibition in supraspinal and spinal neural pathways on the micturition reflex in rats. BJU Int, 104(8):1163-1169.

Masuda H, Hayashi Y, Chancellor MB, et al, 2006. Roles of peripheral and central nicotinic receptors in the micturition reflex in rats. J Urol, 176(1):374-379.

Masuda H, Kim JH, Kihara K, et al, 2007. Inhibitory roles of peripheral nitrergic mechanisms in capsaicin-induced detrusor overactivity in the rat. BJU Int, 100(4):912-918.

Masuda H, Ichiyanagi N, Yokoyama M, et al, 2009. Muscarinic receptor activation in the lumbosacral spinal cord ameliorates bladder irritation in rat cystitis models. BJU Int, 104(10):1531-1537.

Matsuura S, Downie JW, Allen GV, 2000. Micturition evoked by glutamate microinjection in the ventrolatertal periaqueductal gray is mediated through Barrington's nucleus in the rat. Neuroscience, 101(4): 1053-1061.

Matsumoto Y, Miyazato M, Furuta A, et al, 2010. Differential roles of M2 and M3 muscarinic receptor subtypes in modulation of bladder afferent activity in rats. Urology, 75(4):862-867.

Matsumoto Y, Miyazato M, Yokoyama H, et al, 2012. Role of M2 and M3 muscarinic acetylcholine receptor subtypes in activation of bladder afferent pathways in spinal cord injured rats. Urology, 79(5):1184.e15-e20.

May V, Vizzard MA, 2010. Bladder dysfunction and altered somatic sensitivity in PACAP-/- mice. J Urol, 183(2):772-779.

Mazeron R, Dumas I, Rivin E, et al, 2015. D2cm(3)/dicru ratio as a surrogate of bladder hotspots localizations during image-guided adaptive brachytherapy for cervical cancer: Assessment and implications in late urinary morbidity analysis. Brachytherapy, 14(2):300-307.

McCammon K, Jacoby K, Kalota S, et al, 2018. Three-month primary efficacy data for the SUCCESS Trial; a phase III, multi-center, prospective, randomized, controlled study treating female stress urinary incontinence with the vesair intravesical balloon. Neurourol Urodyn, 37(1): 440-448.

McLatchie LM, Young JS, Fry CH, 2014. Regulation of ACh release from guinea pig bladder urothelial cells: po-

tential role in bladder filling sensations. Br J Pharmacol, 171(14):3394-3403.

Merrill L, Girard B, Arms L, et al, 2013. Neuropeptide/Receptor expression and plasticity in micturition pathways. Curr Pharm Des, 19(24):4411-4422.

Michaud J E, Akhavan A, 2017.Upper Pole Heminephrectomy Versus Lower Pole Ureteroureterostomy for Ectopic Upper Pole Ureters. Curr Urol Rep, 18(3):21.

Michel MC, 2015. Therapeutic modulation of urinary bladder function: multiple targets at multiple levels. Annu Rev Pharmacol Toxicol, 55:269-287.

Michel MC, Vrydag W, 2006. Alpha1-, alpha2-and beta-adrenoceptors in the urinary bladder, urethra and prostate. Br J Pharmacol, 147(Suppl 2):S88-S119.

Michishita M, Yano K, Kasahara K, et al, 2015. Increased expression of 5-HT(2A) and 5-HT(2B) receptors in detrusor muscle after partial bladder outlet obstruction in rats. Biomed Res, 36(3):187-194.

Miura A, Kawatani M, de Groat WC, 2001. Effects of pituitary adenylate cyclase activating polypeptide on lumbosacral preganglionic neurons in the neonatal rat spinal cord. Brain Res, 895(1-2):223-232.

Miyazato M, Kaiho Y, Kamo I, et al, 2009. Role of spinal serotonergic pathways in sneeze-induced urethral continence reflex in rats. Am J Physiol Renal Physiol, 297(4):F1024-F1031.

Miyazato M, Sasatomi K, Hiragata S, et al, 2008. GABA receptor activation in the lumbosacral spinal cord decreases detrusor overactivity in spinal cord injured rats. J Urol, 179(3):1178-1183.

Miyazato M, Sasatomi K, Hiragata S, et al, 2008. Suppression of detrusor-sphincter dysynergia by GABA-receptor activation in the lumbosacral spinal cord in spinal cord-injured rats. Am J Physiol Regul Integr Comp Physiol, 295(1):R336-342.

Murakami S, Chapple CR, Akino H, et al, 2007. The role of the urothelium in mediating bladder responses to isoprenaline. BJU Int, 99(3):669-673.

Nandigama R, Bonitz M, Papadakis T, et al. 2010. Muscarinic acetylcholine receptor subtypes expressed by mouse bladder afferent neurons. Neuroscience, 168(3):842-850.

Nardos R, Gregory WT, Krisky C, et al, 2014. Examining Mechanisms of Brain Control of Bladder Function With Resting State Functional Connectivity MRI. Neurourol Urodyn, 33(5): 493-501.

Nishiguchi J, Hayashi Y, Chancellor MB, et al, 2005. Detrusor overactivity induced by intravesical application of adenosine 5′-triphosphate under different delivery conditions in rats. Urology, 66(6):1332-1337.

Nishino Y, Masue T, Miwa K, et al, 2006. Comparison of two alpha1-adrenoceptor antagonists, naftopidil and tamsulosin hydrochloride, in the treatment of lower urinary tract symptoms with benign prostatic hyperplasia: a randomized crossover study. BJU Int, 97(4):747-751.

Nishijima S, Sugaya K, Miyazato M, et al, 2007. Restoration of bladder contraction by bone marrow transplantation in rats with underactive bladder. Biomed Res, 28(5):275-280.

Nomiya M, Yamaguchi O, 2003. A quantitative analysis of mRNA expression of alpha 1 and beta-adrenoceptor subtypes and their functional roles in human normal and obstructed bladders. J Urol, 170(2 Pt 1):649-653.

O'Connor E, Peeraully R, Shepherd G, et al, 2014.Challenges in the management of bilateral single-system ectopic ureters in male infants. Urology, 83(6):1373-1377.

Oelke M, Rademakers KL, van Koeveringe GA, et al, 2016. Unravelling detrusor underactivity: Development of a bladder outlet resistance-bladder contractility nomogram for adult male patients with lower urinary tract symptoms. Neurourol Urodyn, 35(8):980-986.

Ogawa T, Kamo I, Pflug BR, et al, 2004. Differential roles of peripheral and spinal endothelin receptors in the micturition reflex in rats. J Urol, 172(4 Pt 1):1533-1537.

Ogawa T, Sasatomi K, Hiragata S, et al, 2008. Therapeutic effects of endothelin-A receptor antagonist on bladder overactivity in rats with chronic spinal cord injury. Urology, 71(2):341-345.

Olson K, Vaidya R, Khan A, 2022.Characterization of urethral diverticula in males. Can J Urol, 29(2):11046-11051.

O'Reilly BA, Kosaka AH, Chang TK, et al, 2001. A quantitative analysis of purinoceptor expression in the bladders of patients with symptomatic outlet obstruction. BJU Int, 87(7):617-622.

O'Reilly BA, Kosaka AH, Chang TK, et al, 2001. A quantitative analysis of purinoceptor expression in human fetal and adult bladders. J Urol, 165(5):1730-1734.

Osman NI, Chapple CR, Abrams P, et al, 2014. Detrusor underactivity and the underactive bladder: a new clinical entity? A review of current terminology, definitions, epidemiology, aetiology, and diagnosis. Eur Urol, 65(2):389-398.

Otsuka A, Shinbo H, Matsumoto R, et al, 2008. Expression and functional role of beta-adrenoceptors in the human urinary bladder urothelium. Naunyn Schmiedeberg's Arch Pharmacol, 377(4-6):473-481.

Ozawa H, Chancellor MB, Jung SY, et al, 1999. Effect of intravesical nitric oxide therapy on cyclophosphamide-induced cystitis. J Urol, 162(6):2211-2216.

Pajoncini C, Costantini E, Guercini F, et al, 2002.Intrinsic sphincter deficiency: do the maximum urethral closure pressure and the Valsalva leak-point pressure identify different pathogenic mechanisms?. Int Urogynecol J Pelvic Floor Dysfunct, 13(1):30-35.

Palea S, Lluel P, Barras M, et al, 2004. Involvement of 5-hydroxytryptamine (HT)7 receptors in the 5-HT excitatory effects on the rat urinary bladder. BJU Int, 94(7):1125-1131.

Pandita RK, Mizusawa HK, 2004. Intravesical oxyhemoglobin initiates bladder overactivity in conscious, normal rats. J Urol, 164(2):545-550.

Pandita RK, Pehrson R, Christoph T, et al, 2003. Actions of tramadol on micturition in awake, freely moving rats. Br J Pharmacol, 139(4):741-748.

Payne CK, Mosbaugh PG, Forrest JB, et al, 2005. Intravesical resiniferatoxin for the treatment of interstitial cystitis: a randomized, double-blind, placebo controlled trial. J Urol, 173(5):1590-1594.

Perrin L, Dauphinee S W, Corcos J, et al, 2005. Pelvic floor muscle training with biofeedback and bladder training in elderly women: A feasibility study. J Wound Ostomy Continence Nurs, 32(3):186-199.

Pfisterer MH, Griffiths DJ, Schaefer W, et al, 2006. The effect of age on lower urinary tract function: A study in women. J Am Geriatr Soc, 54(3):405-412.

Pirtea L, Balint O, Secosan C, et al, 2020. Laparoscopic pectopexy with burch colposuspension for pelvic prolapse associated with stress urinary incontinence. J Minim Invasive Gynecol, 27(5):1023-1024.

Pratap A, Agrawal CS, Tiwari A, et al, 2006.Complex posterior urethral disruptions: management by combined abdominal transpubic perineal urethroplasty. J Urol, 175(5):1751-1754.

Pontari MA, Braverman AS, Ruggieri MR Sr, 2004. The M2 muscarinic receptor mediates in vitro bladder contractions from patients with neurogenic bladder dysfunction. Am J Physiol Regul Integr Comp Physiol, 286(5):R874-R880.

Purohit RS, Blaivas JG, Saleem KL, et al, 2008. The pathophysiology of large capacity bladder. J Urol, 179(3):1006-1011.

Rademakers KL, Drossaerts JM, van Kerrebroeck PE, et al, 2017. Prediction of sacral neuromodulation treatment success in men with impaired bladder emptying-time for a new diagnostic approach. Neurourol Urodyn, 36(3):808-810.

Radmayr C, Bogaert G, Burgu B, et al, 2022.EAU guidelines on Paediatric Urology. Arnhem, The Netherlands: European Association of Urology.

Rahnama'i MS, van Koeveringe GA, Essers PB, et al,

2010. Prostaglandin receptor EP1 and EP2 site in guinea pig bladder urothelium and lamina propria. J Urol, 183(3):1241-1247.

Reeves FA, Inman RD, Chapple CR, 2014.Management of symptomatic urethral diverticula in women: a single-centre experience. Eur Urol, 66(1):164-172.

Resnick NM, Yalla SV, 1987. Detrusor hyperactivity with impaired contractile function. An unrecognized but common cause of incontinence in elderly patients. JAMA, 257(22):3076-3081.

Rios E, Martinez-Pineiro L, 2018. Treatment of posterior urethral distractions defects following pelvic fracture. Asian J Urol, 5(3):164-171.

Roy CS, Chadha R, Bagga D, et al, 2008.Spectrum of ectopic ureters in children. Pediatr Surg Int, 24(7):819-823.

Sack BS, Langenstroer P, Guralnick ML, et al, 2016. Cystectomy and Urinary Diversion for the Management of a Devastated Lower Urinary Tract Following Prostatic Cryotherapy and/or Radiotherapy. WMJ: official publication of the State Medical Society of Wisconsin, 115(2)523.

Sadananda P, Drake MJ, Paton JF, et al, 2013. A functional analysis of the influence of beta3-adrenoceptors on the rat micturition cycle. J Pharmacol Exp Ther, 347(2):506-515.

Sakai T, Kasahara K, Tomita K, et al, 2013. 5-Hydroxytryptamine-induced bladder hyperactivity via the 5-HT2A receptor in partial bladder outlet obstruction in rats. Am J Physiol Renal Physiol, 304(7):F1020-1027.

Salvatore S, França K, Lotti T, et al, 2018. Early Regenerative Modifications of Human Postmenopausal Atrophic Vaginal Mucosa Following Fractional CO_2 Laser Treatment. Open Access Maced J Med Sci, 6(1):6-14.

Salvatore S, Maggiore UL, Origoni M, et al, 2014. Microablative fractional CO_2 laser improves dyspareunia related to vulvovaginal atrophy: a pilot study. J Endometr Pelvic Pain Disord, 6(3):150-156.

Schaake W, van der Schaaf A, van Dijk LV, et al, 2018. Development of a prediction model for late urinary incontinence, hematuria, pain and voiding frequency among irradiated prostate cancer patients. PLoS One, 13(7):e0197757.

Schafer W, 1990. Basic principles and climinal application of advanced analysis of bladder voiding function. Urolclinnortham, 17.

Schafer W, 1995. Analysis of bladder-outlet function with the linearized passive urethral resistance relation, linpurr, and a disease-specific approach for grading obstruction: From complex to simple. World J Urol, 13(1):47-58.

Schröder A, Newgreen D, Andersson KE, 2004. Detrusor responses to prostaglandin E2 and bladder outlet obstruction in wild-type and Ep1 receptor knockout mice. J Urol, 172(3):1166-1170.

Schrum A, Wolff S, van der Horst C, et al, 2011. Motor cortical representation of the pelvic floor muscles. J Urol, 186(1):185-190.

Schüssler B, 1990. Comparison of the mode of action of prostaglandin E2 (PGE2) and sulprostone, a PGE2-derivative, on the lower urinary tract in healthy women. A urodynamic study. Urol Res, 18(5):349-352.

Schwinn DA, Roehrborn CG, 2008. Alpha1-adrenoceptor subtypes and lower urinary tract symptoms. Int J Urol, 15(3):193-199.

Sellers DJ, Chess-Williams R, 2012. Muscarinic agonists and antagonists: effects on the urinary bladder. Handb Exp Pharmacol, (208):375-400.

Serag H, Bang S, Almallah YZ, 2018. Artificial urinary sphincters for treating postprostatectomy incontinence: A contemporary experience from the uk. Res Rep Urol, 10:63-68.

Seseke S, Baudewig J, Kallenberg K, et al, 2006. Voluntary pelvic floor muscle control-an fMRI study. Neuroimage, 31(4):1399-1407.

Shimizu T, Shimizu S, Higashi Y, et al, 2016. A Stress-Related Peptide Bombesin Centrally Induces Frequent Urination through Brain Bombesin Receptor Types 1 and 2 in the Rat. J Pharmacol Exp Ther, 356:693-701.

Shimizu T, Shimizu S, Wada N, et al, 2017. Brain serotoninergic nervous system is involved in bombesin-induced frequent urination through brain 5-HT7 recep- tors in rats. Br J Pharmacol, 174(18):3072-3078.

Silva I, Costa AF, Moreira S, et al, 2017. Inhibition of cholinergic neurotransmission by beta3- adrenoceptors depends on adenosine release and A1-receptor activation in human and rat urinary bladders. Am J Physiol Renal Physiol, 313(2):F388-F403.

Silva C, Ribeiro MJ, Cruz F, et al, 2002. The effect of intravesical resinifera-toxin in patients with idiopathic detrusor instability suggests that involuntary detrusor contractions are triggered by C-fiber input. J Urol, 168(2):575-579.

Smith PP, Chalmers DJ, Feinn RS, 2015. Does defective volume sensation contribute to detrusor underactivity? Neurourol Urodyn, 34(8):752-756.

Smith PP, 2010. Aging and the underactive detrusor: a failure of activity or activation? Neurourol Urodyn, 29(3):408-412.

Sohlberg EM, Elliott CS, 2019. Burch colposuspension. Urol Clin North Am, 46(1):53-59.

Solinas A, De Giorgi F, Frongia M, 2004.Embolization of a hypoplastic kidney with a vaginal ectopic ureter in a case of pseudo-incontinence. Arch Ital Urol Androl, 76(3):117-118.

Stav K, Shilo Y, Zisman A, et al, 2013. Comparison of lower urinary tract symptoms between women with detrusor overactivity and impaired contractility, and detrusor overactivity and preserved contractility. J Urol, 189(6):2175-2178.

Sugaya K, Nishijima S, Miyazato M, et al, 2002. Effects of intrathecal injection of tamsulosin and naftopidil, alpha-1A and -1D adrenergic receptor antagonists, on bladder activity in rats. Neurosci Lett, 328(1):74-76.

Tadic SD, Griffiths D, Schaefer W, et al, 2012. Brain activity underlying impaired continence control in older women with overactive bladder. Neurourol Urodyn, 31(5): 652-658.

Tadic SD, Holstege G, Griffiths DJ, 2012. The CNS and bladder dysfunction. Med Rep, 4: 20.

Tai C, Larson JA, Ogagan PD, et al, 2012. Differential role of opioid receptors in tibial nerve inhibition of nociceptive and nonnociceptive bladder reflexes in cats. Am J Physiol Renal Physiol, 302:F1090-1097.

Takezawa K, Kondo M, Kiuchi H, et al, 2016. Authentic role of ATP signaling in micturition reflex. Sci Rep, 6:19585.

Takezawa K, Kondo M, Nonomura N, et al, 2017. Urothelial ATP signaling: what is its role in bladder sensation? Neurourol Urodyn, 36(4):966-972.

Taylor JA, 3rd, Kuchel GA, 2006. Detrusor underactivity: Clinical features and pathogenesis of an underdiagnosed geriatric condition. J Am Geriatr Soc, 54(12):1920-1932.

Thomas AW, Cannon A, Bartlett E, et al, 2005. The natural history of lower urinary tract dysfunction in men: Minimum 10-year urodynamic follow-up of untreated detrusor underactivity. BJU Int, 96(9):1295-1300.

Thor KB, Donatucci C, 2004. Central nervous system control of the lower urinary tract: new pharmacological approaches to stress urinary incontinence in women. J Urol, 172(1):27-33.

Timberlake MD, Corbett ST, 2015.Minimally invasive techniques for management of the ureterocele and ectopic ureter: upper tract versus lower tract approach. Urol Clin North Am, 42(1):61-76.

Truss MC, Stief CG, Uckert S, et al, 2001. Phosphodiesterase 1 inhibition in the treatment of lower urinary tract dysfunction: from bench to bedside. World J Urol, 19(5):344-350.

Tyagi P, Smith PP, Kuchel GA, et al, 2014. Pathophysiology and animal modeling of underactive bladder. Int Urol Nephrol, 46 Suppl 1:S11-S21.

Ueki K, 1960. Disturbances of micturition observed in some patients with brain tumour. Neurologica Medica Chirurgica, 2(1-2):25-33.

Valente S, DuBeau C, Chancellor D, et al, 2014. Epidemiology and demographics of the underactive bladder: a cross-sectional survey. Int Urol Nephrol, 46 Suppl 1:S7-10.

Van Koeveringe GA, Rademakers KL, Birder LA, et al, 2014. Detrusor underactivity: Pathophysiological considerations, models and proposals for future research. Ici-rs 2013. Neurourol Urodyn, 33(5):591-596.

Viktrup L, Koke S, Burgio KL, et al, 2005.Stress urinary incontinence in active elderly women. South Med J, 98(1):79-89.

Wang EC, Lee JM, Ruiz WG, et al, 2005. ATP and purinergic receptor-dependent membrane traffic in bladder umbrella cells. J Clin Invest, 115(9):2412-2422.

Wager TD, Waugh CE, Lindquist M, et al, 2009. Brain mediators of cardiovascular responses to social threat: Part I: Reciprocal dorsal and ventral sub-regions of the medial prefrontal cortex and heart-rate reactivity. Neuroimage, 47(3):821-835.

Wang X, Momota Y, Yanase H, et al, 2008. Urothelium EP1 receptor facilitates the micturition reflex in mice. Biomed Res, 29(2):105-111.

WC de Groat, N Yoshimura, 2015. Anatomy and physiology of the lower urinary tract. Handb Clin Neurol, 130: 61-108.

WC de Groat, Griffiths DJ, N Yoshimura, 2015. Neural control of the lower urinary tract. Compr Physiol, 5 (1): 327-396.

Wedlake LJ, Andreyev HJ, 2011. Manipulating the consequential effect: An alternative approach to reducing pelvic radiation disease other than dose reduction. Curr Opin Support Palliat Care, 5(1):25-28.

Wein AJ, 2016. Re: A review of detrusor overactivity and the overactive bladder after radical prostate cancer treatment. J Urol, 196(2):500-501.

Willis H, Safiano NA, Lloyd LK, 2015. Comparison of transvaginal and retropubic bladder neck closure with suprapubic catheter in women. J Urol, 193(1):196-202.

Ya D, Poppas DP, 2000.A clinical series of laparoscopic nephrectomy, nephroureterectomy and heminephroureterectomy in the pediatric population. J Urol, 163(5):1531-1535.

Yamaguchi O, 2002. Beta3-adrenoceptors in human detrusor muscle. Urology, 59(5):25-29.

Yamamoto T, Hanioka N, Maeda Y, et al, 2003. Contribution

of tachykinin receptor subtypes to micturition reflex in guinea pigs. Eur J Pharmacol, 477(3):253-259.

Yamamoto T, Sakakibara R, Uchiyama T, et al, 2006. Neurological diseases that cause detrusor hyperactivity with impaired contractile function. Neurourol Urodyn, 25(4):356-360.

Yamanishi T, Yasuda K, Sakakibara R, et al, 1997. Pelvic floor electrical stimulation in the treatment of stress incontinence: an investigational study and a placebo controlled double-blind trial. J Urol, 158(6):2127-2131.

Yamanishi T, Yasuda K, Sakakibara R, et al, 2000. Randomized, double-blind study of electrical stimulation for urinary incontinence due to detrusor overactivity. Urology, 55(3):353-357.

Yan M, Xue P, Wang K, et al, 2017. Does combination therapy with tamsulosin and trospium chloride improve lower urinary tract symptoms after seeds brachytherapy for prostate cancer compared with tamsulosin alone? : A prospective, randomized, controlled trial. Strahlenther Onkol, 193(9):714-721.

Yokoyama O, Ito H, Aoki Y, et al, 2010. Selective α1A-blocker improves bladder storage function in rats via suppression of C-fiber afferent activity. World J Urol, 28(5):609-614.

Yokoyama T, Saino T, Nakamuta N, et al, 2017. Topographic distribution of serotonin-immunoreactive urethral endocrine cells and their relationship with calcitonin gene-related peptide-immunoreactive nerves in male rats. Acta Histochem, 119(1):78-83.

Yono M, Foster HE Jr, Shin D, et al, 2004. Doxazosin-induced up-regulation of alpha 1A-adrenoceptor mRNA in the rat lower urinary tract. Can J Physiol Pharmacol, 82(10):872-878.

Yoshikawa S, Kitta T, Miyazato M, et al, 2014. Inhibitory role of the spinal cholinergic system in the control of urethral continence reflex during sneezing in rats.

Neurourol Urodyn, 33(4):443-448.

Yoshiyama M, de Groat WC, 2007. Role of spinal metabotropic glutamate receptors in regulation of lower urinary tract function in the decerebrate unanesthetized rat. Neurosci Lett, 420(1):18-22.

Yoshiyama M, de Groat WC, 2008. The role of vasoactive intestinal polypeptide and pituitary adenylate cyclase-activating polypeptide in the neural pathways controlling the lower urinary tract. J Mol Neurosci, 36(1-3):227-240.

Yoshimura N, Seki S, de Groat WC, 2001. Nitric oxide modulates Ca(2+) channels in dorsal root ganglion neurons innervating rat urinary bladder. J Neurophysiol, 86(1):304-311.

Yu W, Zacharia LC, Jackson EK, et al, 2006. Adenosine receptor expression and function in bladder uroepithelium. Am J Physiol Cell Physiol, 291(2):C254-C265.

Zhong Y, Dunn PM, Burnstock, 2001. Multiple P2X receptors on guinea-pig pelvic ganglion neurons exhibit novel pharmacological properties. Br J Pharmacol, 132(1):221-233.

Zhong Y, Banning AS, Cockayne DA, et al, 2003. Bladder and cutaneous sensory neurons of the rat express different functional P2X receptors. Neuroscience, 120(3):667-675.

Zhou L, Luo DY, Feng SJ, et al, 2017.Risk factors for recurrence in female urethral diverticulectomy: a retrospective study of 66 patients. World J Urol, 35(1): 139-144.

Zvara P, Braas KM, May V, et al, 2006. A role for pituitary adenylate cyclase activating polypeptide (PACAP) in detrusor hyperreflexia after spinal cord injury (SCI). Ann N Y Acad Sci, 1070:622-628.

Zvara P, Folsom JB, Kliment J Jr, et al, 2004. Increased expression of neuronal nitric oxide synthase in bladder afferent cells in the lumbosacral dorsal root ganglia after chronic bladder outflow obstruction. Brain Res, 1002(1-2):35-42.

附录 1

女性尿失禁处理流程

一、女性尿失禁患者的初步治疗（图附录 1-1）

（一）初步评估

1. 通过初步评估可将患者分为以下三组

（1）压力性尿失禁的患者。

（2）急迫性尿失禁的患者（OAB）。

（3）同时有急迫性及压力性尿失禁的混合尿失禁患者。

对于女性患者，腹部检查、盆底及会阴的检查应该作为体检的常规部分，女性患者需要询问是否进行过"咳嗽试验"（由于支持结构受损或括约肌功能不全，在咳嗽或腹压增加时有漏尿）。需要检查患者有无盆底器官脱垂或泌尿生殖器官萎缩，阴道或直肠检查可以评估盆底肌肉的自主收缩，此为进行盆底功能训练前的重要一步。

2. 相对"复杂"的尿失禁患者应进一步寻求专科处理　在部分发展中国家，因为产伤及尿瘘导致的严重尿失禁影响了数百万名亚非地区女性。这些女性患者组成了一组需要进行专科处理的相对"复杂"的特殊尿失禁患者人群。

其他相对"复杂"的尿失禁包括伴有疼痛、血尿、反复发作的泌尿系统感染，怀疑或证实有排尿问题的尿失禁，盆底器官脱垂、持续尿失禁或经过手术治疗后尿失禁复发患者，如经过放射性盆底治疗、盆底尿失禁手术的术后尿失禁。

（二）治疗

初步治疗包括对压力性尿失禁的患者、急迫性尿失禁或混合性尿失禁的患者进行生活方式的干预，指导盆底肌训练及膀胱功能的训练。

生活方式的干预包括减轻体重、戒烟、饮食/液体调整（包括咖啡因）。

如果发现雌激素缺乏、泌尿系统感染的患者

应该在初次评估前进行治疗，并在治疗一段时间后重新评估。

非手术治疗还包括选用合适的药物治疗。包括治疗 OAB 的抗毒蕈碱的药物，治疗压力性尿失禁的 5- 羟色胺和去甲肾上腺素再摄取双重抑制剂。

对于混合性尿失禁的患者临床上一般先治疗突出症状。

有明显盆腔器官脱垂的患者可以先用环状子宫托纠正。

在重新评估之前要先治疗 8～12 周，然后由专科医师进一步治疗。

注意：患者在等待确定治疗方案时使用抗尿失禁的产品是必需的。

有明显盆腔器官脱垂的患者可以使用阴道子宫托治疗尿失禁及盆腔器官脱垂（环状或碟状子宫托）。

二、女性尿失禁患者的专科治疗（图附录 1-2）

（一）评估

复杂尿失禁的女性患者可能需要一些特殊检查如细胞学检查、膀胱镜检查、泌尿系影像学检查。

初始治疗失败的患者及生活质量受到较大影响的患者多数会要求进一步治疗。如果患者已经接受了正规的初步治疗，接下来可能需要进行侵袭性治疗。

在进行侵袭性治疗之前最好行尿流动力学检查，因为它可确定尿失禁的类型并制订治疗计划。在进行尿流动力学检查时也可进行尿道测压或测定漏尿点压力来确定尿道的功能。

高度推荐盆腔脏器脱垂的系统检查，建议在

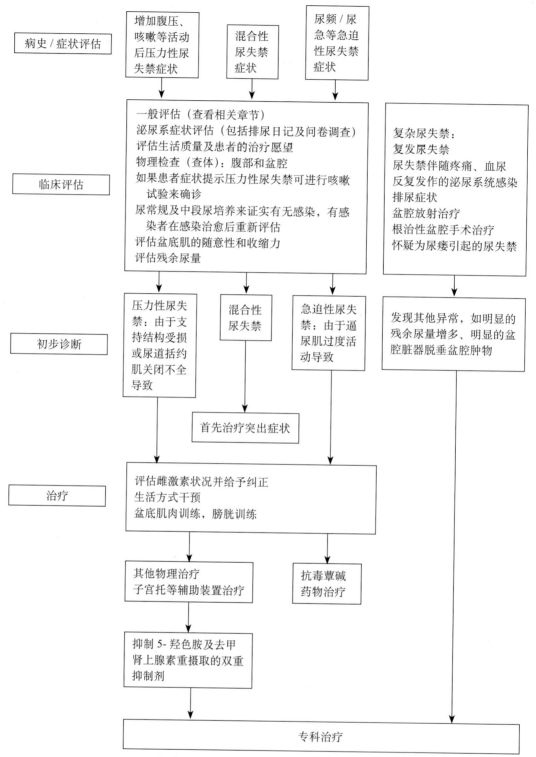

图附录 1-1 女性尿失禁患者的初步治疗

治疗及研究中使用 ICS 的分级系统。有严重盆底脏器脱垂的尿失禁患者在治疗尿失禁前应该先治疗盆腔脏器脱垂。

发展中国家由于产伤造成的女性尿瘘患者不需要进行尿流动力学检查，最好由擅长治疗尿瘘的专家进行治疗。

（二）治疗

经尿流动力学检查证实的压力性尿失禁患者，推荐纠正膀胱颈或尿道活动度的治疗方案包括非手术治疗、耻骨后悬吊术，以及无张力中段尿道

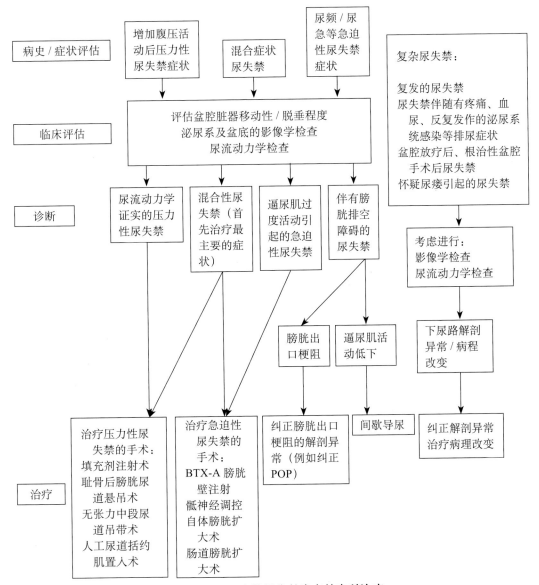

图附录 1-2 女性尿失禁患者的专科治疗

吊带术。部分患者需要同期纠正盆腔脏器脱垂。

对于因尿道固有括约肌缺陷及膀胱颈活动受限引起的尿失禁患者，可考虑使用吊带、注射填充剂、人工尿道括约肌进行治疗。

由于逼尿肌过度活动引起的急迫性尿失禁（膀胱过度活动症）可通过神经调节或尿流改道术进行治疗，也可通过逼尿肌部分切除术进行治疗（自体膀胱扩大术）。

有明显残余尿的排尿功能障碍的患者（残余尿量大于膀胱容量的30%），可能患有膀胱出口梗阻或逼尿肌收缩无力。盆腔脏器脱垂是引起女性排尿障碍的另一个常见原因。

附录 2

男性尿失禁处理流程

一、男性尿失禁患者的初步评估与治疗（图附录 2-1）

（一）初步评估

1. "复杂"的男性尿失禁　下述情况考虑为"复杂"的男性尿失禁：尿失禁伴有疼痛或血尿、尿失禁伴有膀胱排空不全（例如由于存在膀胱出口梗阻）、盆腔放疗后尿失禁，上述情况可能需要专科处理。膀胱排空不全可以通过症状、体征、排尿后 B 超或 X 线检查明确。

2. 经过初步评估后下述四种情况适合初步处理　单纯排尿后滴沥症状、单纯 OAB 症状、压力性尿失禁症状（通常在前列腺切除术后）、混合性尿失禁症状（既有压力性尿失禁症状，又有急迫性尿失禁症状，通常在前列腺切除术后）。

（二）治疗

单纯排尿后滴沥症状经常不需要进一步评估，教育训练患者如何排尿后收缩盆底肌或者直接用手压迫尿道就有良好疗效。

初步治疗包括对压力性尿失禁、急迫性尿失禁或混合性尿失禁的患者进行生活方式干预，男性前列腺癌根治术后压力性尿失禁建议进行盆底肌训练。

OAB 患者建议进行定时排尿、膀胱训练。对于无大量残余尿的 OAB 患者可以选择口服 M 受体阻滞剂。怀疑同时存在膀胱出口梗阻的 OAB 患者可以选择联合口服 α 受体阻滞剂。

初步治疗 8～12 周后重新评估，然后由医师决定是否需要进一步专科治疗。

二、男性尿失禁患者的专科治疗（图附录 2-2）

（一）评估

复杂的男性尿失禁患者可能需要一些特殊检查如细胞学检查、膀胱镜检查、泌尿系影像学检查。

如果患者的症状提示可能存在逼尿肌过度活动、尿道括约肌功能不全，那么推荐进行尿流动力学检查，因为它可辅助判断尿失禁的类型并制订治疗计划。

（二）治疗

初始治疗失败后，如果患者的尿失禁症状严重影响其生活质量，患者很可能需要接受如下治疗：对于存在尿道括约肌功能缺陷的尿失禁患者，可以考虑使用人工尿道括约肌、男性吊带进行治疗。由特发性逼尿肌过度活动引起的急迫性尿失禁（膀胱过度活动症）可通过骶神经调控、逼尿肌部分切除术（自体膀胱扩大术）进行治疗。A 型肉毒毒素膀胱壁注射术是很有前景的一种治疗手段。尿失禁伴有膀胱排空障碍或逼尿肌收缩力低下的患者，推荐采用改善膀胱排空的措施，例如间歇导尿。尿失禁伴有膀胱出口梗阻的患者应该解除出口梗阻，可以选择手术解除出口梗阻、α 受体阻滞剂和（或）5α- 还原酶抑制剂，近年来有越来越多的证据表明在监测残余尿和尿流率的前提下，有 OAB 症状的男性患者在使用 α 受体阻滞剂的基础上联合应用 M 受体阻滞剂是安全的。

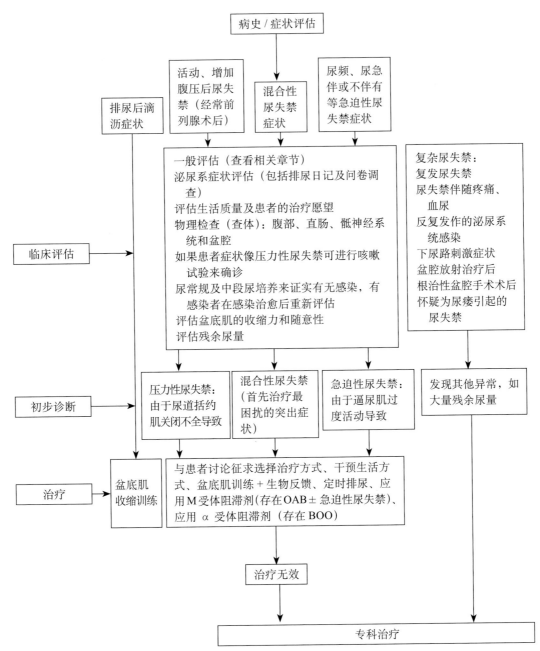

图附录 2-1　男性尿失禁患者的初步治疗

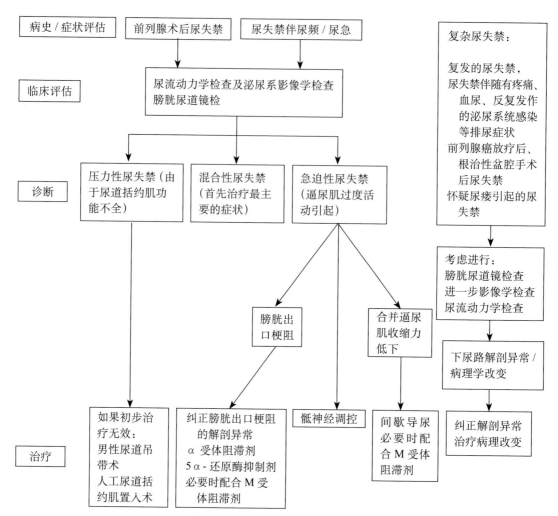

图附录 2-2　男性尿失禁患者的专科治疗

附录 3

神经源性尿失禁及神经源性膀胱处理流程

不同的神经系统病因可以导致相同的下尿路病理生理改变，但对其治疗的策略基本是一致的。因此通过尿流动力学，尤其是影像尿流动力学检查明确下尿路病理生理状况对于治疗决策的制订具有重要意义（图附录 3-1～图附录 3-3）。

一、逼尿肌过度活动（DO）的治疗策略

抑制 DO 的非手术治疗方法有行为训练、盆底肌功能训练、盆底电刺激、生物反馈、口服抗胆碱能药物、膀胱腔内药物灌注（抗胆碱能药物、

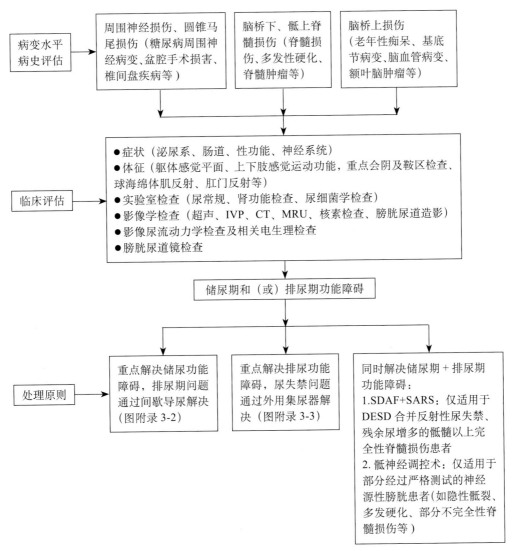

图附录 3-1　神经源性膀胱处理流程

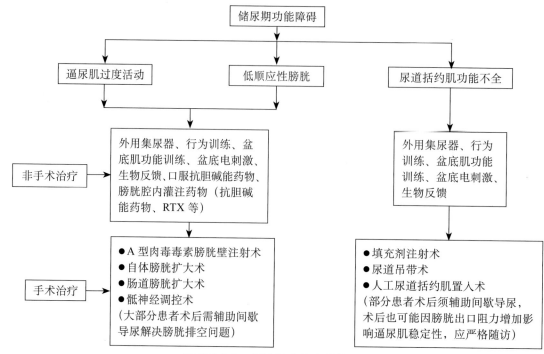

图附录 3-2　储尿期功能障碍处理流程

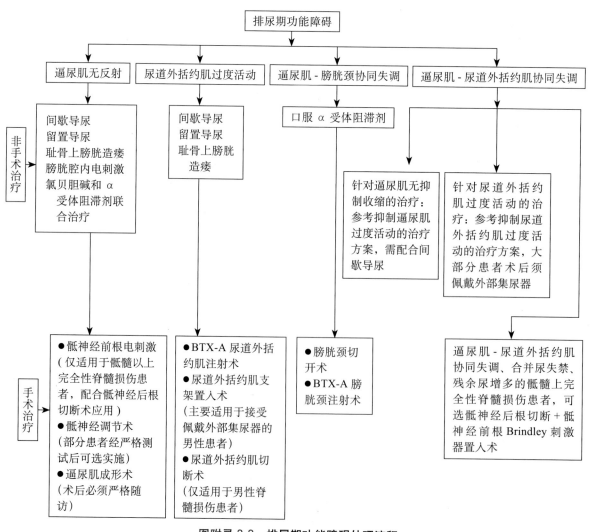

图附录 3-3　排尿期功能障碍处理流程

RTX）等。在积极治疗原发疾病的基础上，推荐采用包括行为治疗及药物治疗在内的联合治疗。高度推荐 M 受体阻滞剂为代表的抗胆碱能药物治疗神经源性 DO。对盆底肌及尿道括约肌不完全去神经化的患者，推荐使用盆底肌功能训练、盆底电刺激、生物反馈等措施。口服 M 受体阻滞剂治疗无效时可使用膀胱腔内灌注抗胆碱能药物、RTX 等。经非手术治疗无效但膀胱壁尚未纤维化的患者高度推荐应用 A 型肉毒毒素（BTX-A）膀胱壁注射术、推荐应用自体膀胱扩大术。DO 合并膀胱顺应性极差(膀胱壁严重纤维化、膀胱挛缩)的患者高度推荐应用肠道膀胱扩大术。骶神经调节对部分神经源 DO 有效，可选择使用。上述治疗措施因抑制 DO 造成的残余尿增多问题可以由间歇导尿解决。

二、逼尿肌无反射的治疗策略

高度推荐间歇导尿作为逼尿肌无反射患者协助排空膀胱的标准办法。Crede 手法排尿和 Valsalva 排尿有诱发或加重上尿路损害的风险，适宜患者人群有限，除非有尿流动力学证明其安全性，否则不推荐常规使用。原发病急性期时可短期留置导尿或耻骨上膀胱造瘘。原发病稳定之后，可选择应用氯贝胆碱和 α 受体阻滞剂联合治疗。对于中枢或周围神经不完全性损伤患者，推荐使用膀胱腔内电刺激改善膀胱感觉功能、促进排尿反射。手术治疗方法中推荐 BTX-A 尿道括约肌注射术、可选择膀胱成形术，但术后应长期观察上尿路情况；不推荐单独应用骶神经前根刺激术治疗逼尿肌无反射。

三、低顺应性膀胱的治疗策略

膀胱顺应性降低是导致上尿路损毁的重要危险因素，所有治疗措施均应以将膀胱压力控制在安全范围内、保护上尿路功能、防止肾损害为首要目标。由于逼尿肌严重纤维化、膀胱挛缩造成的低顺应性膀胱高度推荐应用肠道膀胱扩大术治疗。

四、尿道括约肌功能不全的治疗策略

尿道括约肌功能不全可以由解剖性或功能性原因导致，患者的年龄、性别、先天疾病史、既往药物治疗史和外伤手术史、尿道固有括约肌及其周围组织结构状况、尿道活动度、神经系统评估对于治疗方案的选择具有重要意义，在选择有创治疗方式前还要评估膀胱功能以除外逼尿肌过度活动、低顺应性膀胱等病理生理改变。

行为训练、盆底肌功能训练、盆底电刺激、生物反馈等适用于轻度尿道括约肌功能不全的患者，目前尚无有效的口服药物能够治疗神经源性尿道括约肌功能不全。神经源性轻中度尿道括约肌功能不全导致的尿失禁推荐尿道吊带术，尿道吊带术在女性患者中的成功率高于男性。严重尿失禁患者推荐人工尿道括约肌置入术。儿童神经源性尿失禁可选择填充剂注射术，不推荐该术式应用于成人神经源性尿失禁患者。部分患者术后由于膀胱出口阻力增加带来的残余尿量增多可以通过间歇导尿解决。

五、尿道外括约肌过度活动的治疗策略

针对尿道外括约肌过度活动的非手术治疗方法主要依靠间歇导尿，目前尚无有效的口服药物能够抑制尿道外括约肌的过度活动。手术治疗方法高度推荐尿道外括约肌切断术、推荐使用 BTX-A 尿道外括约肌注射术、尿道支架置入术。需要特别指出的是尿道外括约肌切断术、尿道支架置入术有着严格的应用指征，术后会加重患者尿失禁症状，因此此类手术主要适用于接受佩戴外部集尿器的男性脊髓损伤患者。

六、逼尿肌 - 膀胱颈协同失调的治疗策略

针对逼尿肌 - 膀胱颈协同失调的非手术治疗方法推荐口服 α 受体阻滞剂。手术治疗推荐 BTX-A 膀胱颈注射术、膀胱颈切开术。

七、逼尿肌 - 尿道外括约肌协同失调（DESD）的治疗策略

DESD 指逼尿肌收缩时伴随有尿道外括约肌不自主收缩（或不舒张），因此治疗 DESD 可以从抑制逼尿肌收缩或抑制尿道外括约肌不自主收缩两条途径入手。抑制逼尿肌收缩的治疗方法详见 DO 的治疗，抑制尿道外括约肌不自主收缩的治疗方法详见尿道外括约肌过度活动的治疗。对于 DESD 合并反射性尿失禁、残余尿增多的骶髓以上完全性脊髓损伤患者，可选择 SARS+SDAF 术（即 Brindley 刺激器置入术）。

IC/BPS 处理流程

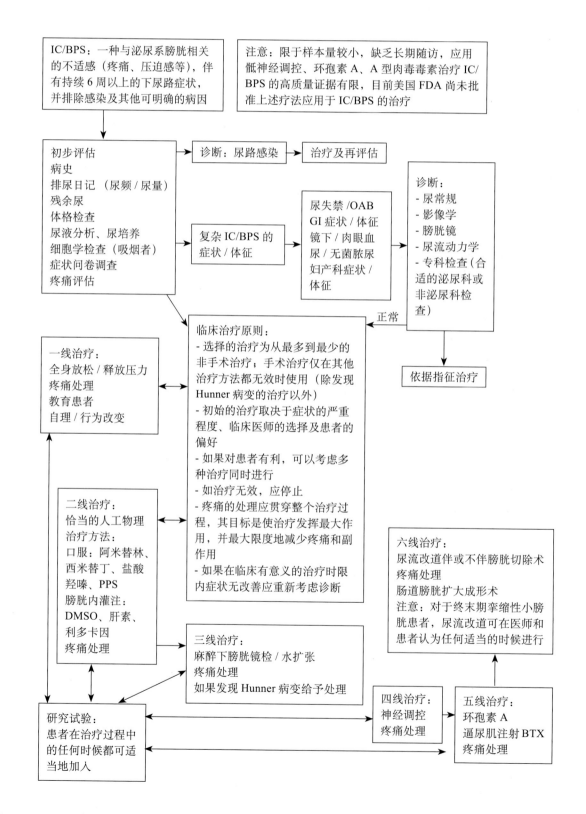

IC/BPS：一种与泌尿系膀胱相关的不适感（疼痛、压迫感等），伴有持续 6 周以上的下尿路症状，并排除感染及其他可明确的病因

注意：限于样本量较小，缺乏长期随访，应用骶神经调控、环孢素 A、A 型肉毒毒素治疗 IC/BPS 的高质量证据有限，目前美国 FDA 尚未批准上述疗法应用于 IC/BPS 的治疗

初步评估
病史
排尿日记（尿频/尿量）
残余尿
体格检查
尿液分析、尿培养
细胞学检查（吸烟者）
症状问卷调查
疼痛评估

诊断：尿路感染 → 治疗及再评估

复杂 IC/BPS 的症状/体征

尿失禁/OAB
GI 症状/体征
镜下/肉眼血尿/无菌脓尿
妇产科症状/体征

诊断：
- 尿常规
- 影像学
- 膀胱镜
- 尿流动力学
- 专科检查（合适的泌尿科或非泌尿科检查）

正常

依据指征治疗

临床治疗原则：
- 选择的治疗为从最多到最少的非手术治疗；手术治疗仅在其他治疗方法都无效时使用（除发现 Hunner 病变的治疗以外）
- 初始的治疗取决于症状的严重程度、临床医师的选择及患者的偏好
- 如果对患者有利，可以考虑多种治疗同时进行
- 如治疗无效，应停止
- 疼痛的处理应贯穿整个治疗过程，其目标是使治疗发挥最大作用，并最大限度地减少疼痛和副作用
- 如果在临床有意义的治疗时限内症状无改善应重新考虑诊断

一线治疗：
全身放松/释放压力
疼痛处理
教育患者
自理/行为改变

二线治疗：
恰当的人工物理治疗方法：
口服：阿米替林、西米替丁、盐酸羟嗪、PPS
膀胱内灌注：DMSO、肝素、利多卡因
疼痛处理

三线治疗：
麻醉下膀胱镜检/水扩张
疼痛处理
如果发现 Hunner 病变给予处理

六线治疗：
尿流改道伴或不伴膀胱切除术
疼痛处理
肠道膀胱扩大成形术
注意：对于终末期挛缩性小膀胱患者，尿流改道可在医师和患者认为任何适当的时候进行

四线治疗：
神经调控
疼痛处理

五线治疗：
环孢素 A
逼尿肌注射 BTX
疼痛处理

研究试验：
患者在治疗过程中的任何时候都可适当地加入

尿流动力学检查报告模板

自由尿流率 + 残余尿测定　　　资料采集时间：_____年_____月_____日

最大尿流率：_____ml/s　排尿量：_____ml　残余尿量：_____ml

平均尿流率：_____ml/s

影像尿动力学检查　　　　　　　资料采集时间：_____年_____月_____日

充盈期膀胱压力 - 容积测定

充盈期膀胱感觉：

正常 □

敏感 □　初感时膀胱容量_____ml　　急迫尿意时膀胱容量_____ml

减低 □　初感时膀胱容量_____ml　　急迫尿意时膀胱容量_____ml

缺失 □　最大灌注膀胱容量_____ml

未知 □　（患者不能表述）

充盈期膀胱容量与压力关系：

首次出现逼尿肌收缩时：　　膀胱容量_____ml　　逼尿肌压力_____ cmH$_2$O

首次出现漏尿时：　　　　　膀胱容量_____ml　　逼尿肌压力_____ cmH$_2$O

出现输尿管反流时：　　　　膀胱容量_____ml　　逼尿肌压力_____ cmH$_2$O

停止灌注时（最大灌注）：　膀胱容量_____ml　　逼尿肌压力_____ cmH$_2$O

充盈期膀胱颈形态：

完全开放 □　　　部分开放 □　　　　　闭合 □

膀胱输尿管反流：

有反流 □　　　　无反流 □

反流部位：左侧 □　　右侧 □

反流程度：Ⅰ级 □　　Ⅱ级 □　　Ⅲ级 □　　Ⅳ级 □　　Ⅴ级 □

充盈期逼尿肌稳定性：

正常 □

逼尿肌过度活动 □　　期相型 □　　终末型 □

逼尿肌无反射 □

未知 □

膀胱顺应性：

正常 □

高顺应性（＞ 40ml/cmH$_2$O）　　□

低顺应性（＜ 20ml/cmH$_2$O）　　□

未知　□

排尿期膀胱压力 - 流率测定

最大尿流率：_____ml/s

最大尿流率时逼尿肌压：_____cmH$_2$O

最大逼尿肌压：_____cmH$_2$O

膀胱出口情况：

无梗阻□　　梗阻□　　可疑梗阻□　　　　　Schaefer 列线图（男性）_____度梗阻

逼尿肌收缩力：

正常□　　增加□　　　减弱□　　　Schaefer 列线图（男性）_____级

排尿期逼尿肌 - 尿道括约肌协调性：

膀胱颈形态：　　　　完全开放□　　部分开放□　　　无开放□

尿道外括约肌：　　　完全开放□　　部分开放□　　　无开放□

正常□

DBND（逼尿肌 - 内括约肌协同失调）　　　□

DESD（逼尿肌 - 外括约肌协同失调）　　　□

DSD（逼尿肌 - 内外括约肌协同失调）　　□

尿道括约肌松弛障碍　　□

未知□

排尿后残余尿量：_____ml

尿道测压：

静态膀胱尿道测压（RUPP）：

最大尿道闭合压_____cmH$_2$O　　　　　功能性尿道长度_____cm

应力性尿道压力测定（SUPP）：

压力传递率（PTR）　　≥ 1 □　　　　< 1 □

特殊检查：

Valsalva 腹腔漏尿点压力（VLPP）：_____cmH$_2$O

逼尿肌漏尿点压（DLPP）：_____cmH$_2$O

咳嗽诱导腹腔漏尿点压力测定（CLPP）：_____cmH$_2$O

膀胱安全容量：_____ml

尿流动力学诊断：

常见中英文词汇对照表

英文	缩写	中文
abdominal leak point pressure	ALPP	腹压漏尿点压
acetyleholine	ACH	神经递质乙酰胆碱
anterior cingulate gyrus	ACG	扣带前回
artificial urethral/urinary sphincter	AUS	人工尿道括约肌
benign prostatic hyperplasia	BPH	良性前列腺增生
bethanechol supersensitivity test	BST	氯贝胆碱超敏试验
bladder compliance	BC	膀胱顺应性
bladder outlet obstruction	BOO	膀胱出口梗阻
bladder pain syndrome	BPS	膀胱疼痛综合征
blood oxygen level dependent	BOLD	血氧水平依赖
botulinum toxin A	BTX-A	A 型肉毒毒素
bulbocavernosus reflex	BCR	球海绵体反射
clean intermittent catheterization	CIC	清洁间歇导尿
detrusor bladder neck dyssynergia	DBND	逼尿肌 - 膀胱颈协同失调
detrusor external sphincter dyssynergia	DESD	逼尿肌 - 尿道外括约肌协同失调
detrusor hyperreflexia	DH	逼尿肌反射亢进
detrusor instability	DI	逼尿肌不稳定
detrusor leak point pressure	DLPP	逼尿肌漏尿点压
detrusor overactivity	DO	逼尿肌过度活动
detrusor sphincter dyssynergia	DSD	逼尿肌 - 括约肌协同失调
diabetic neurogenic bladder	DNB	糖尿病神经源性膀胱
dorsal anterior cingulate gyrus	dACG	背侧扣带前回
dorsal root ganglion	DRG	背根神经节
dorsolateral prefrontal cortex	DLPFC	背外侧前额叶皮质
electromyography	EMG	肌电图
european association of urology	EAU	欧洲泌尿外科学会
fluid attenuated inversion recovery	FLAIR	液体衰减反转恢复序列
functional magnetic resonance imaging	fMRI	功能磁共振成像

续表

英文	缩写	中文
guillain-Barré Syndrome	GBS	吉兰 - 巴雷综合征
ice water test	IWT	冰水试验
idiopathic detrusor overactivity	IDO	特发性逼尿肌过度活动
intermittent catheterization	IC	间歇导尿
International consultation on incontinence	ICI	国际尿失禁咨询委员会
International continence socity	ICS	国际尿控协会
intravesical electrical stimulation	IVS	膀胱腔内电刺激
intrinsic sphincter deficiency	ISD	尿道固有括约肌功能缺陷
lower urinary tract	LUT	下尿路
multiple sclerosis	MS	多发性硬化
neurogenic bladder	NB	神经源性膀胱
neurogenic detrusor overactivity	NDO	神经源性逼尿肌过度活动
outside-in transobturator tape procedure	TOT	经闭孔无张力中段尿道吊带术（经闭孔由外向内）
overactive bladder	OAB	膀胱过度活动症
Parkinson's disease	PD	帕金森病
pelvic floor muscle training	PFMT	盆底肌肉训练
pelvic organ prolapse	POP	盆腔器官脱垂
periacque ductal gray	PAG	导尿管周围灰质
phasic detrusor overactivity	PDO	期相性逼尿肌过度活动
pontine continence center	PCC	脑桥控尿中枢
pontine micturition center	PMC	脑桥排尿中枢
positron emission tomography	PET	正电子发射断层成像
prefrontal cortex	PFC	前额叶皮质
rest urethral pressure profile	RUPP	静态尿道压力测定
sacral anterior root stimulation	SARS	骶神经前根刺激术
sacral deafferentation	SDAF	骶神经去传入术
sacral nerve stimulation	SNS	骶神经刺激术
sacral neuromodulation	SNM	骶神经调节
spinal cord injury	SCI	脊髓损伤
stress urinary incontinence	SUI	压力性尿失禁
supplementary motor area	SMA	运动辅助区
tension free Vaginal Tape	TVT	无张力中段尿道吊带术
tension free Vaginal Tape-Obturator	TVT-O	经闭孔无张力中段尿道吊带术（经闭孔由内向外）
terminal detrusor overactivity	TDO	终末期逼尿肌过度活动
urethral pressure profile	UPP	尿道压力描记
VIP	VIP	血管活性肠肽